"博学而笃志，切问而近思。"

（《论语》）

博晓古今，可立一家之说；
学贯中西，或成经国之才。

蒋文华，女，复旦大学上海医学院教授。1922年生。1947年毕业于苏州东吴大学。曾任上海医科大学解剖学教研室副主任、校专家委员会委员。对神经解剖学的教学与研究具有独到的专长。已培养多名博士生和硕士生。主编及参编《中枢神经解剖学》等著作多部。曾获卫生部科研成果奖及上海市科技进步奖等多个奖项。

刘才栋，男，复旦大学上海医学院教授。1940年生。1965年毕业于上海第一医学院医学系。曾任上海医科大学解剖学教研室副主任。现任《中国医学文摘·基础医学分册》编委，《中国医学百科全书·基础医学》编委。主要从事神经解剖学的教学与研究工作。已发表论文50余篇。主编及参编《人体解剖学学习指导》、《人体解剖学》、《中枢神经解剖学》等专著及教材10部。曾获卫生部科研成果奖及上海市科技进步奖等多个奖项。

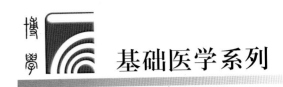

基础医学系列

神经解剖学

主编 蒋文华 副主编 刘才栋

复旦大学出版社

本书是为学习《神经解剖学》的研究生以及临床医师而编写的教材,经过20余年的教育实践和不断修订,现公开出版。

全书共十四章,配有相应插图300余幅。本书内容以神经形态学为主,结合神经系统的发育、神经系统的组织学和细胞学及化学神经解剖学等相关学科综合编写而成。

第一章为概述,包括神经解剖学的研究方法及其发展以及中枢神经递质概论。第二章论述了神经系统的发生,包括种系发生和个体发生。第三章为神经系统的组织学和细胞学,包括神经元及神经胶质细胞等,并按神经形态学的叙述方法,先周围神经系统(第四章),后中枢神经系统,由低级中枢至高级中枢(第五章至第十章),每个局部先外形后内构,内外印证。然后以传导路(第十一章)与中枢递质通路(第十二章),将神经系统各部串连成整体。第十三章为脑的保护装置,包括脑膜、脑室、脑脊液与脑屏障。第十四章是脑和脊髓的血管,并结合血管损伤所出现的临床症状,重温各局部的有关内部结构。全书根据新近的信息和技术增加了许多新资料,其内容丰富,结构清晰,语言简洁。

本书既可作为神经科学相关研究生的教材,也可作为临床医师、神经科学科研人员以及医学院校师生的参考书。

主　编　蒋文华
副主编　刘才栋

编　著　者

郑思竞　复旦大学上海医学院　教授
蒋文华　复旦大学上海医学院　教授
钱佩德　复旦大学上海医学院　教授
谷华运　复旦大学上海医学院　教授
陈丽琏　复旦大学上海医学院　教授
周国民　复旦大学上海医学院　教授
黄登凯　复旦大学上海医学院　教授
李宽娅　复旦大学上海医学院　教授
刘才栋　复旦大学上海医学院　教授
杨　勤　复旦大学上海医学院　副教授
顾红玉　复旦大学上海医学院　副主任技师

绘　图　者

陈丁惠　复旦大学上海医学院　副主任技师

前　言

　　《神经解剖学》是神经科学的研究生与临床神经科医师的必备教材。我们自 1981 年起为硕士研究生开设《中枢神经解剖学》课程并编写此书。通过 10 余年的教学实践，随着神经科学研究飞速发展，故于 1992 年对该教材内容作进一步修订和补充。此书于 1992 年与教研室其他教材一起作为"建设系列性教材"获上海市优秀教学成果二等奖，1995 年又荣获校优秀教材特等奖。

　　自 1990 年国际上提出"脑的十年"和国内攀登计划执行以来，神经科学各方面的知识日新月异。《神经解剖学》是神经科学的基础，作为研究生与进修生的教材，不能拘泥于教学时数，必须补充新内容，引进新观点，拓宽知识面。在复旦大学出版社的支持与促进下，原编者决定修订此书，并借鉴国内外有关教材，特别参考 Parent A. Carpenter's Human Neuroanatomy. 9th ed. Baltimore: Williams & Wilkins, 1996 年版和 Williams PL. Gray's Anatomy. 38th ed. Grait British: Churchill Livingstore, 1995 年版，以及 1985 年以来新的参考文献。我们认为此书撰写仍应以神经形态学为主，增加神经元、神经胶质和核团内的神经递质方面的内容，以及神经核团间的纤维联系，特别是有关神经环路的知识，并紧密结合功能与临床。因此，本书各章节内容多寡不平衡，敬请读者谅解。又根据神经内科进修生的意见，增加周围神经系统，故此书定名为《神经解剖学》。根据形态学直观教学的特点，又增添一些新的插图，有助于对内容的理解。为求解剖学名词统一，本书依据 1991 年全国自然科学名词审定委员会公布的《人体解剖学名词》定名。所有专有名词后均附有英文名词，以利于阅读英文参考文献及书籍。重点内容用黑体字表示，以提醒读者注意。

　　本书的出版凝聚着各编者不辞辛劳的笔耕，以及有关人员的通力合作。全书的部分插图由李维山主管技师绘制。高琳琳女士为全书稿件反复多次打印，顾红玉副主任技师在定稿、通稿与排版中多次打印，赵忠球博士生为本书提供新资料以及朱新平硕士生在审稿时的修改和打印、提供封面插图等，出版社的领导与编辑给予大力帮助，在此一并深表感谢。

　　由于我们学科经验的局限性，对相关学科以及临床新知识的欠缺，本书的疏漏和不足之处，希望广大读者在使用后提出宝贵意见，以便不断修改与完善。本书若能起到神经基础与临床之间铺路搭桥的作用，这正是我们编写出版本书的初衷。

　　此书可供神经科学的研究生和临床神经科、放射科医师与科技工作者以及医学院校师生的教学和参考使用。

蒋文华
于复旦大学上海医学院
2002 年 5 月

目　　录

第一章 概 述

神经解剖学（neuroanatomy）是研究有关神经系统形态与结构的科学。自 **Cajal** 建立神经元学说 100 多年来，随着对脑结构深入探索的需要，新的研究方法不断发现与改进，促进了神经解剖学知识向新的领域扩展。特别是神经通路追踪法的问世与发展，使脑内结构相互间的联系以及神经回路的知识越来越丰富，由于免疫组织化学方法的应用，又可能把神经元的形态与神经递质的分析结合在一起，从而得以阐明其功能，并为探求神经疾患的机制及药物治疗的研制开辟了道路。目前神经解剖学的研究技术方法已进入分子与基因水平，有些遗传性神经与精神疾患的缺损基因定位获得成功，为治疗遗传性疾病打下了基础。由于多学科的协同探索"脑的奥秘"，于 20 世纪 70 年代末和 80 年代初建立了"神经科学（**neuroscience**）"这门综合性学科，以致神经解剖学的范畴很难划分，但形态知识还是神经科学必要的基础知识。另外，活体无创伤性成像技术在临床的应用，如 **X** 线计算机体层摄影 **(CT)**、磁共振成像 **(MRI)**、正电子发射断层扫描 **(PET)** 等，也以形态知识为基础，它们为诊断脑的病理变化与动态的功能活动提供了资料。总之，只有扎实的形态知识并结合功能、联系临床，神经解剖学才有无限的生命力。

第一节 神经解剖学的研究方法及其进展

神经解剖学作为一门独立的学科，始于 19 世纪中叶，随着染料工业的发展，组织染色剂引入到神经组织中，出现了 Golgi、Cajal 等几位杰出的学者，创建了至今在神经解剖学中占重要地位的神经组织染色法。由于他们对神经解剖学的杰出贡献，因而获得了 1906 年的诺贝尔生理学和医学奖，为现代神经解剖学奠定了基础。

神经形态知识的逐步深入，有赖于研究方法的不断发展与改进，研究方法的发展也受神经生理学、神经药理学和神经化学的发展所影响，学科间的相互促进、推动与渗透，神经解剖学作为 20 世纪 90 年代探索"脑的奥秘"的基础学科，其地位是举足轻重的。

现根据至今常用的方法，择要介绍。

一、正常神经组织染色法

（一）Golgi 银浸染法

1883 年意大利人 Camello Golgi 发现用重铬酸钾固定神经组织，再放进硝酸银中，在一张切片中，可观察到少数黑色或棕黄色的细胞全貌。

1891 年 Golgi 用重铬酸钾和锇酸固定组织，再浸银，细胞显示更有把握，但锇酸价格昂贵。

1891 年 Cox 将 Golgi 法改进，用汞盐溶液代替锇酸和硝酸银，也能浸染出神经元的全貌。这个方法显示的神经细胞较 Golgi 法更好，但细微的结构如树突棘不如 Golgi 法清晰。此法染小脑皮质可供教学使用。

在 20 世纪 50 ~ 70 年代，随着电生理学的进展，要求对神经细胞的全貌及其树突棘分支与分布了解更为深入,因此 Golgi 法得到了复兴。Scheibel 夫妇用 Golgi 法对网状结构、丘脑等研究作出了许多贡献。

(二) Cajal 法

1903 年西班牙人 Romon Y Cajal 在 Golgi 法的基础上创建了 Cajal 法,以显示神经元内的神经原纤维及轴突末梢,发现末梢与其他神经元胞体间的连结不是连续的,而是接触的。他提出了神经元学说,即神经元既是一个形态单位,又是一个功能单位。这个学说奠定了现代科学对神经系统研究的基础。

(三) Nissl 法

Frans Nissl 是德国病理学家,他于 1892 年创立了 Nissl 染色法,用碱性染料如结晶紫、硫堇等将尼氏体与核内染色质染成蓝色。Nissl 法为核团的细胞构筑研究提供了手段。Brodmann 对大脑皮质的分区研究,Rexed 对脊髓的分层研究,都是基于 Nissl 法的染色切片。Nissl 法至今仍在教学和研究上广为应用。

(四) Weigert 法

Kar Weigert 为德国病理学家,1884 年发明髓鞘染色法,先将神经组织投入金属化合物内媒染,使有髓鞘纤维对苏木精有特别亲和力,能将有髓纤维染成蓝黑色。

1886 年 Pal 对此法的媒染剂进行改良,用重铬酸铜和氟化铬溶液对神经组织进行媒染,再用苏木精染色,此法使组织媒染更彻底,有髓纤维呈蓝黑色。至今我们的脊髓与脑干教学切片,都用 Pal Weigert 法制作。

二、神经通路追踪法

作为神经解剖学,必须了解核团之间的联系。1850 年 Waller 切断神经细胞轴突后,其远侧端发生顺行性溃变称 Wallerian 溃变。1892 年 Nissl 的有名发现,就是切断面神经几天后,用 Nissl 染色法观察到面神经核内神经元的尼氏体变小变少,以至消失;而胞体逐渐膨大,核偏位,胞质退化,称染色质溶解(chromatolysis),最后胞体溶解,此为逆行性细胞溃变。

(一) 顺行性溃变(anterograde degeneration)神经染色法

1. Marchi 法 1890 年意大利人 Marchi 发现顺行性溃变髓鞘用锇酸可以染成黑色点状或柱状颗粒,受伤后 14~20 天溃变的髓鞘可被染色并达到高峰,以后这些变性脂类颗粒变成脂肪酸就不再显示。

Nissl 法逆行追踪变性细胞,Marchi 法顺行追踪溃变纤维,是多年来追踪神经细胞的手段。但因染色质溶解法对侧支较多的神经元,只断离其轴突主干,往往胞体变化不明显。Marchi 法不能染轴突及其终末,溃变的显示有时间限制,故此两法现已被淘汰。

2. 溃变轴突与终末镀银法 1946 年 Gless 的镀银法能比较可靠的染出溃变的神经终末,但此法将正常纤维与溃变纤维同时染出,观察终末时容易发生误差。

1951 年 Nauta 和 Gygax 用镀银法能染出溃变纤维,但正常纤维也能显示。此后 Nauta 及其同事们对此法作了许多改进,于 1954 年和 1956 年发表的 Nauta 改良法,是用高锰酸钾对神经组织进行预处理,以抑制正常纤维的嗜银性,此法可以追踪到终末前变性。

1967 年 Fink-Heimer 加用硝酸铀抑制正常纤维,溃变终末显示得较好。

溃变轴突与终末镀银法是顺行追踪该核团的投射情况及终止区的独到的方法,一直为神经解剖学研究者所应用。该方法的主要缺点是该核团损伤时,针道损伤的纤维也可染出,干扰了研究结果。因此自辣根过氧化物酶(HRP)法出现以后,近年来此法很少被应用。

（二）放射自显影法（autoradiographic technique，ARG 法）

1948 年 Weiss 和 Hiscoe 研究轴突的生长和再生，证明了神经元的胞体是营养中心，物质可以顺向轴突运输至其终末。运用这个原理，1972 年 Cowan 用放射自显影法研究中枢神经核团的联系。以后此法广泛应用于神经通路的顺行追踪。

用 ^{14}C 或氚标记的氨基酸，一般用 ^3H 标记脯氨酸或亮氨酸注入核团内，该核团内的神经元，吸收了氚标记的氨基酸与细胞内的蛋白质结合，由轴突向终末运输，由此可追踪被标记轴突的行径与终止。组织切片用核乳胶涂布，凡切片中有放射性核素的部位，其表面的乳胶就被感光并发生化学变化，经显影、定影，从而显出有放射性核素所在部位有银颗粒的存在。

它优于溃变镀银法，因核团吸收没有涉及针道周围的神经纤维，但注射范围小，对广泛起源的通路不适用，而且需要较长时间才能观察结果，若有伪像与错误不能及时得以校正，费时又费力，近年来也少被应用。

（三）辣根过氧化物酶（horseradish peroxidase，HRP）轴突逆行追踪法

HRP 为大分子蛋白质，可被轴突和神经末梢吸收，由轴浆逆行运送到胞体。20 世纪 70 年代初瑞典的 Kristenson 等将 HRP 法应用于神经系统，他于动物舌肌内注入 HRP 溶液，结果在相应的运动神经元胞体内发现 HRP 反应产物。1975 年 Lavail 等正式将 HRP 轴突逆行追踪法用于中枢神经系统。

细胞体中含有 HRP 颗粒时本身不显色，必须用组织化学方法进行成色反应。用 3 - 3 二氨基联苯胺（DAB）进行成色反应，酶颗粒呈棕色。因 DAB 是致癌物质，1978 年 Mesulam 用非致癌物质四甲基联苯胺（TMB）成色，灵敏度较前者提高，颗粒呈蓝色。此后为提高 HRP 本身的灵敏度而有一些结合 HRP 的产生，如：麦芽凝集素结合 HRP（WGA - HRP）、霍乱毒素结合 HRP（CT - HRP）、去霍乱毒素结合 HRP（CB - HRP）、菜豆凝集素结合 HRP（PHA - HRP）等。

后来，在中枢研究中，发现 HRP 也可被细胞体或树突吞饮，随轴浆顺行运送到轴突终末，也可用作顺行追踪终末的方法之一。因此经 HRP 反应的一张切片，有时可同时观察到逆行的标记细胞和顺行的标记终末，由此可了解其传入与传出的返回环路。在周围神经的研究中，神经断端浸泡 HRP 溶液或穴位、器官内注射 HRP 溶液，逆行追踪神经元的胞体所在，也可以跨神经节运输（transganglionic transport），以观察感觉神经节及其终末的传入部位。DAB 法显示的结构，也可作电镜观察。

结合电生理活动的单细胞内注入 HRP 溶液，成色反应后，经切片堆塑可显示细胞的全貌。

HRP 的缺点是在中枢注射区内有向周围扩散现象，可采用微量注射或微电泳导入技术加以克服。用 DAB 成色反应，有中心区和周围区；用 TMB 成色，酶反应范围明显大于 DAB 反应范围。究竟能被末梢摄取的有效范围有多大，至今尚无十分准确的判断标准。

（四）其他束路示踪剂

单独使用植物凝集素如菜豆凝集素（PHA - L）、霍乱毒素 β 亚单位（CTβ）以及神经性病毒如疱疹病毒 Ⅰ（HSV）和假狂犬病毒（PrV）都可作顺行或逆行束路追踪。20 世纪 90 年代以来的束路示踪剂有生物素和神经生物素（TM）和生物素化的葡聚糖（BDA）。

（五）荧光色素逆行标记法（fluorescent retrograde labeling technique）

1977 年 Kuypers 等利用轴浆流逆行输送的特点，将荧光色素溶液注入一个神经元轴突终末周围或神经干，动物经过存活适当时间，细胞体则被荧光物质标记，若一个神经元有两个分

支或三个分支,则各个分支部位注入不同的荧光素溶液,动物经过存活适当时间,两种或三种荧光物质随轴浆逆行运输进入细胞体。用荧光显微镜在特定波长激发光照射下可以看到不同颜色的荧光色素在细胞体内呈现。此法简便、敏感性高,能作双标或三标研究。在我们实验室使用较多的是:NY 与 FB(核黄与快蓝)配伍,Bb 与 PI(双苯甲亚胺与碘化丙啶)配伍,见表 1－1。

表 1－1 荧光素的配伍

荧光素标记	荧 光 颜 色	激发波长(nm)
NY 标记细胞核	呈黄色荧光	360
FB 标记细胞质	呈蓝色荧光	360
Bb 标记细胞核	呈蓝绿色荧光	360
PI 标记细胞质、核仁	呈橘红色荧光	340～500

这种荧光逆行双重标记法,由于配伍的荧光色素需要同一动物的不同存活时间,所以一般需要两次手术,分别在不同时间注入不同荧光素。标记细胞质的动物可存活 48～72 h。标记细胞核存活时间 22～24 h。

荧光色素逆行标记技术和 HRP 酶组化标记技术一样有标记物扩散和经损伤纤维摄入的问题,认识这一现象对正确使用此技术和分析实验结果有重要意义,否则可导致错误的结论。此法不宜作电镜观察,但由于它简便、快速、敏感,易作双标记或三标记研究,同时又易于与递质化学相结合的优点,已成为神经解剖学研究的一个重要手段。

1982 年 Swanson 和其同事报道 Sits 逆行荧光标记物,它无向外扩散现象,也不被过路纤维吸收,但仅美国 Chemical Dynamic Inc 产品,批号 104157 的 Sits 能逆行标记神经元。

(六)[^{14}C]－2－脱氧葡萄糖或[^{3}H]－2－脱氧葡萄糖(2－deoxyglucose 简称 2DG)法

以上所述的技术都是探求一个核团的纤维联系,但不能反映功能体系的整体活动。1977年 Sokoloff 等提出 2DG 法,此法可以用放射自显影法显示某一功能系统兴奋时的全过程。

2DG 法是利用脑组织进行糖代谢的原理,把 2DG 经静脉注入动物体内。脑细胞活动最活跃的部位,糖代谢最旺盛。但 2DG 是葡萄糖第二个碳原子上的—OH 基脱氧后被—H 基所替代,因此细胞摄取 2DG 后不能转化为果糖从而不能分解为 CO_2 与 H_2O,因而它蓄积于细胞内,可用放射自显影法显示出来。复旦大学医学院研究人员用此法作针刺原理研究,探索针刺后中枢神经细胞活动的变化,已作出许多成绩。

三、化学神经解剖学的研究及其方法

神经信息的传导,大多依赖突触部位化学物质的传递,这种化学物质称为神经递质,神经递质主要在神经元细胞体内合成,而后储存在突触前囊泡中,在信息传递过程中由突触前膜释放到突触间隙,与突触后膜的特殊受体结合,而产生生理效应(见第二节)。

神经元通常以其末梢释放的递质而命名,如胆碱能神经元、去甲肾上腺素能神经元、多巴胺能神经元,后两者归属儿茶酚胺类。根据组织化学、免疫组织化学等方法对脑内各递质系统的分布有粗略的了解后,建立了化学神经解剖学。这门边缘学科,已为神经形态结合功能与临床的研究开辟了新的途径。本书各章节的化学神经解剖学主要摘自 Parent, A. Carpenter's

Human neuroanatomy, Ninth Edition。

（一）荧光组织化学法——甲醛诱发荧光法

1962 年 Falck-Hillarp 发现了甲醛诱发荧光法（称 Falck-Hillarp 法），此法可使神经元内所含的单胺类物质与醛聚合成新的环形化合物，在荧光显微镜下发射出波长不同的荧光。用荧光显微镜观察，儿茶酚胺末梢和细胞呈绿色荧光。5–羟色胺神经元及末梢呈黄色荧光。此法用甲醛蒸气，需冷冻干燥装置，比较麻烦。1972 年瑞典学者 Bjorklund 和 Lindvail 创立乙醛酸诱发荧光法，手续简便，也得到同样效果。至今已有许多改良的技术，使该技术的敏感性和特异性大为提高。

（二）酶组织化学法

1. 乙酰胆碱酯酶组化法 早期对胆碱能神经元的显示，都以 1950 年 Koelle 法显示乙酰胆碱酯酶（AChE）的存在，后来一般用 Karnovsky-Root 直接法显示。

2. 细胞色素氧化酶法 线粒体中的细胞色素氧化酶与神经元能量需求状况密切相关，此法可反映神经元活动的相对水平。

3. 一氧化氮合酶法 1987 年人们发现一氧化氮（NO）可能是一种新的化学信使，它与经典递质的差别，在于它是一种短寿命的自由基，很不稳定。可用一氧化氮合酶（NOS）抗体进行免疫组化显示它的存在。从脑内 NOS 的结构显示有 NADPH 的存在，故也可将还原型辅酶Ⅱ（NADPH）和氯化硝基四氮唑蓝（NBT）与固定过的切片一起孵育，组织中还原型辅酶Ⅱ–黄递酶（NADPH–d）阳性神经元可把 NBT 还原成不可溶的深蓝色反应产物。该法可呈现完整的神经元形态，也可与不同递质的免疫组化联合应用，标记共存神经元。

（三）免疫组织细胞化学方法（Immunohistochemistry or Immunocytochemistry technique）

20 世纪 70 年代至今，免疫组织化学方法广泛应用于神经解剖学的研究。它利用制备的特异性抗血清（或单、多克隆抗体）与神经组织或细胞中相应的抗原结合。此结合物的显示有直接法和间接法。直接法是在第一抗体上挂有放射性核素（^{3}H 或 ^{135}I），或挂有荧光素（FITC ）或 rodamine，或挂有 HRP，或铁蛋白（ferritin），铁蛋白因电子密度高，可用作电镜观察。直接法步骤简便、特异性强、敏感性较差。间接法显示抗原抗体结合物的灵敏度高，一般用羊抗兔作为第二抗体与第一抗体上的抗原结合簇相结合，或用荧光素与第二抗体结合，也可用灵敏度高的辣根过氧化物酶抗过氧化物酶（PAP）或卵白素生物素过氧化物酶复合体（ABC）与第二抗体结合，以显示抗原抗体结合物在神经细胞体或其神经末梢的存在。

作为第一抗体有的是该递质的合成酶，如胆碱能神经元及其纤维，可用胆碱乙酰转移酶（ChAT）制备的单克隆抗体作免疫组化反应以定位，它比 kolle 法显示的胆碱酯酶（AChE）准确性强。如显示去甲肾上腺素能神经元及其纤维，则用其合成酶即多巴胺β–羟化酶（DBH）抗体作免疫反应以定位。也有的第一抗体就是递质本身，如 P 物质、5–羟色胺等。为了显示不同递质共存于一个神经元内，可以用两次免疫法。

根据研究课题的需要，可以几种方法结合，如双重逆行荧光素标记或标记后又进行免疫组化反应、HRP 法与免疫组化法结合等，这样既能了解这种神经细胞的投射情况，又可知道其细胞的化学性质。

20 世纪 50 年代电子显微镜应用到神经解剖学的研究以来，不但对神经细胞体内部的细微结构，并且对各种类型突触的细微结构也有了较为深入的研究。以上所介绍的溃变法、放射自显影法、HRP 法、免疫细胞化学方法或几种方法结合运用，都可在电镜水平观察细胞与终末和突触间的结构,以确定各类神经纤维的终止情况。

(四) 原位杂交组织化学技术,简称原位杂交(in situ hybridization,ISH)

该方法建立于20世纪70年代,它用标记的DNA或RNA为探针,在原位检测组织细胞内特定的DNA或RNA序列。根据所用的探针种类和待测核酸的不同,可分为DNA-DNA、RNA-DNA、RNA-RNA杂交。无论哪一种杂交,其基本程序都要经过适当处理,使细胞通透性增加,探针进入细胞内与DNA或RNA杂交、冲洗等步骤,用放射自显影或免疫酶法显示杂交结果。整个过程通常可分为杂交前处理、杂交、杂交后处理和杂交体的检测等几个阶段。当检测标本中的RNA或采用RNA探针时,从标本准备到杂交结束前,都要注意预防RNA酶的污染。原位杂交是目前研究不同细胞群中DNA和RNA细胞定位的惟一方法。

四、神经培养

最早的神经培养(tissue culture of the nervous system)是1907年Harrison首先在蛙胚神经的培养中观察到神经突起及生长锥的活动。神经培养技术经过一个世纪的发展,可培养的神经组织和细胞极其广泛,包括从低等到高等动物,从胚胎到老龄。其基本原理是把生物体内取出的神经组织或细胞,并模拟生物体内的生理环境,在一定培养条件下使之生存、生长、增殖或传代,因此必需提供一定的培养基、适宜的pH、严格的无菌条件、适宜的温度和气体环境等。其基本过程为培养室、培养器皿以及其他培养所需物品的准备,动物取材、消化、培养液的更换,观察记录、结果的分析整理等。

与在体研究比较,神经培养便于用显微镜、摄像机、照相机等作长时间动态观察和记录神经细胞分裂、迁移、增殖、分化、发育和衰老等生命活动。培养的神经细胞带有与在体细胞同样的基因组,便于进行发育神经生物学和神经分子学如基因重组、基因工程和遗传工程等的研究。便于施用物理(如电、磁)、化学等因素进行实验研究,又可将复杂的神经元回路分解成简单的单元进行分析。神经培养是形态结合功能的又一种研究手段。

此外,C-fos免疫组化法也能够将形态定位和神经活动的水平结合起来。C-fos虽属原癌基因,但却是与环境刺激和细胞基因表达、转录直接偶联相关的第三信使,既可作为相关脑网络功能活跃的指标,又是把细胞分子层次深入到研究基因表达与环境关系的重要手段。

利用体视学特别是计算机图像分析仪(computer-aided image analysis)可对研究获得的神经元形态结构进行图像处理和图像分析,并可进行定量测定,使形态结构从定位到定量更趋精确。共聚焦激光扫描显微镜(confocal laser scanning microscope)被称为"显微CT",它以激光为基础,借助于共聚焦系统,获得样品高反差、高分辨力、高灵敏度的三维图像,并通过三维重建以揭示亚细胞结构的空间关系,这是神经解剖学研究的又一尖锐武器。此外分子生物学及微电子技术等领域的发展如原位PCR、膜片钳等技术,也大大促进了神经解剖学向新的领域拓展。

(蒋文华)

第二节　中枢神经递质概论

神经递质(neurotransmitter)是神经元之间或神经元与效应器之间进行信息传递的化学活性物质,它在神经元内合成,储存在突触前末梢,在信息传递过程中释放,作用于突触后受体,引起突触后电位变化。人们对神经递质的认识有逐步认识的过程。1904年Elliott提出神经冲动传到交感神经末梢时,释放兴奋物质 adrenalin。Dixon 的实验认为毒蕈碱(muscarine)样物质是迷走神经的传递物质。1921 年 Oho Loewi 根据灌注蛙心实验,证实化学递质存在,5 年后确认迷走神经素 vagusstoff 是在神经肌接头处释放的乙酰胆碱(ACh)。1935 年 Dale 按照化学物质的性质将自主神经纤维分为胆碱能 cholinergic 和肾上腺素能 adrenergic 纤维,并提出神经元是一个统一的代谢体,它在各末梢部位所释放的递质应是同样的。1957 年 Eccles 概括了一种神经元释放一种递质的 Dale 原则,后被广泛接受。当时并不知道一个神经元内还可以有不止一种的神经活性物质,因此神经元即以所释放的神经递质命名,如肾上腺素能神经元(释放去甲肾上腺素 NE,肾上腺素 E)、胆碱能神经元(释放乙酰胆碱)一直沿用至今。随后在中枢神经内陆续发现其他单胺类神经递质(如多巴胺、5 - 羟色胺)和一些兴奋性和抑制性氨基酸(如谷氨酸、天冬氨酸和 γ - 氨基丁酸)。

20 世纪 70 年代,由于神经肽的发现,使神经递质的概念得到发展。神经肽的研究进展惊人,数量由 20 世纪 80 年代中期的 50～60 种,不断增加到至今已近 200 种。

一、递质分类

现将中枢经典递质和神经肽分类简述如下:

1. 胆碱类(cholines) 乙酰胆碱(acetylcholine, ACh)。

2. 单胺类(monoamines)

(1) **儿茶酚胺**(catecholamine, CA):① 多巴胺(dopamine, DA);② 去甲肾上腺素(norepinephrine, NE);③ 肾上腺素(epinephrine, E)。

(2) **吲哚胺**(indole amine, IA):5 - 羟色胺(5 - hydroxytryptamine, 5 - HT)。

3. 氨基酸类(amino acid)

(1) **兴奋性**:谷氨酸(glutamic acid, 通用 glutamate, Glu);天冬氨酸(aspartic acid, 通用 aspartate, Asp)。

(2) **抑制性**:γ - 氨基丁酸(γ - aminobutyric acid, GABA);甘氨酸(glycine, Gly)。

4. 神经肽(neuropeptides)

(1) **阿片肽**(opioid peptides):脑啡肽类(enkephalins, ENK),包括甲啡肽 Met - ENK 和亮啡肽(Leu - ENK),β - 内啡肽类(β - endophalins β - ED),强啡肽类(dynorphin, DYN);α - 新内啡肽(α - neo-endophalin, α - N - ED)。

(2) **神经内分泌**(neurohormone):① 垂体后叶激素:催产素(oxytocin, OT)、血管加压素(抗利尿激素)(vasopression, VP);② 下丘脑释放(抑制)激素:促甲状腺释放激素(thyrotropin releasing hormone, TRH),黄体生成素释放激素(luteinizing hormone releasing hormone, LHRH),生长抑素(somatostatin, SST),促肾上腺皮质激素释放激素(corticotrophin releasing hormone, CRH),生长素释放激素(growth hormone releasing hormone, GRH)。

(3) **脑肠肽**(brain-gut peptides):脑肠肽(brain-gut peptide, B - GP),P 物质(substance P, SP),神经降压素(neurotensin, NT),血管活性肠肽(vasoactive intestinal peptide, VIP),胆囊收缩素(cholecystokinin - 8, CCK - 8),降钙素(calcitonin, CT),神经肽 Y(neuropeptide Y, NPY)等。

此外,神经肽类尚有血管紧张素(angiotensin Ⅱ, ANG Ⅱ),缓激肽(bradykinin, BK),降钙素基因相关肽(calcitonin gene related peptide, CGRP)等。

其他:组胺、前列腺素,腺苷及其衍生物 ATP、一氧化氮(NO)、一氧化碳(CO)等。

二、递质与调质

药理学者认为递质必须具有以下标准：① 神经元具有合成神经递质的前体和酶系统，这种神经递质存在于该神经元轴突末端的一定部位；② 当神经元发生兴奋并进行信息传递时，神经递质便由神经元末端的囊泡内释放出来而进入突触间隙；③ 神经递质作用于突触后膜的特殊受体，产生突触后电位而发挥其生理作用，神经递质有些属于兴奋性的，有些属于抑制性的，有些则兼有多方面的功能；④ 存在该递质的失活酶或其他失活方式(如重摄取)，以实现突触传递的灵活性；⑤ 用适当方法使递质直接作用于突触后膜(如微电泳)，能引起与刺激神经相同的效应；⑥ 有特异的受体激动剂或拮抗剂能拟似其生理效应。神经肽 P 物质(SP)是初级感觉神经末梢的递质，它符合递质的一些条件，如存在突触囊泡内，电刺激感觉神经可以使它释放，释放需要依赖 Ca^{2+} 的存在，将合成的 SP 作用新生鼠离体脊髓，可以在脊髓后角神经元记录到 EPSP，SP 的受体被分离，并有相应的受体激动剂和拮抗剂。有些神经肽与经典递质一样在突触间传递信息，但不一定符合上述标准。

(一) 神经递质和神经肽的比较

神经递质和神经肽的神经元在形态上无明显区别(包括超微结构)。细胞可大可小，可以是单极的或多极的，发出投射纤维或长或短。神经递质和神经肽的比较见表 1 – 2。

表 1 – 2　神经递质和神经肽的比较

	神经递质	神经肽
相对分子质量与中枢含量	相对分子质量 < 100 至数百 含量：单胺类 $ACh10^{-9} \sim 10^{-10}$ mol/mg 氨基酸 $10^{-6} \sim 10^{-8}$ mol/mg	相对分子质量：数百至数千 含量较递质少几个数量级，$10^{-12} \sim 10^{-15}$ mol/mg 蛋白，为单胺类的 1/1 000
合成与储存	除 ACh 外，氨基酸为前体，在细胞内合成酶自小分子前体合成，经轴浆运输到神经末梢，储存于大、小囊泡内，可吸收重复利用，或在末梢合成	自胞体内的核糖核蛋白体生成多肽前体，轴浆运输中经裂解酶加工产生，储存于大囊泡
重吸收	在神经末梢释放后，可以部分地重吸收，重复利用	释放后不能被重吸收，必须由轴浆运输补充
作用	释放量多，失活较快，末梢滞留时间较短，效应出现快而短。ACh 在点对点的突触快速传递中在 ms 计时间内跨越20 nm突触间隙，迅速引起突触后膜的电位变化和功能改变	释放量少，失活慢，在末梢滞留时间长，效应出现较慢，向周围扩散，影响范围较广，可达数十微米，不一定直接触发效应细胞的电变化和功能改变

(二) 神经调质

神经调质(neuromodulator) 在神经元之间进行信息传递的还有一类神经调制物或称神经调质，它与经典神经递质不同，神经调质并不直接触发所支配细胞的功能效应，只是调节神经递质的作用，其特征如下：

1. 为神经细胞、胶质细胞和其他分泌细胞所释放，对主递质起调节作用。本身不直接负责跨突触信号传递或引起效应细胞的功能改变。

2. 间接调制主递质在突触前神经末梢的释放及其基础活动水平。

3. 影响突触后效应细胞对递质的反应性,对递质的效应起调节作用。

4. 调质作用缓慢,可以在突触或非突触部位发挥作用,非突触部位指突触间隙可达400 nm(一般突触间隙20 nm左右),而且没有形成固定的解剖关系,调质在突触前释放,扩散一段距离;最长可达几微米,以"旁分泌"的方式作用于邻近较大范围的细胞,细胞能否产生反应决定于该细胞上是否有相应的受体。递质与调质并不存在绝对的界限,有些神经肽既是递质又是调质,如脑啡肽、P物质,在不同的部位发挥不同的作用。去甲肾上腺素从自主神经末梢释放出来,经过长距离的弥散,影响的神经元比较广泛,可能起调质作用。目前认为单胺类、胆碱类、氨基酸为递质,神经肽则多为调质。

(三) 神经递质共存

传统的神经解剖只知一个神经元产生一种递质,近年来应用生化测定和免疫细胞化学方法证明:在中枢和周围神经系统内一个神经元含有两种或两种以上的递质,即**神经递质共存**(neurotransmitter coexistance)。此外,脑内的神经递质和神经肽共存。免疫组化方法证明,在延髓中缝大核 5 – HT 神经元中有 DA 与 CCK 共存。递质共存的形式包括不同神经递质共存、不同神经肽共存、神经递质与神经肽共存。一种神经递质与一种以上神经肽共存在突触前大囊泡内,当神经冲动到达时一起释放,可以在突触前、突触后起协同或拮抗作用。共存递质的相互作用是通过各自的受体发挥作用的,所以反映了突触前膜与突触后膜上不同受体之间的相互作用。但由于中枢神经细胞密集、结构复杂,目前还较难用实验方法确定神经递质和神经肽在末梢共同释放,只能从一些外周神经系统的实验资料中加以推论。

三、受体

神经递质作为传递信息的第一信使,只有作用于靶细胞膜上的**受体**(receptor)才能起突触后电位的变化或一系列级联反应,最终导致靶细胞产生相应的生物效应。由此可知受体在神经跨膜信息转导中起非常重要作用。人们对受体的认识随着受体的发现不断深入,目前受体的概念仍处于不断发展中,受体从现在研究结果看,它是细胞膜或细胞质、细胞核内一种特定大分子的生物活性蛋白质(糖蛋白或脂蛋白),能与生物活性小分子物质(如递质、激素、药物、毒素等)进行相互作用。

(一) 受体的特点

受体对特定的生物活性物质具有识别能力,可选择性结合那些在结构上与自己有一定互补性的小分子,且具有高亲和力结合能力;结合后形成的复合体可将生物小分子携带的信号转导给效应器,进而引起相应的生物效应。对受体有选择性结合能力的生物活性物质叫配体(ligand),每一受体上都具有与配体选择性结合的特定部位,此特定部位叫结合位点(binding site)。但受体和结合位点两者概念有区别,受体是独立的生物大分子,而结合位点是受体上的一个部位,并非独立存在;若没有结合位点或结合位点不开放,配体也不能与受体相结合。配体与受体结合后产生生物效应的叫激动剂(agonist),与受体结合但不产生生物效应的叫拮抗剂(antagonist)。

(二) 受体的特征

1. 高亲和性(high affinity) 受体与配体结合能力叫亲和力。生理状况下,受体对其配体的亲和力很高,在受体 – 配体间的结合中亲和力越高,专一性越强。

2. 立体特异性(stereospecificity) 特异功能性的受体与配体结合,双方均有严格的构型和构象要求,它是由受体的三维结构所决定的。由于受体大多数是蛋白质,其结合部位的氨基酸残基形成特异的空间结构，只有那些结构上与其互补的配体才能选择性地以高亲和力状态与之相结合。

3. 饱和性(saturability) 又叫有限结合力。受体在不同细胞中数量有很大差异，但对某一特定受体来说，它在某一特定细胞中的数量有一定限度，当配体的浓度增加到一定浓度时，结合作用就达到平衡，结合数量不再随配体浓度增高而增大，这表明受体数量有限性，受体结合已达饱和状态。

4. 可逆性(reversibility) 受体与配体的作用，绝大多数是通过氢键、离子键和范德瓦尔斯引力(Vander Waals' attraction)等相结合，因此，一般受体与配体的结合是可逆的。某一已被结合的配体，既可因反应体系中该配体浓度的减少而解离，亦可被高亲和力或高浓度的其他特异配体所置换。又当加入高浓度的拮抗剂后，可将已结合的配体置换下来，即有竞争作用。

5. 受体多数为蛋白质 若将含受体的组织作变性处理，如加热、极端 pH 等均可破坏受体与配体的结合。受体又可作为抗原用，免疫动物产生抗受体的抗体，这对研究受体的结构有很大帮助。另外，若已知氨基酸序列，则将其互补的 cDNA 转染至特定的细胞后，受体即可在此细胞中显示生理、药理反应。少数受体不是蛋白质，如神经节苷脂是霍乱毒素的受体，它是由疏水的神经酰胺和亲水性的寡糖组成。

6. 具有内源性配体 受体是机体内信息传递过程的一个重要环节，受体形成的始动因子应该是携带有信息的特定内源性配体，如胆碱受体的内源配体为乙酰胆碱，肾上腺素受体的内源配体为去甲肾上腺素和肾上腺素，阿片受体的内源配体有羟戊甲吗啡、强啡肽、脑啡肽和 β-内啡肽等。

7. 符合生理、药理反应的要求 受体与药物结合强度与产生生物效应的药效强度是相关的。

(三) 受体的分类和命名

1. 药理学者习惯用受体的内源性配体或相应的高选择性激动剂对受体进行命名和分类，如乙酰胆碱受体、肾上腺素受体、多巴胺受体、5-HT 受体、阿片受体等，又根据每一种受体对不同激动剂或拮抗剂亲和力的强弱所产生的效应，分为不同亚型，如 ACh 受体对毒蕈碱和烟碱具有不同亲和力和不同效应，而分为 M 和 N 两类，又有 M_1、M_2、M_3、M_4 及 N_1 和 N_2 等亚型；DA 受体有 D_1、D_2 两类；阿片受体有 μ_1、μ_2、δ_1、δ_2、κ_1、κ_2 和 κ_3 等。

2. 根据受体在效应细胞上部位分类，可分为膜受体和细胞内受体两大类：① 膜受体神经递质 (调质) 的受体和大部分激素的受体是膜受体，这类受体是镶在胞膜脂质双层结构中的蛋白质，其主要功能是实现信息转导，这类递质和激素都是不能穿过细胞膜的生物活性小分子；② 细胞内受体能透过膜脂质双层结构的垂体激素(包括甲状腺素、维生素 D 等)的受体则属胞内受体。

3. 以受体跨膜信息转导机制的分类

(1) 与 G 蛋白相偶联的受体(RTG 受体) 这是目前发现种类最多的受体。它们是由受体、G 蛋白和效应器三部分组成的信号偶联系统。这类受体被激活后，只有通过 G 蛋白的转导，才能将信息传递至效应系统，在结构上均由一条 N 末端在细胞外、C 末端在细胞内的肽链形成，此肽链形成 7 个跨膜螺旋结构和相应的 3 个细胞外环和 3 个内环，在作用机制上，均需通过第二信使甚至第三信使才可进一步激活下一步的反应而最终产生生物效应。如胆碱 M 型受体、肾上腺素受体、5-HT 受体(除 5-HT$_3$ 外)、阿片受体、各类神经肽受体等。

（2）受体门控离子通道　受体由离子通道和特异的配体结合部位组成。它们由不同亚基组成，各亚基共同围成一个离子通道，配体结合部位位于特定亚基上，配体与之结合后即改变离子通道的活性，使其开放或关闭。这类受体每一亚基都有 4～5 个跨膜区域，配体结合部位一般位于胞外部分，如 N 型胆碱受体、5－HT$_3$ 受体、抑制性和兴奋性氨基酸受体。

（3）酶活性受体　是本身兼有酶活性的受体，这类受体的肽链只有一个跨膜区域，配体结合部位在细胞外，细胞内区域具有酶活性，该类受体主要有激素受体，如胰岛素受体、表皮生长因子受体等。

四、中枢递质的功能

（一）感觉与运动

在特异性感觉系统中，各类中枢递质都参与痛和镇痛，如拟胆碱药脑室注射有镇痛作用，结果提示拟胆碱药的镇痛作用部位主要在中枢。兔脑室注入去甲肾上腺素 NE、肾上腺素 E 和异丙肾上腺素均能产生不同强度的镇痛效应，中缝核的 5－HT 能下行投射纤维至脊髓，对痛觉传入起抑制作用。中枢 GABA、组胺也有镇痛作用。内阿片肽的 μ、δ、κ 受体兴奋都有镇痛效应。神经肽的 P 物质是初级神经末梢的传导痛觉递质。

在运动功能方面，脑和脊髓发出传出运动神经元如躯体运动核、特殊内脏运动核以及脊髓运动神经元都属胆碱能神经元，动眼神经副交感核和迷走神经背核也有胆碱能神经元，所以乙酰胆碱参与躯体和内脏运动。在纹状体内 DA 的浓度很高，纹状体内 ACh 能中间神经元，GABA 能神经元与黑质－纹状体多巴胺能通路一起调控锥体外系的运动功能。纹状体内的脑啡肽能神经元发出的纤维部分投射到黑质，对 DA 的释放起调制作用。

（二）调节自主神经的活动

中枢递质参与调节心率、血压、呼吸、摄食、饮水及消化道的运动和分泌。中枢儿茶酚胺递质、5－HT、ACh 等通过自主神经调节心血管活动。中枢去甲肾上腺素 α$_1$、α$_2$ 受体激动使心率、血压都降低，去甲肾上腺素在中枢的降压作用可被纳洛酮阻断，同时 β－内啡肽、强啡肽释放。5－HT 注入大鼠侧脑室或下丘脑引起血压升高，ACh 注入中脑和下丘脑部位可引起血压升高。

在药理实验中抑制 5－HT 生成或破坏 5－HT 能神经元可引起呼吸兴奋。延髓腹侧浅层和颈动脉小球有阿片受体 μ、δ 分布，应激下内阿片肽大量释放，脑啡肽可以抑制 CO_2、H^+ 对中枢和外周化学感受器的兴奋作用，因此呼吸被抑制。

ACh、NE、5－HT 都能通过神经支配，影响下丘脑、视前区的体温调节中枢、下丘脑摄食、饮水中枢。但不同的受体类型及不同的动物种属，外源性注入这些递质对体温等影响都不同。体温调节方面：猫的 M－胆碱受体兴奋使体温升高，5－HT$_{1A}$ 受体激动使体温降低，5－HT$_2$ 受体激动则使体温升高。α 去甲肾上腺素受体兴奋引起猫、狗的体温降低，而使兔、大鼠、羊的体温升高。在摄食调节方面：5－HT$_{1B}$ 受体兴奋减少摄食，α 去甲肾上腺素受体可增加摄食，GABA 可使摄食减少。在应激时，内阿片肽释放增加，引起多食。ACh 在下丘脑、隔区、扣带回、海马等边缘系统构成胆碱能渴饮回路，与饮水活动有关。5－HT 和 DA 通过兴奋延髓呕吐中枢的 D$_2$ 受体或 5－HT$_3$ 受体引起呕吐。

（三）觉醒与睡眠

在中枢内不同部位的 ACh 在睡眠与觉醒的调节中作用不同。皮质的 ACh 有助于维持觉醒，网状结构胆碱能上行激动系统和皮质的胆碱能系统可激活皮质维持清醒。

用药物阻断 NE 的作用时,实验动物的一般活动减少,提示 NE 的作用以兴奋为主。若电刺激上行背侧束引起脑电低幅快波,毁损此束则慢波睡眠增加。

(四) 学习与记忆

中枢递质与学习记忆活动有关。参加的递质或调质有 ACh、NE、氨基酸和内阿片肽。边缘系统(如海马、杏仁体)和大脑皮质的胆碱能系统与学习记忆有密切关系。动物学习训练注射拟胆碱药毒扁豆碱可加强记忆活动,而注射抗胆碱药东莨菪碱可使学习记忆减退。用利舍平(利血平)使脑内儿茶酚胺耗竭,则破坏学习记忆过程。动物在训练后,在脑室内注入 GABA 可加速学习,若注射加压素于海马内可增强记忆,而注入催产素则使记忆减退。β − 内啡肽、脑啡肽都可损害学习过程,β − 内啡肽损害记忆的机制是抑制胆碱能突触释放 ACh,抑制 M − 胆碱受体功能,以及抑制 NE 能系统的活动。

(五) 精神活动

精神活动包括认知、情感、意志与行为。中脑边缘叶 DA 系统及中脑 − 皮质 DA 系统可分别参与情感及认知功能的调控,包括思想、感觉、理解和推理。妄想型精神分裂症患者被认为与上述两个 DA 系统功能失调密切有关。已证实这种患者脑内 DA 的 D_2 受体数目增加,而亲和力下降,DA 受体拮抗剂有治疗效果。兴奋性氨基酸在精神疾病发病机制中的作用,这一观点的提出是基于拟精神病类药苯环立定(phencyclidine, PCP)与 NMDA 受体结合。另外,PCP 和另一 NMDA 受体拮抗剂 MK − 801 结合,均可导致人类精神症状。精神病者脑内额叶、壳核 NMDA 受体与 ^3H 海人酸、^3H 天冬氨基酸和 $^3HMK − 801$ 的亲和力增加,提示由于谷氨酸减少导致受体的代偿性超敏。目前认为精神分裂症的产生是由于脑内多巴胺能系统与谷氨酸能系统的平衡失调。发病机制有三种假说: ① DA 过分抑制皮质谷氨酸能传出纤维的谷氨酸释放;② DA 神经元末梢上 NMDA 受体激活减少,使 DA 释放减少;③ 皮质 − 纹状体 − 丘脑 − 皮质环路是控制大脑皮质兴奋的重要通路。丘脑 − 皮质的兴奋性冲动传入受 GABA 能纤维的抑制,而谷氨酸和 DA 均对 GABA 能纤维的释放进行调控。

感情活动包括欣快、躁狂、忧郁和焦虑。中枢神经内 5 − HT、NE、ACh 与精神情感活动有关,如脑内 5 − HT 含量过多或过少均可引起精神障碍,忧郁症患者脑内 5 − HT 代谢降低。很多影响 5 − HT 代谢的药物与情感性疾病关系密切:脑内 NE 能系统活动降低导致抑郁,NE 能系统活动亢进导致躁狂。长期服用利舍平可诱发忧郁症,可用 NE 前体左旋多巴治疗,而补充 5 − HT 的前体 5 − 羟色氨酸则不能对抗,说明忧郁症与 NE 的关系更为密切。中枢 ACh 能系统功能增强也可导致忧郁,功能降低可出现狂躁或改善忧郁症状。

与焦虑有关的递质是 $5 − HT_A$、GABA 和内阿片肽。5 − HT 增加可以引起焦虑,GABA 可以抗焦虑。用药物抑制 5 − HT 重摄取,或激动 5 − HT 能受体使其活动增高时导致焦虑,相反,抑制 5 − HT 的生物合成,化学损毁 5 − HT 能纤维,或用 5 − HT 受体拮抗剂可缓解焦虑症。GABA 通过兴奋 $GABA_A$ 型受体可抗焦虑,$GABA_A$ 型受体是由 α_2、β_2 组成的四聚体,门控 Cl^- 通道,α − 亚基上有地西泮(安定)结合位点,β − 亚基上有 GABA 的结合位点,地西泮、GABA 或 GABA − A 型受体激动剂都能打开 Cl^- 通道,而巴比妥钠药物直接能打开 Cl^- 通道,使 Cl^- 通道内产生抑制性突触后电位(inhibitory postsynaptic potential, IPSP),所以 GABA、巴比妥钠与地西泮都能抗焦虑。阿片制剂有抗焦虑、抗忧郁和产生欣快的作用,β − 内啡肽和吗啡可以激动相同受体,临床上应用后,有短暂的抗忧郁、减轻幻听和思维障碍作用,所以有人认为 β − 内啡肽有治疗作用。

（六）内分泌活动的调节

　　神经系统与内分泌系统间是相互调制的。下丘脑是神经对内分泌调制的高级整合中枢,下丘脑肽能神经元分两类:一是经典的神经内分泌大细胞,二是神经内分泌小细胞,它们能调控垂体的功能。下丘脑弓状核内的神经内分泌小细胞有纤维投射到垂体门脉系,通过末梢发挥神经内分泌作用,从而调制垂体前叶的功能。中枢递质主要通过下丘脑释放激素对垂体激素进行调节。下丘脑内含有递质 CA、5 - HT、ACh、GABA 及多种神经肽等神经元。下丘脑有 5 - HT 能纤维、NE、ACh 能纤维的投射,它们对内分泌进行调节,近年发现下丘脑促性腺激素释放激素(GnRH)能神经元的活动受 5 - HT、NE、ACh 及神经肽的调制,控制 GnRH 的释放,进而调节垂体前叶 ACTH 释放,并影响生殖内分泌功能。DA 能神经元的纤维直接支配垂体中叶、后叶,通过 D_2 受体抑制 α - 促黑素细胞激素(α - MSH)释放,并促后叶释放催产素(OT)和抗利尿激素(VP 或 ADH)。又有 ACh 激活下丘脑 DA 能系统而抑制催乳素(PRL)的分泌,β - 内啡肽(β - EP)脑啡肽等又可抑制 DA 能系统使 PRL 释放增加。NE 通过兴奋去甲肾上腺素能受体,促进 GnRH - LH 释放,形成 LH 的分泌高峰,导致排卵,5 - HT 抑制 GnRH 分泌,阻止正常排卵。ACh 可促进下丘脑促肾上腺皮质激素释放激素(CRH)分泌,从而加强应激反应 ACTH 和肾上腺素的分泌,5 - HT 可抑制应激时 CRH - ACTH 和 β - 内啡肽的分泌。但也有报道 5 - HT 能促进 CRH - ACTH 分泌,临床上用赛庚定(5 - HT₂ 受体的拮抗剂)治疗有部分疗效。NE 可抑制 CRH - ACTH 的释放,所以用利舍平也可治疗库欣综合征。ACh 可抑制生长素释放激素(GRH)释放,导致生长素 GH 分泌增加和分泌减少的不同结果。DA、NE 能促使 GHRH - GH 释放。

（李宽娅）

参 考 文 献

〔1〕　艾民康. 神经介质及有关酶类的组织化学. 北京:人民卫生出版社, 1987.

〔2〕　江明性. 药理学. 北京:人民卫生出版社, 1995.

〔3〕　许绍芬. 神经生物学. 上海:上海医科大学出版社, 1999.

〔4〕　朱长庚. 化学神经解剖学. 上海:上海科学技术出版社, 1992.

〔5〕　陈　鹏. 发育中和成年哺乳动物中枢神经系统束路追踪的新技术. 神经解剖学杂志, 2000, 16:290

〔6〕　周建冲. 受体生化药理学. 北京:人民卫生出版社, 1985.

〔7〕　张镜如. 生理学. 北京:人民卫生出版社, 1994.

〔8〕　徐　科. 神经生物学纲要. 北京:科学出版社, 2000.

〔9〕　韩济生. 神经科学原理. 第二版. 北京:北京医科大学出版社, 1999.

〔10〕　Bjorklund A, Hokfelt T. Handbook of chemical neuroanatomy. Vol. 2. New York: Elsevier Science Publishing Co. Inc, 1984.

〔11〕　Iversen LL, Lveren DS, et al. Chemical pathway in the brain handbook of psychopharmacology. Vol. 9. New york: Plenum Press, 1978.

〔12〕　Nieuwenhysed R. Chemorachitecture of the brain. Berlin: Springer-Verlag, 1985.

〔13〕　Parent, A. Carpenter's human neuroanatomy. 9th ed. Baltimore: Williams & Wilkins, 1996.

附录1 免疫细胞化学与原位杂交组织化学技术

免疫组织(细胞)化学法

免疫组织(细胞)化学(immunocytochemistry，ICC)，简称免疫组化，是将抗原、抗体间的免疫反应引入组织(细胞)标本，并通过对抗体(或抗原)所带有的特殊标记物的显示，藉以完成对组织(细胞)内某抗原(或抗体)的定性、定位以及定量检测。其最突出的优点，就是它在更广阔的范围内，把结构和功能及代谢结合起来。能在微观世界原位地确定组织及细胞结构的化学成分，达到了方法统一、定性可靠、定位准确、定量可能的境界，使形态学不再是静止的形态描述，而被赋予了功能和代谢的含义。它的微细、原位而又方法统一的优点是任何一种化学方法所不能取代的。

目前，由于大量特异性抗体和标记抗体的面市，以及检测方法的日益稳定、简捷，免疫组化已被广泛应用于实验研究和临床病理检测。它的全过程包括抗原提取、抗体制备、抗体标记、染色反应、呈色观察和细胞分析等过程。由于篇幅所限，这里只重点介绍免疫组化的基本原理、常用方法以及有关的实验问题。

一、组织和细胞标本制备

免疫组化旨在显示组织或细胞中的抗原或抗体，以观察、研究它们在组织中的形态、分布，以及它们与病变的关系。为此，所检测标本的制备原则，除应保持原有的结构、形态外，更要求在原位最大程度地保持待测抗原(或抗体)的免疫活性，既不淬灭、流失或弥散，也不被隐蔽。事实上，标本制备恰当与否，是免疫组化成败的首要条件。为免疫组化准备的标本，其制作流程与常规处理方法基本相同，但也有其特殊要求和注意事项。

石蜡切片是制作组织标本最常用、最基本的方法，其最大优点是组织形态保存好，且能够连续切片，有利于各种染色对照观察，石蜡块还能长期存档，供回顾性研究。不足之处是切片制作过程对组织内抗原显现有一定影响。冷冻切片是将组织在冷冻状态下直接切片，在切片前组织不经过任何化学药品处理或加热过程，不仅大大缩短了制片时间，更重要的是抗原性不受损失。但切片技术相对要求较高，不易得到连续性很好的切片，形态结构亦不如石蜡切片，且冷冻块和切片不便于长期保存。我们在实际应用中一般都倾向于使用冷冻切片。

各种抗原含量和特异性的差异对标本取材固定方式常有不同要求，但一般要求活体为宜，尸体组织必须死亡后立即取材，否则随自溶现象出现，抗原将丧失或弥散；取材后组织需立刻投入固定液中，以保持原有形态结构和避免抗原丢失。固定剂种类很多，但大多分属醛类和醇类，前者常用的是甲醛(福马林)、戊二醛、多聚甲醛等，后者以乙醇常见，其他固定剂如丙酮对抗原性的保存也比较好。为了检测组织中一些性能娇弱的抗原，常用复合的固定液。

细胞悬液大多制成细胞涂片，经晾干后固定，固定液一般用丙酮或醋酸－乙醇。

切片染色时为防止脱片，有时载玻片需预涂黏附剂(明胶、多聚赖氨酸等)。

二、标本内抗原性的修复

标本处理中，尤其是固定过程，可能会造成抗原决定簇的隐蔽或三维构像的改变等而使抗原不能被检出。针对这种现象，各种旨在修复抗原性的染色前处理方法相继报道，常用的有蛋白酶消化、去垢剂(Triton X－100等)处理、微波照射、酸水解以及高压加热等，可根据具体情况选择应用，以增强特异性染色、降低背景着色。

三、常用染色方法及原理

免疫组化是通过外源的特异性抗体(或抗原)上附有标记物，经呈色反应而显示待测抗原(或抗体)。因此，免疫组化可以按标记物的种类及定位方法分类。按标记物分为免疫荧光法、免疫酶法、免疫金银法、放射免疫自显影法等。按定位方法则分为一步法(又称直接法)、二步法(包括间接法、夹心法、补体法)和多步法(包括桥连法)等。分述如下：

（一）免疫荧光法

其标记物是小分子的荧光素，它经某种特定波长的光照射激发后能发射出荧光（比激发光波长更长而能量较低），藉以定位观察或示踪。因此，免疫荧光技术必须应用特殊的荧光显微镜。常用荧光素有异硫氰酸荧光黄（FITC）、四甲基异硫氰酸罗达明（TRITC）、四甲基罗达明 B200（RB200）等。荧光素容易消褪，所以对阳性结果应尽早摄影记录。

（二）免疫酶法

它是用酶作为标记物与外加的底物作用产生不溶性色素，沉积于抗原抗体反应部位，是当今应用最广的免疫组化技术。它与免疫荧光相比具有以下优点：① 普通显微镜即可观察，无需特殊显微镜；② 显色反应后可作复染，组织结构显示良好，使免疫定位准确；③ 染色后切片能保持较长时间；④ 有些酶反应沉积物具有电子密度，可用于免疫电镜。

常用的标记物为辣根过氧化物酶（HRP）、碱性磷酸酶（AP）、葡萄糖氧化酶（GO）和 β - 半乳糖酶等。一般都借助标记酶和底物呈色反应来显色，比如辣根过氧化物酶的底物是 H_2O_2，它与 HRP 反应，使得同时加入的无色还原型染料，如二氨基联苯胺（DAB）和氨基乙基卡巴唑（AEC），转化为有色的氧化型染料沉积于局部。

免疫酶法又可分为免疫酶标法和非标记免疫酶法。免疫酶标法以酶标记的抗体做直接法或间接法，继之以相应的呈色反应。非标记免疫酶法以酶免疫动物得到抗酶抗体，染色时经桥联与组织内已结合于待测抗原的第一抗体（与抗酶抗体源于同一种系的动物）相连。由于酶和抗体未经偶联剂连接，故两者活性不会因为标记偶联而受损，因此该法较酶标法敏感。这种非标记免疫酶法又可分为酶桥法和酶免疫复合物法两种。酶桥法是各种免疫试剂分别序贯上片，共 4 步，依次滴加一抗、桥抗体、抗酶抗体和酶，最后为呈色反应。酶免疫复合物法则是先将抗酶抗体和酶在体外制成免疫复合物，如 PAP 法即是由抗 HRP 抗体和 HRP 形成 PAP 复合物（peroxidase-anti-peroxidase complex），该复合物为 2 分子抗 HRP 和 3 分子 HRP 形成的稳定结构，其中含酶量多，且两者结合牢固，敏感性提高，染色步骤却较酶桥法简单。PAP 制品可保存较长时间，使用更为便利，故酶免疫复合物法已取代了酶桥法。在 PAP 法基础上发展的双 PAP 法（即在 PAP 上片后尚未显色前，重复使用桥抗体及 PAP，再显色），敏感性可进一步提高。除 PAP 外，AP 和 GO 亦可分别以免疫复合物的方式进行，同样取得满意的效果。

（三）亲合免疫组化

利用两种物质之间的高度亲和能力及其可标记性，以显示其中一种物质的方式称亲合组织（细胞）化学，这些物质包括生物素（biotin）与卵白素（avidin），葡萄球菌蛋白（SPA）与免疫球蛋白（IgG），植物凝集素（lectin）与糖分子等等。荧光素、酶、放射性核素等都可作为标记物而与之结合。在实际应用中，亲合组化常与免疫组化结合，即为亲合免疫组织（细胞）化学。下面以其中生物素 - 卵白素系统（BAS）为例简单介绍。

生物素为水溶性维生素 H，分子量小，既可与抗体交联，也能与酶标记物结合。卵白素又称抗生物素或亲合素，它与生物素结合后很稳定，对 pH 的变化及多种蛋白酶都有耐受力。自从 1979 年生物素 - 卵白素系统（BAS）试剂问世以来，美国 Vector 公司即开始研制并出售 BAS 有关试剂和 ABC 试剂盒。目前 BAS 技术已在整个医学生物领域中得到广泛应用，具有"敏感性高、特异性强、稳定性好"的三大优点。尤其是其中的 ABC 法具有高度敏感性，适用范围极广。

生物素 - 卵白素系统用于免疫组化的基本方式有：① 标记式，生物素与免疫球蛋白（或植物凝集素等）偶联，酶或荧光素与卵白素结合，在标本上先后加入上述两种结合物，最后作显色反应。这种方式的生物素可与一抗或二抗偶联而分别引入直接法或间接法。② 桥式，以卵白素为桥，使生物素偶联的抗体与生物素化的酶相连，染色时可各自序贯上片，也可预将生物素和卵白素按一定比例混合，组成卵白素 - 生物素 - 酶复合物（ABC 复合物）。该复合物是较大的类似晶格的复合体，其中有较多酶分子，从而大大提高了酶染色的灵敏度，这种方法称 ABC 法。

近年来，自链霉菌中提取的链霉卵白素（streptavidin, SA），除了可取代上述卵白素用于 ABC 法（被称为 SABC 法）外，也常常用于标记法（被称为 labeled streptavidin biotin, LSAB 法）。由于 SA 的相对分子质量较小，穿透性更好，且与生物素化的抗体结合位点更多，故比一般的 ABC 法敏感性更高，背景更淡。

免疫电镜方法包括 PAP 法免疫电镜技术、A 蛋白－胶体金（PAG）法免疫电镜技术、免疫电镜双重标记等。以胶体状态的金作为标记物与抗体或其他大分子相吸附而用于免疫组化的方法称为免疫金染色法。通常用金染色后，再用银显影液增强，大大提高了灵敏度，也节省金标抗体的用量，即为免疫金银法，特别适用于免疫电镜。

以放射性核素标记抗原或抗体，经自显影定位，称为放射免疫自显影法，该法较多地用于体内示踪，确定抗原或抗体沉积部位，较之荧光示踪具有特异性强、敏感性高的优点。整体动物的体内示踪常用的放射性核素为 ^{131}I，组织标本的免疫组化则可采用 ^{3}H 或 ^{35}S。

双重或多重免疫组化的标记染色是在同一标本上同时或先后显示两种或两种以上抗原（或抗体），以观察这些抗原（或抗体）相互间的关系，对于显示同一细胞内的不同抗原尤为适用，其成败关键在于设计适当的配伍方案，以避免前后标记染色之间的交叉反应或颜色混淆，影响准确定位。神经递质／调质的双重免疫标记法包括免疫荧光双重标记法、免疫酶双重标记法，不同呈色剂进行双重标记，免疫金银法与 PAP 法双重标记，多重免疫标记等。

原位杂交组织化学法

原位杂交组织化学，简称**原位杂交**（in situ hybridization, ISH），是分子生物学与组织化学的成功结合。自1969 年建立以来，经过 30 年的发展完善，它已广泛地应用于医学生物学的各个领域，并已经从实验室走向临床。限于篇幅，这里也只简单介绍原位杂交的基本原理、主要步骤以及与神经解剖学应用相关的问题。

一、原理

原位杂交是运用核酸（DNA 或 RNA）分子间碱基互补的性质，结合组织化学和免疫组织化学在组织切片（或细胞片）上显示特异核酸序列的一种技术。该技术用探针（probe），即一种已知的 DNA 或 RNA 片段，来检测样品中未知的核苷酸序列，通过探针与靶核酸间的互补杂交显示特异的核酸序列，此杂交过程具有高度特异性。根据所用探针种类和待测核酸的不同可分为 DNA－DNA、RNA－DNA、RNA－RNA 杂交。无论哪一种杂交，其基本程序都是经过适当处理使细胞通透性增加后，探针进入细胞内与 DNA 或 RNA 杂交，用放射自显影或免疫酶法显色，因标记物的呈现而使杂交分子得到定位。

二、探针的类型和标记物的选择

用于原位杂交的探针可以是单链或双链的 DNA 探针和 RNA 探针。探针的长度选择对结果有一定影响，一般用 50～300 bp 长度的探针较合适，因为此长度的探针在组织细胞中的穿透能力强，杂交效率高。人工合成寡核苷酸短链 16～30 bp 能自由进出组织细胞膜，杂交效率也高，因此也是原位杂交的优良探针。

为了便于示踪，探针必须用一定的手段加以标记，以利于随后的检测。常用的标记物可分为放射性核素和非放射性核素两大类。放射性核素标记结果敏感性高，但曝光时间要求较长，对实验室要求高。目前非放射性核素标记方法应用越来越多，多采用生物素或地高辛作为标记物，其中地高辛标记的敏感性与放射性核素标记敏感性相仿，又没有类似生物素那样的内源性物质干扰之忧，杂交背景好，细胞定位准确，是当前杂交组织化学中最为常用的方法。探针的标记、纯化及检验方法可参见有关专业书籍。

三、组织和细胞标本的准备

为了获得良好的杂交结果，标本的取材和处理是十分重要的，总的目的是既要充分保留被测核酸不被降解，又要尽可能维持原有组织或细胞的形态结构。其基本过程和要求都与免疫组化相似：新鲜取材及及时固定。DNA 的稳定性较好，一般不需特殊处理。但 RNA 非常容易降解，RNA 酶在周围环境中几乎无处不在，而且一般消毒方法不能将其灭活。因此，当检测标本中的 RNA 或采用 RNA 探针时，从标本准备到杂交结束前，都要注意预防 RNA 酶的污染。比如：① 标本及早固定，灭活组织内的 RNA 酶；② 所用的玻璃器皿均需经过 180℃处理 3 h 以上，或用 0.1% 二乙基焦碳酸盐（DEPC）水在室温中处理 2～3 h；③ 所用试剂要用 DEPC 水配制并经高压消毒；④ 操作过程中要求戴手套，禁止谈话。我们实验室的经验证明，只要充分注意以上各点，完全可以获得良好的 RNA 杂交结果。

四、杂交过程

原位杂交是一个复杂、多步骤的过程,除了滴加标记(如地高辛)探针、酶标抗地高辛抗体、酶底物等必不可少的几步外,更多的都是为了改善杂交的结果,即提高杂交的敏感性和降低非特异性着色。整个过程通常可分为以下 3 个阶段:

1. 杂交前处理 指预杂交前的一系列步骤,其主要目的都是为了增加组织穿透性,以利于探针的穿透,且尽量减少与探针产生非特异性吸附的背景。采用的方法包括:蛋白酶消化、稀酸处理、乙酰化、去垢剂(TritonX - 100 等)的使用以及用乙醇和二甲苯处理切片等等。

2. 杂交 杂交即指序列互补的探针与靶核酸之间的配对结合。这是原位杂交技术的关键步骤。要达到最佳的信号 - 背景着色比,应选择适当的杂交条件(杂交的温度、杂交液的离子强度和 pH 值);要注意探针种类和大小,提高杂交时探针的浓度;在杂交液中加入一些类似于免疫组化中的封闭物质;在杂交前先滴加不含探针的杂交液对组织片进行预处理。所以,基于以上要求,杂交液内除了探针外,一般还含有适量的甲酰胺和离子强度,并保持适当的 pH 值,并且还应含有葡聚糖、聚乙烯吡咯烷酮等封闭物质,以阻止探针与组织发生非特异性结合。预杂交处理也能很好地提高杂交的特异性(与杂交温度相同,作用 20 min 左右)。根据我们的经验,杂交液可回收,入 4℃保存,反复使用 3～4 次,效果仍然很好。

3. 杂交后处理 杂交后处理的目的是尽可能多地洗去未杂交或非特异性吸附的探针,并通过免疫组化反应以显示靶核苷酸的存在与分布。通常用来洗片的液体是不同浓度的 SSC。为提高洗片的效果,可以提高洗片温度、减低所用洗液的离子浓度和提高甲酰胺浓度。在用 RNA 探针时还可用 RNA 酶处理切片,降解未杂交的RNA,从而降低非特异性背景。非放射性核素标记探针在杂交后需经过显色反应来显示靶核酸的存在与分布,显色方法和注意事项与免疫组化相同。

免疫细胞化学与原位杂交组织化学技术的比较

免疫组化技术是在组织中检测某种特定的蛋白质、神经肽或糖类,而原位杂交技术一般是显示蛋白质、神经肽的前体物质 mRNA 的分布和含量变化,其精确性和敏感性更高。但原位杂交与免疫组化都是显示细胞化学成分的方法,它们共同关心的问题是反应的特异性,在研究中两种方法相互印证,可作为特异性的有力证据。比较起来,两者各有其特点和适用范围,简介如下:

1. 基因的表达是一个多阶段过程,其调控也是通过多个水平来实现的,许多因素可影响基因表达。研究基因表达的影响因素及调节机制时,mRNA 的变化早于其转录产物的变化,因此,应用原位杂交能更及时和确切地反映某种物质的调节。

mRNA 量的多少或消长,反映其表达的上调或下调。免疫组化也能反映细胞内物质含量的变化,但这种变化可能是由于其细胞内合成量的变化,也可能是其从胞体释放或被代谢、分解量的变化。神经元中某种物质免疫反应增强可能是合成量增加,也可能是末梢释放减少的结果,不一定是表达上调。反之亦然。

2. 与抗体比较而言,探针易于制备、敏感性高。组织内一些蛋白质及多肽氨基酸序列相似程度(同源性)高,不同抗体之间可能出现交叉免疫反应,但可制备出高度特异性的 mRNA 探针,即用原位杂交技术可轻而易举地对受体亚型及同源性高的物质进行神经组织定位。蛋白产物表达量低用免疫组化难以定位时,用原位杂交可以获得这种物质 mRNA 表达的具体情况。如果细胞内的免疫反应物是细胞本身产生的,一般情况下胞体内表达相应的 mRNA;如果细胞内的免疫反应物是从胞外摄入、末梢摄取逆行运输至胞体的,胞内则不表达相应的 mRNA。

3. 免疫组化能显示整个神经元甚至轴突末梢,但 mRNA 仅存在于胞体及其近端树突,因而原位杂交法不适于神经纤维的研究。作受体研究时,免疫组化可显示受体的具体位置,而原位杂交显示的则仅是胞质内的 mRNA。

(顾红玉　赵忠球)

附录2　神经培养

一、神经培养

神经培养(tissue culture of the nervous system)指从生物体内取出神经器官或器官的一部分、神经组织或神经系统的细胞,模拟生物体内生理环境,在一定的体外条件下使之生存、生长,并维持其结构和功能的方法。神经组织,尤其是高等哺乳类动物的神经组织具有高度分化的形态特征和复杂的功能,培养工作难度相对较大,所以,起步晚于其他组织的培养。最早的神经培养是1907年Harrison首先在蛙胚神经管的培养中观察到神经突起及生长锥的活动,这一成功引起了各国神经科学工作者极大的关注,促进了神经科学的发展。

神经培养技术经过近一个世纪的发展,迄今,可培养的神经组织和细胞极其广泛,包括从生物到高等动物,从胚胎到老龄组织。其基本过程为培养室和培养所需物品的准备、取材、消化、培养、更换培养液、观察、记录、分析整理结果等。

与在体研究比较,神经培养具有很多优点:便于用显微镜、摄像机、照相机等长时间直接观察和记录神经细胞分裂、迁移、增殖、分化、发育和衰老等生命活动;培养的神经细胞带有与在体神经细胞同等的基因组(genome),便于进行神经分子生物学如基因重组、基因工程、遗传工程等的研究;便于施用物理(如电、磁)、化学等因素进行实验研究;可以同时提供大量生物性状相似的实验对象,且安全、经济。

神经培养有不同的分类法。

按照培养物大小可分为:**器官培养**如神经节培养;**组织培养**如小脑组织培养;**细胞培养**又称分散培养,这是目前神经培养中最常用的方法。

按培养方式可分为:**单一培养**,如单一器官、组织或细胞的培养;**联合培养**,不同的细胞在相同的条件下培养,如少突胶质细胞和脱髓鞘的神经元联合培养观察髓鞘的形成。

按细胞属性可分为:**原代培养**,一般指有丝分裂后的细胞如神经细胞的培养,也有指从体内取出组织接种培养到第一次传代阶段;**传代培养**,一般指有分裂能力的细胞的培养,如胶质细胞的培养,也有指当细胞增殖到一定密度时,分离出一部分细胞接种到新的培养瓶(皿)再培养的过程。

按培养液成分可分为:**有血清培养**,血清对神经来说,是一种天然的良好培养基,为神经组织或细胞的生长提供了良好的黏附和生长因子;**无血清培养**,由于无血清培养基成分清楚,已成为研究和阐明各种细胞生长、增殖、分化、迁移和基因表达的调控这一生命科学中的根本问题的有力工具。

按培养工具分为:**Maximow双盖片培养**和**培养皿(瓶)培养**,后者是目前常用的工具。

按生长方式分为:**贴壁培养**,即贴附在培养基质如鼠尾胶、多聚赖氨酸和层粘连蛋白等上面生长、分裂、分化、迁移;**悬浮培养**,神经细胞在培养液中悬浮生长。

迄今为止,神经培养已经广泛应用于神经科学的各个领域。在发育神经生物学,通过小脑组织培养,观察神经元和少突胶质细胞的迁移、髓鞘的形成;在生理学,分散培养神经元或胶质细胞,记录细胞膜电位发育变化;在病理学,可以观察培养的神经元和胶质细胞对缺氧的耐受性及衰老的动态变化;在生物化学,观察培养的神经元和胶质细胞离子浓度变化和细胞形态、功能改变的关系;在药理学,观察药物对培养的神经元和胶质细胞的影响;尤其是分子和基因水平的研究,神经培养更是不可缺少的研究手段。神经培养的成果更新了人们的传统观念,如神经膜细胞移植使损伤的中枢神经得以再生,改变了中枢神经无法再生的观念。

由于世界各国在神经科学的研究上都予以高度重视,神经科学的发展日新月异,其中以神经培养为手段的研究占了相当大的比重。近年来,神经干细胞的成功培养、分化,使人们有理由推测,将来通过某种安全的途径获得少量的中枢神经组织,经干细胞的培养、纯化、增殖,就可以获得大量用于基础研究或者临床移植所需的工程细胞,使中枢神经得以再生,包括髓鞘的重建和功能的恢复。而转基因工程和神经培养的结合,在中枢神经疾病的预防、治疗上展示了诱人的前景。2000年,**Ramos**在体外成功地将大鼠和人的骨髓干细胞分化培养为神经细胞(包括神经元和星形胶质细胞),这一极具挑战性的结果拓宽了神经培养的范畴,意味着将来有可能用患者的骨髓干细胞在体外诱导分化为神经细胞，再移植到患者体内来促进中枢神经的再生，从而可以避免异体移植产生的免疫排异反应，而且移植细胞取材方便、安全，可以多次取材。

二、神经培养的基本要求

(一) 神经培养的条件

1. 超净工作台 超净工作台为最普遍应用的无菌操作装置，空气经过高效滤器净化后，徐徐经过台面空间，使工作区成为无菌环境。

2. 消毒设备 紫外灯用于消毒工作台面和一些不能用高温高压消毒的培养器皿。高压消毒罐是最有效的一种方法。布类、橡胶塞、金属器械、玻璃器皿和某些培养用液都可以用高压消毒罐消毒。

3. 恒温培养箱 神经组织(细胞)需要在恒定的温度条件下才能生存，温度变化一般不超过 0.5℃。目前常用二氧化碳培养箱，二氧化碳浓度一般为 5%，可以稳定培养液的 pH 值。

4. 电冰箱 培养用液如培养液、生理盐水、消化液、血清、酶和某些药品等都需要保鲜温度(4℃或 −70℃以下低温保存)。

5. 倒置相差显微镜 观察培养物有无污染、培养物生长情况。

6. 蒸馏器 神经培养所用的各种溶液至少用双蒸水配制。金属蒸馏装置产生的双蒸水容易混入金属离子，应配置玻璃蒸馏器以去掉有机物而不混入金属离子。

7. 离心机 神经组织消化成细胞后需用离心机离心以分离获得细胞。

8. 其他 尚需天平、手术器械、各种规格的培养瓶(皿)、吸管、离心管、抽滤装置等。

9. 培养用液

(1) 水 必须经过纯化，除去非离子物质和有机物，神经培养需用双蒸水。

(2) 平衡盐溶液 用于维持渗透压，调控酸碱平衡，供给细胞生存所需的能量，洗涤组织、细胞。常用 D - Hanks 和 Tyrode 液。

(3) 天然培养基 主要来自动物体液或从组织中分离、提取制备的成分，营养好，但是成分复杂，个体差异较大。

1) 鸡胚浸出液：含生长因子、大分子核蛋白、小分子氨基酸，刺激细胞生长。用 9～12 d 的鸡胚制得。

2) 血清：血清是天然培养基中最重要和在神经培养中最为常用的一种。其主要成分为蛋白质，如 $\alpha - 2$ 巨球蛋白有抑制胰蛋白酶的作用；胎球蛋白和纤维粘连素能促细胞黏附；转铁蛋白能结合铁离子，减少其毒性。血清中含有促细胞分裂的多肽如血小板源性生长因子(platelate-derived growth factor, PDGF)是血清中主要的促细胞增殖因子。血清中的激素如胰岛素促细胞摄取葡萄糖和氨基酸，从而促进细胞分裂。神经培养常用小牛血清和胎牛血清，小牛血清是从刚出生尚未哺乳的小牛分离获得，价格便宜，常用于周围神经的培养；胎牛血清是从母牛剖腹取出的胎牛中分离获得，价格较高，用于中枢神经的培养。

3) 鼠尾胶：神经细胞及神经胶质细胞必须贴附在底物或支持物上才能生长。用老年或糖尿病模型大鼠的鼠尾腱丝制成的黏滞性胶状溶液是价廉物美的神经培养底物，制备后可存放于 4℃冰箱半年。

(4) 合成培养基 是根据研究和了解细胞所需成分基础上配制而成的，有固定的组成成分，利于控制实验条件标准化，神经培养常用的有 DMEM 和 F_{12}。① DMEM：含有 12 种必需氨基酸、谷氨酰胺和 8 种维生素。② F_{12}：含有无机离子，如 Cu^{2+}、Zn^{2+}、Fe^{2+} 等，可在血清含量较低(2%～10%)的情况下培养细胞，如周围神经胶质细胞的培养及中枢神经胶质细胞的分化培养等。

(5) 培养液 按培养对象的不同需求配制，包括有血清培养液和无血清培养液。

1) 有血清培养液：用 10%～20% 的血清和 90%～80% 的 DMEM 配成，用于神经组织的生长和细胞的增殖等，最为常用。若血清含量为 2%～5%，则可维持细胞不死或缓慢生长。有血清培养液中血清浓度增高，细胞生长的密度增加。

2) 无血清培养液：因血清的成分复杂，对某些基础理论研究，使用血清可能会影响实验结果，如血清中含有一定的细胞毒性物质和抑制物质，往往会影响细胞的功能表达。所以近年来在现代生物技术领域里广泛进行了无血清培养研究，无血清培养在神经培养中也得到了青睐。无血清培养液可用于条件培养液的制备，胶质细胞分化培养。无血清培养液由基础培养液和附加成分组成,基础培养液常用 DMEM 和 F_{12}(1:1)混合,附加成分有三类:一是促黏附成分,常用多聚赖氨酸(1 mg/ml)和层粘连蛋白(5 μg/ml);二是营养成分,如神经营养因子等;三是促增殖成分如转铁蛋白、硒酸钠和胰岛素等。

(6) 消化液　神经培养常用胰蛋白酶、胶原酶和 EDTA 将组织分散为单细胞或消化贴壁细胞以传代培养。三者可单独或按一定比例混合使用。① 胰蛋白酶:常用于消化纤维较少的软组织如脑和脊髓。用 D-Hanks 液配制常用浓度为 0.25% 或 0.125%,其 pH 值在 8.0,温度为 37℃时作用能力最强。血清可终止消化。② 胶原酶:适用于消化纤维较多的组织如周围神经,可用含血清的培养液配制,常用浓度为 0.03% ~0.06%。此酶作用温和,血清对其无抑制作用。EDTA:又称 Versen 液,是一种化学螯合剂,毒性小,价格低廉,使用浓度为 0.02%。用 D-Hanks 液溶解后,高压蒸汽灭菌,分装后 4℃冰箱保存。

(7) pH 调整液　常用 5% $NaHCO_3$,用蒸馏水溶解后可用 479 Pa(10 bf)10 min 高压蒸汽灭菌。用以维持培养液恒定的 pH 值,以利于细胞的生长和增殖。

(二) 神经组织(细胞)体外培养生存条件

1. 无污染　无毒无菌是神经培养生存的首要条件。空气不洁、消毒不严、操作马虎等均可成为污染的原因。培养箱内若有一个培养瓶(皿)发生污染,有可能累及其他培养物。

2. 气体环境　神经培养所需的气体环境为 5% CO_2 的清洁空气。

3. 温度　神经培养适宜的温度为(36.5±5)℃,神经细胞对低温的耐受力比高温要强,温度不低于 0℃时,对细胞代谢有影响但无伤害。在 40℃培养数小时后恢复常温(37℃)培养,细胞仍能存活并生长。

4. 营养成分　有利于神经组织、细胞存活生长的物质,有已知的及不甚了解的成分。糖(以葡萄糖为最强)、氨基酸(有利于合成蛋白质)、维生素、促生长因子(如神经生长因子等)、微量元素等。促细胞黏附的有层粘连蛋白、纤维连接蛋白、Ⅸ型胶原等。血清中的纤维连接蛋白(FN)和胎球蛋白能促进细胞黏附,$\alpha-2$ 巨球蛋白能抑制胰蛋白酶,转铁蛋白(transferrin)能结合铁离子,减少其毒性和被细胞利用。利用血清中的多肽如血小板源性生长因子(PDGF)可促进胶质细胞增殖,还有 FGF、EGF 等均为促进细胞分裂的多肽家族成员,血清中的激素如胰岛素,可促进细胞利用葡萄糖和氨基酸。激素类如氢化可的松能提高胶质细胞的增殖率,在细胞密度高时可诱导其分化。

5. 附着底物

(1) 玻璃制品　如圆玻片、玻璃培养瓶和培养皿等,易洗涤和反复使用。

(2) 塑料制品　较玻璃制品平坦轻便,如多孔培养板等,一般限一次使用。

(3) 微载体　如聚苯乙烯胺制成的小球体,附着面大,有利于细胞增殖;合成纤维如聚酯纤维等,可观察细胞在三维结构上面的运动。

(三) 神经培养的基本程序和操作

神经培养发展到今天,几乎所有的神经组织和细胞都能在体外进行培养。一般来说,胚胎或幼年的神经组织比成年或老年的神经组织易培养;周围神经比中枢神经易培养;神经胶质细胞比神经元易培养。不同组织(细胞)有不同的培养要求,如取材年龄和培养液成分等,但基本操作和程序大同小异,掌握了它们的共性,对某一组织或细胞的培养,通过反复摸索也就容易掌握了。

1. 准备

(1) 消毒

1) 培养室:紫外线照射空气杀菌 30~60 min,工作台上勿放置培养细胞和培养用液,以免受到射线影响。

2) 超净工作台:关闭紫外灯后,开启工作台 30 min,以过滤空气中的细菌、病毒和微生物。若工作台上酒精灯火焰不摆动,说明超净工作台滤器已阻塞,应予更换。梅雨季节,室内应配置空气去湿机,避免真菌污染。

3) 手术器械:刀、镊、剪、止血钳等物品的消毒可用 75% 酒精浸泡 15 min,再用无菌蒸馏水浸洗后使用。若用高压蒸气消毒,则在压力锅内放置时间不宜过长,以免生锈。

4) 培养器皿:培养瓶(皿)、玻璃吸管、离心管、橡皮塞、玻璃注射器、布类等可用高压蒸汽消毒 718.2 Pa(15 bf)20 分钟。

（2）**液体制备** 事先制备好平衡盐液、pH调节液、培养液及消化液，不宜配制过多，以免放置过久降低效果。

2. 取材 取材动物的年龄因培养对象而异。中枢神经胶质细胞的培养宜用新生 1～2 d 的大鼠，以保证所取大脑皮质的细胞悬液中只有少量能存活的神经元；小脑组织的培养宜用临产或新生的动物，以便观察细胞的迁移、最终皮质细胞的分层结构及髓鞘的形成；而神经膜细胞的培养，一般无年龄限制。整个取材过程严格按无菌要求进行，力求快速准确取出所需组织，若夏天工作环境温度较高，组织宜放在 4℃ 平衡液中或盛放组织的容器放在有冰水的培养皿中。

3. 剥膜 反复漂洗除去血液及脂滴，在手术显微镜下仔细剥去外膜，如脑和脊髓的软膜。若是成年动物的周围神经，尚需剥去神经束膜。尽量减少成纤维细胞的污染，也有利于植块培养时组织中细胞的迁出。

4. 消化

（1）**切割** 适合于植块培养，须将组织切成 1 mm 大小，有利于组织中的细胞获得充分的营养，若体积过大，则组织中心营养不良，甚至细胞死亡、组织变黑。可用眼科剪或弯剪剪切，也可用两把手术刀交叉反复切割。

（2）**分散** 适合于细胞培养，用于消化脑或脊髓。方法有二：一是将组织放入注射器，缓缓地推出针管；二是将组织放在不锈钢筛网上，用无菌试管底部将组织挤压到网下的培养皿内。

（3）**酶消化** 常用胰蛋白酶和胶原酶。胰蛋白酶适合消化细胞间质少的脑、脊髓，Ca^{2+}、Mg^{2+} 对其活性有一定抑制作用，故用无 Ca^{2+}、Mg^{2+} 的 D–Hanks 液配制，血清也有抑制作用，所以可用其终止消化，常用浓度为 0.25%。胶原酶适合消化纤维较多的组织如周围神经等。Ca^{2+}、Mg^{2+} 对其无抑制作用，可用含血清的培养液配制，常用浓度为 0.03%～0.06%。

（4）**化学消化** EDTA 能从组织生存环境中吸收 Ca^{2+}、Mg^{2+}，形成螯合物，能促进细胞分离，常用于消化传代细胞，与胰蛋白酶混合使用（1∶1 或 2∶1），常用浓度为 0.02%。

5. 终止消化 组织经消化可见消化液变混浊、组织变软或成絮状，即可终止消化。常用血清或含血清培养液终止消化，离心去上清液。若用胶原酶或 EDTA 作为消化剂，则不需用血清终止消化，用平衡液漂洗细胞 2～3 min，离心去上清，反复 2～3 次，最后加入一定量的培养液制成一定密度的细胞悬液。

6. 细胞计数和细胞活力测定

（1）**细胞计数** 不同的培养对象及研究目的对细胞密度有不同的要求，通常计算每毫升悬液中所含细胞的量。一般细胞接种量为 $(1～10)×10^5/ml$。由于神经元缺乏分裂能力，接种密度应高于胶质细胞，一般为 $1×10^6/ml$。密度低不利于细胞生长发育；密度过高，由于神经元有重新聚合的特性而形成"组织"，影响观察效果，而分裂旺盛的胶质细胞，如星形胶质细胞，则密度可低于神经元。

（2）**活力测定** 在消化过程中会损伤一定数量的细胞，只有健康细胞接种后才能生长增殖。常用台盼蓝染色计数板计数，台盼蓝可渗透过死亡细胞的细胞膜，而健康细胞胞膜完整，染料不能渗入。

7. 培养

（1）**组织块培养** 用吸管吸取已剪切的组织块，如神经段或脊神经节或小脑薄片等，以 0.5 cm 的间距摆布在预先涂有鼠尾胶或多聚赖氨酸等培养基质的培养皿或培养瓶底上，培养液的量以不使组织块漂起为度，入 37℃ 培养箱，令其贴壁（一般不超过 3～4 h），再缓缓加入适量培养液。能否牢固贴壁是组织块生长与否的重要因素。一般情况下，培养 24 h 后可见细胞从植块边缘迁出，迁出的细胞相互融合成片，此时可将植块再移植到新的培养皿或瓶内，以获取更多的细胞，最终组织小块完全分散成细胞。

（2）**细胞分散培养** 将已剪切的组织块吸入离心管，加入比组织块总量多 10 倍左右的消化液入 37℃ 水浴箱（或培养箱）消化，每 5 分钟摇动一次，有条件的可在恒温振荡箱内消化，消化的时间因不同组织和不同的消化液浓度而异。终止消化后，经细胞活力测定和细胞计数，将细胞悬液吸入培养皿（瓶）内（预先涂有培养基质）。

换培养液：一般 2～3 d 换一次培养液，视具体培养物不同略有差异，如可吸出 2/3 培养液，再加新培养。

8. 观察

（1）**是否污染** 实验室常见的污染为细菌、支原体和霉菌。若是细菌污染，培养液 pH 会改变而显得混浊，也有刚污染，培养液尚无明显异常，但镜下可见培养液内蠕动的细菌。液面漂浮有白色或黄色小点，光镜下有丝状、管状、树枝状物，是霉菌污染，若为支原体污染则不易发现，可用相差显微镜油镜下观察，支原体呈暗色微小颗粒，污染物的不同对细胞的影响不一，轻者影响神经元或胶质细胞的生长，细胞表面粗糙，轮廓增强，重者细胞内出现大量堆积物，胞体变圆或崩溃，一旦发现污染，立即移出培养箱，以免交叉污染。

(2) 培养液颜色　新鲜培养液呈紫红色，pH 介于 7.2～7.4 之间。若培养液呈黄色，反映培养液的 pH 下降，这是由于细胞代谢作用，培养液中 CO_2 积聚过多，超出缓冲范围，培养液变酸，应及时更换。

(3) 组织块观察　正常的组织块呈无色半透明，周围可有细胞迁出或神经突起伸展，如脊神经节培养 24～48 h，节周围可见有梭形的神经膜细胞迁出，神经突起呈太阳光芒样放射状伸展，少量胞体大而不规则，核圆形的为成纤维细胞。小脑植块培养，可见植块周围有 Bargmann 纤维(星形胶质细胞的突起)长出，纤维上有圆形的颗粒细胞沿纤维向四周迁移，说明培养是成功的。若组织漂起或发黑，说明组织变性或坏死。

(4) 细胞观察　刚贴壁的细胞呈圆形，培养 24 h 后，细胞伸出突起，随着培养时间的延长，表现出稳定的形态。有的细胞可见细胞核，有的细胞核不明显。有的健康细胞有立体感和折光性，甚至可见胞质内颗粒，胶质细胞可见分裂相。如果在有恒温培养装置的显微镜下跟踪观察，可见某些细胞的迁移、分裂的过程及胞吐现象。如果胞体明显肿大，出现空泡，胞内颗粒增多，折光性减弱，立体感不明显，细胞漂起，说明培养液营养不够，需更换培养液，或培养液 pH 不对，或培养箱 CO_2 浓度失常，或发生污染，需查明原因，及时处理。

9. 细胞传代(secondary culture)　当神经细胞或胶质细胞增殖到一定密度后，则需要分离出一部分细胞和更新培养液，这一过程称为传代。传代的频率或间隔与培养液的性质、接种细胞的数量、细胞增殖速度等有关。接种细胞量大时，增殖速度比细胞量少时快，传代频率高；培养液中血清含量高时，细胞增殖比较快。不同细胞有不同的增殖率，如星形胶质细胞增殖速度明显快于少突胶质细胞，成纤维细胞快于胶质细胞。传代可用胰蛋白酶和 EDTA(1∶1)消化培养的细胞，在倒置显微镜下见细胞突起缩回、胞体变圆、细胞间隙变大时，用平衡盐液洗 2 次除去消化液，最后用培养液制成细胞悬液。通常一个培养瓶的细胞传代培养于两个培养瓶内。

10. 细胞的纯化　在神经培养过程中，尤其是原代培养细胞，或多或少夹杂有与研究无关的非同种细胞，如神经元培养时夹有胶质细胞；神经膜细胞培养时夹有成纤维细胞等，这称为细胞污染。除去污染细胞的过程称为纯化。纯化的方法有：分裂抑制法、反复植块法、差速贴壁法、免疫溶解抑制法、震荡法等。近年在一些实验室进行的干细胞定向培养法在 21 世纪将会给神经科学的发展带来极大的影响。

(1) 分裂抑制法　在神经元或胶质细胞原代培养后，利用胶质细胞和成纤维细胞分裂快的特点，在培养液中加入分裂抑制剂如 Ara - C、5 - Fu 或丝裂霉素培养 24～48 h 后，洗去培养液，换正常培养液，可以除去胶质细胞和成纤维细胞，获得纯度较高的神经元。

(2) 反复植块法　利用成纤维细胞在组织培养中先于胶质细胞迁出的特点，待成纤维细胞充分迁出后，神经膜细胞(Schwann cell)大量外迁前，将植块移植到另一培养皿内，反复几次，可获得较纯的神经膜细胞。

(3) 免疫溶解法　常用于纯化传代细胞，如神经膜细胞和少突胶质细胞，用特定的抗体及血清补体分别作用于细胞悬液，可除去神经膜细胞培养中的成纤维细胞和少突胶质细胞培养中的星形胶质细胞。

(4) 摇床震荡法　根据不同细胞在各自生长阶段具有不同的黏附力，将培养细胞置于恒温摇床震荡一定时间，可分离获得所需细胞，如少突胶质细胞和星形胶质细胞的纯化。依据同样原理，还可用轻微吹打、低浓度酶消化、短时间低温培养等方法纯化所需的细胞。

(5) 干细胞培养　是近年用于中枢神经细胞培养的新颖方法。研究发现从胚胎乃至成年动物室管膜下层存在具多潜能的干细胞(stem cell)。通过细胞内遗传基因的选择性表达及环境因素，分化为成神经细胞、成胶质细胞，最终分化为神经细胞及胶质细胞。用条件培养液控制干细胞的分化方向，最终获得实验所需的细胞，如用无血清培养液使干细胞定向分化为少突胶质细胞。

(杨　勤)

第二章　神经系统的发生

第一节　种系发生

神经系统是在动物进化过程中逐步产生的。众所周知,原生质的基本特性之一是反应性与传导性。在单细胞动物存在于整个细胞体,阿米巴在接受刺激时是以整个细胞来进行反应的,并无特殊分化的神经构造。当动物进化到多细胞动物时,有了不同的细胞分工,从而也产生了细胞形态的分化,但在单胚层动物尚无特殊分化的感觉细胞,即使如海绵动物在排水孔口处出现具有接受刺激产生收缩的肌细胞,尚无将冲动传导至其他细胞的构造。只有在动物发展到二胚层,机体由简单变复杂时,才由外胚层分化出神经组织,担任接受刺激把冲动传导到效应器的功能(图 2-1A)。随着动物由低级到高级、机体由简单构造发展到具有很多器官系统时,神经系统亦由分散到集中,由网状、链状到管状,由脑化到皮质化不断地发展着。高度发展的人的神经系统就是在长期进化过程中发展分化而形成的。

一、网状神经系统

在**腔肠动物**(coelenterata)如**海葵**(sea anomones)已经有明确的细胞分化,外胚层表面有角质化的构造以保护机体,有一些外胚层细胞则分化成感觉细胞,接受外界的刺激,另一些细胞则分化成肌细胞,在两者之间出现了神经节细胞的分化(图 2-1B)。更高级一些的腔肠动物,如**水母**(jellyfish)(图 2-1C),已有了上皮层与肌肉层,在两者之间还出现了神经层的分化。神经层是由很多神经纤维组成的网状结构,中间夹杂着很多神经节细胞。这样复杂的网状神经系统就可以将感觉引起的冲动传导到机体各部,从而引起广泛的反应,但这种反应是弥散的、无方向性的,所以是较低级的。

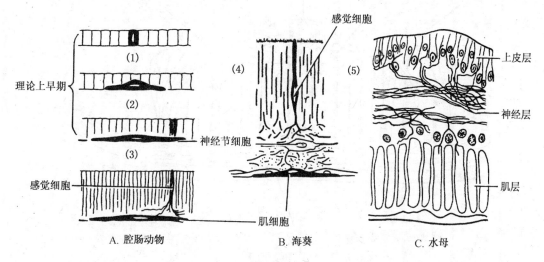

图 2-1　神经肌肉机制分化的不同时期

二、链状神经系统

在三胚层的无脊椎动物,如**环形动物**(annelida)、**蚯蚓**(earthworm)神经组织已经集中构成链状神经系统 (图 2 - 2),它包括一对颅神经节 (亦称咽上神经节) 和位于消化管腹侧的神经链。神经链由每一个体节内的一个神经节以节间纤维相连而构成。每个神经节发出神经分支到同节段的皮肤和肌肉,另外又通过节间纤维使全身各体节内的神经节互相联系起来。每个节内的神经节细胞一方面发出突起与感觉细胞发出的纤维相连, 另一方面发出神经纤维 (运动纤维)连于同节的肌肉,从而构成了原始的**反射弧**(图 2 - 3)。头部的脑神经节特别发达,可发挥较高级的神经作用,从而使机体获得整体配合与协调作用,也具有了定向运动。由上所述可见蚯蚓的神经系已出现了一些较高发展的特征,主要是: ① 由弥散发展为集中,出现了神经链; ② 出现了定向活动;③ 可通过神经节进行一个体节内的反应,也可通过神经链进行体节间与整体的联系和反应。它已初步具有中枢神经的基本特征。

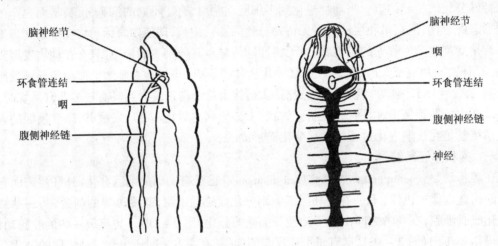

图 2 - 2　链状神经系统(蚯蚓神经系统的前部)

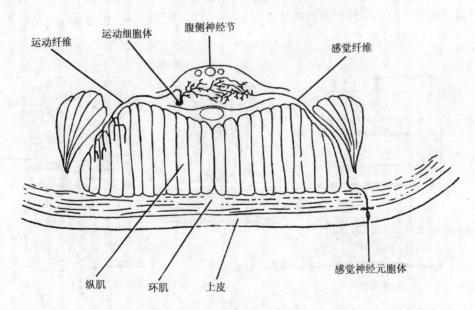

图 2 - 3　原始反射弧

三、管状神经系统

是**脊椎动物**(vertebrates)所特有的。在无脊椎动物发展为脊椎动物的过程中,原始的感觉细胞有沿着感觉神经向中枢神经靠拢的趋势,如在蚯蚓,感觉细胞位于上皮层;在沙蚕(nereis)(多毛环行动物)和蚌、螺(snails)(软体动物)等感觉细胞体则已离开上皮,位于上皮层附近;至脊椎动物,胞体即位于中枢神经附近,构成感觉神经节,仅少数感觉细胞仍保持原始状态,如嗅觉上皮(图2-4)。运动细胞的胞体和在脊椎动物特别发达的中间神经元集中构成了神经管,即中枢神经。更由于感觉器向头端集中,神经管的头端乃发展成脑,随着进化发展更形成了脊髓和脑的各部的分化。

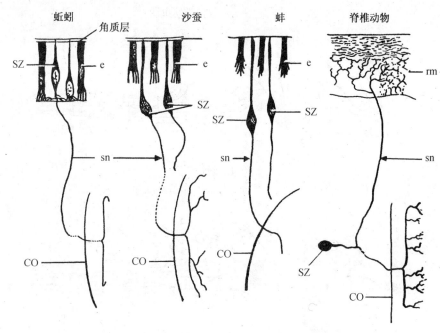

图2-4 周围感觉神经元在不同动物内的位置(进化)

CO. 中枢神经　　　　sn. 轴突　　　rm. 表示的乳头层

SZ. 感觉神经元细胞体　　e. 上皮细胞

(一)脑化

脑的发展是与头端感觉器的集中与发展密切相关的。文昌鱼(Amphioxus)无头也无脑的分化。**前脑**(prosencephalon)与嗅器的发展相关,**中脑**(mesencephalon)则与视器的发展有关,**菱脑**(rhombencephalon)则与位听器的发展有关。在进化过程中脑的后部先发展,高级中枢逐步向头端转移,即呈端脑化的趋势。在圆口类(cyclostomes),脑的构造极原始,延髓是最膨大的部分,小脑、中脑均发达,尚无大脑皮质的存在。在鱼类及两栖类,与视器有关的中脑占主要地位,视叶(称二叠体,即哺乳动物的上叠体)甚发达,端脑已在逐渐发达起来。在爬虫类(reptiles),中脑仍占主要地位,但随着有的视觉纤维向上投射到丘脑,丘脑也同时接受机体各部投射来的感觉纤维,因此间脑已发达起来。至哺乳动物(mammals),随着丘脑的发展,有的上行纤维至丘脑投射到大脑皮质,从而使端脑特别发达,构成了大脑半球,成为神经系统的最高中枢。与此同时由于从大脑皮质发出的下行纤维,其中大量投射至小脑,使脑桥部分特别明显,这也是哺乳动物脑的特征之一(图2-5)。

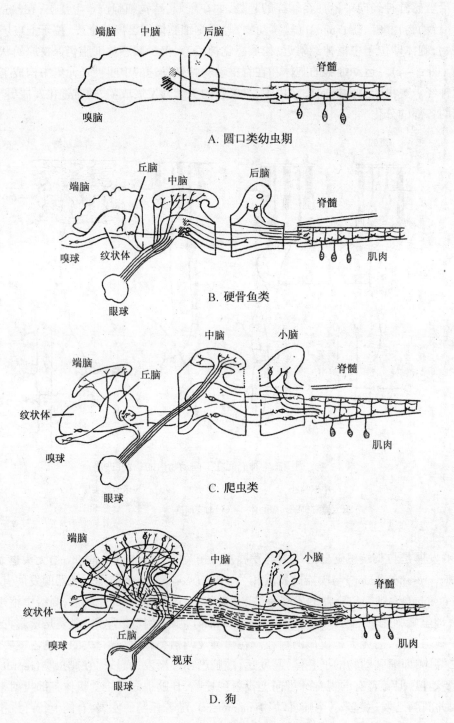

端脑　中脑　　后脑

脊髓

嗅脑

A. 圆口类幼虫期

丘脑

端脑　　　中脑　　　　后脑

脊髓

嗅球　纹状体　　　　　　　　　　肌肉

眼球

B. 硬骨鱼类

中脑　　　小脑

端脑

脊髓

纹状体　丘脑

嗅球　　　　　　　　　　　　　　肌肉

眼球

C. 爬虫类

端脑　　　　　中脑　　　小脑

脊髓

纹状体

丘脑

嗅球　　　　　视束　　　　　　肌肉

眼球

D. 狗

图 2 - 5　脊椎动物脑的进化(端脑化)

(二) 皮质化

在低等脊椎动物,脑的灰质与白质的配布,大体上与脊髓相似,即灰质在近脑室腔处,而白质在外层,灰质与白质均是脊髓相应层的延续。在鱼类,端脑部分主要是**基底核**(纹状体),大脑皮质的部分为薄薄的上皮板,基本上无神经组织,或有些与嗅觉有关的神经细胞,称为**旧皮质**(paleopallium);在两栖类和爬虫类中,旧皮质仍保留,位于端脑的腹侧;而在某些哺乳动物中与嗅觉有关的梨状叶(嗅叶)即为其遗留的代表区。在两栖类,中央灰质向外转移,初步形成了大脑皮质的基础,称**古皮质**(archipallium)位于端脑的背面;在原始爬虫类,也以旧皮质为主。在高等爬虫类,由于起自丘脑的上行纤维投射到大脑皮质,在旧皮质与古皮质之间形成了**新皮质**(neopallium),成为联系与整合机体的最高中枢。在哺乳动物,新皮质极为发达,成为大脑半球的主要结构,将古皮质推入大脑半球的内侧面,形成了**海马**结构,而将旧皮质推到大脑半球的腹侧面嗅沟附近。在人类,大脑皮质得到了极大的发展,在有限的颅腔内,扩大了的皮质乃形成许多皱褶,构成了大脑半球的沟回,使大脑两半球的发展远远超过了脑的其他各部,在体积和作用上都占主要地位,成为神经系统的最高中枢。在新皮质发展的同时,**纹状体**也有相应的分化,被由丘脑投射到新皮质的上行神经纤维分成两部,即位于背部仍居于脑室底部的**尾状核**,和位于腹侧已与脑室分开的**豆状核**。这些上行投射纤维和由大脑皮质下行的纤维一起即构成**内囊**(图 2 - 6 ~ 8)。

综上所述,可见神经系统的发展是随着机体与环境关系的发展和机体构造逐步趋向复杂

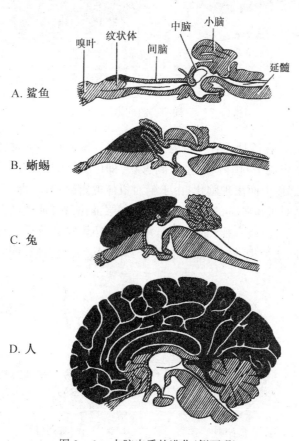

图 2 - 6　大脑皮质的进化(侧面观)

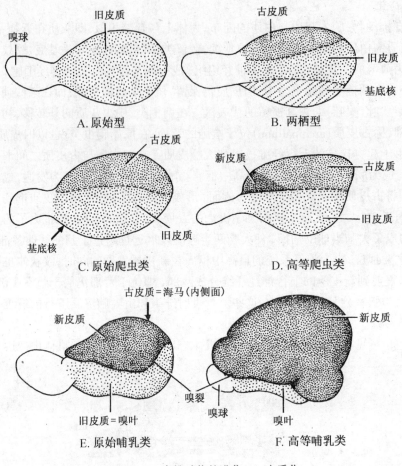

图 2 - 7　脊椎动物的进化——皮质化

而发展着的。在其进化发展过程中有一定的规律，即：① 随着机体的发展神经系统从无到有，由简单到复杂，由分散到集中，由网状、链状到管状，即由低级到高级；② 在发展过程中，神经系统随着感觉器向头部集中而出现脑化；由于脑对机体的整合作用，即高级中枢向头端转移而出现端脑化，更由于脑对机体各部的联系与整合的加强而出现皮质化；③ 在发展过程中，不是新出现的构造代替旧有的低级中枢，而是新旧并存，只是新构造处于主导地位，老的结构则处于从属地位。如在人，网状神经、链状神经(交感干)和管状的中枢神经同时存在，脑与较低级分

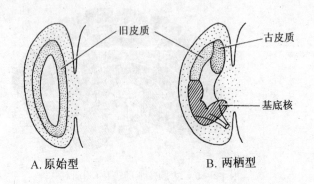

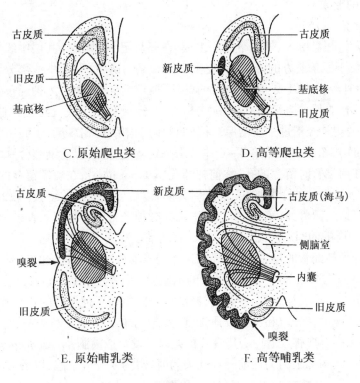

图 2-8　大脑半球冠状切面示皮质与基底核的进化

化的脊髓同时存在,最晚出现的大脑皮质与脑的其他各部同时存在,但是大脑皮质处于主导地位,脑的其他各部及脊髓都成为从属于大脑的皮质下中枢。

（郑思竞）

第二节　个体发生

神经系统是一个在结构和功能上高度复杂的系统，它由胚胎期的神经管和神经嵴演化而成。神经管演化成脑与脊髓;神经嵴则演化成脑神经节、脊神经节、自主性神经节、周围神经、肾上腺嗜铬细胞、部分内分泌细胞和中外胚层与黑色素细胞等。在胚胎早期,神经系统的发生、分化受外胚层中某些细胞基因的调控。神经管的形成、神经元的迁移、迁移后分化以及成熟神经元的结构维持又依赖神经元周围环境中一些分子的介导，所以神经系统的发育反映了遗传与环境之间复杂的相互作用。目前,对一些基因在神经系统发育中如何调控、如何指导特异蛋白质的合成等已有所了解,但仍有许多问题有待深入。

人脑含有 10^{11} 个神经元及大量的神经胶质细胞。神经胶质细胞与神经元的比为 $10 \sim 50:1$，神经元相互接触形成 10^{14} 个突触。长期以来专家们认为神经元代表神经系统的主要结构部分，而神经胶质细胞则为从属部分，但近年来大量研究证明神经胶质细胞对神经元的发育起多方面的调控作用。神经元处于神经胶质细胞的包围之中，它构成神经元的微环境,因此研究神经系统的发育应对神经元和神经胶质细胞的发育,给予同样的关注。

一、神经管的形成

(一) 早期发育

第 3 周时，人的胚盘由内、外两个胚层组成。在胚盘尾部，背面外胚层中线处有一条带状增厚区，称**原条**。位于原条前方的外胚层，受其下方脊索的诱导，背面中线部分增厚形成**神经板**（neural plate），由神经上皮组成。随着脊索的延长，神经板也逐渐增大。神经板外侧边缘部分的神经上皮增殖而增厚形成**神经褶**（neural fold），神经板在正中线处逐渐凹陷而成为**神经沟**（neural groove），两侧神经褶进一步增厚，并从两侧向正中线互相靠近，于胚胎第 4 周时愈合成**神经管**（neural tube），相当在胚胎第 4～6 体节水平处首先合并，以后继续分别向前与向后两个方向进行合并，在前端暂时留存的孔，称前神经孔（anterior pore），在后端留存的孔，称后神经孔（posterior pore）。前神经孔约于胚胎第 24 天时封闭，以后形成前脑的终板。第 26 天时后神经孔也相继封闭，相当第二骶骨处（第 31 体节水平）。此时神经管为一封闭的管道，与表面的外胚层脱离关系，深埋于周围的间充质组织内。神经管的前段膨大，衍化为脑；后段较细，衍化为脊髓。在神经褶愈合为神经管的过程中，神经褶边缘与表面外胚层相延续的一部分神经外胚层细胞游离出来，形成左右两条与神经管相平行的细胞索，称**神经嵴**（neural crest），它位于神经管的背外侧面，并不参与形成神经管，逐渐与神经管分开，纵列于神经管的背外侧。神经嵴以后分化形成周围神经系统的神经节和神经胶质细胞等（详见神经嵴）（图 2－9A，B）。

当神经褶尚未融合成神经管时，其头端扩大以后发育成**前脑**（prosencephalon），在神经褶两侧内面各出现一浅沟称眼沟。当前神经孔关闭时，眼沟发育成眼泡，以后形成眼球壁的一部分。前脑后段分别形成**中脑**（mesencephalon）和**菱脑**（rhombencephalon）。在菱脑两侧表面的外胚层，上皮逐渐增厚形成听板，继而内陷成为听窝，以后进一步闭合并与表面外胚层分离形成听泡，将来形成内耳部分。三个脑泡进一步发育成五个部分：前脑的前部称为**端脑**（telencephalon），后部为**间脑**（diencephalon）。中脑很少变化，借**菱脑峡**（rhombencephalic isthmus）与菱脑相连。**菱脑**也分为前、后两部分，前部为**后脑**（metencephalon），后部为**末脑**（myelencephalon）。后脑以后衍化为脑桥和小脑；末脑衍化成延髓。菱脑的脑室从背面观察呈菱形形成第四脑室及延髓后部的中央管。末脑的尾端变化较少形成脊髓，其管腔为中央管，与脑泡内的空腔——脑室相连（图 2－14）。

神经管闭合时，其两侧轴旁中胚层呈节段性膨大，形成**体节**（somite）。在枕部首先形成第一对体节，以后逐渐向尾侧成对形成体节，总数为 42～44 对。在胚胎表面见到的隆起即为体节的表面观。枕部 4 对，颈部 8 对，胸部 12 对，腰部 5 对，骶部 5 对，尾部 8～10 对。体节首先分化成骨节，它有多向分化潜能，可分化成结缔组织、软骨和骨。其余的体节分化成生皮节及生肌节。生肌节分化为躯体各部肌肉，而生皮节形成相应节段的真皮和皮下组织。

(二) 组织发生与分化

早期神经管由单层柱状上皮组成，经过细胞分裂增殖成为假复层柱状上皮，称为**神经上皮**（neuroepithelium）。由于细胞的形状有柱状、锥状或梭形的不同，其细胞核位于不同平面上，形如复层细胞。上皮的腔面与基底面分别有内界膜和外界膜。神经上皮的细胞处于细胞周期的不同时期，细胞核的位置随着细胞周期的不同而在内、外膜之间往返移动。神经上皮不断分裂增殖，部分细胞迁至外周分化成为**成神经细胞**（neuroblast），之后神经上皮又分化出**成神经胶质细胞**（spongioblast），也迁至神经上皮的外周（图 2－10）。

成神经细胞和成神经胶质细胞在神经上皮的外周构成一层新细胞层称**套层**（mantle lay-

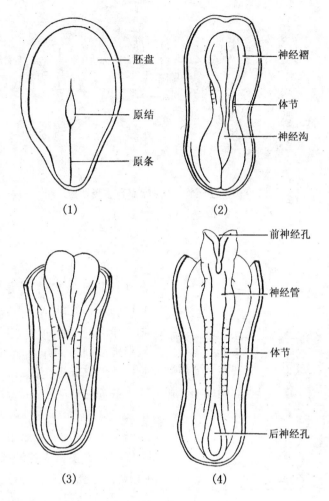

胚盘

原结

原条

(1)

神经褶

体节

神经沟

(2)

(3)

前神经孔

神经管

体节

后神经孔

(4)

A. 整体观

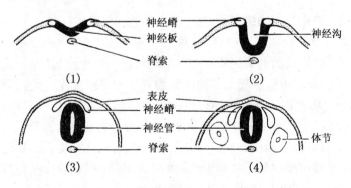

神经嵴
神经板
脊索

(1)

神经沟

(2)

表皮
神经嵴
神经管
脊索

(3)

体节

(4)

B. 横切面

图 2-9 神经管的发育

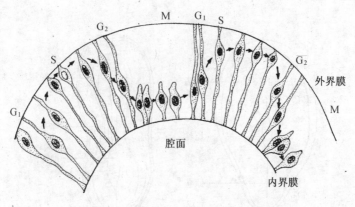

图 2 - 10　神经管上皮细胞的细胞周期模式图

G_1 前间隙期　　G_2 无间隙期
M 分裂期　　S DNA 合成期

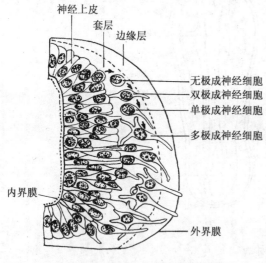

图 2 - 11　神经管横切面模式图

er)。原来的神经上皮停止分裂,分化成一层低柱状细胞,称**室管膜层**(ependymal layer)。套层的成神经细胞开始为圆形称**无极神经细胞**(apolar neuroblast),以后发出两个突起称**双极神经细胞**(bipolar neuroblast),其朝向管腔一侧的突起退化消失,成为**单极成神经细胞**(unipolar neuroblast),伸向外侧的突起迅速增长,形成原始轴突。单极成神经细胞内侧形成若干短突起,成为原始树突,这样单极成神经细胞成为**多极成神经细胞**。套层成神经细胞的突起逐渐增长并伸至套层外周,形成新的一层,称**边缘层**(marginal layer)。套层中成神经胶质细胞分化为星形胶质细胞和少突胶质细胞,并有部分神经胶质细胞进入边缘层。此时神经管壁由内向外分别由室管膜层、套层和边缘层组成(图 2 - 11)。

　　关于神经细胞和神经胶质细胞的起源,百余年来存在着不同意见,是神经系统发育中的一个有争论的问题。根据目前的研究资料,大多数神经生物学家认为神经元与神经胶质细胞来自共同的干细胞(stem cell),这种干细胞由胚胎早期的神经上皮产生,具有多分化潜能,被称为多潜能干细胞。将此细胞体外培养,可发生神经细胞、放射状胶质细胞和星形胶质细胞。最新研究得知干细胞不仅存在于胚胎早期,而且出生后在室管膜下层内可长期存在。应用巢素(nestin)可特异性显示干细胞,干细胞在出生后可补充皮质中死亡或损伤的神经细胞。神经细胞和神经胶质细胞来自共同干细胞的实验依据,最早发现于视网膜神经细胞和苗勒细胞的分化,以后在鸡的顶盖和脊髓及哺乳动物的大脑皮质内均得到证实。神经胶质细胞的发生晚于神经细胞,在体内首先分化为两类神经胶质细胞的前体细胞,即成星形胶质细胞和成少突胶质细胞。它们各自分化为原浆性星形胶质细胞、纤维性星形胶质细胞与少突胶质细胞。体外培养认为生后发育存在一种能产生星形胶质细胞和少突胶质细胞的双潜能细胞,但这种细胞在正常发育条件下未表达，因此对中枢神经系统大神经胶质细胞的起源和分化尚未有统一的意见。对于小胶质细胞的起源也有争论，有人认为它来源于神经管周围的间充质细胞，更多人认为它来源于血液中单核细胞。单核细胞侵入中枢神经系统，转变为小胶质细胞。

二、脊髓的发育

神经管的后段分化成脊髓，其中管腔演化为脊髓中央管。套层分化为脊髓的灰质，边缘层分化为白质。它的管径与长度迅速增长，特别两侧壁套层中成神经细胞和成神经胶质细胞增多，侧壁的套层纵贯全长形成两条细胞索，腹侧部首先增厚形成左右两个**基板**(basal plate)，以后背侧部增厚形成左右两个**翼板**(alar plate)，两板之间所形成的左右两条纵沟，称**界沟**(sulcus limitans)。在背壁和腹壁上只有一薄层上皮细胞(室管膜层)，分别称为**顶板**(roof plate)和**底板**(floor plate)。此时神经管后段中间的管腔形成狭长的菱形管道。

基板分化较翼板早，形成脊髓的前角，套层内成神经细胞分化成躯体运动神经元，发出的突起组成脊神经的前根，分布至体壁与四肢的骨骼肌。在胸腰段($T_2 \sim L_2$)及骶段有一部分成神经细胞迁移至基板的背面形成脊髓侧角，它们的轴突共同组成前根，其神经纤维分布于血管、腺体及内脏平滑肌等。翼板的分化略迟于基板，其套层的成神经细胞分化成中间神经元，组成后角，接受来自内脏、皮肤及深部感觉的传入神经终末。神经管的边缘层衍化成白质，主要由成神经细胞的突起和成神经胶质细胞构成。胚胎第9周时由于成神经细胞与成神经胶质细胞的增多，两侧翼板除向背外侧发展外，并向背内侧方向融合，所以在背面两侧壁的室管膜层合并形成脊髓背侧的后正中隔，管腔的腹侧部分形成中央管。两侧基板向腹面突出，并超越了底板的平面，形成前正中裂(图2－12A)。

低位神经管及有关组织的形成在胚胎第20天时其尾端后神经孔部位有一团由未分化细胞聚集成的梭形隆起，称尾部隆突。在其中轴逐渐出现空腔而形成囊样结构，胚胎40天时渐与神经管的尾端连接而相融合，使神经管向尾端延伸，至胚胎8周时形成骶部S_2水平以下的神经管，其中心变狭形成中央管。尾部隆突除形成低位神经管外，尚可衍化成硬脊膜、软脊膜及终丝(图2－12B)。

胚胎第3个月时，脊髓各节段与脑的各部分形成广泛的联系，它们的神经细胞突起组成脊髓的固有束和前索、侧索、后索。

中枢神经系统神经纤维的髓鞘是由少突胶质细胞突起末端扁平包卷轴突而形成的。一个少突胶质细胞有多个突起，它们分别包卷多个轴突而形成髓鞘。在胎儿第4个月时开始出现髓鞘，首先由近神经细胞体处开始形成，沿着轴突逐渐扩伸至末端。不同纤维束所形成髓鞘的时间各不相同。髓鞘形成开始于颈部纤维束，以后逐渐向尾部延伸。至于同一脊髓节段内，靠近灰质的内侧群纤维束首先出现髓鞘，而外侧群则较迟。皮质脊髓束在胎儿出生以后开始出现髓鞘，一直要到2岁时才完成。周围神经运动根髓鞘的形成则早于感觉根。

胎儿第3个月时，在颈部和腰骶部脊髓各出现一个膨大，分别称为**颈膨大**和**腰骶膨大**，这是由于上、下肢的发育使支配该处的神经细胞和神经纤维增多所致。胎儿第3个月时，脊髓与脊柱等长，脊神经呈水平方向经相对应的椎间孔穿出，3个月后由于脊柱和硬脊膜的生长比脊髓快，而脊髓头端与颅腔内延髓相连，位置固定，脊柱向尾侧延伸时逐渐超越脊髓，使脊髓的尾端移向较高的水平。第6个月时脊髓尾端移位于第一骶椎水平，至出生时则移至第三腰椎水平，成年时可达第一腰椎下缘。脊髓节段分布的脊神经均在胚胎早期形成，呈水平方向从相应

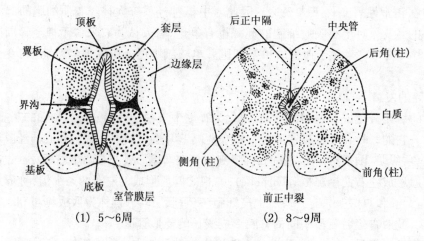

A. 脊髓发育横切面

（1）5～6周   （2）8～9周

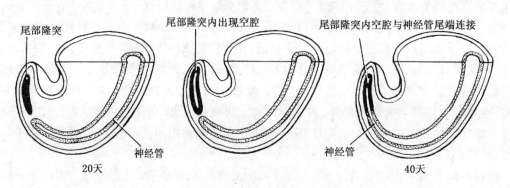

B. 低位神经管的发育

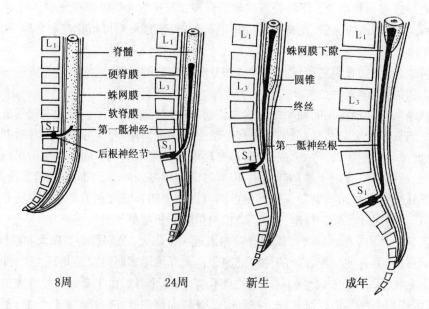

C. 脊髓和脊神经的发育

图2-12 脊髓的发育

节段的椎间孔穿出，由于脊髓与脊柱的不等速生长，脊髓位置相对上移后，脊髓颈段以下的脊神经根越来越斜向尾侧，至腰部、骶部和尾部的脊神经根在椎管内垂直下行，与原来附于尾骨的软脊膜在脊髓下端变成细的纤维索(称**终丝**)一起，共同组成**马尾**。因此第二腰椎下方是临床上腰椎穿刺抽取脑脊液不损伤脊髓的部位(图 2 - 12C)。

神经管周围的间充质来自生骨节，首先在神经管周围的间充质密集成膜，称为原始脑脊膜。胚胎第 8 周时，原始脑脊膜分成内、外两层：外层较密，分化成为硬脊膜；内层较疏松，其中含有自神经嵴迁移来的细胞，分化形成软脊膜和蛛网膜。在两者之间出现许多充满液体的小腔隙，以后这些小腔隙很快合并成蛛网膜下隙，腔隙内留有蛛网膜小梁，它分别与蛛网膜和软脊膜连接。软脊膜富于血管，紧贴于脊髓表面，并向脊髓内部伸入纤维隔。

先天性畸形

神经系统由于经历复杂的发育过程，易受各种因素的干扰而发生先天性畸形。神经管缺陷(neural tube defect，NTD)是指神经管的发生和分化紊乱而出现一系列发育异常。大多数脊髓的先天性畸形由于胚胎第 3～4 周时神经管缺陷或未闭合所造成，可局限于神经系统，也可涉及其周围的皮肤、脊柱、脊膜和肌肉等。

1. 脊柱裂 (spinal bifida)　是脊髓周围椎骨背侧缺损敞开所致，可发生在一个椎骨，也可发生在多个椎骨，造成较长的裂口，常见于下段胸椎、腰椎和骶椎，有时也累及脊髓缺陷。按其程度不同可分两种：

(1) **隐性脊柱裂**　由于椎骨的椎弓在背正中部没有闭合形成裂口，其脊髓与脊神经一般都属正常，无神经系统症状，通常经 X 线透视才见到椎弓有不同程度的缺损。在缺损处的表面封盖着完整的皮肤，但常见有一小凹陷及有一小撮毛的现象。隐性脊柱裂常伴有骶部的脊柱皮窦 (spinal dermal sinus)，其位置相当于后神经孔关闭处，即神经管和表面外胚层最后分离处，有时皮窦藉一纤维索与硬膜相连。

(2) **囊性脊柱裂** (spinal bifida cystica)　为严重类型的脊柱裂，脊柱缺损累及 2 个以上的椎骨，脊膜可通过缺损处突出，呈囊状，但大小不一，表面有完整的皮肤覆盖。有时囊内含脊膜和脑脊液称脊膜膨出 (meningocele)，脊髓与脊神经仍在原位，有时也有不正常的脊髓，如囊内还含有脊髓及其神经，称为脊髓脊膜膨出(meningo-myelocele)。囊性脊柱裂可发生于脊髓的任何部位，但以腰部及骶部较为多见。其发生率为活产儿的 1/1 000，有地域性差别。

2. 脊髓裂 (myeloschisis)　一种罕见的严重畸形。由于神经褶在腰部未闭合，使神经组织敞开而直接暴露于体表形成扁平的结构，表面没有皮肤覆盖。此种畸形的胎儿不能存活 (图 2 - 13)。

三、脑的发育

(一) 脑泡的形成与发育特点

脑起源于神经管的头段，它的发育比脊髓复杂，在胚胎第 4 周时，神经管内液体增加及背面较腹面生长快，使其前段膨大形成三个原始脑泡，从前向后依次为前脑、中脑和后脑。在胚胎第 4 周时，随着脑泡的各部不均等生长形成弯曲，首先出现的是凸向背侧的**头曲**(cephalic flexure)，它位于中脑部分，由中脑的前、后两端向腹面弯曲形成。第 5～8 周出现第 2 个弯曲即**颈曲** (cervical flexure)，位于菱脑和脊髓连接处，其前后两端向腹侧弯曲。第 3 个弯曲称**脑桥曲** (pontine flexure)，在菱脑部分产生一个与头曲和颈曲相反方向的弯曲，弯曲凸向腹侧，使菱脑顶部变薄，并将菱脑分为头段的后脑和尾段的末脑。以后这些脑曲都将消失。

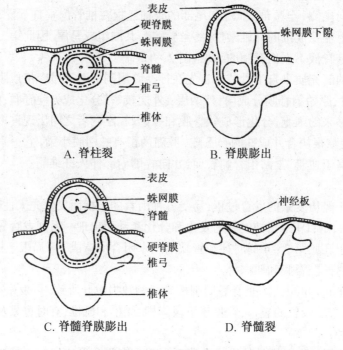

A. 脊柱裂   B. 脊膜膨出

C. 脊髓脊膜膨出   D. 脊髓裂

图 2 – 13 脊髓的畸形

在脑曲发生的同时,脑的各部也在扩大与发生变化。前脑分为两部分,前端向两侧外突为端脑,以后形成大脑半球,中央留下的部分为间脑。中脑变化不大,菱脑则被脑桥曲分成头段的后脑和尾段的末脑(图 2 – 14)。

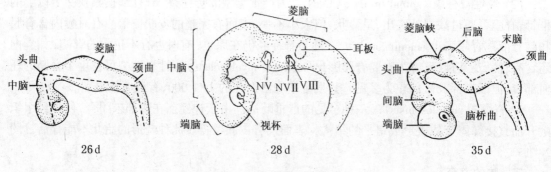

26 d   28 d   35 d

图 2 – 14 脑泡和脑曲

脑泡内管腔由于各部分发生变化而有不同的名称,在左右大脑半球的空腔称**侧脑室**;间脑内的空腔称**第三脑室**,两者通过室间孔相连通;中脑内的空腔变得狭小,称**中脑水管**;菱脑内的空腔称为**第四脑室**,它与脊髓的**中央管**相连通。当神经孔关闭后,脑室与中央管内均充满脑脊液。

随着胚胎发育的继续,脑泡在外形与内部结构上均有较复杂的变化,在大部分脑泡中还是能够认出翼板、基板和界沟。底板到达中脑尾部,基板到达中脑头部,所以间脑和端脑只有顶板和翼板组成,但端脑的灰质是否来自翼板,尚有疑问。界沟只到中脑与前脑交界处,在脑室部分顶板变薄,只有单层室管膜上皮组成,它与周围富于血管的软脑膜一起形成脉络膜。在小脑和大脑部分,大部分的神经细胞由套层向外迁移至边缘层表面,分别形成小脑皮质和大脑皮质,而小部分遗留在脑室附近的灰质块,形成如小脑的齿状核与大脑基底核,翼板中的神经核多为感觉中继核,基板中的神经核则为运动核。在延髓中上段以上部分因有许多上、下行和横行纤维束的穿行而使灰质与白质的界限不如脊髓那样明显。

（二）脑各部的发育

1. 菱脑　为菱脑峡和颈曲之间的部分,以脑桥曲将菱脑分成前、后两部分,前部为**后脑**,后部为**末脑**。后脑将衍化成**脑桥**和**小脑**,末脑衍化成**延髓**。菱脑的脑室从背面观察呈菱形,形成**第四脑室**及延髓后部的**中央管**。

（1）**末脑**　为菱脑的后部,相当第一颈神经附着处以上到脑桥曲部分,以后演化成延髓,它的发育情况与脊髓不同,表现出脊髓与脑之间的过渡形式。当胚胎第 5~6 周时,第四脑室底部曾出现 8 对横行隆起和相间排列的横行浅沟,这种横行隆起称为菱脑节(rhombomere),是所有脊椎动物胚胎脑中见到的分节单位,是决定模式形成的单位(units of pattern formation),例如 Hox - b 基因和 Krox 20 基因的表达范围均邻接菱脑节边界(Hox - b 基因是决定体节空间顺序的主控基因,Krox 20 基因是转录调节因子的基因)。以后随着发育,菱脑节逐渐消失,其翼板的神经元迁移至背面分化形成两对独立的核群,内侧的一对称薄束核,外侧的一对称楔束核。

末脑的头段由于脑桥曲的形成,中央管扩大形成第四脑室。侧壁以底板为纵轴向左右两侧展开形成第四脑室底,结果翼板位于基板的外侧,两者仍隔以界沟,使原来翼板和基板的背、腹关系变成内、外关系。顶板被牵拉成薄层为第四脑室顶,由单层室管膜上皮组成,外覆以富于血管的软膜,反复分支形成许多绒毛状突起,这些结构称为脉络丛。在第四脑室顶部由于脉络丛的突入形成"T"字形纵横裂。胎儿第 4 个月时,顶板的一些区域变薄而逐渐破裂,分别形成两个外侧孔和一个中间孔。顶板两侧的翼板增厚形成厚嵴,称为菱唇,菱唇的尾侧形成第四脑室带,其头端部分增厚,参与小脑的形成。

基板衍化的Ⅸ、Ⅹ、Ⅺ、Ⅻ对脑神经运动核群,分为三组,从中线向外侧依次为:① 一般躯体运动核:支配枕部生肌节衍化的骨骼肌,在延髓为舌下神经核;② 特殊内脏运动核,支配后四对鳃弓衍化的肌群,如咀嚼肌、表情肌和咽喉肌,为疑核;③ 一般内脏运动核,支配心脏、呼吸道与部分消化道平滑肌与腺体的运动,为迷走神经背核和下泌涎核。

翼板衍化的Ⅴ、Ⅷ、Ⅸ、Ⅹ对脑神经感觉核群,分为四组,从内侧向外侧依次为:① 一般内脏感觉核,接受内脏感觉冲动的孤束核;② 特殊内脏感觉核,接受味觉冲动的孤束核上部;③ 一般躯体感觉核,接受来自头面部感觉冲动的三叉神经脊束核;④ 特殊躯体感觉核,接受来自内耳听觉的蜗神经核与来自平衡感觉冲动的前庭神经核(图 2-15)。

此外,尚有一部分翼板的成神经细胞向腹面迁移,在尾端形成橄榄核群,在头端形成脑桥核。

延髓在发育过程中,灰质被纵横方向的神经纤维穿行,形成网状结构。由大脑皮质运动区下行的纤维集中于腹侧部分,形成明显的锥体束。

（2）**后脑**　由菱脑的前部发育而来,其背腹两部分发育成两个显著不同的部分,背面生成小脑,腹面生成脑桥。中央管扩大形成第四脑室的上部。后脑的顶板并不扩展成薄膜,大部分消失于小脑组织之中,仅在小脑的头侧与尾侧分别形成前髓帆和后髓帆。

1) 脑桥:在发育中演化为背侧的被盖部和腹侧的基底部。被盖部是延髓背侧大部分的连续,来自基板和翼板的腹内侧部分,分别发育成脑神经的感觉核团和运动核团。它们与延髓同类性质的核团是前后相连续的。

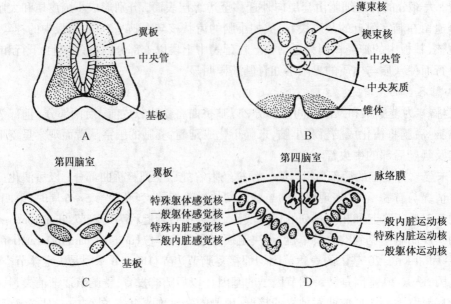

图 2-15   延髓的发育(末脑)

基板衍化的脑神经核团,由内向外依次为:① 躯体运动核为展神经核,支配眼球的外直肌;② 特殊内脏运动核为三叉神经运动核和面神经核,支配由第一鳃弓衍化的咀嚼肌和第二鳃弓衍化的表情肌;③ 一般内脏运动核为上泌涎核,支配泪腺、下颌下腺和舌下腺的分泌活动。

翼板衍化的脑神经核团从内侧向外侧依次为:① 一般内脏感觉核为孤束核;② 特殊内脏感觉核为孤束核的上端,接受舌前 2/3 部分的味觉;③ 一般躯体感觉核为三叉神经脑桥核;④ 特殊躯体感觉核为蜗神经核和前庭神经核(图 2-16)。

基板处边缘层扩展明显形成脑桥的基底部,其中除主要自大脑皮质下行的锥体束外,尚有延髓与脑桥翼板的神经细胞迁移而形成的脑桥核,其神经细胞发出的纤维交叉进入对侧小脑皮质,组成小脑中脚。

2) 小脑:是由后脑两侧翼板背侧部的**菱唇**演化而成。整个演变过程自胚胎第 6 周开始至出生。菱唇位于菱形窝上方的两侧,呈厚嵴。在后脑尾端处菱唇分离较远,至头端时菱唇逐渐向中线靠近。随着脑桥曲形成后,菱唇上部转为横位,至胚胎第 2 个月时菱唇成为横位,突入第四脑室的空腔形成**小脑板**(cerebellar plate),两侧小脑板逐渐接近,形成横位结构,至胚胎第 3 个月时,其两侧部分更向外侧突出形成小脑半球,狭窄的中间部则形成蚓部。第 4 个月时小脑表面出现一些横裂,首先出现的为后外侧裂,此裂将正中的蚓部与小结分开,在外侧将绒球与小脑半球分开。在种系发生上,绒球小结叶属于最早发生的部分,称原小脑,接受前庭核发出的神经纤维。第 4~5 个月小脑发育较快,又出现许多横裂,其中以原裂较为明显,将小脑分成前、后两叶,蚓部和小脑前叶称旧小脑,与四肢的本体感觉有关。小脑后叶为新小脑,随大脑皮质的发育而发展。以后陆续出现许多横裂,形成固定的叶片,叶片发育过程一直至胎儿时期。在胎儿第 7~8 个月时基本呈现成人小脑的特征(图 2-17)。

3) 小脑皮质的组织发生:胎儿 2 个月时小脑由室层、套层和边缘层组成。第 3 个月时由于室层的成神经细胞增殖并不断向边缘层表面迁移,形成一密集的细胞层,称**外颗粒层**(external granular layer)。此层细胞增殖较快,使小脑半球表面增宽,产生许多沟和裂,形成小脑叶片。胎

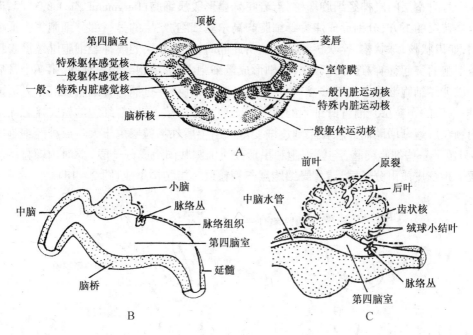

图 2 - 16　后脑的发育

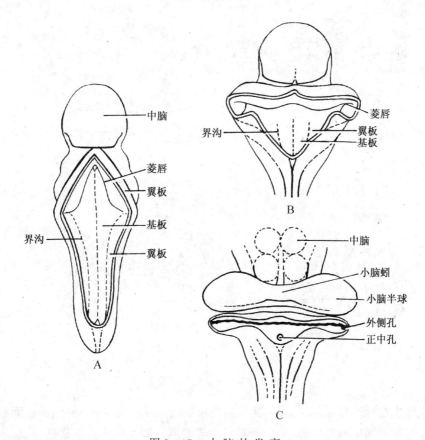

图 2 - 17　小脑的发育

儿第 4 个月时室层的**成神经细胞**增殖,沿着**特殊星形胶质细胞**(Bergmann glia) 的突起,向外迁移到外颗粒层的下方,分别形成**浦肯野细胞**与**高尔基细胞**。室层的另一部分细胞集中形成小脑的核团,如齿状核、球状核、栓状核和顶核。与此同时,外颗粒层的成神经细胞继续沿着特殊星形胶质细胞的突起,向内迁移并分化,分别形成**篮细胞**、**星形细胞**与**颗粒细胞**。第 7 个月后外颗粒层的成神经细胞继续向内迁移,沿着特殊星形胶质细胞,穿过浦肯野细胞在其下方形成**内颗粒层**(即以后的颗粒层)。浦肯野细胞的树突逐渐伸入分子层,与颗粒细胞的树突接触而形成突触。内颗粒层逐渐增厚而外颗粒层则逐渐变薄,出生后外颗粒层由于大量成神经细胞向内迁移,而只留下一些细胞突起,与篮细胞和星形胶质细胞共同组成**分子层**,此时内颗粒层改称为**颗粒层**。小脑皮质由**分子层**、**浦肯野细胞层**与**颗粒层**三层结构组成(图 2 – 18)。

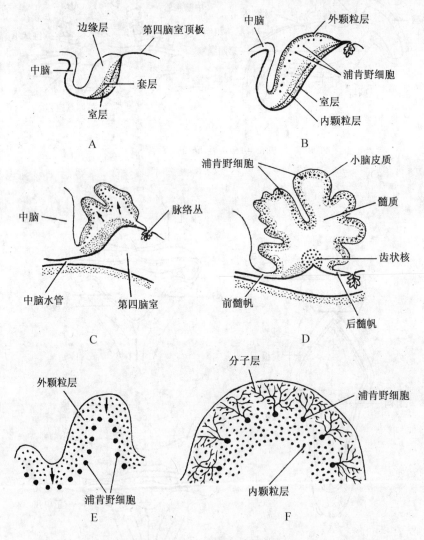

图 2 – 18　小脑皮质的发生

　　常染色体突变种小鼠 weaver mice 其小脑皮质的组织结构错乱,小脑的颗粒细胞缺乏并非由于外颗粒层细胞增生减弱所致,主要是特殊星形胶质细胞变性或方向紊乱,从而影响颗粒细胞的正常迁移,因此不能形成正常的颗粒层,平行纤维也很少。浦肯野细胞向外迁移也受到影响,缺乏特有的树突分支,以致造成动物运动功能的紊乱。

2. 中脑 由中脑泡发育而来,是脑泡中变化最小的一个。底板在中脑尾侧缘已消失,故中脑内只有顶板、基板和翼板。基板和翼板的位置仍为腹背方向。脑室腔大为缩小,成为**中脑水管**,上连第三脑室,下达第四脑室。中脑翼板在脑的表面首先出现一对纵行隆起,稍后在其中间出现横沟,将每侧隆起分隔成上丘与下丘等四个隆凸,合称**四叠体**。上丘神经细胞排列成多层结构,均由套层细胞迁移至正中部分而成。由于两侧翼板逐渐增厚,其中间的顶板成为两侧翼板之间的缝,以后即行消失。部分翼板的神经细胞向腹侧迁移,分化形成黑质。红核是由基板的神经细胞分化形成的。中脑的被盖与脑桥的被盖相连续,在种系发生上是比较古老的部分。基板内神经细胞分为两组,内侧组较大,在上丘平面发展成为内、外两对运动神经核团。外侧部分为动眼神经核(一般躯体运动核);内侧部分为动眼神经副核(或称 Edinger-Westphal 核)(一般内脏运动核)。在下丘平面发展成滑车神经核团(一般躯体运动核)。动眼神经核发出动眼神经,滑车神经核发出滑车神经,支配眼外肌的运动,动眼神经副核支配瞳孔括约肌及睫状肌。基板的边缘含有大脑皮质的下行纤维,形成两侧纵行粗大隆起的大脑脚底(图 2 - 19)。

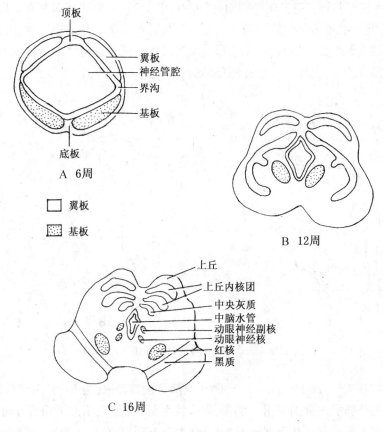

图 2 - 19　中脑的发育

3. 前脑 前脑向外凸出两个囊泡衍化成端脑,其正中部分为间脑。端脑和间脑仅由顶板和两侧的翼板组成。

(1) **间脑** 顶板的大部分及覆盖在其外方富于血管的软膜形成其顶壁,当神经管扩展成第三脑室时,它突入第三脑室,形成第三脑室脉络丛,形成过程与第四脑室脉络丛相似。胚胎第

3周时间脑的两侧各突出一个眼泡,第5周时眼泡变成眼杯,并有眼柄与间脑相连,眼杯以后发育成视网膜,眼柄开始为管状结构,其管腔与第三脑室相通,以后管腔逐渐闭塞并为视觉纤维所贯穿形成视神经。在视神经接近下丘脑时,有一部分纤维发生交叉,为视交叉,位置在漏斗的前方。

翼板主要形成**丘脑、下丘脑与上丘脑**。

丘脑:第5周时出现丘脑下沟为背侧丘脑与下丘脑的分界。继而在第6周末出现丘脑上沟为背侧丘脑与上丘脑的分界。第7周后丘脑生长较快,左右两侧部分在中线愈合,形成丘脑中间块(丘脑间粘合),致使第三脑室变窄。丘脑内部发生了许多丘脑核群及内、外侧膝状体等,其中主要部分为躯体感觉、视觉和听觉等冲动传导途径的中继站。

下丘脑:由丘脑下沟腹侧部发展而来。第3周时向腹侧形成漏斗状突起,称漏斗,以后衍化成漏斗柄及神经垂体。至第2~3个月时,下丘脑部分细胞分化成许多独立核团。这些核团与内脏活动调节及内分泌作用、情绪行为等活动有关。下丘脑腹面正中线两侧有一对明显的隆起,称乳头体。

上丘脑:由顶板和翼板背侧部共同组成。第7周时顶板正中线处向背面突出,形成囊泡状结构,随后其上皮细胞增生形成实心的松果体。翼板背侧缘的细胞形成缰核,由此发出纤维经松果体头侧到达对侧形成缰连合,在尾侧形成交叉纤维组成后连合。由于丘脑不断发育增大,丘脑上沟逐渐消失不见,上丘脑位于背侧丘脑的背侧(图2-20)。

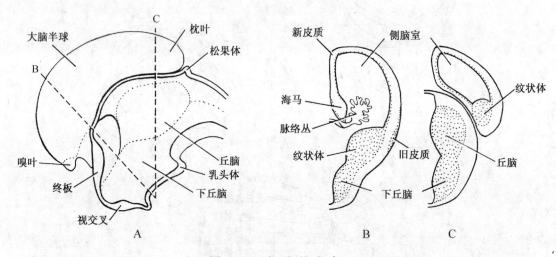

图 2-20 间脑的发育

脑垂体由拉特克囊(Rathke pouch)和漏斗两部分发育而来。胚胎第3周时,原始口腔的口咽膜前方顶部的外胚层向背面突出一小囊,称拉特克囊。此囊逐渐向下丘脑方向伸展。与此同时下丘脑腹侧向下形成漏斗状突起称漏斗,于胚胎第6周时逐渐与拉特克囊相接触,形成脑垂体。第7~8周时拉特克囊与原始口腔之间形成的柄逐渐延长变细,而囊的部分则呈圆球形,第9周时柄不断萎缩、断裂与消失,与原始口腔失去联系。偶尔,一部分没有消失留存于咽壁内鼻和腭交界处成为咽垂体(pharygeal hypophysis)。如存在于蝶鞍部分称颅咽管瘤(craniopharyngioma),患者多为儿童,常发生在15岁以前,可引起内分泌失调、视力障碍和内脏调节功能紊乱等现象。囊的前壁细胞分裂旺盛,增厚分化成腺垂体的远侧部,囊的后壁较薄形成中间部。囊同时向顶部伸展围绕漏斗柄形成结节部。原来的囊腔常完全封闭或遗留狭窄的裂隙。第10～11周漏斗增大形成神经垂体,其基部为漏斗柄和正中隆起。胚胎第3个月时腺垂体开始分化出现三种细胞:嗜酸细胞、嗜碱细胞和嫌色细胞。神经垂体的组织分化也逐渐开始,主要由神经胶质细胞衍化为垂体细胞。下丘脑的核团如视上核的神经细胞的轴突于胚胎第10周时进入神经垂体,以后不断增多,到胎儿晚期这些神经细胞才陆续有分泌激素的功能(图2-21)。

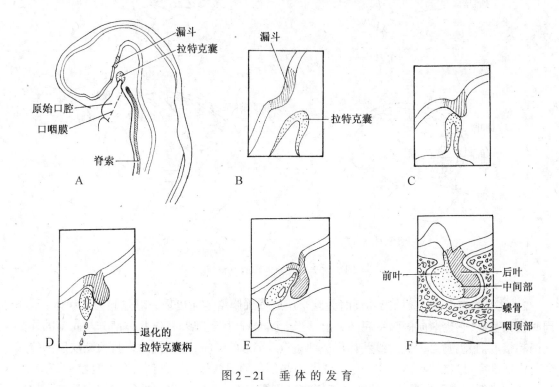

图 2-21 垂体的发育

（2）**端脑**　位于前脑的前端,无底板及基板,只有翼板部分。由于端脑的外侧壁和后壁迅速扩展形成大脑半球,它向上、向前与向下,从而超越其他脑泡的发育,使大脑半球覆盖间脑,以后盖过中脑与后脑。两个半球的内侧面在正中线处逐渐贴近而变得平坦,其中间隙形成**大脑纵裂**,间隙内充满间充质,以后分化形成大脑镰,端脑向两侧膨大形成大脑半球时,其头端的正中部挤成一窄带,形成第三脑室的前壁称为终板。

1）大脑半球:大脑半球的底壁增厚形成纹状体,其余部分开始时较薄,以后发展成大脑皮质。大脑半球内腔为**侧脑室**,通过室间孔与第三脑室相通。大脑半球表面最初开始时比较平坦光滑,在胚胎第4个月开始,表面形成许多回与叶,以大脑外侧沟首先出现,大脑半球迅速向前生长形成**额叶**,向背侧形成**顶叶**,向后与向下生长分别形成**枕叶**与**颞叶**。但覆盖在纹状体表面的皮质发育较慢,因而凹陷成**岛叶**,出生时完全被邻近脑叶所覆盖。随着大脑半球的发育,侧脑室也相应发生变化,它向额叶伸入形成前角,向颞叶伸入形成下角,向枕叶伸入形成后角,在顶叶部分为体部,因此侧脑室有前角、体、后角与下角的形状。室间孔开始时较大,以后逐渐变小。

大脑半球紧邻室间孔附近及间脑前端的连接处,顶板甚薄,由一层室管膜上皮和富于血管的软膜共同突入侧脑室,形成侧脑室的脉络丛。脉络丛突入的轨迹为脉络裂,它是室间孔向尾侧伸展的行径。从室间孔处突入,沿内侧壁向后延伸,经侧脑室体部直至下角,呈一弓形凹陷的线条(图 2 - 22)。

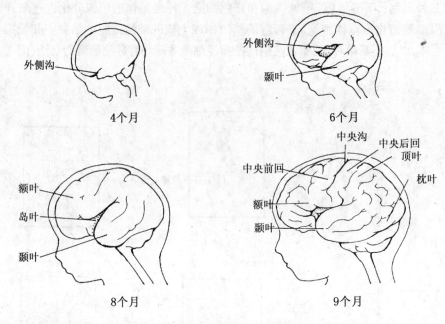

图 2 - 22　大脑半球的发育

2) **纹状体与内囊**: 胚胎第 4 周时大脑半球底壁细胞增生而出现一对隆起为**纹状体**, 第 6 周时已很明显,它逐渐向侧脑室底部突出。当大脑半球继续扩展时,纹状体部分与间脑的外侧壁渐趋接近,最后愈合。此时纹状体形成两条"C"字形的纵嵴,与此同时来自大脑皮质的传入和传出纤维穿过,将纹状体不完全地分成背内侧部分的**尾状核**与腹外侧部分的**豆状核**,穿过纹状体的神经纤维束即**内囊**。尾状核位于侧脑室底部前方,随着侧脑室的弯曲,它向后向下构成侧脑室体部的底与下角的顶。豆状核的外侧部细胞染色较深, 称**壳** (putamen);内侧部染色较浅, 称**苍白球** (globus pallidus),部分大脑皮质纤维不经过内囊而通过豆状核外侧称**外囊**,它将豆状核和一薄层细胞分开,此核团称**屏状核**,位于脑岛的深面。尾状核随着侧脑室的弯曲变成马蹄形,膨大的头部位于侧脑室前角的底面,体部位于侧脑室的下方,尾部则转向下位于侧脑室下角的顶面,这一弓形尾部向前终止于较大的细胞核群即**杏仁体**。由于大脑半球向前、后和向下扩展的方式,侧面观呈"C"字形,使半球内部的许多结构有特殊的位置关系,如侧脑室、脉络裂、尾状核等(图 2 - 23)。

3) **大脑皮质**: 包括海马皮质(古皮质)、梨状皮质(旧皮质)与新皮质。海马皮质出现最早,古皮质和新皮质均起源于端脑的纹状体上部,旧皮质则来自纹状体外侧部。

海马皮质 (archipallium): 胚胎第 6 周时,大脑半球内侧面紧靠脉络裂上方的皮质,增厚形成海马嵴,它与脉络裂相平行,与新皮质之间隔以浅沟即海马沟。由于新皮质逐渐扩展,将海马嵴推向下方腹面,突入侧脑室中,此时海马嵴形如弓形,自室间孔一直伸达颞叶侧脑室下角。随后由于大脑皮质发育,联系两侧大脑半球的胼胝体纤维增加,以致海马嵴各部发育有所不同,海马嵴的背面以后退化只留遗迹称灰被 (胼胝体上回),其腹面形成**海马结构** (海马和齿状回)。海马嵴的下方,大脑半球内侧壁很薄,与其表面富于血管的软脑膜由此突入侧脑室,形成

— 44 —

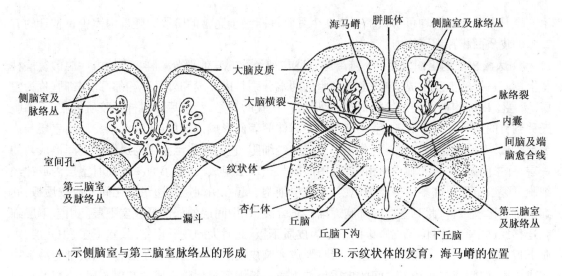

A. 示侧脑室与第三脑室脉络丛的形成　　　　B. 示纹状体的发育，海马嵴的位置

图 2-23　脑的发育——纹状体与内囊

侧脑室脉络丛,在室间孔处与第三脑室脉络丛相连。软脑膜突入侧脑室处形成脉络裂,随海马嵴的延伸至侧脑室下角的前端(前述)。至胚胎晚期海马的结构分为三层:即**分子层、锥体细胞层与多形细胞层**。海马发出的纤维形成海马伞与穹隆,分别到下丘脑乳头核与隔核,并与对侧海马相联系。

梨状皮质(paleopallium):胚胎第 7~8 周,位于纹状体外侧大脑皮质下部有一纵行隆起,以后逐渐膨大形成嗅脑。它分前、后两部分。前部形成嗅球及嗅束,后部形成前穿质及旁嗅区。胚胎第 4 周时,头部鼻板形成鼻腔上皮,其中部分细胞分化成嗅细胞。第 5 周时嗅细胞的轴突逐渐伸至嗅球,开始嗅球内有小空隙与侧脑室相通,随着进一步发育,空隙逐渐消失,成为实体的嗅球与嗅束(图 2-24)。

新皮质(neopallium):位于古皮质与旧皮质之间,占大脑半球的大部分。新皮质生长并极度扩大形成额叶、顶叶、枕叶与颞叶。胎儿第 3 个月末,在大脑半球的上外侧面,颞极前上方出现一浅凹,相当于纹状体的位置,即大脑外侧窝,它逐渐被覆盖而淹没,转变为大脑外侧沟,其底为明显低陷的岛叶。以后由于邻近各叶皮质迅速生长,将岛叶遮盖,整个过程到出生后才完成。在胎儿第 4 个月以前,大脑半球表面保持光滑状态,以后出现顶枕沟、距状沟;第 5个月时出现扣带沟;第 6 个月时陆续出现中央沟、中央前沟、中央后沟,额上和额下、顶内、颞上和颞下沟,嗅脑沟等;

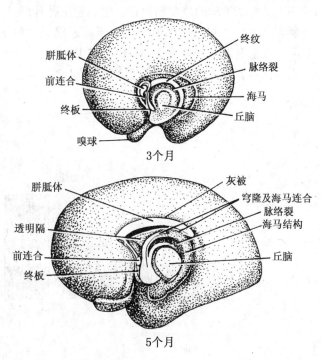

图 2-24　脑的发育——海马皮质与胼胝体

第8个月末所有脑沟均可辨认；到第9个月时逐渐趋于完善的阶段，随着沟完善，估计约有25%的皮质面积深埋于沟内。

　　4) **大脑皮质的组织发生**：大脑半球管壁与神经管的其他部分一样，开始由一层假复层柱状上皮——神经上皮组成。神经上皮细胞的两端分别与内界膜和外界膜相邻，此层细胞称为**室层**。室层上皮细胞进行增殖、迁移与分化形成一代代的神经元，继后形成神经胶质细胞，待细胞迁移到目的地后才发育成熟。室层细胞的突起伸向表面形成**边缘层**，此时大脑皮质由室层与边缘层组成。室层细胞继续分裂与分化形成神经细胞，它们迁移至室层与边缘层之间形成新的一层，称**中间层**，此时大脑皮质由室层、中间层与边缘层组成。胚胎第8~10周时室层内成神经细胞分裂增殖形成许多成神经细胞，与中间层细胞一起在中间层与边缘层之间形成**皮质板**，其细胞排列比较致密，此时室层内细胞逐渐停止分裂，在中间层的深部形成**室下层**。由室下层细胞迁移经过中间层而位于皮质板的下方为**皮质下板**。此时大脑皮质由室层、室下层、中间层、皮质下板、皮质板和边缘层组成。边缘层将形成大脑皮质的最外层即**分子层**，中间层细胞减少转变成**白质**，中间层与边缘层之间的皮质板与皮质下板则形成大脑皮质的其他5层。室层的细胞增殖能力逐渐减少，余下的细胞则分化成**室管膜细胞或室管膜下的胶质细胞**。最早迁移出来的神经细胞位于大脑皮质的深部，其次迁出的神经细胞则穿过此深部的细胞层位于大脑皮质的浅部。因此大脑皮质中最早出现的是第6、5层，相继出现的是由内向外的第4至2层。胎儿第6个月时大脑皮质已有6层结构，即第1层**分子层**、第2层**外颗粒层**、第3层**锥体细胞层**、第4层**内颗粒层**、第5层**节细胞层**和第6层**多形细胞层**，其厚度则逐渐增加。

　　脑发育过程从妊娠早期直至成年,特别是脑的髓鞘化在出生后进行得最快,主要与少突胶质细胞增殖及分化有关。人脑区域性成髓鞘的研究,已有较多的进展,用髓鞘特殊染色法明确了人脑25个区的成髓鞘发育情况,并用电镜进一步证实。成髓鞘化出生前已在中枢神经系统中进行,大脑半球的成髓鞘化在出生后发生并持续几十年的过程,以后用核磁共振成像研究,所得结果大致相同。结果如下:① 近端通路成髓鞘化早于远端通路;② 感觉通路早于运动通路;③ 投射通路早于连合通路;④ 大脑中央位点早于大脑极;⑤ 枕极早于颞、额极。成髓鞘化过程在出生后头8个月为进行最快的时期(图2-25)。

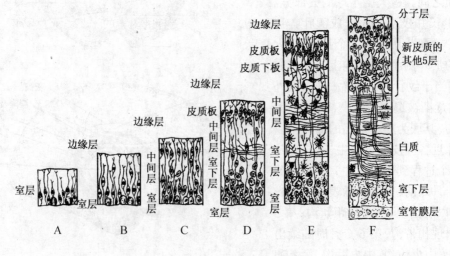

图2-25　新皮质的发育

5) **大脑的连合**(cerebral commissure)：连接左右两侧大脑半球的纤维，主要有以下几种：

前连合(anterior commissure)：早期前神经孔关闭处，神经管的最前端增厚形成**终板**。胚胎第 7 周时，在终板下方有横行纤维，它是连合旧皮质与古皮质的联系纤维。嗅束纤维横过终板的下部，与来自梨状皮质和杏仁体的纤维组成前连合。

海马连合(hippocampal commissure)或**穹隆连合**(fonix commissure)：第 9 周时在终板上方出现一小束纤维，它连接两侧海马，并藉穹隆纤维起于海马，终止于下丘脑乳头体。

胼胝体(corpus callosum)：胚胎第 10 周时，连接左右两侧大脑半球新皮质的主要纤维，开始为圆柱形一小束，位于海马连合前方的终板内。由于新皮质的不断扩展与分化，此束纤维也随着向前和后方扩展，形成扁而宽的弓形连合纤维，遮盖了间脑的顶部。扩展的胼胝体还侵占其上方的海马，使海马缩小成海马遗迹。胎儿 6 个月时，胼胝体的嘴、膝、体与压四部分已全部形成。位于其下方的终板被拉得很薄，形成**透明隔**。隔内出现小的空隙，即透明隔腔，被称为第五脑室，但它并不和脑室系统以及外界相沟通(图 2 - 26)。

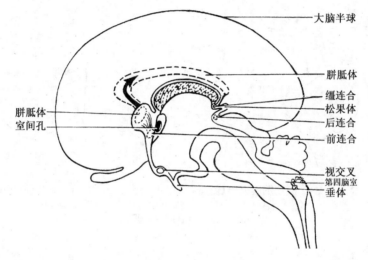

图 2 - 26　大脑半球的连合

6) 脑的**先天性畸形**：神经系统在发育过程中，易受各种因素的干扰而发生异常，特别在胎儿前 3 个月中受到损害，可导致脑发育障碍。主要有：

无脑(anencephaly)：脑全部或大部分缺如，只有退化的脑干。由于前神经孔未闭合，致使前脑发育异常，颅脑不发育，退化的神经组织暴露在颅外，无颅顶，头皮缺如，眼球突出，颈短而粗，以致形成特殊面容。由于胎儿缺乏吞咽羊水的神经机制，羊水不能在消化道吸收经胎盘排出，以致母体在怀孕期有羊水过多症状，可借超声扫描检查或测定孕妇血浆内甲胎蛋白量及早确诊。其发病率高，约占新生儿的 1/1 000，女婴多于男婴，为 4：1。此种畸形多见于流产的胎儿，少数能出生者也在短期内死亡。

颅裂(cranium bifidum)：由于神经管的闭合不全而发生，颅裂常发生于枕部、顶部等。颅骨的缺陷常伴有脑与脑膜等异常，如颅骨缺损较小，只有脑膜从缺损处突出，囊内充满脑脊液及扩大的蛛网膜下隙，称脑膜膨出(meningocele)。如颅骨缺损较大，脑的一部分和脑膜一起突出，称脑膜脑膨出 (menigoencephalocele)，如突出的脑内含有部分脑室称脑膜脑积水脑膨出 (meningohydroencephalocele)，覆盖膨出物表面的有时为正常皮肤，但有时仅有一层薄膜。

脑积水(hydrocephalus)：脑室内有过多的脑脊液积聚。由于脑脊液生成、循环、吸收过程发生障碍而致，常见为中脑水管狭窄、室间孔或第四脑室中间孔或外侧孔发育异常，而脑脊液量过多，继发脑室扩大，头围快速增大，并挤压大脑皮质及白质，颅骨变薄，颅缝分离，前囟门扩大，双眼下斜而形成特殊面容，严重病例头颅大小可为正常者的 3 倍(图 2 − 27)。

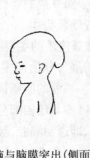 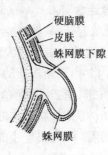 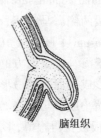 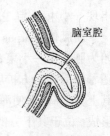

A. 脑与脑膜突出(侧面观)   B. 脑膜突出   C. 脑—脑膜突出   D. 脑—脑室脑膜突出

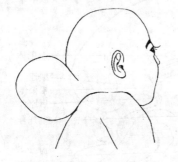 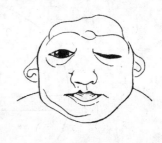

E. 脑、脑室脑膜突出(侧面观)   F. 无脑(前面观)

图 2 − 27　脑 的 畸 形

四、神经嵴的发育

人胚第 3 周时，当神经板形成神经褶而将愈合成神经管时，紧靠神经褶左右两侧边缘与表皮外胚层相移行时，有一特殊外胚层细胞为神经嵴的原基。当神经褶愈合成神经管时，此部分细胞与表皮外胚层及神经管相分离，而在神经管背外侧的外胚层之间形成两条纵行的细胞索，称为**神经嵴**。神经嵴开始发育时为一团松散的细胞群，随着体节与神经管的形成与发育，神经嵴由头端逐渐向尾侧伸延，首先沿着神经管的背侧正中线分为左、右两部分，按体节成簇排列呈分节现象。分节后的神经嵴细胞不断分化和迁移，其迁移的路径可分两条：背外侧和腹侧。前者沿外胚层与体节之间的空隙、后者沿体节与神经管之间的空隙迁移。在头部以背外侧路径为主，主要衍化为皮肤的色素细胞、头部间充质细胞，而沿腹侧路径迁移的神经嵴发育成神经节，脑部形成第Ⅴ、Ⅶ、Ⅸ、Ⅹ对**脑神经节**；躯干部分形成全部**脊神经节**。部分神经嵴更向腹侧迁移与分化形成**交感神经节、交感神经干**和**副交感神经节**。除此以外还形成肾上腺髓质、部分内分泌细胞和头部中外胚层。

（一）脑神经节与脊神经节

神经嵴位于神经管的背外侧，聚集成细胞团，分化为**脑神经节**和**脊神经节**。神经嵴细胞首先分化为成神经细胞和卫星细胞，再由成神经细胞分化为感觉神经细胞。成神经细胞开始长出两个突起,称**双极神经元**,向中央生长的突起为中央突,穿入神经管背侧形成后根,另一突起伸向周围称周围突,与神经管基板神经元所成的前根纤维,合成脊神经,呈节段性分布。双极神经元由于胞体不均等生长,使两个突起的起始部逐渐靠拢,最后合二为一,相互合并成为单个突起,发出"T"形分叉,从此段以后仍分成两个突起,因此称为**假单极神经元**,大部分脑、脊神经节均由假单极神经元所组成,只有第Ⅷ对脑神经的蜗神经节和前庭神经节始终为双极神经元。**卫星细胞**是一种神经胶质细胞,它包绕在神经元胞体的周围,神经节周围的间充质分化为结缔组织的被膜,包绕整个神经节。

(二) 交感神经节与副交感神经节

交感神经节:起源于胸、腰段的神经嵴。胚胎第 5 周时神经嵴细胞沿腹侧路径迁移,到达背主动脉背外侧,形成节段性的交感神经节,并藉纵行的神经纤维连接,成为交感神经干,此为椎旁神经节。有部分细胞更向背主动脉腹侧迁移形成椎前神经节及丛。此外还有部分细胞迁移至心、肺、胃肠道的附近或在这些器官内形成交感神经丛与节。当交感神经链形成时,从脊髓侧角神经元发出神经纤维沿前根和脊神经交通支进入交感神经链与交感神经节细胞建立突触,称为节前纤维,它有髓鞘,呈白色,故从脊神经进入交感神经链的一段称白交通支,在交感神经元内换元后发出无髓鞘的神经纤维至内脏,称为节后纤维(灰交通支)。节后纤维在交感神经链内行走或经交通支返回脊神经,随脊神经分布至头颈部、躯干和四肢的血管、汗腺和立毛肌等,31 对脊神经与交感干之间均由灰交通支联系,或攀附动脉走行,形成相应的动脉丛,随动脉分布到所支配的器官,或由交感神经节直接分布到所支配的脏器。

副交感神经节:分头部和骶部两部分。头部副交感神经节起源于头部神经嵴。节前纤维的神经元位于脑干的一般内脏运动核中,分别沿动眼神经、面神经、舌咽神经和迷走神经,发出节前纤维终止于副交感神经节,然后发出节后纤维随脑神经到达所支配的器官,如眼球瞳孔括约肌和睫状肌,泪腺,下颌下腺与舌下腺,腮腺及胸、腹腔各脏器(消化道结肠左曲以上)。骶部副交感神经节起源于腰骶部神经嵴,节前纤维神经元位于脊髓骶部第 2~4 节段骶副交感核,随骶神经加入盆丛,随盆丛至结肠左曲以下的消化管和盆腔脏器。

20 世纪 60 年代后期法国科学家 Le Douarin 及其同事建立了鹌鹑与鸡胚胎之间镶嵌体技术(guail-chick chimera),使神经嵴细胞分化研究有了一些新的进展。这一实验的原理是基于鹌鹑与鸡这两种动物不论胚胎或成体,它们的细胞核在分裂间期有明显的结构差异,鹌鹑细胞核内有大量与核仁相连的异染色质块 (heterochromatin),而鸡的细胞核则染色均匀,在光镜下很容易分辨。如欲了解鹌鹑前脑、中脑、菱脑的神经原基(神经管与神经嵴)的细胞发育与分化情况,实验方法如下:先将鸡胚的前脑、中脑、菱脑部位的神经原基摘出,然后取同年龄的鹌鹑胚的神经原基移植于鸡胚的相应部位,形成了鹌鹑、鸡的镶嵌体模型,经过一定时间的孵育,用 Zenker 液固定,作组织切片,再经 Feulgen-Rossenback 液染色。由于鹌鹑细胞与鸡细胞两者细胞核的形态明显不同,在光镜下即可观察在鸡胚内鹌鹑胚的神经原基的移动、分化与发育情况,也即了解前脑、中脑和菱脑及神经嵴细胞的迁移与分化情况。鹌鹑的细胞核为一种稳定的生物标志物,能准确了解神经嵴细胞的迁移与分化情况。

移植的鹌鹑神经嵴细胞在鸡胚胎内分布,有感觉和自主神经节、肾上腺嗜铬细胞、黑素细胞、髓鞘细胞、颌骨、舌骨等结构,从而扩大了神经嵴衍化物的范围。另外对神经嵴的迁移型式和最终分化的调控也进行研究,认为神经嵴的迁移形式受局部微环境的控制,如感觉神经节的聚集受体节的影响,如将神经嵴细胞移植到体节以外的侧板处,神经嵴细胞则不会分离。将鹌鹌胚胎内肾上腺髓质相应的神经嵴片段,移植到鸡胚胎内迷走神经嵴相应区域,移植后的鹌鹑神经嵴细胞按照鸡胚胎正常发育情况而发育成消化道的神经节和神经丛,如将鹌鹑的肾上腺髓质相应的神经嵴片段移植到鸡胚胎内迷走神经嵴位置时,移植物仍发育成肾上腺髓质的结构。这些情况说明神经嵴细胞能向多方面分化,它的特定迁移方式是受局部微环境所控制的。神经嵴是体内多潜能结构之一,它的衍化物可有三个胚层的性质,如外胚层的神经元及神经胶质细胞,中胚层的结缔组织、软骨与骨,内胚层的内分泌细胞。

(三) 神经嵴的主要衍化物(图 2－28)

1. 周围神经系统　　脑神经 V、VII、VIII、IX、X 的感觉神经元

脊髓后根神经节的感觉神经元

交感神经节和神经丛

肠道神经丛

卫星细胞、神经膜细胞

2. 内分泌系统　　肾上腺髓质嗜铬细胞

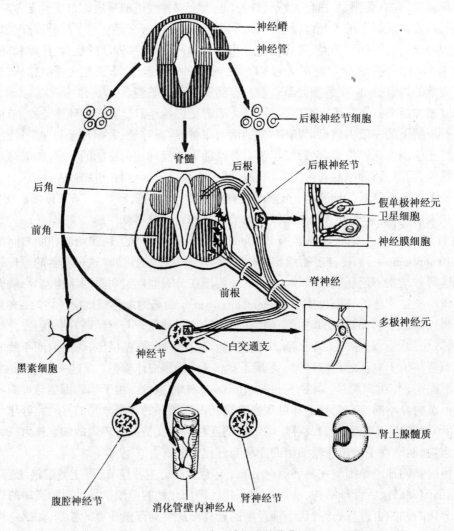

图 2－28　神经嵴细胞的分化

颈动脉小球 I 型、II 型细胞

甲状腺滤泡旁细胞

心、肺中神经内分泌细胞

3. 黑素细胞

4. 中外胚层　　头部间充质分化成额骨、顶骨、颞鳞、鼻骨、腭骨、上颌骨、下颌骨、听小骨

蛛网膜与软脑膜

眼球壁脉络膜和巩膜、瞳孔括约肌与睫状肌

面部与颌部的真皮与皮下组织

成牙质细胞

与心脏相连大血管的中膜和外膜

(陈丽琏)

参 考 文 献

〔1〕 吴希如. 脑发育异常及发育中的脑损伤. 上海：上海科学技术出版社,1998.

〔2〕 蔡文琴,李海标. 发育神经生物学. 北京：北京科学出版社,1999.

〔3〕 Barr ML, Kiernan JA. The human nervous system an anatomical view point. 7th ed. New York：Philadelphia, Lippincott-Raven publishers, 1998. 3

〔4〕 Couly GF, Coltey PM, Le Douarin NM. The developmental fate of the cephalic mesoderm in quail-chick chimers. Development,1992,114：1

〔5〕 Galileo DS,Gray GE, Owens GC,et al. Neurons and glia arise from a common progenitor in chicken optic tectum：demonstration with two retrovirusen and cell type-specific antibodies.Proc. Natl. Acad. Sci. U. S. A, 1990,87：458

〔6〕 Larsen WJ. Human embryology. 2nd ed. New York：Churchill livingstone,1997.

〔7〕 Le Douorin NM, Smith J. Development of peripheral nervous system from the neural crest. Annual Rev. Cell Biol, 1988,4：375

〔8〕 Moore KL, Persand TVN. The developing human. 6th ed. Philadelphia：WB Saunder Co,1998.

〔9〕 Matthews GG. Neurobiology molecules,cells and systems. England：Blackwell Science Ltd. 1998.

〔10〕 Muller WA. Developmental Biology. New York：Springer-verleg,Inc,1997.

〔11〕 Parent A. Carpenter's human neuroanatomy. 9th ed. Baltimore：Williams & Wilkins,1996.

〔12〕 Schoewolf GC. Histological and ultrastructural studies of secondary neurulation in mouse embryos. Am J Anat, 1984,169：361

〔13〕 Schoenwolf GC, Smith JL. Mechanism of neurulation：traditional viewpoint and recent advances. Development,1990,109：243

〔14〕 Turner DL, Cepko CL. A common progenitor for neurons and glia persists in rat retina late in development. Nature, 1987,328：131

第三章 神经系统的组织学和细胞学

　　神经系统是由神经组织以及供给营养的血管和极少量作为联系的结缔组织所构成。神经组织包括神经细胞和神经胶质细胞两种细胞成分,神经细胞是有突起的细胞,其突起(树突)将来自周围感受器的刺激传向胞体,自胞体发出冲动,再由突起(轴突)传向周围效应器,作出适宜的反应。所以神经细胞能将不同空间和时间的传入冲动整合成行为的基础。神经胶质细胞不能接受刺激或传导冲动,虽然大多数神经胶质细胞也具有突起,但其突起相互交织,网络在神经细胞或是毛细血管周围,对神经细胞起着支持、营养、保护和修复等功能。

第一节 神 经 元

　　神经细胞是构成神经系统的结构和功能单位,故又称**神经元** (neuron)。神经元包括细胞膜、细胞核和细胞质的胞体以及由细胞膜和细胞质延续伸出胞体外的突起(图 3-1)。胞体是细胞代谢的中心,形状多样,有锥体形、梭形、星形等等。神经生物学家往往根据胞体的不同形状命名为锥体细胞、梭形细胞与星形细胞等,后两者又有人称为非锥体细胞,以致与锥体细胞相区别。神经细胞的大小差别也很大, 所谓大小,通常是指胞体的直径而言,如最小的为小脑颗粒细胞,胞体为 $5\sim8~\mu m$, 最大的为大脑运动皮质 Betz 细胞, 其高度和直径(胞体宽度)为 $(30\sim120)\mu m \times (15\sim60)\mu m$。

一、细胞膜

　　细胞膜 (cell membrane) 和其他细胞一样,其结构是脂质双分子层和蛋白嵌合而成的厚约 7.5 nm 的单位膜。对神经元具有保护和选择性的通透作用,以维持其自身生存所需的营养代谢和适宜的外环境;在胚胎发育中,膜表面的糖萼起着识别细胞的作用,使之能在众多的细胞中找到自身的固有位置;细胞膜在神经细胞中还起着特有的传导冲动和信息交换的作用。膜的上述功能与其蛋白质结构密切相关。构成神经细胞膜的蛋白质有结构蛋白、酶、泵、通道和受体五类:结构蛋白通常是指连接相邻细胞组成器官的蛋白分子;酶位于膜内而能催化膜表面的化学反应以完

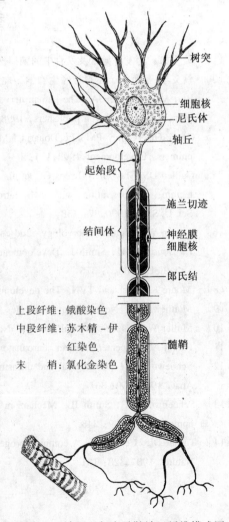

树突

细胞核
尼氏体

轴丘

起始段

施兰切迹

结间体
神经膜
细胞核

郎氏结

上段纤维:锇酸染色
中段纤维:苏木精-伊
红染色
末　梢:氯化金染色

髓鞘

图 3-1　神经元与有髓鞘神经纤维模式图

成某些功能,如腺苷酸环化酶;泵,如 Na^+、K^+ 泵,是消耗能量逆着浓度梯度主动移动 Na^+ 和 K^+,形成和保持 Na^+、K^+ 在细胞内外的合适浓度;离子通道是以最易通过此通道的离子而命名的,如 Na^+ 通道、K^+ 通道和 Ca^{2+} 通道等。离子通道的开闭受跨膜的电位差控制,因此又分别称为**电位门控钠通道** (voltage-gated sodium channel) 和**电位门控钾通道** (voltage-gated potassium channel)等(图 3 - 2)。离子通道在膜上的分布并不均一,可从 0 ~ 10 000 个/μm²,其密度可受细胞本身的需要所控制。一般认为,轴突膜上电位门控通道比树突膜上的多;还有一些膜蛋白具有可与相应神经递质分子结合的部位,称为**受体** (receptor),受体常与通道蛋白或酶偶联而起作用,如乙酰胆碱和突触后膜上的乙酰胆碱受体结合时,通道开放,使 Na^+ 从膜外到膜内和相等数量的 K^+ 从膜内到膜外,引起突触后膜发生电位变化。这种受体通道是与化学信号分子结合才开放的,故称**化学门控通道** (chemically gated channel);化学门控通道在胞体膜和树突膜上较多。此外,也有一些通道不受电位和化学信号所控制,而是经常开放着。有些神经元的部分胞膜下方约 6 ~ 10 nm 处,有一层电子密度较大的物质称为**膜下致密层**(图 3 - 2)。

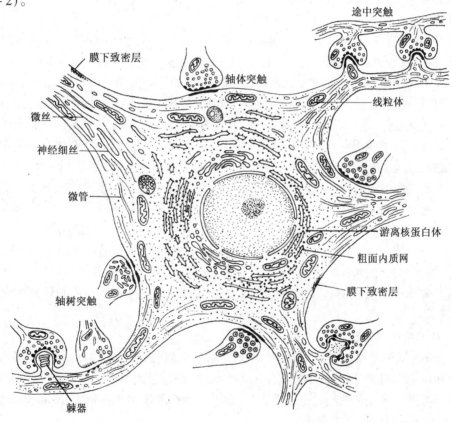

图 3 - 2 神经元与突触的超微结构模式图

左上方为轴突,其余均为树突

二、细胞核

大多数神经细胞只有一个大而圆形的**细胞核**(nucleus),有的细胞核有凹陷甚至分叶,如小脑的浦肯野细胞。光镜下,核大而圆,着色浅淡,呈空泡状,表示核内异染色质少而富含常染色质,**核仁清楚**,通常 1 个,偶或 2 ~ 3 个,其化学成分主要为 RNA 和蛋白质,核仁形成 rRNA,运向胞质,故与蛋白质生成密切相关。**核孔**有利于核与胞质间物质相互沟通。核仁旁边有一个着色较深的圆形小体,特称为**核仁卫星**(nucleolus-associated chromatin),小体有时贴附在核膜内,这种结构最先是 Barr 见于猫的神经细胞内,故又称**巴氏小体**(Barr body)。**核膜**包在核外,在电镜下是一层具有许多核孔的双层膜(图 3 - 2)。现知巴氏小体也出现在女性或雌性动物的体细胞内,它是细胞内两条 X 性染色体中无活性的一条,在分裂间期的核中呈**异固缩现象**(heteropyknosis),所以又称 X 性染色质。在男性或雄性动物的体细胞内,仅有一条有活性的 X 性染色体,它在分裂间期伸长成为细丝,所以不显。因此有人将 X 性染色质的出现与否作为鉴别男女性别的标志。但是各种动物也有不同,如小白鼠,不论雄性或雌性的细胞中,有 80% ~ 90% 的核仁附有 X 性染色质,即或是猫小脑浦肯野细胞也只有 40% 的雌性猫中有此小体,雄猫中无,可见小体的出现与动物种属差异有关。

三、细胞质

细胞质又称核周质(perikaryon)。具有一般细胞的高尔基复合体、线粒体、滑面内质网与溶酶体等细胞器外,还有尼氏体和神经原纤维两个特征性结构。

(一) 尼氏体

光镜下,用碱性染料着色时,除了轴丘和轴突外,胞体和树突内部含有大小不等的块状或粒状物质,称为嗜碱性物质或核外染色质,早年由 Nissl 发现而命名为尼氏体(Nissl body)(图 3 - 3)。尼氏体在各种神经元内的大小形状差别都很大,如脊髓前角运动神经元的尼氏体较大,集结成块而有"虎斑"之称,在脊神经节细胞内呈分散的小粒状。尼氏体的化学成分是核糖核酸和蛋白质,常称**核蛋白体**(ribosome)。电镜下,尼氏体是由许多管、泡状粗面内质网平行排列成层状和其间直径约 10 ~ 30 nm 的游离核糖体所组成 (图 3 - 2)。这些核糖体的作用主要是合成、复制细胞器以及产生与递质有关的蛋白质和酶,所以尼氏体是合成蛋白质的场所。尼氏体的形态大小不仅在不同的神经元内表现不同, 即或同一细胞在不同生理状态下也有变化。例如神经元在遭受过度刺激时,尼氏体显著减少甚或消失;当神经纤维损伤时,胞体内的尼氏体也会出现溶解或消失,这种现象称为染色质溶解(chromatolysis)。如细胞体不死亡,则溶解的尼氏体可以重现,胞体代谢也可逐步恢复,产生新的胞质,不断输送到被切断的轴突部分进行修补,使神经纤维获得再生。曾有实验观察到电刺激 10 min 后的感觉神经元,其胞质内的核糖核酸和蛋白质含量都很少,由此可见,神经修补的活动伴有蛋白质和核糖核酸的代谢过程。

(二) 神经微管、神经细丝和微丝

在电镜下三者形态清晰可分。其化学成分均为长多肽链组成的纤维状蛋白,在细胞质内构成复杂的和可动的网架,称为**细胞骨架**(cytoskeleton)。细胞借此形成和维持自身的形状。这些长多肽链在神经元老化和神经元退化性紊乱,如老年性痴呆症(Azheimer's disease)和巴金森病(Parkinson's disease)中会发生变化。

1. 神经微管(neuromicrotube) 简称微管(microtube)。最粗,外径为 20 ~ 28 nm,横切面呈小管状,管壁厚约 6 nm,中央浅淡。每一根微管是由管蛋白 A 和管蛋白 B 异二聚体组装而成,由于管蛋白在微管中聚合、组装不对称而使微管具有极性。在神经终末端,组装速率大于去组装速率而成为正(+)端,而近胞体端组装速率相反成为负(−)端。在轴突内所有微管呈纵向排列时,均以正端朝向终末,从而使微管能不断向终末延伸。管蛋白异二聚体组装成微管时需要微管相关蛋白(microtube associated protein, MAP_s)参与。MAP_s 迄今已有 MAP_1 (350 kD) MAP_2

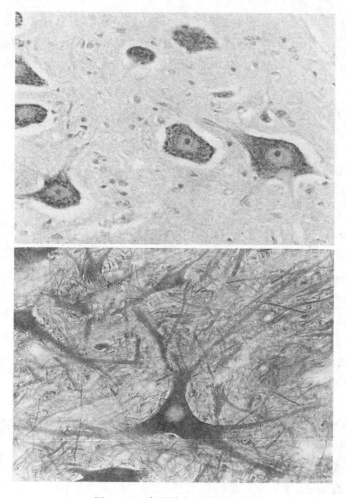

图 3 - 3　脊髓前角运动神经元

上图:苏木精 - 伊红染色,显示尼氏体、轴丘和轴突(上海同济大学医学院提供)
下图:Cajal 法显示神经原纤维和突触

(300 kD) 和 tau 蛋白 (50 ~ 70 kD) 等,其中 MAP₂ 只存在于胞体和树突,tau 蛋白主要存在于轴突,MAPₛ 均可形成微管横臂。

2. 神经细丝(neurofilament)　外观上和其他细胞内的中间丝相类似,直径为 7 ~ 10 nm,是由三种不同的多肽亚基 NF - L(73 kD)、NF - M(145 kD) 和 NF - H(200 kD) 组成的。神经细丝在胞质中非常丰富,用某些固定剂固定和银染时则集聚成束,形成光镜下所称的神经原纤维(neurofibril)。神经细丝的数量看来与轴突粗细相关,但它在轴突中比微管多 3 ~ 10 倍,神经细丝是许多磷酸化神经元蛋白质之一,而这种磷酸化与神经细丝在正常神经元和疾病神经元中的功能直接相关,如磷酸化的 NF - H 在神经细丝之间的横臂交联中起主要作用,通过交联使细胞骨架稳定。出现在老年性痴呆症的神经原纤维缠结(neurofibrilary tangles)则是 tau 蛋白过度磷酸化所造成。

3. 微丝(microfilament)　最短最细,直径为 3 ~ 5 nm,肌动蛋白 β 和 r 聚合成微丝,并以网络形式存在于轴突中,组装成的微丝也有极性,正(+)端如钩,故又称钩端,负(-)端又称尖端。微丝的形态和功能受 Ca^{2+} 和磷酸肌醇等多种因素调节,如依赖不同 Ca^{2+} 浓度的绒毛蛋白

(villin) 可影响微丝聚合或解聚，血影蛋白 (spectrin) 使微丝网络化，松散而开放的网络可以锚定转运的细胞器，微丝不但与神经细丝、微管连接，还可以和胞膜内侧形成网络，并与血影蛋白一起组成膜蛋白。另外，微丝还存在于生长锥的丝状伪足中起引导生长锥向前移动的主要作用。

(三) 滑面内质网

滑面内质网 (smooth endoplasmic reticulum) 很发达，几乎填充在所有粗面内质网之间的空隙中，从胞体伸延至树突和轴突，纵行于突起内。有时滑面内质网紧贴在胞膜下方，呈现一个宽阔扁平而有孔的膜性囊，称为膜下囊泡 (hypolemmal cisterna)，其作用可能和胞膜运输离子有关。

(四) 高尔基复合体

高尔基复合体 (Golgi complex apparatus) 最早由 Golgi(1883) 在脊神经节中发现。存在于核周围和树突的近端部分。电镜观察，与一般细胞中者相似，是由几层扁平囊泡、大泡和小泡所组成。小泡是由滑面内质网出芽更新而来，并携带由粗面内质网合成的多肽或蛋白质等，故又称转移小泡，通过扁平囊泡的加工浓缩，然后脱落成大泡。在不少神经元内，都有一些大而含有单个圆形致密核心的囊泡，和高尔基复合体相联系，不少神经终末也都含有数目不等的致密囊泡。有实验支持它们可能与某些神经递质(如儿茶酚胺)有关。另外合成乙酰胆碱的合成酶也是由高尔基复合体集装后运至神经终末的，因而认为高尔基复合体可能与形成新突触囊泡和制造多肽类激素的神经分泌颗粒等功能有关。

(五) 线粒体

线粒体 (mitochondria) 形状、大小和多少都不一致，一般以年幼的细胞或含脂滴少的细胞中较多。脊髓中的感觉神经元比相同区域的运动神经元为多。通常以长的细丝状居多，颗粒状也有，广泛分布于胞体与突起内。其超微结构与一般细胞中者相同，也具有细胞色素氧化酶系统等，故与氧化代谢有关。通过组织培养观察神经元时，可见线粒体的形状和大小经常变化，并在胞质中缓慢地或快速地从一个区移向另一个区。从切断一条脊神经的实验中，见到与其相应水平的脊髓前角运动神经元内，在染色质溶解的同时，线粒体量增加和体积增大，说明被切断轴突的神经元内部氧化代谢的增强。

(六) 中心体

在神经母细胞和某些神经元中曾见中心体 (centriole) 和其相连的纤毛。中心体的功能不太清楚，或许和非神经元细胞那样起着微管组织中心 (microtubule-organizing center) 的作用。

(七) 过氧化物酶体

过氧化物酶体 (peroxisome) 简称微体 (microbody)。是一种由单位膜包裹的小细胞器，直径为 $0.25 \sim 0.5\ \mu m$，其中含高浓度的过氧化物酶和过氧化氢酶，两者占微体蛋白总量的 40%。微体还含有多种氧化酶，它们能催化生成过氧化氢 (H_2O_2)，过氧化氢可被过氧化氢酶催化生成 H_2O 和放出 O_2，从而使细胞避免遭受因产生过多的 H_2O_2 的毒性损害。所以有人也称微体为过氧化氢酶体。过氧化物酶还能降解细胞膜磷脂分子中的高度不饱和脂肪酸，氧化生成过氧化物及过氧化脂质，后者与蛋白质结合并入溶酶体，可累积形成脂褐素。因此微体也有保护细胞膜的作用。

(八) 包涵体

神经细胞中还常含有溶酶体、多泡小体以及色素颗粒和脂褐素等。**溶酶体** (lysosome) 经常存在于各种神经元内,其大小一般为 0.3~0.5 μm,个别也有 1~2 μm。溶酶体含有酸性水解酶,具有消化自身衰老退化的细胞器或被吞噬的异物的作用。另外,神经终末的突触囊泡也可以被溶酶体摄取而运回到胞体而常称多泡小体。多泡小体(multivescicular body)是由初级溶酶体与吞饮体结合而成的多种次级溶酶体(secondary lysosome)。**黑素**(melanin)或**神经黑素**(neuromelanin)存在于黑质、蓝斑、脑干的某些部分以及脊髓和交感神经节的神经细胞中。黑素在生后一年末出现,以后随着年龄俱增,青春期以后较为稳定。**脂褐素**(lipofuscin)出现于许多很大而成熟的神经细胞内,是一种黄色的自发荧光色素,在光镜下,为呈黄棕色的色素颗粒,集聚于胞体一侧。电镜下是一种具有致密颗粒和空泡的小体。它随年龄而增加,初生儿中缺如,初见于 6 岁的脊神经节,见于稍晚几年的脊髓和 20 岁后的大脑皮质中。在衰老的某些神经细胞中,往往占据胞质的大部分,故又有老年色素(senility pigment)之称。根据组织化学和超微结构的研究,推测脂褐素颗粒来自溶酶体。1975 年 Sheibel 认为色素的增加有损害蛋白质合成作用。1976 年 Briezer 认为脂褐素有螯合毒性的阳离子作用。

其他包含物 在核仁和尼氏体中,常有钙和铁的沉着,核仁中还有微量的二氧化硅。其他如海马富含锌,这些金属可以作为各种特殊酶的补充成分。

四、树突

树突(dendrite)一至多个,自胞体发出后,成锐角状反复分支,逐渐变细而终止,树突及其分支所属的范围,称为树突野,树突野的大小可以说明神经元接受冲动信息量的多寡。它在一生中并非固定不变,而有可塑性。树突内含有尼氏体、线粒体、高尔基复合体(仅存于树突近端)、滑面内质网、神经细丝和微管等。构成神经细丝蛋白的亚基包括 NF－L 和 NF－M 以及很少磷酸化的 NF－H。树突内不含生长相关蛋白－43(growth-associated protein－43,GAP－43),而含 MAP₂,故可借此抗体而辨别树突。树突中的微管比轴突中多,微管在树突中的排列方向与胞体中一样,即正(＋)和负(－)端的数量是均等的,这是因为树突中有核糖体和高尔基体而可以优先向(－)端,而不像在轴突需向(＋)端。树突和轴突的不同还在于对神经元的传入比传出多,并具有兴奋性和抑制性的双重突触联系,如树树突触、树体突触,其中有些是交互性突触。树突表面不光滑,可以伸出各种形状的细小突起,称为**树突棘**

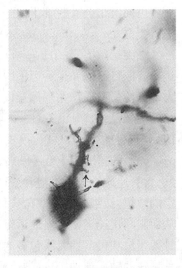

(dendrite spine),或简称**小棘**(spine)(图 3－4)。有人统计有的神经元树体及其分支上可有成千上万个小棘,这无疑是扩大了树突表面积。小棘的长度一般不超过 2 μm。根据小棘的形态一般可分为三种类型:① **细长型**或**鼓槌型**(thin shape),具有一个细长的柄(或颈)和一个球状的末端,数量最多。② **芽型**(stubby shape)的柄粗而短和末端大小相近;③ **蘑菇型**(mushroom shape)的柄粗短,末端膨大,数量最少。电镜观察小棘中有 2~3 个平行叠成板层的膜性囊,它们是由树突中的滑面内质网伸入形成的,板层之间还有少量致密物质,这个结构称为**棘器**(spine apparatus),在小棘基部有游离核糖体和多聚核糖体(图 3－2)。在典型的细长型小棘中,从内质网和棘器来的放射状肌动蛋白丝位于突触下区。在芽型小棘中肌动蛋白丝沿小棘长轴平行排列,其近端与来自树突干的微管相联系,其远端和内质网及有衣小泡相联系。这里存在着能收缩肌动

图 3－4 大鼠交叉上核神经元胞体和树突上各种形状的小棘↑ Golgi 法 ×1 000

蛋白的可能,为解释小棘柄的可塑性变化提供了形态基础。大的小棘中可含2~3个棘器。棘器还可存在于树突干和轴突起始段或胞体上。小棘的数目、形态和分布常有所变化。如摘除眼球后,视皮质锥体细胞顶树突的小棘有所减少。至于小棘的作用,以往认为它是增加树突的表面积以接受更多的轴突终末。近年研究小脑浦肯野细胞时,发现小棘为兴奋性突触所在,而无小棘的树突干则为抑制性突触。当小棘(突触后膜)受到刺激后,发生去极化,发放少量电流,经过小棘柄时有所减弱,汇集各个小棘传来的电流再加上经过树突干抑制性突触所产生的影响,才构成最终的电位差改变,因此认为小棘对进入神经元的兴奋有可能起积极的调整作用。

五、轴突

轴突(axon)由胞体或树突近端发出,除个别神经元外,所有神经元都有一条细而均匀的轴突,有的较短,仅延伸到几个胞体的直径那么长(如 Golgi Ⅱ 型细胞),有的很长,可达几千个细胞(如 Golgi Ⅰ 型细胞)。位于中枢和外周的轴突,有的外面有髓鞘包裹成为有髓鞘神经纤维,有的无髓鞘包裹则成为无髓鞘神经纤维。胞体发出轴突的部位,有一个无尼氏体的圆锥形区域,光镜下染色浅淡,称为**轴丘**(axon hillock)。轴丘变狭延伸成为轴突的**起始段**(initial segment)。所以起始段是指自轴丘狭小端到开始有髓鞘前的一段轴突,其长度常因不同神经元而有变化,一般为 15~25 μm。在起始段的轴膜下方,有一层电子密度较大的**膜下致密层**(图3-2)。起始段的兴奋阈最低,通常是神经冲动(动作电位)的起始部,也是抑制性轴-轴突触所在。轴突表面光滑,分支也少,其分支总是自主干呈直角发出,称为**侧支**(collaieral branch),轴突远端分支称为**终末分支**(terminal arborization),又称**终轴突**(teleaxon),可和其他神经元或效应器(肌肉或腺体)形成突触(图3-1)。轴突外包的细胞膜称**轴膜**,轴突内的细胞质称**轴质**,轴质内有线粒体、滑面内质网、溶酶体、神经细丝和微管。与树突不同处:无尼氏体,有少量微丝,神经细丝比微管多;组成神经细丝蛋白的亚基为 NF-H、NF-M 和 NF-L,并在成熟的轴突中有磷酸化,高度磷酸化是轴突成熟的标志,而磷酸化的 NF-H 在神经细丝的横臂交联中起主要作用。轴突中含有 GAP-43,还有 MAP_2 和 tau 蛋白,前者调节微管的稳定性和促进它们的方向性聚合,后者可同时结合有些管蛋白分子而增强它们的聚合。电镜下可见微管两侧和细胞器之间均有横臂蛋白(crossing-linkoprotein)相连。

轴突运输(axon transport)　是指蛋白质和其他物质在轴质内的流动。多种实验发现轴突运输有顺行运输和逆行运输两种。**顺行运输**(anterograde transport)指由胞体运向终末,由于绝大部分的蛋白质均在胞体合成,所以新合成的结构蛋白和酶必须借顺行运输提供给轴突和树突的生长及维持其活动(图3-4)。1985年 Allen 用 Video-enhanced 显微镜直接观察到轴突内的大颗粒是以"跳跃式"模式进行顺行运输,在双向运输中有快慢两种速率。**快速运输**(fast trnsport)的速度为 100~400 mm/d,主要运输由高尔基体和内质网来的膜包囊泡、神经活性肽,含有递质小分子囊泡和一些降解酶。快速运输依赖于氧化代谢,是基于微管提供了一个稳定的轨道,让细胞器以跳跃式移动。若用秋水仙素处理,则很快导致微管蛋白弯曲和微管破坏,从而阻断快速运输。**慢速运输**(slow-transport)主要是将与轴突生长、更新和维持其生命的细胞骨架蛋白和可溶性无膜包裹的酶(包括合成递质所需的酶),均以慢速(0.1~3 mm/d)运输,这种慢速的轴质流动,又称轴质流(axonal flow)。电镜下可见微管和神经细丝之间有规律的横臂蛋白相连,也和微丝相连,彼此共同形成网架(微小梁系统)(图3-5)。**逆行运输**(retrograde transport)的速率 200~300 mm/d,比快速顺行运输慢 1/2~2/3。它们主要运输老年化的细胞器和内吞细胞器(包括再循环的膜包囊泡),以及吸收和未吸收的外源性物质,如病毒、毒素、各种生长因子和抑制因子等。用放射性核素示踪法测定,由快速运向轴突终末的蛋白质,约有 25% 又由终末逆向运回至胞体。将辣根过氧化物酶 (horseradish peroxidase, HRP) 注射于外周神经的末梢部位,可通过内吞作用摄取 HRP,以多胞体等形式逆向运输至胞体。若将 HRP 注射于某个神经核团,那么神经细胞体也可以内吞方式摄取 HRP,顺向运至神经终末,这就是广泛应用 HRP 法研究神经传导通路的结构基础。其他如狂犬病毒、破伤风病毒也都被认为是由逆向运输从周围到达中枢。

另外,也有人提出从末梢至胞体的运输途径也可能同时起着将信息传向胞体的通讯作用,从而使胞体随时掌握神经终末及其突触处的功能状态。

有关轴突运输的机制,假设很多,至今还不很清楚。20 世纪 80 年代末期提出顺向运输的运动分子(即横臂蛋白)是**激蛋白** (kinesin) (图 3 - 6)。激蛋白是长约 80 nm 的杆状分子,由两条重链(124 kD)和两条轻链(64 kD)组成四聚体。每个分子有两条重链组成的两个球形头和一条杆以及两条轻链组成的尾。球形的头部有 ATP 酶和微管相连接的结合点,其尾端和膜包细胞器相结合,近年还推测细胞器上可能有激蛋白酶受体 (kinectin) 可与之相结合,在分子中心的杆部有一个可供运动的弯曲部位。由于激蛋白分子沿着微管滑动,而微管(＋)端向着终末延伸,因此细胞器也就随之只向终末方向移动。对逆向运输的机制更不清楚,设想其移动分子是**胞质动力蛋白** (cytolasmic dynein),胞质动力蛋白也是一种微管相关蛋白 ATP 酶 (microtulbule-associated pro-

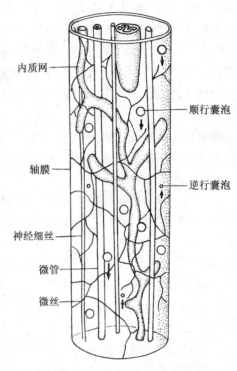

图 3 - 5　细胞骨架与轴突运输示意图

内质网
顺行囊泡
轴膜
逆行囊泡
神经细丝
微管
微丝

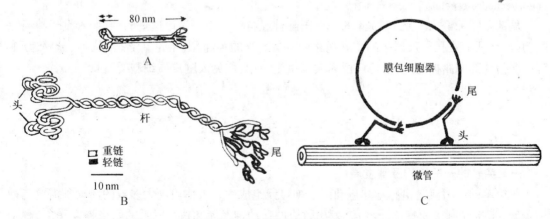

图 3 - 6　轴突运输的分子结构图解(引自 Hirokaw SN,1989)

A 一个激蛋白分子
B 示激蛋白分子由两条重链组成的两个球形头和相互绞缠的杆,以及两条轻链组成的一个扇形尾
C 示激蛋白的头、尾各自和微管、膜包细胞器相结合,后者沿微管作顺向运输到终末

tein ATPase, MAPIC)分子,有 2 个或 3 个带有 ATP 酶活性的球状头的大分子和轻链的尾,是个逆向转运的运动蛋白。微管上同时存在激蛋白和胞质动力蛋白,与激蛋白相结合的细胞器都移向微管的(+)端(轴突终末端),故在轴突中作顺行运输。相反,与胞质动力蛋白结合的细胞器都移向微管的 (−)端(胞体端),所以不同分子结合的细胞器在同一轴突内可进行快速的双向运输。激蛋白和胞质动力蛋白结合到同一囊泡(细胞器)的不同受体膜上,并可以活性或非活性两种状态出现,所以一个细胞器在轴突的顺向运输抑或逆向运输的速率也可以说是受激蛋白和胞质动力蛋白的不同活性所决定,即当激蛋白被激活,胞质动力蛋白被抑制,细胞器作顺向运输到终末,反之,则作逆向运输。

六、神经元的分类

19 世纪末,Golgi 曾根据轴突伸展的长短,将神经元分为两大类: ① Golgi Ⅰ型,轴突长,直径往往也粗,外被髓鞘;② Golgi Ⅱ型,轴突短而细,通常无髓鞘。因此Ⅰ型细胞往往是具快速传递功能的神经元。由于神经元形态的多样性,企图建立一种满意的神经元分类体系是较困难的。下面介绍几种常用的分类。

根据神经元突起(树突)的多少,可分为: ① **多极神经元**(multipolar neuron)树突超过 1 个以上;② **双极神经元**(bipolar neuron)树突 1 个;③ **假单极神经元**(pseudopolar neuron)这是由胚胎时期的成双极神经元发生来的。在发育过程中, 两个突起的近端合为一个, 因此形成一个"T"字形分支,这两个分支分别与树突和轴突的功能相当。

根据神经元的传导功能来分: ① **感觉神经元**(传入神经元); ② **联络神经元**(中间神经元);③ **运动神经元**(传出神经元)。

尽管神经元的分类形式很多, 但是它们之间也还是统一而有联系的, 例如脑、脊神经节的神经元,从形态来看是假单极神经元,但从其功能来说,则属感觉神经元,其余皆可类推。

根据神经细胞合成、分泌与释放的激素或神经递质的化学性质来分:有胆碱能神经元、**单胺能神经元** (包括多巴胺、去甲肾上腺素、肾上腺素和 5 − 羟色胺神经元等)、**氨基酸能神经元**和**肽能神经元**等。一个神经元可以同时分泌一种以上的递质或激素,分泌的递质或激素进入其周围的毛细血管, 随血液被送至靶细胞发挥作用, 则称这类神经元为**神经内分泌细胞**(neuroendocrine cell)。

局部回路神经元 是 1975 年的一次国际神经科学会议中讨论通过的,它们着重于神经元的功能,将所有在执行反射弧的传导通路中进行联络的神经元,不论其形态、位置、分泌递质,皆命名为局部回路神经元,现已广泛为大家接受使用(详见大脑皮质细胞类型)。

第二节 突 触

一、突触的一般结构及其发展

最简单的反射弧是由感觉和运动两个神经元组成的,人体内绝大多数的活动都需要三种神经元,即接受刺激的感觉神经元、发出效应的运动神经元和执行联系的联络神经元,三种不同功能的神经元通过相互之间的接触(突触),构成一定的神经环路(neural circuit)或称神经回路(即反射弧的三个主要成分),其中特别需要许多联络神经元,当然还需要和周围的感受器与效应器之间的联系,才能将来自外界的种种信息向脑内传递,经过整合,发出适宜的反应。所以神经系统的主要功能在于能够处理来自机体内、外环境的不同信息，协调与管理机体各个器官组织的活动，以维持机体的统一与完整。

神经元之间的接触点，以往从光镜下见到用硝酸银染色的脊髓前角运动神经元的胞体或树突上，有许多黑色或棕色的小球形膨大（直径为 0.5～2 μm），这个膨大部位是由另一个神经元的轴突终末与此接触形成的，称为**终足**（end feet）或**终扣**（boutons terminaut）（图 3－3），所以终扣是两个神经元间的接触，不是它们之间细胞质的连续，而是这两个神经元之间功能的相互作用，故而终扣就是**突触**（synapse）。位于胞体上的终扣称为**轴体突触**（axosomatic synapse），位于树突上的终扣称为**轴树突触**（axadendritric synapse）（图 3－2）等。这种命名也指出了它们之间信息传递的方向。有人统计一个前角运动神经元具有 10 000 个突触，约 8 000 个为轴树突触，和 2 000 个轴体突触。1954 年 Palade 和 Palay 用电镜显示突触超微结构的图像后，更明确突触具有突触前成分、突触间隙和突触后成分三种组分，随着生理学和药理学等的实验结果，了解到通过突触前成分（前一个神经元）释放的化学性物质（神经递质），将信息传递给突触后成分（后一个神经元或效应器），使之产生反应活动，所以突触是一切反射弧产生的结构和功能基础。

二、突触的分类及其超微结构

突触按其传导信息方式的不同，可以分为电突触与化学性突触两大类，其中以化学性突触数量最多，分布最广，变化也最多。此外，还有少量电突触与化学性突触同时并存的混合性突触。

（一）电突触

电突触（electric synapse）的结构与一般存在于上皮细胞之间的**缝隙连接**（gap junction）一样，连接处两侧的膜各为突触前膜与后膜，前、后膜之间的间隙极窄，仅为 2～4 nm，冷冻复型技术证明，相邻两个细胞的膜上有许多配布十分规律的球形单位，每个单位呈短柱状，直径7～9 nm，中央有小管相通，成为沟通相连细胞间的直接通道，供细胞间交换离子和小分子物质以及某些第二信使物质，此处电阻低，离子可迅速交换，从而引起突触前、后膜的电位发生变化。此种突触不需要化学递质，电流传递经过突触时的延迟也少，可以说是同时发生。电突触还具有双向传导的特性。此类突触多见于无脊椎动物及脊椎动物中的鱼类、青蛙的脊髓和鸟类的睫状神经节中，而在哺乳动物中很少，见于大鼠的前庭神经外侧核和三叉神经中脑核，兔、猴视网膜的视细胞之间，以及大脑皮质神经元的树突之间。

（二）化学性突触

1. 超微结构

（1）**化学性突触**（chemical synapse）　由突触前成分、突触间隙和突触后成分三种成分组成（图 3－7）。

（2）**突触前成分**（presynaptic element）　呈囊袋状，直径为 1～2 μm，包括突触前膜、突触囊泡、微管、线粒体、多泡小体以及一些终止在突触前成分而远离突触前膜的神经细丝，微管可直达前膜附近。

（3）**突触前膜**（presynaptic membrane）　是神经元胞膜的一部分，厚为 6～7 nm，在用磷钨酸染色的标本中，可见由突触前膜突入胞质内形成的**致密突起**（dense prozection），侧面呈三角形，正面呈六角形，致密突起之间的间隙称**突触前栅栏**（presynaptic grid），内容 1～2 个突触囊泡。突触前膜在突触栅栏处有胞质内凹形成的**突触孔**（synaptopore），供突触囊泡附着和递质释放。**突触囊泡**(synaptic vesicle)有三种型式：① **清亮圆形囊泡**(lucent spherieal vesicle)，直径为 30～50 nm，其中含有乙酰胆碱(ACh)等递质，常简称圆形囊泡或突触囊泡(图 3-8)。② **清亮扁平形囊泡** (lucent flattened vesicle)，或简称扁平囊泡，有人认为这主要由于固定液渗透力不同所致。但是有时在一个突触内同时具有圆形和扁平形两种囊泡。Gray(1964)把有扁平形囊泡的突触认为是抑制性突触，内含 r-氨基丁酸(GABA)。③ **致密核心囊泡**(dense core vesicle)。**神经细丝**和**微管**(特别是微管)有引导突触囊泡移动靠近突触前膜的作用。线粒体很多，供应能量和酶系。从突触前成分中还分离出许多蛋白质，其中和突触活动至关重要的是**纤维性肌动蛋**

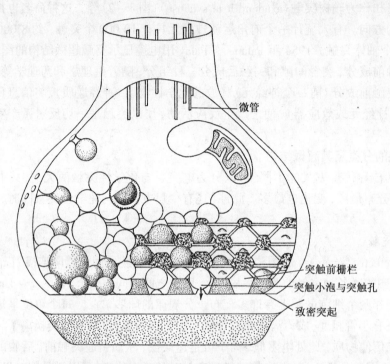

图 3-7　化学性突触超微结构模式图

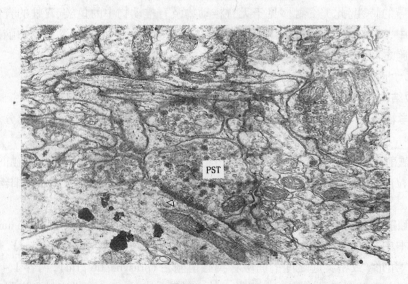

图 3-8　大鼠交叉上核轴树突触△和突触前终末(PST)含清亮圆形囊泡与致密核心囊泡　×22 500

白(F - actin)和**血影蛋白**(spectrin)，两者共同形成一个可容突触囊泡固定的网状细胞骨架。也还有附着在突触囊泡膜上并帮助它离开网架移向突触前膜并与之融合的其他联合蛋白，如**突触素Ⅰ和Ⅱ**(synapsin Ⅰ,Ⅱ)，**突触体素**(synaptophsin)和 caldesmin、amnexins、SNAP - 25 等。多泡小体内含膜碎片、颗粒和一些泡状结构。在前膜附近还常见**有衣小泡**，它是由前膜内吞形成，参与囊泡的再循环。突触前膜也有受体，参与回收剩余的神经递质。

（4）**突触间隙**(synaptic cleft) 存在于前、后膜之间，宽 20～40 nm。突触间隙内有横行的由电子密度高的细胞间质形成的致密板片，板片内有将突触前、后膜联系起来的垂直细丝通过。突触间隙内有唾液酸和糖蛋白，前者以唾液酸糖脂和唾液酸糖蛋白的形式存在，它们能结合递质分子以保证递质从前膜运向后膜，后者可能与神经元之间的识别有关。在细胞外基质中还有神经细胞黏附分子(neural cell adhesiun molecule,N - CAMs)加强黏附突触前、后膜的作用。

（5）**突触后成分**(postsynaptic element) 包括突触后膜、突触下网与突触后致密小体以及线粒体等。

（6）**突触后膜**(postsynaptic membrane) 是神经元胞膜的另一组分，其特点为胞质面有致密的物质紧密附着于胞膜形成**突触后膜致密层**，突触后膜厚约 40 nm，故较前膜显著。后膜上有 ACh 受体和 NE 受体等。前者与离子通道有关，后者与第二信使环腺苷酸(cyclic adenosine monophosphate, cAMP) 有关。**突触下网**(subsynaptic web) 紧贴突触后膜深面，由微管、微丝组成。**突触后致密小体**(postsynaptic body)直径为 20～25 nm 的六角形小体，电子密度高，位于突触后膜致密层下方约 50 nm 处。

有人将突触后膜上的活性区称**突触后致密区**(postsynaptic dense area)（图 3 - 9）。突触后致密区呈盘状，直径 300～800 nm，厚 50～60 nm，紧贴于突触后膜上，特别是中枢神经系统轴棘突触的突触后膜上，已有一系列实验将这块组织分离出来，将此碎片进行分析并在原位作免疫

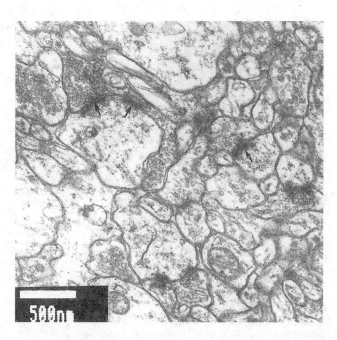

图 3 - 9 非对称型突触,示突触后致密区↑(复旦大学医学院电镜室提供)

细胞活性染色和电镜观察，证明突触后致密区的成分为：① 主要有肌动蛋白和血影蛋白，后者和肌动蛋白、钙调蛋白结合形成大分子复合体，作为细胞骨架的结构基础，存在于自然状态下的突触后致密区；② 少量管蛋白、微管相关蛋白-2(MAP$_2$)；③ 各种酶，如钙调素依赖激蛋白Ⅱ、激蛋白C，这些与突触可塑性反应中改变神经递质的速率有关；④ 其他还有谷氨酸受体和GABA受体、Ca^{2+}致活的K$^+$离子通道蛋白和第二信使有关的酶等。这些可能是通过其他蛋白质结合在细胞骨架里，也发现突触后致密区上有丝状蛋白。为此，这个结构不是静止的，可能和整个侧棘形状的改变有关。

2. 类型　随着研究工作的深入和技术方法的改进，越来越多地发现除了上述的轴体突触、轴树突触外的其他类型(图3-10)。

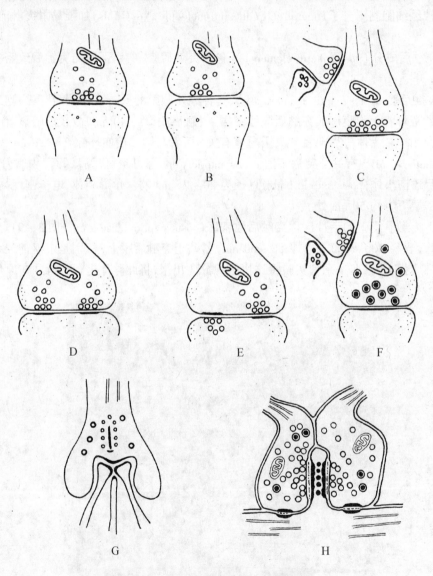

图3-10　各类化学性突触模式图

A Gray Ⅰ型(非对称型突触)　B Gray Ⅱ型(对称型突触)　C、D 平行性突触
E 交互性突触　F 连续性突触　G 带状突触　H 嵴突触

(1) **轴轴突触**(axoaxonie synapse) 是指神经元的轴突终末和有关神经元的轴突终末或轴突起始段之间形成的突触。数量很少。一般认为,轴轴突触是产生突触前抑制的形态学基础。其抑制可能是因为突触前轴突的去极化,使突触后轴突由去极化变为超极化,而使突触后轴突的递质释放减少。

(2) **树树突触**(dendro-dendritic synaspe) 见于脊髓、嗅球、丘脑和外侧膝状体。

(3) **树体突触**(dendro-somatic synapse) 少,见于外侧膝状体。

(4) **树轴突触**(dendro-axonal synapse) 少见。

(5) **体树突触**(somato-dendntic synapse) 少,见于大鼠外侧膝状体。

(6) **体轴突触**(somato-axonic synapse) 少。

(7) **轴棘突触**(axospinous synapse) 轴突和树突小棘之间形成的突触(图3-2)。

(8) **途中突触**(boutons on passage) 在轴突行进过程中和另外神经元的胞体、树突或轴突形成许多突触(图3-2)。如出现在郎飞结处,又称结突触(nodal synapse)。

(9) **平行性突触**(parallal synapse) 是在两个神经元的接触面积超过0.5 μm时,常会出现两个或两个以上的突触点,其传导方向一致(图3-10D)。

(10) **交互性突触**(reciprocal synapse) 其结构和平行性突触基本一致,只是相邻突触点的结构互相转换位置,即原来的突触前成分换为突触后成分,致使神经冲动传导的方向相反,常见于嗅球、视网膜和外侧膝状体等处。有人称此为神经系统中的微小环路(microcircut),因为它们不需要整个神经元参与而能起作用(图3-8E)。

(11) **连续性突触**(serial synapse) 是指同时有两个或两个以上的突触连续排列构成串状的突触。一个终末既是突触前成分,又可作为另一个终末的突触后成分。

(12) **带状突触**(ribbon synapse) 常见于视网膜双极细胞。其突触前终末的末端凹陷容纳突触后成分伸入其间,两者接触处构成突触前、后膜,在突触前终末内含有一条与突触前膜相垂直的**电子致密带称为突触带**(synaptic ribbon),长约500 nm,粗约50 nm,突触带周围有排列有序的突触囊泡,突触囊泡和突触带之间有细丝相连,突触带可能是有助于使突触囊泡向突触前膜移动和与之结合的一种结构(图3-10G)。

(13) **嵴突触**(ristae synapse) 是树突行径中形成嵴状突起作为突触后成分,同时与几个相同或不相同类型的突触前终末构成突触(图3-10H),突触后成分中的纵列小体是由突触后致密小体形成的,其功能意义还不清楚。

(14) **突触小球**(synaptic glomerulus) 见于嗅球、外侧膝状体和小脑皮质,这是由神经胶质细胞突起包围形成的一个球状结构(图3-11),参与结构的组分则随存在部位而不同,如小脑皮质中的小脑小球(参见小脑)。

Gray(1959)、Eccles(1963)和Colonnier(1968)根据突触前、后膜的厚度和突触间隙的大小以及其功能状态将突触分为Ⅰ型(图3-9)和Ⅱ型(图3-10)。现归纳列表如表3-1。

又有人将具有圆形小泡和扁平小泡的突触分别以其外文第一字母命名,称为**S型突触**和**F型突触**。在低等无脊椎动物和一部分脊椎动物中也发现兴奋性神经元具有S型突触,而抑制性神经元有F型突触。根据表中所述,Ⅰ型为非对称型,Ⅱ型为对称型,从功能上来说,Ⅰ型为兴奋性,Ⅱ型为抑制性。**对称型和非对称型突触**常用于中枢神经系统突触构筑的研究中,因为它们代表着形态学连续的两个末端,同时也代表它们的不同归纳、状态。非对称型的圆形囊泡中包含的递质尚有ACh与5-HT和组胺,如在致密核心囊泡中则含有NE、AD、DA和某些

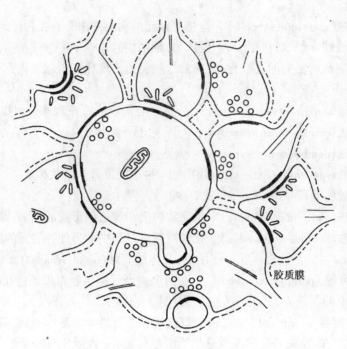

胶质膜

图 3-11 突 触 小 球

表 3-1　Ⅰ型突触和Ⅱ型突触

作　者	结　　构	Ⅰ型突触	Ⅱ型突触
Gray	突触前终末	$1 \sim 2 \ \mu m^2$	$< 1 \ \mu m^2$
	突触前、后膜	后膜较前膜厚	前、后膜厚度相近
	突触间隙	30 nm	20 nm
	突触囊泡	圆形	扁形
Eccles	突触前、后膜厚度	不等,非对称型	近似对称型
Colonnier	功能	兴奋性(亮氨酸)	抑制性(GABA)

胺。在某些突触中还同时有圆形囊泡和大的致密核心囊泡,这些常和含有 P 物质、脑腓肽的肽类递质联系在一起。

3. 突触体　突触体(synaptosome)是从脑组织匀浆经过反复离心后获得的。它是由突触前成分及其相应的突触间隙和突触后膜三种成分组成的一个完整结构。它仍具有释放递质的作用,所以是研究突触形态、生理和药理的理想材料。

(三) 混合性突触(mixed synapse)

混合性突触是指在相邻两个神经元之间,同时具有化学性突触和电突触,多见于鱼类。还有鸟类的前庭外侧核以及哺乳类的三叉神经中脑核,其功能意义有待深入探讨。

三、受体

受体(receptor)位于突触后膜上。当神经递质从突触前膜释放时,并非作用于整个突触后膜,而是作用于突触后膜上与该递质相应的受体,再通过与离子通道或酶的偶联作用,引起细胞一系列生理效应。已知神经递质(表 3 - 2)有 50 余种。对其相应的受体蛋白也受到广泛的注意和研究，现就神经系统经典而有代表性研究的乙酰胆碱能和肾上腺素能两种受体介绍如下：

1. 胆碱受体(AChR) 可分为毒蕈碱样胆碱受体(M 受体)和烟碱样受体(N 受体)。N 受体是第一个被纯化和阐明一级结构的受体，广泛存在于运动终板、大脑、海马、下丘等处。由于对脑内的 N - AChR 了解还不够清楚，故就研究最充实的周围神经(运动终板)N 受体简介如下：N - AChR 是酸性糖蛋白，相对分子质量 250 000 ~ 270 000。它是由 4 种共 5 个亚单位构成的五聚体膜蛋白。5 个亚单位按相对分子质量大小命名，并按顺时针方向依次排列成 α、γ、α、β、δ 五边形结构。其立体构型呈不对称圆筒状(图 3 - 12)，垂直贯穿整个细胞膜。全长 11 ~ 14 nm，露出于膜外的上端长约 5.5 nm，呈漏斗状张开，长约 1.5 nm 的下端插入突触后神经元的胞质中，中段长 3.5 ~ 6.5 nm 位于脂质双分子细胞膜内，横切面呈五边形，直径 8.5 ~ 9 nm，中间有一直径 1.5 ~ 2.5 nm 小孔，为正离子通过的离子通道，通道的闸门靠近细胞膜外侧，5 个亚单位构成了离子通道壁。每个受体有两个 ACh 结合位点，具有识别和结合 ACh 的能力。当 ACh 与位点结合，N - AChR 构型发生变化，闸门开放，Na^+ 进入突触后成分，引起突触后膜的电位发生变化，迅速完成信息传递过程。

进一步研究查明各亚单位都是由 18 个氨基酸组成的多肽链，它们可以形成 5 个跨膜 α 螺旋(即图中 M_1 ~ M_5)，因此，由 5 个亚单位构成的 N - AChR 通道壁，等于由 25 条 α 螺旋共同构成。由于离子通道内充满水，离子被水包裹，所以在通过通道时，并不会与通道壁上的电荷直接发生作用。至于通道闸门的开关机制还不太清楚，一般认为可能与 5 个亚单位的五边形排列有关。其中 δ 亚单位可能对调节通道关闭起主要作用。

2. 去甲肾上腺素受体 去甲肾上腺素受体(NER)嵌于突触后膜脂质双分子层内，是一个由两个亚单位借双 s 键连接的二聚体蛋白质，其相对分子质量约为 118 000。可分为 $α_1$、$α_2$ 和 $β_1$、$β_2$ 两种亚型，近年还不断充实新的亚型，如 $β_3$，而 $α_1$ 和 $α_2$ 中又各分出五个亚型，说明新的受体种类在不断被发现。人和大鼠的 $β_1$、$β_2$ 和 $β_3$ 受体结构很相似，在细胞膜上的图形也完全相同，其作用都通过 G - 蛋白的介导，故就 β - 去甲肾上腺素受体 (β - NER)的作用原理简介如下：

现已周知 β - NER 与腺苷酸环化酶的偶联通过 G 蛋白中介(图 3 - 13)。**G 蛋白**是鸟苷酸依赖性调节蛋白(guanine nucleotide regulatory protein)的简称。G 蛋白位于细胞膜中间部，由 α、β 和 γ 三个亚基组成。G 蛋白有很多种，与腺苷酸环化酶(adenylate cyclase, AC)有关的 G 蛋白为 Gs 蛋白(激活 AC)和 Gi 蛋白(抑制 AC)，当 NE、激素、酶或药物等外来信息与 NE 受体结合时，暴露于突触后膜外的受体部分有识别外来信息的能力并与之相互作用，形成配体受体复合物(NER)，激活位于膜中间部的 Gs 蛋白，后者又激活位于膜内侧的 AC(相当于效应器)，AC 作用于胞质中的腺苷三磷酸(ATP)，使之产生和增加 cAMP(第二信使物质)。cAMP 作用于胞质内的蛋白激酶 A(protein kinase A)，后者可激活蛋白质或酶的磷酸化，磷酸化能显著改变酶的活性和细胞代谢变化，从而产生生理效应。这种由递质 - 受体 - G 蛋白 - 腺苷酸环化酶系统的相互作用，产生 cAMP 对细胞所起的生理效应，已将原来提供的微弱信号放大了几千倍。

四、神经递质

(一) 神经递质的传递与分类

神经递质(neurotransmitter)是相邻两个神经元之间传递信息的微量化学物质。神经递质主

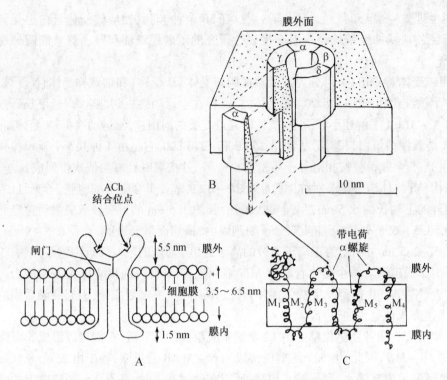

图 3 - 12　N – 乙酰胆碱受体分子结构示意图 (引自 Stevens CF, 1985; Guy HR, 1984)

A 位于突触后膜 N – AChR 的纵切面

B N – AChR 由 5 个亚单位构成的五边形结构,呈不对称圆桶状,中央为离子通道

C 每个亚单位是由 5 个跨膜的 α 螺旋构成的分子结构

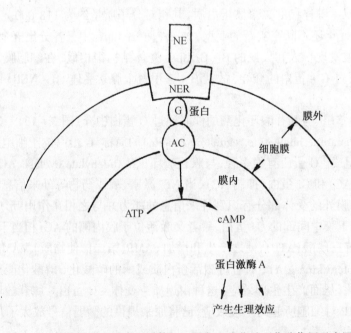

图 3 - 13　去甲肾上腺素 – 受体 – G 蛋白 – 腺苷酸环化酶作用示意图

NE 去甲肾上腺素　　NER 去甲肾上腺素受体　　AC 腺苷酸环化酶

ATP 三磷酸腺苷　　cAMP 第二信使物质

要是在神经元胞体中合成进入突触囊泡或游离于胞质,借轴突运输至突触前成分贮存,当神经元发生兴奋进行信息传递时,突触囊泡移至突触前膜与之融合、破裂,将神经递质释放至突触间隙,作用于下一个神经元突触后膜的相应受体,使之产生兴奋或抑制的生理效应。现被公认为神经递质的已达40余种,可分为非肽类和肽类两大类。非肽类递质有乙酰胆碱、单胺类及氨基酸类等,近年发现一氧化氮也具有神经递质作用。后者应纳入**神经调质**(neuromediator),它在神经系统内分布广泛,将是未来几年发展迅速而有希望的领域。肽类递质未必完全符合神经递质的全部条件,而多具神经调质的特点。肽类中有许多短肽,通称**神经肽**(neuropeptide)。现将神经递质的种类归纳下表(表3-2)。

表3-2　神经递质分类

神　经　递　质
非肽类　乙酰胆碱
单　胺　类:去甲肾上腺素、肾上腺素、多巴胺、5-羟色胺、组胺
氨基酸类:谷氨酸、天冬氨酸、甘氨酸、γ-氨基丁酸、牛磺酸
其他类　一氧化氮
肽　类　铃蟾肽、胆囊收缩素、胃泌素、胰岛素、促胃动素、神经紧张素、胰多肽、P物质、血管活性肠肽、促肾上腺皮质激素释放激素、生长素释放激素、黄体生成素释放激素、生长抑素、促甲状腺素释放激素、加压素、催产素、阿黑皮质素(POMC)、促肾上腺皮质激素、促肾上腺皮质激素样中间叶肽、β-内啡肽、β-促脂解素、γ-促脂解素、甲-啡肽、亮-啡肽、α-促黑激素、γ-促黑激素、prodynorphinderivatives、新强啡肽A、新强啡肽B、强啡肽A、强啡肽B、血管紧张素、缓激肽、降钙素基因相关肽、肌肽、gallinine、鸡精蛋白、钠尿肽、神经肽Y、睡肽、神经生长因子、血小板衍变生长因子

引自 Williams PL, Warwick E(1995):Gray's Anatomy

(二)神经递质的合成、释放、再摄取与神经冲动传递

1. 突触囊泡　突触囊泡是由胞体内 Golgi 复合体和滑面内质网脱落而成,可分别形成清亮囊泡和致密核心囊泡。突触囊泡是神经递质贮存的部位,也是突触前成分最显著的特征。

(1)**清亮囊泡**　有圆形或扁圆形,也可称为**无颗粒囊泡**(agranular vesicle),分布于整个突触前成分内,多成群聚集在突触前膜上的活跃区(active zone)。一般认为,在胆碱能神经元清亮圆形囊泡内含兴奋性递质 ACh 以及 ATP 和囊泡蛋白(vesiculin),其中 ACh 和 ATP 含量为5:1,三者一起释放。扁圆形小泡内含抑制性递质 GABA。

(2)**致密核心囊泡**　圆形,其中含有一个直径为15~25 nm 的致密核心,故又称**颗粒囊泡**(granular vesicle),可分大、小两种,大致密核心囊泡的直径为80~150 nm,多位于中枢神经系统内。小致密核心囊泡的直径为40~70 nm,位于肾上腺素能的周围神经纤维终末内。一般认为这种小泡中含有生物胺或单胺类的神经递质,如去甲肾上腺素。其基本成分如(图3-14)所示,有多巴胺β羟化酶(dopamine β hydroxy-lase,DβH)、NE、ATP 和嗜铬蛋白,1分子 ATP 约可与4分子的 NE 结合。当小泡释放时,ATP 帮助释放 NE,但

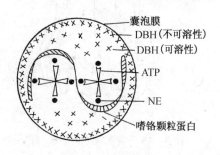

图3-14　致密核心囊泡分子结构模式图

自身却留在囊泡膜上,囊泡膜上除 ATP 酶外,还有磷脂 A 和溶血卵磷脂,少量 Ca^{2+}、Mg^{2+} 等以及不溶性 DβH。其中磷脂 A 可使囊泡膜破碎,溶血卵磷脂可溶解任何单位膜。

2. 突触囊泡的再循环　突触囊泡在胞体形成后,以快速运输运向轴突前成分到达突触前膜,借胞吐作用将递质释放到突触间隙,留下的囊泡膜逐渐展平转变为突触前膜(图 3-15)。突触囊泡形成的另一条途径是在突触前膜活跃区的边缘,由前膜形成微凹,通过**微吞饮**(micropinocytosis)从突触间隙摄取神经递质或其前体物质,重新形成新的囊泡称为**有衣囊泡**(coated vesicle),有衣囊泡与前膜断离,在突触前成分内移动过程中脱去外衣形成清亮囊泡,或者有衣囊泡相互结合成池,再以出芽方式形成清亮囊泡。清亮囊泡可以摄取不同的递质形成含乙酰胆碱的清亮圆形囊泡或含去甲肾上腺素的致密核心囊泡。外衣是由五边形蛋白质(或六边形蛋白质)亚单位组成,它们又可为新形成的囊泡提供外衣。上述由突触囊泡经过胞吐排出递质,剩下囊泡膜转变为前膜,脱开前膜形成有衣囊泡,再转变形成新的突触囊泡的整个过程,也是突触囊泡形成的膜循环过程,称为**突触囊泡的再循环**(recycle of synaptic vesicle)或称 Transcytosis(图 3-15)。其中也包括了内吞体内膜物质的逆行性运输。对体内原位突触和突触体的研究证实,在中枢或周围神经系统的突触都有相似的经胞吐释放递质和突触囊泡形成的再循环过程。

3. 乙酰胆碱的合成、释放、再摄取及其冲动传递　乙酰胆碱(acetylcholine,ACh)在胆碱能神经终末内合成(图 3-16)。合成 ACh 的原料为胆碱(choline)和乙酰辅酶 A(acetyle coenzyme A,AcCoA)。来自血液的胆碱和突触间隙中 ACh 水解后产生的胆碱与线粒体产生的**乙酰辅酶 A**,在神经终末胞质内**胆碱乙酰转移酶**(choline acety ltransferase,ChAT)的催化下形成游离的 ACh,其中一半或更多以结合型储存于囊泡内,它们可以 4 种不同方式储存:① 游离型的 ACh

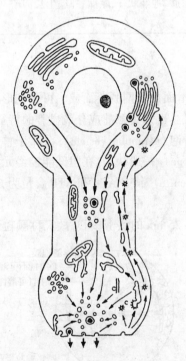

图 3-15　突触囊泡的形成与再循环

C 为有衣囊泡

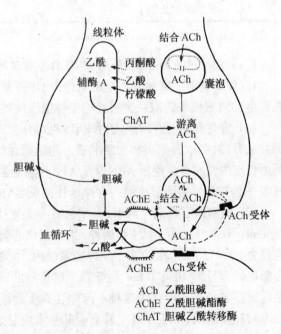

图 3-16　乙酰胆碱的合成、释放与再摄取图解

M 线粒体　ChAT 胆碱乙酰转移酶
AChE 乙酰胆碱酯酶

立即释放储存于终末外的突触间隙内;② 胞质型 ACh;③ 更新慢的囊泡 ACh;④ 更新快的囊泡 ACh。近年发现新合成的 ACh,其释放先于合成 ACh。囊泡内除了 ACh 外,还有 ATP 和囊泡蛋白。交感神经节神经终末中的每个囊泡含 2 000 个 ACh 分子,而脑胆碱能神经元终末中的每个囊泡含 1 000 个 ACh 分子。当神经冲动到达终末时,引起前膜去极化,胞膜外的 Ca^{2+} 随着前膜通透性的变化由 Ca^{2+} 通道进入终末, Ca^{2+} 浓度升高, 激活了 Ca^{2+} – 钙调蛋白依赖激酶 Ⅱ (Ca^{2+} – Calmodulin-dependent kinase Ⅱ) 从突触前成分的血影蛋白 – 肌动蛋白网架上脱落,使原先将囊泡固定于网架上的囊泡膜表面的结合蛋白 – 突触素磷酸化,于是,囊泡固定于细胞骨架的结合作用被抑制,渐使囊泡脱落游离于突触前终末,顺细胞骨架到达前膜,并与之融合、破裂形成突触孔,ACh 借胞吐作用以量子释放弥散进入突触间隙。留下的突触囊泡和前膜的融合被推定为是由于细胞内 Ca^{2+} 的出现,与存在于突触前成分中其他的突触囊泡膜蛋白,如突触体素等(详见突触前成分)的作用有关。一个突触囊泡内的 ACh 代表一个量子单位,所以一个突触囊泡胞吐排出的 ACh 称为量子释放,很多囊泡同时释放大量的 ACh(胞质内有一部分游离的 ACh 也可随之释放), ACh 与突触后膜的受体相结合。突触后膜上的乙酰胆碱受体有 M 型和 N 型两种,M 型受体主要在周围神经系统内的副交感神经节后纤维支配的平滑肌和腺体细胞上;交感和副交感节前纤维对自主性神经节的支配和运动神经对骨骼肌的支配,则为 N 型受体。中枢神经系统内,M 型受体主要在大脑锥体细胞,N 型受体主要在脊髓闰绍细胞和脑干,丘脑的神经元上往往同时有 M 型和 N 型两种受体。N 型受体在 ACh 作用下传递冲动快速;M 型受体在 ACh 作用下,引起突触后膜产生缓慢而持久的兴奋性突触电位,或使神经元的兴奋性提高,从而使其他部位传来的信号容易在该神经元引起兴奋和反复放电。当 M 型或 N 型受体与该结合点结合成为乙酰胆碱受体复合体,则引起化学门控通道开放,在 1 ms 内约有 1 万个 Na^+ 内流和相等数的 K^+ 外流,从而引起突触后膜的电位变化。通道的开放时间平均约 1 ms,每个含 10 000 个乙酰胆碱分子的突触囊泡能使 2 000 个通道开放。突触间隙中的 ACh 除少量也可能被突触前膜再摄取外,很快被位于突触后膜表面的乙酰胆碱酯酶 (acrtylcholinesterase, AChE) 水解为胆碱和乙酸,胆碱可能被突触前膜再摄取,被利用作为重新合成的原料,或是与乙酸进入血循环,这一过程称为无效循环。胆碱能神经在静息状态时,只合成少量的 ACh,当神经持续兴奋时,ACh 合成才迅速加快。

4. 去甲肾上腺素的合成、释放、再摄取与神经冲动传递 去甲肾上腺素 (noradrenaline 或 norepinephrine, NE) 的合成是在脑内去甲肾上腺素能神经元、交感节后神经元和肾上腺髓质的嗜铬细胞。去甲肾上腺素以血液中的**酪氨酸** (tyrosine) 为原料, 在胞质内经过酪氨酸羟化酶 (tyrosinehydroxylase, TH) 催化成多巴, 再经过多巴脱羧酶 (dopa decarboxylase, DDC) 催化成多巴胺,进入突触囊泡,经过囊泡内的多巴胺 – β – 羟化酶 (DβH) 催化成去甲肾上腺素 (NE),再经过神经元胞质内苯乙醇胺氮位甲基移位酶 (phenylethanolamine-N-methyl transferase, PNMT) 可使去甲肾上腺素的氮位甲基化而成**肾上腺素** (adrenaline 或 epinephrine, E 或 A)。

$$酪氨酸 \xrightarrow[\text{催化}]{\text{TH}} 多巴 \xrightarrow[\text{催化}]{\text{DDC}} 多巴胺 \xrightarrow{\text{DβH}} NE \xrightarrow{\text{PNMT}} E$$

(血液)　　　　(胞质)　　　(胞质)囊泡内　　　(胞质)

由此可知,去甲肾上腺素是在神经元胞体的小致密核心囊泡内合成和贮存,而肾上腺素是在神经元的胞质内合成和储存。每个小致密核心囊泡中含有约 15 000 个 NE 分子。当神经冲动到达神经终末时,致密核心囊泡移至前膜,并与之融合破裂,借胞吐排出 NE。但也随着前膜通透性的变化流入终末,使突触囊泡靠近前膜,NE 和突触后膜的 β 受体接触。在突触间隙中的 NE 很快被重新摄入终末,它们或是被终末内的儿苯酚胺－氧位－甲基移位酶(OMT)和单胺氧化酶(MAO)破坏,或再循环回到突触囊泡内重新利用。

当 NE 和突触后膜上的受体结合时,一方面相互作用,并与膜内的 Gs－蛋白结合,激活 AC,导致 cAMP 产生增加,从而使细胞产生生理效应。另一方面也使细胞外 Ca^{2+} 进入细胞内,在 cAMP 和 Ca^{2+} 两者协同作用下,再激起细胞中一系列酶的活动和细胞代谢变化,从而产生生理效应。

从以上两种递质和受体激活产生的生理效应来看,脑内也似有两类基本递质受体:一种是以控制离子通道进行信息传递的快速作用受体;另一种需要通过 G 蛋白的介导,激活 AC,引起 cAMP 增加,才能产生生理效应的慢作用受体。

（三）神经肽

神经肽(neuropeptides)的崛起是最近 10 多年神经生物学中最重要的贡献之一。神经肽是体内传递信息的多肽,主要分布于神经系统,也分布于其他器官,同一神经肽由于分布部位的不同而起不同的作用,它们可能起递质、调质或是激素样作用。有的神经肽通过不同受体和 G 蛋白的偶联作用,使第二信使系统活化,产生缓慢而较长的效应,这种作用称为**神经调制**(neuromodulation),具有这种作用的神经肽又可称为神经调质。**神经调质**(neuromodulator)可调整神经末梢释放递质,或改变靶细胞对神经递质的反应,因此其作用比神经递质更广泛,作用时间持续更长,神经肽还有调节神经元敏感性的作用。

（四）神经内分泌(neuroendocrine)

以往认为神经元产生和释放神经递质,通过突触传递化学信息;内分泌腺或内分泌细胞产生和分泌激素,进入血循环传递化学信息至一定距离的靶细胞。然而神经肽同时具有这两种传递信息的方式。如下丘脑的室旁核和视上核的神经元,胞质内有致密核心囊泡,其树突可和脑干、下丘脑等其他核团的传入纤维形成突触联系,接受大量的各类信息,其轴突组成视上垂体束伸入垂体神经部,致密核心囊泡各自含有催产素和加压素,沿轴浆运输至视上垂体束的终末,分别释放入血运至相关的靶细胞发挥作用。研究还发现人体在怀孕、哺乳或慢性脱水的生理状况下,催产素神经元间的质膜彼此平行相贴的现象大大增多,细胞合成功能活跃,血中激素水平增加,当人体恢复正常功能时,这种相贴现象减少,合成功能与激素水平也降低。"质膜相贴"使相邻神经元间增大接触面积,扩大信息传递,这也是"旁分泌"的一种形式,称为**非突触传递**。视上核神经元的这些特点,说明它们既有以突触进行"神经递质通讯"的功能,也有将此信息转换为促使神经肽(催产素和加压素)释放入"血液"的"激素通讯"功能。这两种功能合称为**神经内分泌**(neuroendocrine)功能,具有这种功能的细胞称为**神经内分泌细胞**(neuroendocrine cell),或称神经分泌神经元(neurosecretory neuron)。

（五）非突触传递

非突触传递(nonsynaptic transmission)是指神经元的质膜以"旁分泌",即胞吐排出神经肽等物质到细胞外液中,再以扩散方式到达邻近或一定距离的靶细胞,可和特异性膜受体或胞质受体相结合,对靶细胞的功能实现特异性调节。这种调节途径既不经过"突触",也不通过"血液"转运,如上述催乳素细胞对相邻细胞进行调节的作用一样,它是慢速而作用范围较广的另一种信号传递方式。非突触传递和体内其他调节方式共同相互配合,才能更好地完成机体的调节功能。

(六) 神经递质共存

神经递质共存(coexistence of neurotransmitter)即一个神经元内含有 1 种以上的递质,单个神经元之间存在多种递质的传递。这个新概念突破了以往有关神经递质的 Dale 原则,即 一个神经元只能产生一种递质。现已发现的递质共存例子很多,包括人类在内各种动物神经系统的各个部位都普遍存在, 这些递质共存的现象主要可归纳为三种类型: ① 经典递质与神经肽共存:如大鼠和猫的脊髓、延髓内 5 - HT 和 SP 共存于一个致密核心囊泡内;大鼠大脑皮质中 ACh 和 VIP 共存于一个神经元内等。② 经典递质和经典递质共存:如发育的交感神经节的神经元中 NE 和 ACh 共存;大鼠黑质中 DA 与 GABA 共存等。③ 神经肽和神经肽共存:大鼠脊神经中 SP 与 CCK 共存,小肠肌间神经丛神经元中 VIP 与 NPY 共存;室旁核大细胞中 SP 与 VIP 共存等。也还有神经肽与神经肽以及 ATP 共存。

递质共存的意义在于共存的递质释放后起共同传递的作用,可通过突触前调节改变释放量,从而可加强或减弱某个器官的活动,也可以直接作用于突触后,以相互拮抗或协同的方式来调节某一器官的活动,使机体的功能更加协调。神经内分泌的意义在于通过神经内分泌作用,使神经系统调节或是控制内分泌的作用,两者可有机地结合,有利于机体更好地适应内、外环境的变化。

五、突触的可塑性

在神经系统发育过程中可形成新的突触。形态学研究发现在成体哺乳类动物神经纤维损伤时, 神经纤维可发出新的侧支形成新的突触,这种现象几乎发生在中枢或外周的所有部位。如切除啮齿类一侧的内侧嗅皮质 1 d 后, 在同侧齿状回颗粒细胞外 2/3 树突层的突触丧失达 90%, 损伤 3 d 后,齿状回所有残留的纤维出现广泛的再生反应,可见起源对侧的内侧嗅皮质、隔区、海马 4 区的轴突支芽形成新的突触, 约 60 d 后, 所有丧失的突触全部更新, 这些新突触都具有功能。近年来还常用胚胎的神经元移植到发育中,或成年的,甚或老年动物受损伤,或是完整的脑与脊髓内, 观察到它们至少可以恢复某些类型的行为、生理活动, 或是神经内分泌功能。同时移植的神经元也发出纤维去寻找适宜的或是相应的靶细胞,这些实验的意义在于提供了研究中枢神经系统突触可塑性机制的途径, 同时也是作为补偿神经元丧失的一种治疗手段。新近资料还指出突触更新可以从几小时到几个星期。提示损伤的机体必须能适应在数分钟乃至数星期内发生的变化,所以突触的可塑性也反映了整个神经系统回路的可塑性,乃至行为的可塑性修饰和调整也是可望和可及的, 这些对于学习和记忆的训练与加强也很有意义。

第三节　神经纤维与神经

神经纤维是指由神经元胞体发出的长胞突, 一般多指轴突而言, 且长树突也包括在内, 如脊神经中的感觉神经纤维。在轴突和长树突的表面,有的裹有髓鞘,称为**有髓神经纤维**,有的无髓鞘包裹, 称为**无髓神经纤维**。单条有髓神经纤维或无髓神经纤维的微细结构只能在光学显微镜和电子显微镜下观察和予以区别。通常肉眼所见的"神经",则是由许多条有髓神经或许多条无髓神经纤维各自集合成束,或是两种兼容而以一种为主体的神经纤维集合成束,外包结缔组织、血管和淋巴等组成的鞘，许多神经纤维和鞘共同组成神经，如坐骨神经与迷走神经等。

一、神经

人类有 12 对脑神经、31 对脊神经以及交感神经和副交感神经组成的自主神经。与脑神经、脊神经以及自主神经相联系的神经节，分别称为脑神经节（如三叉神经节）、脊神经节和自主神经节。神经节（ganglion）是一群神经元在脑和脊髓以外的地区集群，和其周围的结缔组织、血管、淋巴管共同构成一个膨大或呈梭形的结构。神经（nerve）或神经干（nerve trunk）外周均有结缔组织、血管和淋巴管组成的神经外膜包裹，起支持、连接和保护等作用。神经外膜的组成成分伸入神经内，将其分成大小不等的若干神经束，每个神经束外包的结缔组织等成分称为神经束膜；神经束膜的组织伸入单条神经纤维之间并包裹之，称为神经内膜。这些膜对神经纤维起保护、营养、支持和连接等重要作用。

（一）神经外膜

神经外膜（epineurium）是一层较致密的疏松结缔组织，约占整条神经的 30%～70%，它是由成纤维细胞、I 型和 III 型胶原纤维以及可变量的脂肪与淋巴管和血管组成。这些血管通过束膜进入内膜内形成一个微动静脉网。神经外膜中的脂肪可能对神经起"弹性垫"的保护层作用。

（二）神经束膜

神经束膜（perineurium）是由很多层扁平的多角形细胞和胶原纤维组成。扁平多角形细胞由成纤维细胞衍化而来，在人有 15～20 层细胞，每层细胞外包 0.5 μm 厚的基板。冰冻蚀刻法显示每层相邻之间指状交错并有紧密连接相连，细胞内含有很多吞饮小泡、成束的微丝和许多磷酸化酶。基于后两者的存在，认为神经束膜是代谢活动的扩散屏障。神经束膜和血-神经屏障（blood-nerve barrier）共同在维持神经内膜的渗透内环境和液压方面可能起主要作用。

（三）神经内膜

神经内膜（endoneurium）是由胶原纤维束、纤维性基质和与轴突相联系的神经膜细胞、内皮细胞及血管等组成，其中胶原纤维束沿神经纤维纵行排列，与轴突相联系的神经膜细胞和内皮细胞包在基膜内。这些纤维和细胞成分均浸浴在神经内膜液中。神经内膜的液压略高于神经外膜的液压，这种压力梯度的作用乃使进入神经束的外来毒性物质对神经内膜的毒害减到最小，神经内膜中其他细胞还有占细胞总量 4% 的成纤维细胞，4% 属于树状突细胞系的巨噬细胞以及少量的肥大细胞。

（四）周围神经的血管分布

营养神经纤维的血管随着结缔组织的分布而走行于神经外膜、神经束膜和神经内膜，最后在内膜内移行为一个连续而又疏松的毛细血管网，淋巴管也随同血管走行。

据近年研究报道：营养血管极为特殊，其一，神经内膜中毛细血管的直径大，毛细血管间的距离也大；其二，有两种独立分开的血管系统：外来血管系是指局部营养血管和神经外膜中的血管，内在血管系是指神经内膜中的纵行微血管（microvessel），两个系统之间有丰富的吻合，但是这种系统在维持神经渗透性方面的重要性仍然还不知道。组成微血管的毛细血管内皮细胞无窗孔，相邻内皮细胞之间以紧密连接相连，外围包有连续的基板。微动脉的平滑肌很不发达，缺乏自主调节的能力。相反，神经外膜和束膜中的血管都富含肽能、5-羟色胺能和肾上腺素能神经,这些神经在血管外形成致密的神经丛。

(五) 血 – 神经屏障

正如中枢神经系统的神经毯通过血 – 脑屏障起保护作用。在周围神经纤维中,对神经内膜的内容物起保护作用的是**血 – 神经屏障** (blood-nerve barrier) 和神经束膜中的细胞成分。血 – 神经屏障是由毛细血管内皮细胞及其间的紧密连接共同组成环状,阻止某些物质进出。

二、有髓神经纤维

(一) 一般结构

有髓神经纤维(myelinated nerve fiber)由轴突、髓鞘和神经膜细胞共同构成(图 3 – 1)。以轴突为中轴,外围节段性髓鞘,每段髓鞘包有一个神经膜细胞。神经膜细胞(Schwann cell)有一个卵圆形核,位于细胞中部,细胞质很少,细胞外面包有一层厚约 25 nm 的基膜。每两节髓鞘之间的缩窄部分称为**郎飞结** (nodes of Ranvier),该处无髓鞘和神经膜细胞,两个郎飞结之间的一段称**结间体**(internodal segment),人的结间体长度不一,在 150～1 500 μm 之间,各种动物的结间体长度也不一样,一般与轴突直径的大小成正比。同一条纤维上的结间体也有长短,一般近末梢部分较短。成人的结间体较长于小儿。光镜下,基膜和神经膜细胞的外层质膜紧密连在一起,组成所谓的**神经膜**(neurolemma)。因此神经膜细胞原称雪旺细胞(Schwann cell),现又称**神经膜细胞**(neurolemmal cell)。

(二) 髓鞘的形成

髓鞘(myelin sheath)是由神经膜细胞的细胞膜发育而来的。它们在光镜下 H. E 染色切片标本中呈粉红色网状结构,这是由于脂质被溶解成空泡状,留下粉红色的神经角蛋白(neurokeratin)(图 3 – 1)。如用锇酸固定染色,在电镜下则可看到髓鞘是由明暗交替的同心圆板层所组成,其中明板较宽,暗板较窄(图 3 – 17)。

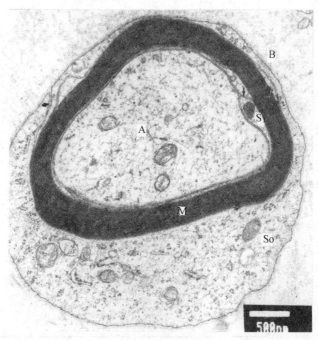

图 3 – 17 有髓神经纤维横切面电镜像(复旦大学医学院电镜室提供)

A 轴突 M 髓鞘 S₀、Sᵢ 神经膜细胞的外侧份和内侧份胞质 ♠轴突系膜 ↑内轴突系膜 B 基膜

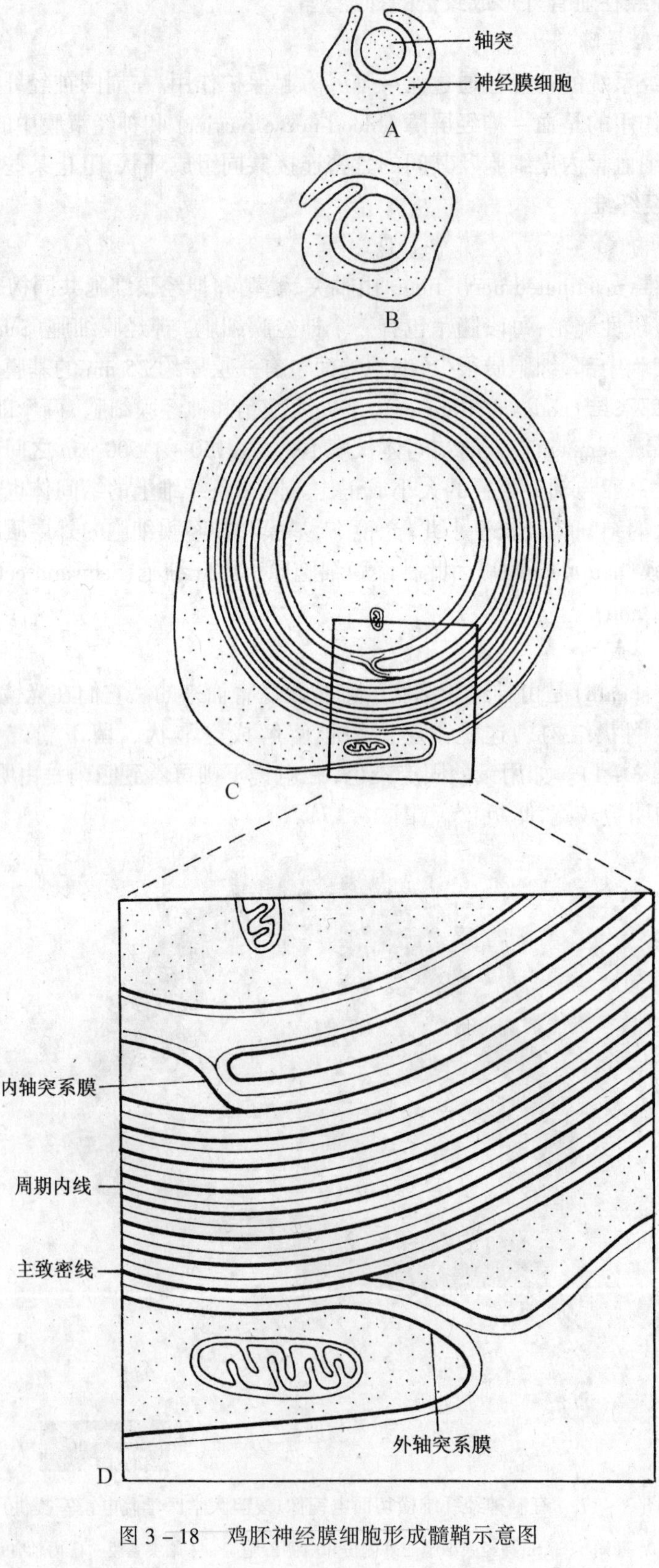
轴突
神经膜细胞
A
B
C
内轴突系膜
周期内线
主致密线
外轴突系膜
D

图 3-18　鸡胚神经膜细胞形成髓鞘示意图

Garen(1954)在鸡胚实验中观察结果如下（图3–18、19）。最初，神经膜细胞在靠近轴突处，形成一纵行凹陷的浅沟；其次，沟愈凹愈深，沟两侧的细胞膜相互贴近形成**轴突系膜**（mesaxon），于是，整条轴突被神经膜细胞包裹在中央，然后，轴突系膜不断伸展拉长绕着轴突作螺旋状盘绕，层层包裹，起初较松，随着纤维的趋向成熟，层层靠近贴紧，将神经膜细胞中的胞质挤压到外层，使轴突系膜的胞质面互相贴近融合成为一层暗板，又称**主致密线**（major dense line），宽约30 nm，所以主致密线是由细胞膜的两层内蛋白分子层融合而成的，如果这两层并合不紧，于是留下一个具有少量胞质的腔隙，即为**施兰切迹**（cleft of Schmidt-Lantermann），主致密线之间有明板和一条细的暗线，细暗线称为**周期内线**（intraperiod line），宽2~2.5 nm，它是由细胞膜的两层外蛋白分子层融合而成的。明板则是由细胞膜中的脂质双分子层组成。施兰切迹在经锇酸染色的切片标本中，光镜观察呈漏斗状裂隙（图3–1）。以往认为这是人工产物，现在证明这是生活状态下存在于胞质中的一种斜行裂隙（图3–19）。它可随着细胞在体内受生理压力和拉力的影响而闭合或是分开，通过它将细胞的内环和外环连接起来，从而沟通整个细胞的营养、代谢和髓鞘的更新。轴突系膜有内外之分，在髓鞘的最内层和神经膜细胞内侧膜之间的部分称**内轴突系膜**（internal mesaxon），**外轴突系膜**（external mesaxon）位于髓鞘的最外层和神经膜细胞外侧膜之间，轴膜和细胞内侧膜之间有一宽约12 nm的**轴周间隙**。

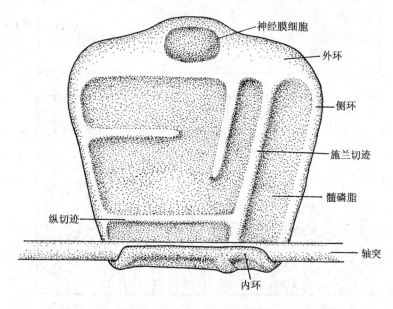

图3–19　神经膜细胞、施兰切迹与轴突相互关系示意图

（三）髓鞘的化学成分

髓鞘是一种特化的细胞膜，在周围神经系统由神经膜细胞、在中枢神经系统与少突胶质细胞的细胞膜重叠包绕而成的。不论在周围神经系统还是中枢神经系统中，髓鞘的化学成分为类脂、蛋白质和水。其中**类脂**占70%~80%，类脂中最主要的是胆固醇、磷脂和糖磷脂（glycosphingolipid），其他如半乳糖甘油酯、节苷酯（ganglioside）等则很少。蛋白质中包含两种特殊蛋白质，即髓鞘碱性蛋白（myelin basic protein，MBP）和蛋白脂质蛋白（proteolipid protein，PLP），前者存在于单层膜内层，即主致密线，能溶解于酸性溶液中，后者存在于脂质双分子层（图3–20），能溶解于有机溶液，两种蛋白质各占蛋白质总量的1/3，糖蛋白（glycoprotein，GP）

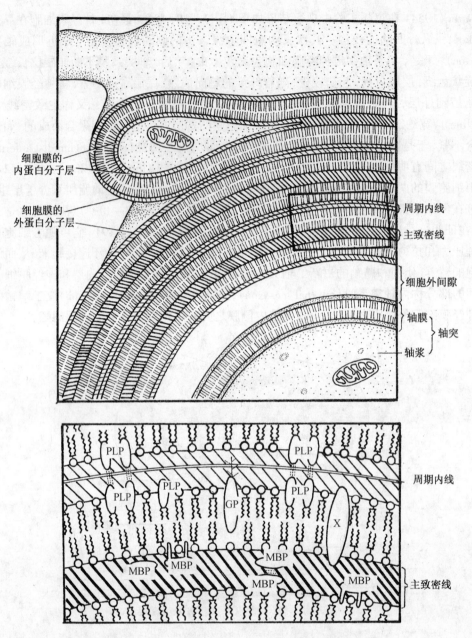

图 3 - 20　髓鞘板层形成与蛋白质分布示意图

下图为上图小方框放大　MBP 髓鞘碱性蛋白质　PLP 蛋白脂质蛋白　GP 糖蛋白　X 其他蛋白质

存在于单层膜外层,是识别分子,对细胞间信息交流可能发挥一定作用,以及一些对膜成分的合成与代谢所必需的转换酶,如催化磷脂中脂质合成或降解的酶等。由于高浓度的脂质能有效排斥水和溶于水的物质(包括 Na^+、K^+ 在内),使髓鞘防止神经冲动在传导中扩散,因而起了电绝缘体的作用。

　　以上 MBP、PLP 和 GP 均以结构蛋白形式存在于神经纤维的髓鞘中,但在周围和中枢神经系统中仍有差别。在周围神经系统髓鞘中,占 20% ~ 25% ,其主要蛋白组分包括有:① **碱性蛋白 P_0**(28 ~ 30 kD)是该系统的主要结构蛋白,占总蛋白量的 50% 以上;② **碱性蛋白 P_1**(18 kD)

即 MBP 或 BP 占 5% ~ 15%；③ **碱性蛋白** P_2(14 kD) 的存在量随种属而有变化，其范围是从豚鼠的 <2% 而到牛的 15%，是周围神经特有的。在中枢神经系统髓鞘中，PLP 是主要的髓鞘蛋白，约占全部髓鞘蛋白的 50%，PLP 中脂质约占 30%，主要是糖脂和神经节苷酯，未发现 P_0(除鱼外)，P_1 占 30%，P_2 的量也少。此外还有**髓鞘相关糖蛋白** (myelin-associated glycopsotein, MAG)，MAG 是 110 kD 高分子糖蛋白，位于髓鞘膜的胞质面，其分布局限于轴突系膜、内轴突周膜 (inner periaxon membrane) 等处，约占中枢神经髓鞘总蛋白的 1%，在周围神经髓鞘及神经膜细胞中亦有微量。有人发现在周围神经神经膜细胞开始形成髓鞘时，近轴突侧胞质面 MAG 量很多，随着髓鞘成熟逐渐减少，因认为神经膜细胞在开始形成髓鞘时，MAG 识别轴突的功能是主要关键。MAG 也被视为是**免疫球蛋白超家族** (immunoglobulin superfamily, Igsf) 的粘着分子，推测它能与细胞骨架蛋白相结合，故可影响细胞的形态变化。研究证实，P_0 在周围神经系统中的功能在于使髓鞘主致密线保持紧密和稳定。在中枢神经系统中使主致密线紧密的不是 P_0，而是 P_1 以及于该处 PLP 的共同作用。P_1 是产生**实验性过敏性脑炎** (experimental allergic encephalitis, EAB) 的主要髓鞘抗原，P_2 是产生**实验性过敏性神经炎**的主要髓鞘抗原，前者可作为研究**多发性硬化症** (mutiple sclerosis) 的模型，后者可作为研究**急性自发性去髓鞘多神经症** (acute idiopatic demyelinating polyneuropathy, Guillain-Barre 综合征) 的模型。已知人 MBP 基因位于第 18 号染色体，人 PLP 基因位于 X 染色体。20 世纪 80 年代末，有人曾对 Shiverer 小鼠 (髓鞘形成不良并伴有震颤等症状的常染色体隐性遗传变种) 进行 MBP 基因治疗，取得了震颤症状改善和延长生命的明显效果。

(四) 郎飞结和结旁区

郎飞结处的轴突较膨大，轴膜下方也有一层与轴突起始段相似的厚约 20 nm 的膜下致密层，其功能不详。轴突表面无髓鞘覆盖，但并非完全裸露，外面有相邻两个神经膜细胞伸出的**指状胞突** (finger-like process) 交错遮盖，最外面还覆有一层被盖在神经膜细胞表面的基膜，在基膜与轴膜之间有一广大的基膜下间隙，又称结间隙 (nodal gap)，内含酸性蛋白聚糖的间隙物质，它对神经纤维外的阳离子可能有结合作用，而指状胞突可能是将神经膜细胞产生的能量送至轴膜的通路 (图 3-21)。

结旁区 (paranodal region) 位于郎飞结的两端 (图 3-21)。由于神经膜细胞的上、下两端在形成髓鞘过程中不紧贴在一起，留有较多的胞质 (内含微管、小泡微丝和线粒体等) 或为环行的终末部，称为终末环 (terminal loop) 或舌状胞质囊，终末环螺旋形环列在轴突周围，由于生长的不对称，以致在纵切面中可见最内层的终末环与离郎飞结最远的轴突相黏附，最外层的终末环黏附在离郎飞结最近的轴突上，这些终末环集中的部位形成有髓神经的结旁区。结旁区的终末环与轴膜间的间隙变窄，一般不超过 2~3 nm。结旁区富含高浓度的 Na^+ 和 Ca^{2+}。从神经膜细胞终末环的顶端胞质发出 3~5 个长约 15 nm 的致密突起伸向结间隙与轴膜相接触。这些突起在轴膜表面呈螺旋状斜列，相邻两侧突起间的间隙为 25~30 nm，也成螺旋形的狭窄通道，致密突起可能与延缓分子和离子经过通道进行交换有关。结旁区在超微图像上，由于神经膜细胞的胞质比较丰富而呈现纵行的胞质柱，在横切面上，胞质柱使髓鞘板层内陷呈十字花形或星形而不呈环形板层。

(五) 有髓神经纤维在中枢神经系统的特殊性

中枢神经系统中神经纤维的髓鞘是由少突胶质细胞产生的，一个少突胶质细胞伸出的突起，最多可达 40~50 个，每个突起都能包裹一条邻近的轴突形成一个结间体。所以每条轴突上的结间体都可能来自不同的少突胶质细胞 (图 3-22)。换句话说，一个少突胶质细胞可以为几

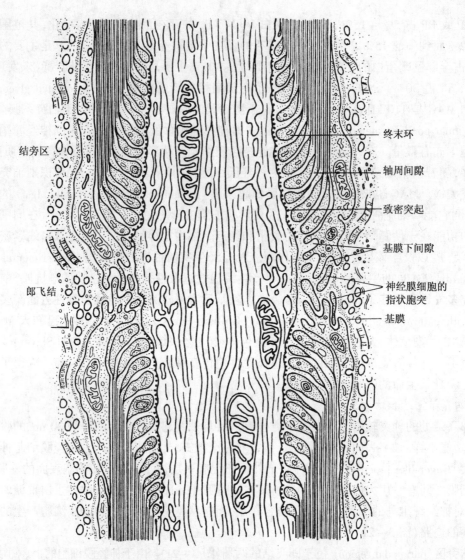

结旁区

终末环

轴周间隙

致密突起

基膜下间隙

神经膜细胞的
指状胞突

基膜

郎飞结

图 3 – 21　有髓神经纤维纵切面超微结构图(示郎飞结和结旁区)

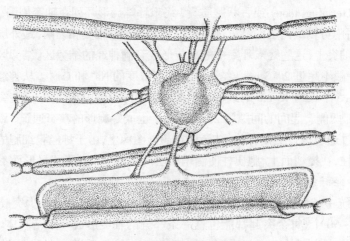

图 3 – 22　少突胶质细胞形成髓鞘示意图

条甚或几十条神经纤维的结间体提供髓鞘。少突胶质细胞胞突末端扩展成扁平薄膜，反复伸展包绕轴突形成髓鞘，与神经膜细胞的方式大致相同，只是未发现施兰切迹；在结旁区也形成终末环及致密突起等结构。郎飞结处轴突表面无髓鞘或少突胶质细胞覆盖而称为裸区，此处有星形胶质细胞的胞突覆盖但无基膜；轴膜下与起始段不一样，有膜下致密层；在轴膜与胞突之间，隔有宽约 20 nm 的细胞外间隙。结间体和结间隙都比周围神经系统的短。中枢神经系统的神经纤维约在人胚第 14 周才开始形成髓鞘，3 个月至出生前髓鞘形成加快，至出生后继续形成。其形成进程一般与神经纤维的功能成熟相关。

三、无髓神经纤维

无髓神经纤维 (unmyelinated nerve fiber) 较细，一般直径 1 μm 以下的神经纤维都没有髓鞘，如痛觉纤维和嗅丝等。这种纤维结构简单，仅由中央轴突和外围神经膜细胞所构成。神经膜细胞包裹轴突的方式也较简单，有的是一对一的包裹，有的是一个神经膜细胞可以同时形成几个浅凹，每个浅凹包有一条或是一小束轴突。浅凹也可以继续深陷，把整个轴突包入，甚或也形成轴突系膜，但系膜短小，因之称为**短系膜**（图 3－23）。每条轴突外面被顺次排列着的神经膜细胞所包裹，每个神经膜细胞相距 200～500 μm，细胞核位于中部。接近终末时，神经膜细胞消失成为完全裸露的纤维。

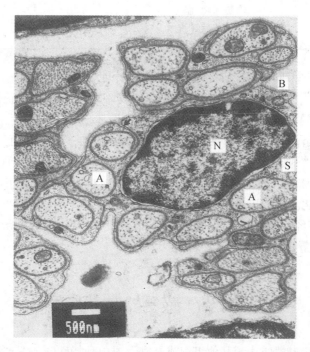

图 3－23　无髓神经纤维横切面电镜像（复旦大学医学院电镜室提供）

N 神经膜细胞核　S 神经膜细胞质　A 轴突　B 基膜　↑短系膜

四、神经纤维分类及其传导速度

在生理学或药理学方面，往往将神经纤维分成 A、B、C 三类，其中 A、B 类是有髓神经纤维，C 类是无髓神经纤维。现将各类神经纤维的直径、传导速度及其相关功能列表 3－3 以供参考。

神经纤维传导速度的快慢往往与神经纤维的粗细成正比。轴突粗者，髓鞘也粗，结间体相应也长，其传导速度也快。反之，无髓鞘的细小神经纤维，其传导速度也慢。这是因为在无髓神

表 3 - 3　周围神经纤维的分类

纤 维 种 类			功　　能	直径(μm)	传导速度(m/s)
有髓神经	A	α　Ⅰa	本体感受器 初级肌梭传入 梭外肌传出	12～22	70～120
		Ⅰb	腱器官传入		
		β　Ⅱ	机械感受器 皮肤触、压觉,关节转动 次级肌梭传入	5～12	30～70
		γ　Ⅱ	肌梭(梭内肌)传出	2～8	15～30
		δ　Ⅲ	机械感受器 皮肤触觉、痛觉	1～5	5～30
	B		交感节前纤维	<3	3～14
无髓神经	C	Ⅳ	内脏痛觉、温觉 交感节后纤维	0.4～1.2	0.6～2.0

经纤维上,当某一点受到刺激时,神经膜产生去极化,使 Na^+ 大量地进入纤维内,而 K^+ 少量地逸出,从而使该点膜电位倒转,这就是该点(膜电位破坏区)和其邻近的正常点之间形成了电位差,产生局部电流,这些电流又引起邻近点的膜电位破坏,从而又使这点产生局部电流,因此,当神经冲动沿着单条神经纤维传导时,冲动是沿着整个纤维表面逐点而又连续地进行传导,故传导速度慢,C 类纤维属于此型。有髓神经纤维的髓鞘段是绝缘的,几乎能阻止全部离子的流动,郎飞结处的轴突裸露,使轴膜内外的离子较易流动,进入的 Na^+ 大于逸出的 K^+,所以离子浓度差容易发生变化。实际上,该处膜的通透性也要比某些无髓鞘神经纤维膜的大 500 倍。所以,冲动在有髓鞘神经纤维上的传导是从一个结跳到下一个结,形成跳跃式传导。A 类纤维属此类型,B 类纤维传导速度则介于两者之间。

第四节　感受器与效应器

周围神经纤维的末梢伸达于其他组织或器官形成一种特殊的装置,称为**神经末梢** (nerve ending)。其中以感觉神经纤维的终末止于周围器官所构成的结构,是产生感觉功能的称为**感受器或称感觉神经末梢** (sensory nerve ending);如以运动神经纤维末梢与周围器官构成的结构,是作出运动反应的,称为**效应器**(effector receptor)或称**运动神经末梢**(motor nerve ending)。

一、感受器

Sherrington 将体内所有**感受器**(sensory receptor)分为主要三类：① 外感受器(exteroceptor)为身体表面接受的刺激,如压觉、触觉、痛觉、温觉都是属于接触性感受器或一般感受器,如皮肤、毛发;还有一类是接受远距离刺激的为远感受器或特殊感受器管,如味觉、视觉(光)、听觉

(声)等器官。② 本体感受器(proprioceptor)接受来自身体深部刺激,如骨骼肌、关节、关节囊、韧带、筋膜等,使身体产生位觉和运动的感觉,如肌梭、腱梭等。③ 内感受器(interoceptor)为内脏感受器(visceroceptor)接受和传送来自消化、排泄、循环、呼吸等局部轻微的感觉冲动,它们在自主神经系统的控制下,产生内脏痛、饥饿、渴和性感觉等,它们多半是游离(弥散)或有被膜的终末。这是基于其分布位置和作用所区分的。

生理学将感受器分为:① 机械感受器 (mechanoreceptor):又可分为皮肤的触 – 压觉、位觉、运动觉、骨骼肌牵张感受器和内脏压力感受器、耳蜗毛细胞的感受器等;② 温度感受器(thermoreceptor):包括身体任何部位皮肤的温度、冷觉;③ 光感受器 (photoreceptor),如视觉;④ 化学感受器(chemoreceptor),如味觉、嗅觉;⑤ 渗透感受器(osmoreceptor),如渗透压的改变等。

根据形态学的观点,可将各种感受器归纳为两大类:无被囊的游离和弥散神经末梢,以及有被囊神经末梢。

(一) 游离神经末梢

1. 游离神经末梢(free nerve ending) 广泛分布于身体各部的皮肤、黏膜、浆膜、肌肉、深筋膜、许多内脏器官的结缔组织。如分布于皮肤的一条皮神经(属于ⅢAδ和Ⅳ神经),其中较细小的有髓神经纤维抵达真皮不同深度时,失去髓鞘成为轴突分支形成神经末梢,进入表皮反复分支,垂直上升分布并终止在表皮细胞之间。司痛觉,游离神经末梢分布到角膜上皮,因其无角质层而可直达表面,故角膜痛觉敏锐。黏膜的复鳞上皮或单层柱状上皮内均可见到这种末梢。

2. 弥散神经末梢 (diffuse nerve ending) 广泛分布于真皮结缔组织、浆膜、心内膜、胃肠道、血管壁、大脑脉络丛以及支气管平滑肌和骨骼肌等处。它们是无髓神经纤维反复分支形成终末网或是形成很复杂的分支,并以结状膨大终止(图3－24)。有研究指出这些无髓神经是由

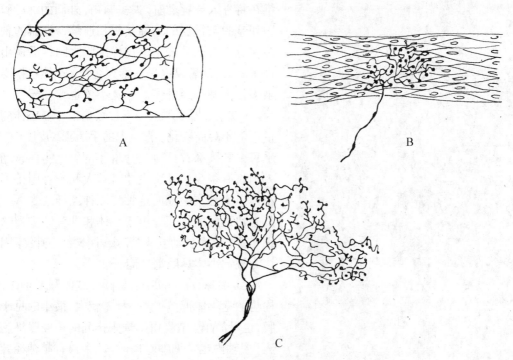

图3－24　内脏器官中的弥散神经末梢模式图

A. 胃肠道大血管壁　B. 支气管壁平滑肌　C. 心内膜

有髓神经纤维失去髓鞘衍变而来的。

3. 发周末梢（peritrichal ending） 分布于毛囊周围。几根有髓神经纤维至毛囊附近的皮脂腺下方，失去髓鞘，分成几支轴突终末走行一小段后，顺毛囊直径上下行走环绕外根鞘，最后以扁平状或结状终止。它随毛发的运动而活动。支配一个小毛囊的神经纤维至少2根以上，在毛囊则可达6~10根神经纤维。

4. 梅克尔触盘（Merkel tactile disc） 位于表皮基底层。每个触盘是由一个新月形膨大的终末盘和一个由上皮特化的触觉细胞紧密形成的。一根神经纤维（A_β）失去髓鞘，反复分支沿着真皮乳头间的汗腺嵴进入表皮，与多个触觉细胞接触形成触盘。触盘出生时很多，随年龄增长而减少。电镜图像显示，人的触觉细胞为圆形或卵圆形，胞质浅淡，有一个分叶核，胞质含许多50~100 nm致密核心颗粒，位于终末近处。Cauna认为它是触觉感受器，负责**杠杆运动**（level movement），从而导致表面表皮变形，也是慢适应的机械感受器。当有毛皮过渡到无毛皮（手指背到手指腹面）时，可见梅克尔触盘和触觉小体数逐渐增加。

（二）有被囊神经末梢

1. 有被囊神经末梢（encapsulated nerve ending） 其形态与大小均不相同，但都有结缔组织成分构成的被囊包裹在外面。

1）**触觉小体**（tactile corpuscle）：又称Meissner's corpuscle。常分布于手、足所有真皮乳头中，背部较少（图3-25），小体呈长卵圆形，长90~120 μm，宽约30 μm，其长轴和皮肤表面垂直排列。小体内有许多横行的扁平上皮样细胞，外包以薄层结缔组织形成的被囊，其中有与被囊长轴方向一致的细微弹性纤维和成纤维细胞，通过弹性纤维将小体固定于表皮。1~4根A_β

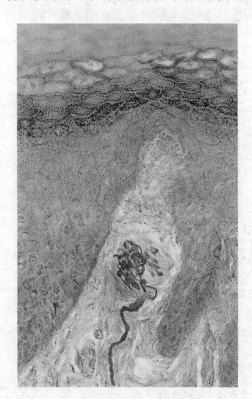

图3-25 人触觉小体 （硝酸银染色×50）

或Ⅲ有髓神经纤维支配一个小体，每一根神经纤维在将进入被囊之前，失去髓鞘，外周的神经膜细胞和基膜与被囊的结缔组织相连续，裸露的轴突终末分支盘曲环绕于上皮样细胞之间，沿途出现许多膨大，最后以扁平状膨大终止。小体也接受一至多根无髓神经纤维。触觉小体也存在于唇、眼睑、舌尖和前臂的腹侧，不过数量极少。小体的数量还随年龄而变化，青年人的手、足掌皮肤中，几乎每个乳头都有长约25 μm小的触觉小体，老年人则仅有很少的乳头中才有较大和不规则排列的小体。生理实验证明这种传入神经纤维为A_β型，具有快适应的特征。由于小体和乳头嵴排列的特殊装置，故而触动乳头嵴时，小体接受刺激，因而认为触觉小体具触觉功能。

2）**终球**（end bulb）：呈圆形或卵圆形小体，结构与触觉小体近似。大小相差较大，最小的见于结膜，也最简单。被囊由不规则排列的神经膜细胞组成，中轴内也常见细胞核，一或多根有髓神经纤维失去髓鞘进入被囊，发出许多侧支弯曲成袢形成不规则卵圆形结构。最大的见于外生殖器（如阴蒂、龟头)的结缔组织中,故可称为**生殖小体**(genital corpuscle)。终球以各种形式广泛分布于全身各处,如口腔、舌、会厌、鼻腔、腹膜、腱、韧带、滑液膜以及神经干的结缔组织中,其中也有两个终球形成一个复合结构。

3) **环层小体** (lamellated corpuscle):又称 Vater-Pacini 小体,常位于真皮深部、肠系膜、腹膜、淋巴结门、龟头、阴蒂、乳头、乳腺等处。尤其在骨膜、韧带、关节囊特多。小体呈圆形、卵圆形或不规则线圈形,体积较大,一般为 2 mm × (0.1 × 0.5 mm),巨大的甚至肉眼可见。小体外围包有约 30 层表皮细胞,排列成厚约 0.2 μm 的同心层被囊(图 3 – 26),层间间隙含有与被囊细胞平行的细微胶原纤维组成的网架和含蛋白多糖的无定形基质。小体中心的均匀圆柱形体称为**内棍**(inner bulb)。电镜下发现内棍由最内层扁平细胞发出的片状胞质板紧密环列形成。一根有髓神经(A_β)随血管进入被囊内,在与内棍中心交界处失去神经膜细胞和髓鞘,裸露不分支的轴突在内棍中心成为膨大的终末而终止。终末内有线粒体、致密核心囊泡和微管、神经细丝等。环层小体司压觉和振动觉,也是快适应感受器。环层小体发生于 3 个月胎儿,在轴突外周开始出现环绕的扁平细胞,出生时小体长 500 ~ 700 μm,到成年可达 2 ~ 3 mm,超过 70 岁老人的小体数变少,体积变小而不规则。

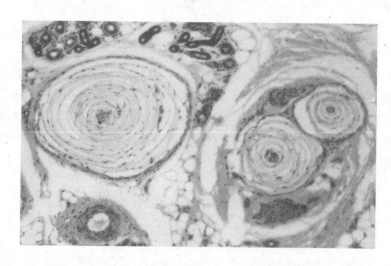

图 3 – 26　人环层小体　(H. E 染色 × 50)

4) **Ruffini 末梢** (Ruffini ending):为位于有毛皮的真皮或皮下层结缔组织的梭形小体,长为 1 ~ 2 mm,小体外周有很薄的从神经束膜衍化来的纤维细胞鞘,内部是由成束的与附近结缔组织相连的胶原纤维穿行,一条有髓神经纤维(A_β 或 II型)在进入鞘前失去髓鞘,反复分成很多小支环绕胶原纤维束而形成一个梭形结构。Ruffini 末梢的结构和高尔基腱器官有些相似,当真皮中的胶原纤维被牵引时,小体接受刺激出现变化,电生理表明是慢适应机械感受器。

5) **高尔基腱感受器**(Golgi tendon organ):又称神经腱末梢(neurotendinous enging),多位于肌与腱交界处,长 0.2 ~ 0.3 mm,是由小束的腱纤维和被囊细胞排列成同心层的被囊所组成。一至数条粗的有髓神经纤维(Ib_1)进入被囊,失去神经膜细胞和髓鞘,并分支,裸露的轴突终末以叶状膨大终止在腱纤维束之间。由于腱梭和肌梭的排列方向一致,故肌收缩或被牵拉时,腱梭能感受刺激。腱梭也是慢适应感受器(图 3 – 27)。

2. 肌梭(muscle spindle)　又称神经肌梭(neuromuscular spindle),为分布于骨骼肌内的梭

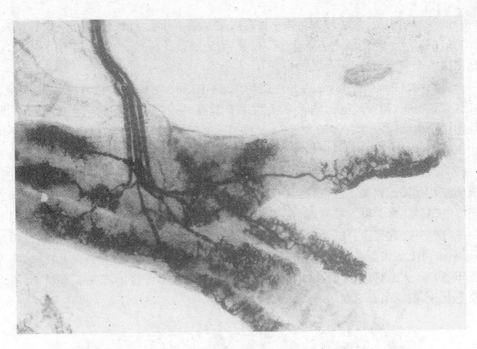

图 3 - 27　腱梭(氯化金染色×50)

形小体 (图 3 - 28)，大小为 1.5 mm×0.5 mm，其长轴和肌纤维平行，外有数层扁平细胞组成内、外两层被囊。内裹 6~14 条较小的骨骼肌称为**梭内肌**(intrafusal fiber)，被囊外层为数层相当于神经束膜的扁平结缔组织细胞，内层为一层扁平细胞形成的一个管子，包裹在每条梭内肌的外面，内外两层间有富含氨基己糖多糖(GAG)的胶状液。梭内肌有两种类型核袋纤维和核链纤维：**核袋纤维**(nuclear bag fiber)较粗而长，伸至被囊外，肌纤维中央部分(相当于肌梭赤道区)有许多核集中而显得膨大如袋，近年根据超微结构、组织化学和生理学特征，将核袋纤维又分为两个亚型：① **动态型核袋纤维**(dynamic bag1 fiber)或称袋$_1$(bag1)型。② **静态型核袋纤维**(static bag2 fiber)或称袋$_2$(bag2)型。前者肌原纤维中无 M 线，肌浆网少，线粒体和氧化酶较多，碱性 ATP 酶活性低，糖原较少；后者有清晰的 M 线，有中到高浓度的碱性 ATP 酶和糖原，并在纤维两端绕有弹性纤维；**核链纤维**(nuclear chain fiber)较细、稍短，两端附着于被囊，细胞核单行纵列成链状位于肌纤维中部。肌原纤维中有显著的 M 线、肌浆网和 T 小管，线粒体和氧化酶均少，碱性 ATP 酶活性高，糖原也多。人的肌梭中，含有 3~4 条动态型和静态型两种核袋纤维以及多至10条的核链纤维。这种不同可能与收缩性质有关。进入肌梭的神经纤维有传入和传出两类。传入纤维又分为两种：第一种是粗的有髓神经纤维 (Ia)，于肌梭中央部位进入被囊时失去髓鞘，末梢在核袋或核链部分构成环状或螺旋状终末(annulospiral ending)，又称**初级终末**(primary ending)。对肌肉的牵张极为敏感，是肌梭的主要感觉末梢，为快适应。纤维将刺激传入脊髓，与前角α类运动神经元构成突触。发出 α 运动纤维至附近的梭外肌构成终板，引起梭外肌收缩。第二种是较细的有髓神经纤维 (Ⅱ)，同样进入肌梭，主要分布于核链 (或有些核袋纤维) 的两端形成花簇状终末(flower spray ending)，又称**次级终末**(secondary ending)，初级和次级终末中均有线粒体、圆形囊泡和神经细丝、微管以及弥散的荧光物质等。肌梭的传出纤维，目前倾向有三种：其一是脊髓前角中的 γ 运动神经元发出较细的有髓神经纤维，有 γ$_1$ 和 γ$_2$ 两种。γ$_1$ 纤维分布至核袋纤维的末端呈板状终末，又称 p$_2$ 终末；γ$_2$ 纤维分布至核袋和核链纤维的两端，近赤道区，形成蔓条状终末；第三

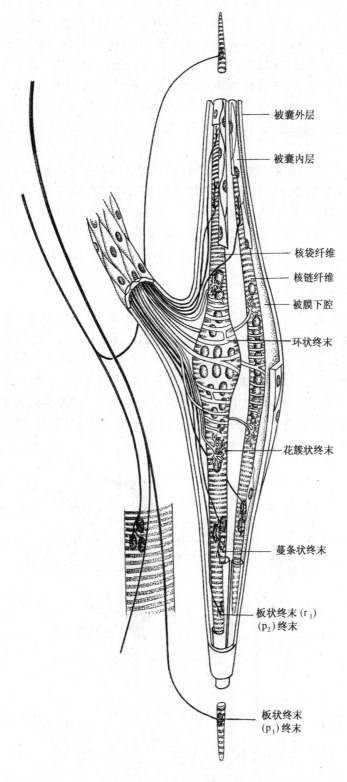

被囊外层

被囊内层

核袋纤维

核链纤维

被膜下腔

环状终末

花簇状终末

蔓条状终末

板状终末（r_1）
（p_2）终末

板状终末
（p_1）终末

图 3 - 28　肌梭超微结构图

种传出纤维是β纤维,是有髓神经纤维发出的侧支,支配肌梭附近的梭外肌,分布于核袋纤维的末端,形成板状终末,又称 p₁ 终末。γ纤维除调节梭外肌纤维的长度外,γ神经元还接受来自脑干部分下行纤维的控制。因此,γ纤维经常传导少量冲动到梭内肌,使梭内肌两端发生轻度收缩,从而使环状终末处于非常敏感的状态。在肌肉收缩时,环状终末继续放电,故常有少量冲动传入脊髓前角相关α运动神经元,使梭外肌收缩,从而使骨骼肌经常处于一种持续的轻度收缩状态,即生理上所称的肌紧张。全身肌肉的肌紧张既不等同而又相互配合,使机体维持一定姿势。肌紧张实则就是一种牵张反射,所以肌梭在维持肌紧张和姿势中,都是使肌内活动平稳化的监控器。

二、效应器

周围神经纤维末梢在体内的**效应器**(effector)可分为两大类:① 躯体传出效应器,又称躯体运动神经末梢,其细胞体位于脊髓前角,发出有髓神经纤维,最终以轴突形成运动终末支配骨骼肌运动;② 内脏传出效应器,又称内脏运动神经末梢,其细胞体位于各种自主神经节,发出无髓神经纤维,最终以轴突形成运动终末支配心肌运动 (cardiomotor)、内脏运动 (visceromotor)、血管运动 (vasomotor)、毛发运动 (pilomotor)、唾液腺和消化腺分泌 (secretory) 和汗腺发汗运动 (sudomotor)。

(一) 躯体运动神经末梢

躯体运动神经末梢 (somatic motor nerve ending),形态学常称**运动终板** (motor end plate),生理学又称神经肌接头 (neuromuscular junction)。一个运动神经元发出的纤维可以反复分支形成终支,分布于骨骼肌,少则 2～3 条(如喉肌),多则 1 000 条(如腓肠肌),平均约为 180 条。在生理学上一个运动神经元及其所支配的全部肌纤维称为一个运动单位。当有髓神经纤维的终末伸达骨骼肌纤维时,髓鞘消失,神经内膜与肌内膜相连续,此时,神经膜细胞改称为**终末胶质细胞** (teloglia) (图 3-29),覆盖于轴突终末表面。轴突分成几个轴突终末,这些终末呈葡萄状或

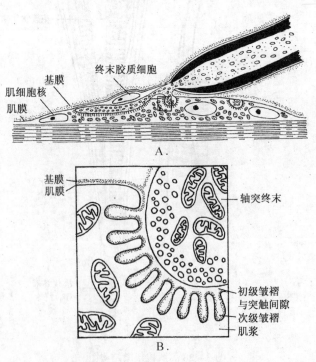

图 3-29　运动终板超微结构图

板状,与肌纤维紧密接触形成的椭圆形板状隆起称为**运动终板**或**神经肌接头**。光镜下,肌纤维与这些轴突终末接触处,肌浆丰富,内有较多的线粒体与肌细胞核。电镜下,每个轴突终末和肌纤维相接触处,可见肌膜凹陷称为初级皱褶(图 3 - 29),容纳轴突嵌入,两者之间有 50 nm 间隙,间隙内有乙酰胆碱酯酶,初级皱褶再向肌浆方向下陷形成许多长约 1 μm 的次级皱褶,是为突触后膜,其上有略较致密的点状结构即受体。与次级皱褶相对应的轴突膜即突触前膜,轴突终末中有许多线粒体和许多约 10 nm 大小充满乙酰胆碱的圆形囊泡。当神经冲动传到轴突终末时,细胞外液中的 Ca^{2+} 进入终末,使许多囊泡聚集于轴突前膜并与之相贴、融合以至破裂,以胞吐方式将乙酰胆碱释放于轴突间隙中。每个小泡内含有约 10 000 个乙酰胆碱分子,以此作为一个定量单位,因此每个小泡以胞吐释放递质的方式称为量子释放。如果缺乏 Ca^{2+} 或 Mg^{2+} 过多时,释放则将受到抑制。当 10 000 个乙酰胆碱分子进入突触间隙时,在非常短的时间内能够使肌膜上的 2 000 个受体通道开放(通道开放是随机的,但其平均寿命为 1 ms),引起 Ca^{2+} 内流快而多,K^+ 外溢少而慢,于是肌膜出现去极化而产生终板电位,当终板电位达到一定阈值时,可使终板邻近的肌纤维产生动作电位,并随肌膜扩播,触发肌纤维内肌球蛋白与肌动蛋白的相互作用,最后导致肌纤维收缩。当递质分子与受体结合后,必须很快地失活,以保证神经传导的精确性。乙酰胆碱在 3 ms 内被位于初级和次级皱褶膜上的乙酰胆碱酯酶破坏,分解为乙酸和胆碱,故能避免持续地作用于受体,肌纤维也不致重复地发放兴奋,同时也不影响下一次神经冲动的传递,分解后的胆碱分子可通过前膜的主动运输回收到轴突内,或通过逆行运输回到胞体,和乙酰辅酶 A 在胆碱乙酰转移酶的催化下,合成乙酰胆碱,储存备用。乙酰辅酶 A 主要来自丙酮酸,少量来自乙酸。

　　运动神经末梢除了上述 α 传出纤维形成的**板状末梢**(en plaque ending)外,还有一种**葡萄状末梢**(en grape ending)(图 3 - 30)。支配人眼外直肌的有板状和葡萄状两种末梢,而支配上睑提肌运动的只有板状末梢。

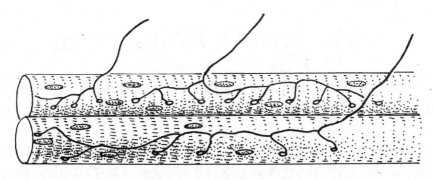

图 3 - 30　葡萄状末梢模式图

（二）内脏运动神经末梢

　　内脏运动神经末梢(visceral motor nerve ending)是由自主神经节或神经丛发出的较细小的无髓神经纤维,支配内脏平滑肌、心肌或腺泡,当神经纤维行至或穿行于这些细胞附近或其间时,可以反复分支,其终末呈串珠状膨大与肌纤维接触,两者间隔 15～20 nm 间隙,膨大内含丰富的线粒体和突触囊泡(颗粒型或无颗粒型)。有时在小肠平滑肌上可见有神经膜细胞胞质所围绕的一群细小的轴突和单个肌纤维紧密接触形成**多轴突接头**(multiaxonal junction)。接触处的轴突终末也膨大,内含线粒体和突触囊泡,囊泡内含不同的递质。当神经终末将递质释放到间隙内,使平滑肌细胞兴奋,再通过相邻平滑肌细胞之间的缝隙连接,从而可引起一大片平滑肌的收缩。一般来说,交感节后纤维终末(除个别外)释放去甲肾上腺素,而副交感节前纤维和交感节前纤维释放乙酰胆碱(图3-31)。以往认为内脏运动神经末梢只有胆碱能和肾上腺素能两种。现知还有含嘌呤能和肽能神经纤维。有人还将肠内含有的全部内在神经元称为"肠神经系统"(enteric nervous system)。认为其中有些是含有五羟色胺能神经元,它们能对控制平滑肌的另一些含胆碱能和嘌呤能的内在神经元起作用。

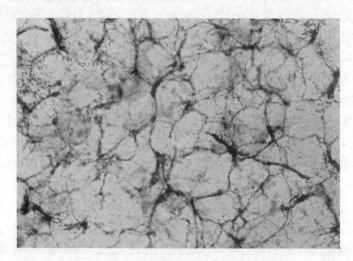

图3-31 大鼠下颌下腺腺泡周围的胆碱能神经纤维(Koelle 法×100)

腺泡为交感神经支配,其终末分支也呈球状膨大,包绕在腺细胞表面,当它受到刺激时,可促进或抑制腺的分泌。

第五节 神经纤维与突触的溃变与再生

人与高等动物的神经元在出生后失去分裂能力,但动物实验研究指出,损伤后的神经元有分裂象出现,体外培养中也见到神经元有分裂象。然而,分裂后的神经元有无生理功能则尚待深入研究。

神经元在受到损伤后,胞体和突起都会发生一系列的反应。1850 年 Waller 指出切断轴突,受损神经自远侧段向神经终末全部发生溃变,称此现象为 Wallerian **溃变**(Wallerian degeneration),或称**顺行性或下行性溃变**(anterograde degeneration)。现知,受损轴突的近侧段及胞体也可发生溃变,则称为**逆行性或上行性溃变**(reterograde degeneration)。有时,甚至还会发生跨神经元溃变。神经元受损过于严重,导致整个神经元死亡;若损伤较轻,则胞体和神经纤维均可修复,称为**再生**(regeneration)。溃变与再生两个过程并不能截然分开,而是相互并存的,为便于理解,分述如下:

一、周围神经纤维的溃变

神经纤维或神经元受到损伤,首先在受伤局部产生**炎症反应**,这是因为血-神经屏障或血、脑屏障受到不同程度的破坏时,受伤局部可释放一些化学因子(chemokine),产生化学诱导,促使血管内白细胞与血管壁内皮细胞的细胞黏连分子间产生配体—受体样结合,出现白细胞贴壁,穿出血管壁外渗,侵入受伤区域,继而 T-淋巴细胞、单核细胞侵入,产生白介素-I和 r-干扰素等多种因子。而脑内小胶质细胞、星形胶质细胞聚集和活化等所产生的反应,既有利清除溃变神经的残屑,也有助于神经的再生。

神经纤维受到切断、中毒、感染等刺激引起神经纤维的损伤,可分远侧段、近侧段与胞体三方面的变化:

(一) 远侧段神经纤维的溃变

远侧段神经纤维脱离了胞体的正常联系和物质运输,得不到正常的营养,引起 Wallerian 溃变,又称次级溃变(secondary degeneration)。其变化表现在轴突、髓鞘与神经膜细胞。例如切断坐骨神经 54~72 h 后,电生理显示其远端神经刺激肌肉的反应停止,轴突率先发生变化,电镜下可见:

1. 轴突 线粒体局部堆积在断端邻近郎飞结的轴质中,接着轴质破坏,微管、神经细丝与线粒体断裂分解,细胞器等运输中断,轴突肿胀而不规则,12 d 后断裂成为碎片,一直可延续至 3 周。

2. 髓鞘和神经膜细胞 损伤约 19 h 后,髓鞘失去板层结构,断裂成长椭圆形断片,继而则成卵圆形或颗粒状、小滴状,最后破裂成最简单的中间物质,出现 Marchi 染色阳性反应。第 4 天在神经膜细胞内还可见崩解的髓鞘,神经膜细胞肿胀,胞质内核糖体大量增加,细胞变为可动性,能制造基膜,并能进行清除轴突残屑和崩解髓鞘的自动消化,只在临近基膜处少量而又缓慢地堆聚着来自神经内膜的胶原。与此同时,神经膜细胞进行活跃的分裂,从第 4 天至第 25 天左右,胞核数量在整条纤维上增加到原来的 13 倍。光镜下可见神经膜细胞以它们的胞突彼此嵌合形成一条多核的合胞体索。在溃变期,神经膜细胞的胞质和新形成的基膜之间彼此分隔,出现细胞外间隙。这些反应性神经膜细胞形成新的有皱褶而又连续的基膜,并在神经膜细胞和基膜之间形成许多细胞外小管(或称神经膜管),小管外围着来自神经内膜的胶原。细胞外基质中有神经膜细胞分泌的层粘连蛋白(LN),纤维连接蛋白(FN),I、III、IV 型胶原蛋白以及硫酸乙酰肝素等。其中 LN 为基质主要成分,能促进周围和部分中枢神经纤维延伸、神经末梢分化等;FN 能促周围神经延伸;胶原蛋白为基膜主要成分,具有维持结构和对抗压力的作用;硫酸乙酰肝素除参与组成基膜外,还有促进运动终板形成的作用。所以从损伤端以上的轴突再生的支芽可被引导伸入小管内继续生长,如果小管内没有再生轴突支芽进入,那么小管将被外周增厚的胶原所填充。

3. 轴突终末与突触 在切断轴突后 12~24 h 内,整个终末呈现为一个肿胀的溃变终末。电镜下,溃变突触的结构特点呈两种类型:一类是突触囊泡、线粒体和突触基质等的电子密度增加,增厚的突触膜在变性早期仍可分辨,晚期,所有结构都模糊不清,整个突触被神经胶质细胞的突起包围。另一类是突触囊泡与线粒体数量减少,整个突触变得膨大而清亮,这种微细结构上的差别可能与动物种类、神经元损毁部位及时间的不同有关。有实验报道通过摘除眼球或切除视皮质后,在外侧膝状体中观察到变性可从突触前终末累及突触后区,相反,突触后部位的变性也可累及突触前终末,这种变性称为**跨神经元突触变性**。

(二) 近侧段神经纤维的溃变

近侧段神经纤维的溃变由神经断端向胞体进行,这种溃变称逆行性溃变,又称**初级溃变**(primary degeneration)。其轴突、髓鞘和神经膜细胞的变化与远侧段基本相同,只是方向相反,并且一般只扩及 1~2 个结间段,或扩展累及 2~3 cm 时即停止,接着就可再生出新的轴突支芽。损伤严重累及细胞体时,则整个近侧段都发生溃变。

（三）胞体的溃变

胞体出现肿胀和膨大,胞核由中央移至边缘,尼氏体自胞体中央开始溶解,逐步向外周扩展,这个变化称**中央性染色质溶解**(central chromatolysis),染色质溶解在损伤后 12～14 d 时达到高峰。细胞学和电子显微镜研究显示:粗面内质网扩大成池,胞体内 RNA 总量增加,细胞因吸收水分而使胞体体积变得很大。其次线粒体、内质网、高尔基复合体、核糖体和溶酶体以及氧化酶、水解酶等都出现变化,其中有的减少,有的增加,随后高尔基复合体破裂,RNA 增加,核蛋白合成增加。在早期神经解剖学研究中,上述有关核外染色质的逆行性变化无论在中枢或周围神经系统中,都被作为受损神经纤维起源细胞的胞体所在,从而为神经通路的研究奠定了形态学基础。

二、周围神经纤维的再生

由于神经元是高度分化的细胞,死亡后不能再生,所以这里讲的**再生**(regeneration)是指轴突的再生,而轴突再生的成败与胞体损伤的轻重密切相关(图 3－32)。

1. 胞体反应 损伤刺激使胞核立即持续表达 C－fos 和 C－jun 等**即早反应基因**(immediate early-gene,IEG),一般在刺激后 2 h 表达最多,然后通过其靶基因转录,合成结构蛋白也多,其中肌动蛋白和微管蛋白的增加明显,神经细丝蛋白的增加较少而缓慢。这三种蛋白都是组成细胞骨架的成分,意味着轴质运输可以及早恢复和维持形态。GAP－43 含量比正常高 100 倍,这是特异性存在于轴突中的蛋白质,与轴突生长相关。光镜下,一般认为损伤刺激约 3 周后,胞体可以开始修复,尼氏体重现于核膜周围,肿胀的胞体开始慢慢消退,核回到原来的中央位置,尼氏体恢复到原来的数量和位置,细胞完全恢复需 3～6 个月,但确切的时间要依轴突重建情况而定。

2. 有髓神经纤维的再生和突触重建 损伤后约 10 h,轴突近侧段残端开始胀大,每一根轴突可以分离形成许多细线状纤维,称为**轴突支芽**(axonal sprout)。每一根轴突支芽末端膨大呈扇形,称生长锥(growth cone)。接着生长锥顶端胞质向前方伸出 1～30 个丝状突起,称为丝足(filopodium)。于是,原来的扇形膨大部分称为板足(lamellipodium)。轴突中的微管正极(＋)端伸入板足,与丝足中由 F－肌动蛋白聚合的微丝束相连接,微丝束的另一端与丝足顶端质膜上的 LN 受体和 FN 受体相接。LN 和 FN 受体分别与细胞外基质中的 LN 和 FN 结合,这种结合使生长锥向前运动,也决定轴突向前伸展的方向。同时也通过这种结合点沟通细胞内、外信息,并作用于细胞内的 G 蛋白,激活 Ca^{2+} 和磷脂酶等产生生理效应,其中 Ca^{2+} 可调节微管的聚合

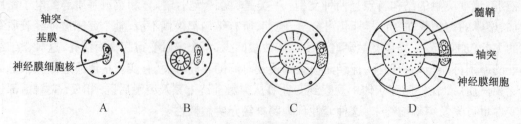

图 3－32 周围神经再生过程示意图

A. 第 25 天,许多轴突支芽已发育为无髓神经纤维,位于神经膜管周围部
B. 第 50 天,有一根轴突支芽外围形成髓鞘,向中央部移行
C. 第 150 天,有髓鞘的轴突位于中央,其余的轴突支芽相继退化
D. 第 400 天,接近成体有髓神经纤维

及肌动蛋白与其交联蛋白的结合。但是轴突支芽中的微管和微丝极不稳定,它们不断地聚合、解聚,促使轴突支芽持续地向前延伸,由此看来轴突支芽是神经元再生神经纤维的形态学基础,也是神经元的传感器。约在损伤后第 4 天,许多新形成的轴突支芽进入单个神经膜管中的周围部,但其中只有一条轴突支芽再髓鞘化并长大,其余的轴突支芽则被神经膜细胞吞噬清除。随后这条保留下来的轴突支芽由神经膜管的周围移向中央部,变成由神经膜细胞和基膜包围的再生轴突,其开始很细,为 $0.5 \sim 3 \ \mu m$,逐渐长粗,并以 $2 \sim 4 \ mm/d$ 速度向远端生长,直至和周围的神经终末或靶细胞建立突触联系。已知由神经元和胶质细胞合成分泌的**硫酸乙酰肝素**,既为神经膜细胞基膜的组分之一,也能促神经肌接头形成。突触的重新形成意味着功能即将恢复,此时再生轴突停止生长,但仍继续长粗至原来的大小。再髓鞘化约在第 $2 \sim 3$ 周开始,由近至远,远端生长速度比近端缓慢,进一步整条神经纤维出现缩窄形成郎飞结和结间体。再生轴突中的结间体短而多,一般长 $150 \sim 700 \ \mu m$,结间体的中央段膨大,提示由胞体形成的新轴浆储存于此,然后通过轴浆流以恒定速度运向终末。因此,再生神经纤维的传导速度比较缓慢。有人统计,再生神经纤维的结间体长度、直径和传导速度大约相当于原来纤维的 80% 。

3. 无髓神经纤维 其再生速度比有髓神经纤维快。

三、中枢神经纤维的溃变、再生及神经营养因子

(一) 中枢神经纤维的溃变

中枢神经纤维的溃变也包括远侧段与近侧段神经纤维以及胞体三方面,其变化过程和周围神经系统所见基本相同,故仅就其不同之处略述如下:中枢神经纤维的髓鞘是由少突胶质细胞提供,一条神经纤维由多个少突胶质细胞的胞突缠绕而成,所以在溃变过程中,增殖的少突胶质细胞不能像神经膜细胞那样形成合胞体索和分泌 LN、FN 等作为引导再生轴突支芽向前延伸的引桥,相反,它分泌抑制轴突再生的蛋白。此外,在炎症发生初期,除血源性吞噬细胞外,还有来自中枢神经系统的小胶质细胞参与吞噬、清除轴突与髓鞘碎片。Ⅰ型和Ⅱ型星形胶质细胞也具有清除残屑的作用,如过多增殖将在损伤区形成**胶质瘢痕**(glial scar),对中枢神经纤维的再生形成了一道难以逾越的路障。所以中枢神经纤维的溃变比较缓慢,清除溃变残屑的时间较长,粗纤维比细纤维的溃变快,但吸收慢,整个恢复过程需要几个月。

(二) 中枢神经纤维的再生

从上述溃变过程已经看到微环境对中枢神经纤维的再生造成了一定程度的障碍,以致中枢神经再生缓慢,往往至 2 周便停止生长。为解决这些障碍,已有不少新的实验设计,如将中枢神经轴突移植到周围神经块中,或是将神经膜细胞作为"种子"植入脑或脊髓等,研究发现这些方法均能促进中枢神经纤维再生。对此 Berry 等人于 20 世纪 90 年代前后提出两种解释:一是认为神经膜细胞能分泌促生长的可溶性因子(如 NGF)和富于神经营养因子的基板底物(如 LN);二是在少突胶质细胞及其形成的髓鞘中存在两种抑制蛋白,对轴突生长具有抑制作用。类似的实验如将大鼠神经元与大鼠视神经的胶质细胞联合培养中,发现神经突起长到少突胶质细胞表面就折回;轴突支芽丝足与少突胶质细胞接触,不仅导致丝足向前运动停止,甚至引起萎缩,但对星形胶质细胞则无此现象。研究表明,中枢髓鞘蛋白中的 35 kD 和 250 kD 的两种蛋白对轴突再生有抑制作用,因而将这两种蛋白命名为**神经突起生长抑制因子 – 35** 和神经突起生长抑制因子 – 250(neurite growth inhibition – 35,NI – 35 和 NI – 250),两者的单抗 IN – 1 和 IN – 2 能阻断抑制蛋白的作用。还有人用缺少少突胶质细胞和髓鞘的成年突变大鼠视神经做实验,发现视神经不能再生。推测这其间的复杂性可能与星形胶质细胞等有关,但至今还很不

清楚。总之,有关中枢神经纤维的再生是既复杂但又迫切需要解决的重要问题之一。

近年来,对帕金森病和老年痴呆症等神经变性疾病的基础研究和临床治疗愈益深入,如将含有多巴胺能(DA)神经元的胚胎脑或新生脑组织植入运动行为失常的成年动物纹体内,可见其症状有所改善。以往认为其机制是由于移植物在宿主体内存活,并释放多巴胺作用于靶细胞的结果,但进一步研究表明,植入的胚胎细胞表面有**胚胎表面黏附分子**(fetal surface adhesion molecule),为神经再生提供了适合的微环境,使植入神经元与宿主的靶组织间可以重新接触并形成新的突触,使功能得到一定程度的恢复。笔者的实验室曾用在体或经体外培养的人或大鼠胚胎中脑腹侧细胞(包括多巴胺神经元),移植入帕金森病大鼠模型的纹体内,实验观察最长一年多,发现移植细胞可以释放多巴胺递质,动物模型的运动失常行为得到明显的纠正;光电镜观察表明植入的多巴胺神经元在宿主纹体内存活,并形成了新的突触结构(图3-33,34)。

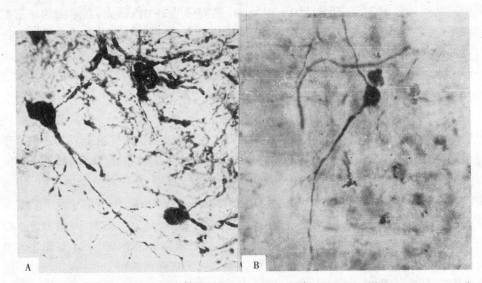

图3-33　第14天大鼠胚胎中脑腹侧细胞在体移植A和经3d培养后B移植于Parkinson大鼠模型纹休内,存活12个月后的多巴胺细胞、免疫组化　(TH染色×200)

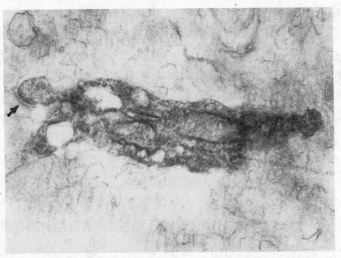

图3-34　移植1个月后的Parkinson大鼠模型纹体免疫电镜图像,
↑示阳性树突和阴性结构形成的突触　(×30 000)

（三）神经营养因子

神经营养因子（neurotrophic factor）是一类能支持神经元生存和促进突起生长的可溶性物质，其中**神经生长因子**（NGF）是近 40 年来研究的最清楚的一种，它是刺激神经元及其突起生长的一种碱性蛋白，也是促进神经再生的一种神经因子（neurokine）。星形胶质细胞、神经膜细胞和颌下腺均能合成 NGF。NGF 在神经系统发育中有严格的作用。新近报道 NGF 在成熟脑的特殊区域是一种有潜力的神经营养性媒介物。在损伤基底前脑使胆碱能神经元丧失的实验性研究中，应用 NGF 后则成功地促进胆碱能神经元的再生，因此提出 NGF 可能有希望作为治疗老年痴呆的一种因子。NGF 和从猪脑内提出的**脑源性神经营养因子**（brain-derived neurotrophic factor，BDNF）都是属于**神经营养家族**（neurotrophics，NTS）的成员。

胶质细胞源性神经营养因子（glial-derived neurotrophic factor，GDNF）是由星形胶质细胞和神经膜细胞合成分泌的碱性糖蛋白，相对分子质量为 15×10^3，胚胎发育期多，成年期表达量少。GNDF 能促进在体多巴胺能神经元分化、生长，使黑质的酪氨酸羟化酶阳性纤维增加，提高离体多巴胺能神经元存活率 2.5 倍，能使新生鼠切断神经后的运动神经元全部存活。在各种帕金森病的动物模型中，GDNF 有提高多巴胺能神经元存活率和神经末梢密度，以及改善运动失常行为等效应。基于上述功能，现已开展应用 GDNF 基因工程细胞治疗帕金森病的实验性动物研究。

随着各门学科和多种技术的综合使用，陆续又提纯或克隆出多种促神经生长因子和抑制神经生长因子，如自脑内提出的**生长抑制因子**（growth inhibitory factor，GIF），相对分子质量为 69×10^3，其免疫阳性反应常出现于神经元胞体、树突附近及围绕毛细血管的星形胶质细胞突起中。老年痴呆症患者大脑中缺失 GIF 基因，蛋白减少，阳性的星形胶质细胞突起变为阴性，因此提出 GIF 可能与老年痴呆症的形成有关。又如**白血病抑制因子**（LIF）既能促进早幼粒细胞分泌，又能促进交感神经节的肾上腺素能神经元向胆碱能神经元分化，故又称**胆碱能分化因子**。又如从鸡胚睫状神经节中提出**睫状神经营养因子**（ciliary neuroriophic factor，CNTF）相对分子质量为 22.86×10^3，它由 Ⅰ 型星形胶质细胞、神经膜细胞合成及非神经组织的成纤维细胞和骨骼肌等合成，广泛存在于周围和中枢神经系统中，它能促进神经元存活和防止受损伤神经元溃变，还能使 O–2A 细胞分化为 Ⅱ 型星形胶质细胞和使肾上腺能细胞向胆碱能细胞分化，防止肿瘤坏死因子引起的少突胶质细胞编程死亡，促进释放神经肽等作用。

综观以上各种促进神经生长和抑制生长因子的不断发掘，使我们对神经纤维再生有了更清楚的认识和希望，只要有效的应用各种因子，创造适合的微环境，将给人类神经系统疾病的预防和治疗带来新的希望。

四、跨神经元溃变

跨神经元溃变（transneuronal synaptic degeneration）常见于视觉和（或）听觉传导途径。跨神经元溃变有顺行和逆行两种。**顺行性跨神经元溃变**（anterograde transneuronal degeneration）是指突触前的神经元轴突被切断，引起突触后神经元发生萎缩或坏死的变化，如外侧膝状体接受来自眼球视网膜节细胞的传入纤维，当切断一侧视神经后，外侧膝状体核中相应的神经元出现进行性萎缩，即尼氏体等溶解，胞核与胞体皱缩，最后细胞死亡。这样，由外侧膝状体核的神经投射到相应视区皮质的神经元也随着发生溃变，如树突棘的消失等。**逆行性神经元溃变**（reterograde transneuronal degeneration），是指切断突触后神经元的轴突后，突触前神经元发生萎缩或死亡的现象,如视区皮质被切除,外侧膝状体的神经及其发出的纤维发生萎缩和溃变。跨神经元溃变所引起的神经元损伤,往往可以随着传导途径中神经元换元的多少,而可从一级扩展到二级甚或三级神经元。

第六节　神经胶质细胞

神经胶质细胞(neuroglia cell)或称**神经胶质**(neuroglia),是神经组织中一种无传导神经冲动能力的细胞群,但是,它们在神经元的生存和整个生命活动中起着支持、营养、保护、修复等重要作用。神经胶质细胞终身保持分裂能力。在病理情况下,星形胶质细胞增殖形成瘢痕,或是成为肿瘤的来源,这就意味着神经胶质细胞过度增生或是不能行使其正常功能,都将导致神经元在形态和功能上的失常。因此神经胶质细胞和神经元是构成神经组织中不可偏废的两种基本成分,就其数量来说,神经胶质细胞远比神经元多,两者之比为 10~50:1,其量约占脑体积的一半。神经胶质细胞的胞体很小,突起却很发达,它们广泛分布于神经元胞体和神经纤维束之间。在中枢神经系统内,神经元和神经胶质细胞紧密聚集在一起,在电镜下,两者间的间隙最宽不超过 20 nm,间隙中充以细胞外液,在成熟脑内,细胞外间隙占其体积的 15%~20%。神经胶质细胞的形状和种类甚多,研究方法也层出不穷,特别是使用免疫细胞化学和电镜等技术以来,对胶质细胞的形状结构及其功能的阐明向前推进了许多,但仍存在不少问题,是当前活跃的研究领域之一。周围神经系统的神经胶质细胞相应比较简单,种类也少。

一、中枢神经系统的胶质细胞

中枢神经系统的神经胶质细胞按其起源可分为两大类:一类是**大胶质细胞**(macroglia),在发生上和神经元一样来自神经板的外胚层,包括星形胶质细胞和少突胶质细胞;另一类是**小胶质细胞**(microglia),有关它的起源有不少争议。现在一般认为是来自中胚层起源的**单核细胞**(monocyte),它们在胚胎期的脑和脊髓发育中随血管侵入。但 Federoff 及其同事(1991)在用组织培养法观察血管尚未形成的小鼠脑组织时,发现有巨噬细胞出现,于是提出小胶质细胞来自神经外胚层。还有人认为小胶质细胞不是真正的神经胶质细胞。

(一)小胶质细胞

小胶质细胞广泛分布于中枢神经系统和视网膜。豚鼠和人脑内小胶质细胞占所有神经胶质的 10%~20%,存在于灰质与白质,但灰质中更多,它们在正常脑内的数量与分布相当稳定。在 H·E 切片中,小胶质细胞的核最小,呈长梭形、瓜子形或三角形,染色质较密而色深。用银染色,小胶质细胞比星形胶质细胞小,细胞呈长梭形,从胞体两极发出 2~3 个初级突起,每个胞突还可发出少量分支,胞突和分支表面均有似玫瑰花杆上的小刺(图 3-35),有些胞体和胞突内有许多形似筛状的小空泡,借此可与其他胶质细胞相区别。电镜下,核扁平呈锯齿状,核周有异染色质而显得致密,胞质少,细胞器排列紧密,颗粒状和管状粗面内质网和高尔基复合体集中在细胞两端,溶酶体也较多。

发育早期的小胶质细胞呈阿米巴样,以后失去运动能力,转变为典型的带有分支而有弯曲突起的小胶质细胞。小胶质细胞的突起彼此镶嵌形成一个有规则的嵌合体。成体中新的小胶质细胞是由内源性细胞分裂而来的。专家们一致认为成熟的单核细胞,在生后一旦侵入脑内就变成巨噬细胞。由血源性过渡型细胞变成小胶质细胞,可能是受到星形胶质细胞的诱导作用。

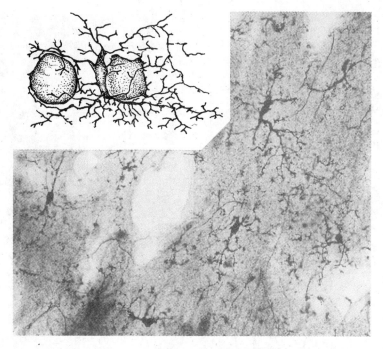

图 3-35　小胶质细胞(Golgi 法 ×100)左上方为神经元和小胶质细胞模式图

小胶质细胞的功能：小胶质细胞是中枢神经系统的一种多样性功能的细胞，表现在：① 它们能够分裂和迁移并通过已形成的神经毡到其适合的位置；② 它们能够转变为吞噬细胞；③ 它们能够吞噬或自溶神经元和其他碎屑。因此在神经系统遇到外伤、局部缺血性损伤以及许多疾病，如 Parkinson 病、老年性痴呆、多发性脑硬化以及获得性免疫缺损综合征等情况下，小胶质细胞显得非常活跃地行使其吞噬防御功能。也有人提出不同形式的损害可刺激不同来源的吞噬细胞，如果损害没有或很少伤及血管，则损伤处先以星形胶质细胞为主，后以小胶质细胞为主，如损害波及血管，则以血管周的单核细胞等参与吞噬。在正常情况下，小胶质细胞是脑内处于稳定状态的细胞。

（二）大胶质细胞

大胶质细胞可分为**星形胶质细胞**和**少突胶质细胞**。前者又可分为**纤维性星形胶质细胞**和**原浆性星形胶质细胞**。此外有一些细胞在起源上与星形胶质细胞相同，但在形态和分布位置等方面都已分化为各具特点的细胞，所以暂归属为**特殊型星形胶质细胞**，如**辐射状胶质细胞**、**Begmann 细胞**、**Müller 细胞**、**室管膜细胞**、**伸长细胞**、**垂体细胞**和**脉络丛上皮细胞**。

1. 星形胶质细胞(astrocyte)　它是神经胶质细胞中最主要的一种细胞。在 H · E 染色切片中，可根据细胞核的形态结构来区分，其核在各类神经胶质细胞中最大，圆或卵圆形，染色质少，着色较浅淡。在银染切片中，胞体呈星形，发出许多突起伸向并填充在周围的神经毡中。根据突起的不同可将星形胶质细胞分为两种，它们的共同特点是有些突起末端膨大形成**脚板**(foot plate)或称**终足**(end foot)，伸向邻近的毛细血管并贴附在管壁表面者称为**血管足**(vascular foot)或**血管周足**(perivascular foot)（图 3-36）；邻近脑和脊髓的星形胶质细胞，许多脚板伸向并贴附于软膜的内表面，彼此相连构成一薄层**胶质界膜**(glia limitans)或**胶质膜**(glial membrane)（图 3-38）。胶质界膜的外表面还有一层基板(即神经的外界膜)，它分隔星形胶质细胞

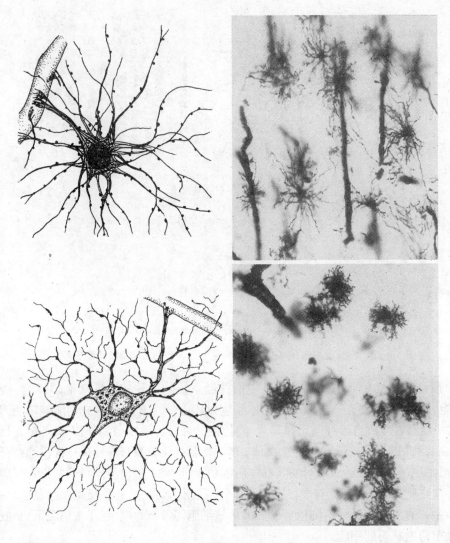

图 3 - 36 纤维性星形胶质细胞(上)和原浆性星形胶质细胞(下) (Golgi 法 ×50)

和中胚层来源的软膜。

(1) 分类

1) **纤维性星形胶质细胞**(fibrous astrocyte)：又称蜘蛛细胞(spider cell)，多位于白质，其特点为具有细小、较长而直和分支较少的胞突，在硝酸银染色标本中，可见胞体和突起内有许多原纤维，它们在大的胞突内平行排列成束，胞体和突起表面均有颗粒的**胶质粒**(gliosome)，有较多的血管足(图 3 - 36)。电镜下，可见胞核圆形或有缺陷，少量异染色质堆聚在核膜边缘成块状，常染色质多，故染色浅淡。胞突呈长圆柱形，胞质中含有大量糖原，少量的滑面和粗面内质网，水样的胞质使胞质显得清亮。原纤维是由直径 10 nm 的中间丝组成，这些中间丝命名为**胶质丝**(gliofilament)，它是由相对分子质量为 55×10^3 **胶质原纤维酸性蛋白**(glial fibrillary acidic protein，GFAP) 组成，现被广泛用作鉴别星形胶质细胞的一种标志。其他如 S - 100和**波蛋白**(vimentin)也是该细胞表达的特异性蛋白。胶质粒内含有成簇的线粒体和致密基质物质。

2) **原浆性星形胶质细胞** (protoplasmic astrocyte)：又称**苔状细胞** (mossy cell) 多分布于灰质,胞突分支多,短而弯曲,形如绒球,脚板比较少(图 3 - 36)。电镜下胞质内除胶质丝极少外,其余和纤维性星形胶质细胞相似。胞突呈扁平薄片状,包裹在神经元和轴突外面,而绝不插入突触间隙内,它可以包裹成群的突触,如突触小球 (图 3 - 11),所以原浆性胶质细胞通过分隔神经元及其突起,起隔离和绝缘作用。电镜下,还可见相邻星形胶质细胞之间、脚板之间均有缝隙连接。脚板和毛细血管内皮外基板以及胶质界膜和基板之间都有半桥粒,由此可见,星形胶质细胞之间的细胞外间隙极为狭窄,宽为 15 ~ 20 nm,星形胶质细胞因有缝隙连接而成为功能上的合胞体。

(2) **星形胶质细胞的功能**　星形胶质细胞几乎囊括了所有胶质细胞的功能。主要表现在：① 对神经元的隔离和绝缘作用。② 当神经元损伤时,星形胶质细胞参与吞噬溃变的细胞碎片,还可通过增生形成胶质瘢痕。③ 调节神经元的代谢作用。表现在参与递质的代谢和维持内环境 K^+ 的稳定。在参与代谢方面：如脑内有含谷氨酸能和 GABA 能神经元,前者兴奋时,释放兴奋性递质谷氨酸,后者兴奋时,释放抑制性递质 GABA,如果这两种递质不能及时排除而积聚在突触间隙,则将干扰突触传递的准确性。由于包裹在突触间隙外的星形胶质细胞含有谷氨酰胺酶,故能将胞体周围过量的谷氨酸和 GABA 摄入并代谢成为谷氨酰胺,再将此转运给神经元作为制造谷氨酸和 GABA 两种递质的前体物质,谷氨酸代谢成为谷氨酰胺时需要氨,使有毒性的氨不致在脑内积聚而损害脑,从而对脑起了解毒保护作用。肝性脑病患者就是因为肝硬化失去解毒功能,包括氨在内的许多有毒物质经血循环进入脑内,使氨在脑内积聚过多,引起病人昏迷。在维持 K^+ 稳定方面,当神经元兴奋时,使细胞内 K^+ 外流到细胞外间隙, K^+ 过多时,很快被星形胶质细胞吸收,引起细胞膜的去极化,去极化产生的电流使 K^+ 从高浓度区运向低浓度区,所以星形胶质细胞的合胞体结构对细胞外钾起了**空间缓冲** (spatial buffering) 作用。也有人说去极化可能对自身的毒性变化起了某种信号作用,使酶发生变化,产生某些物质,转而影响神经元活动的恢复。若是过多的 K^+ 不能被星形胶质细胞及时吸收消除,则使神经元兴奋性提高,从而导致神经元发生癫痫样放电而引起癫痫发作。所以星形胶质细胞有调节神经元的代谢和保持其周围微环境稳定的作用。④ 星形胶质细胞还有许多神经递质的受体,如乙酰胆碱能、肾上腺素能、5 - 羟色胺能和一些神经肽能受体等,尤其是 β - 肾上腺素能受体,在星形胶质细胞上的密度更大于神经元。当 β - 肾上腺素能受体与其特异性神经递质作用后,可激活腺苷酸环化酶,产生大量 cAMP,使星状胶质细胞产生一系列生理效应,如使贮存的糖原分解为葡萄糖供应神经元使用；也可释放牛磺酸,局部调节神经元活动；增加合成神经生长因子 (NGF),以及细胞的氧化代谢、能量代谢和 ATP 酶活性等。⑤ 星形胶质细胞能合成和分泌神经营养因子,如 NGF、层粘连蛋白 (laminin, LN)、纤维连接蛋白 (fibronectin, FN) 等,故对神经元生存及其突起的生长均有作用,而它分泌的前列腺素和白细胞介素等则与神经系统的分化有关。⑥ 星形胶质细胞是脑内的抗原传递细胞 (antigen presenting cell),细胞膜上具有主要组织相容性复合体 (major histocompatibility complex, MHC),故能结合经过处理的外来抗原,将它传递给 T - 淋巴细胞,因此,可能与自身免疫疾病有关。⑦ 星形胶质细胞还与 Parkinson 病、Huntington 舞蹈病以及老年性痴呆症有关。星形胶质细胞胞质内含有单胺氧化酶系的一种酶和 3 - HAO 酶,前者与 Parkinson 病有关,后者与 Huntington 舞蹈病相关。实验报道：给猴子、小鼠静脉注射 1 - methy - 4phenyl - 1、2、3、6 - tetrahydropyridine (MPTP) 后,引起动物产生震颤性麻痹,这是因为 MPTP 通过单胺氧化酶的作用变成有毒的 MPP^+, MPP^+ 能杀死或损害中脑黑质多巴胺能神经元,造成震颤性麻痹。建立的 Parkinson 疾病模型,与以往使用 6 - 羟多巴胺损毁中脑黑质的作用相类同,只是 MPTP 对动物具有严格的种族特异性。3 - HAO 是色胺酸代谢产生喹啉酸产物过程中必需的一种酶,但活性太高时,则将产生大量的喹啉酸,此产物有毒,可导致某些神经元的死亡,出现 Huntinghton 舞蹈病的症状。引起老年性痴呆的原因,现在认为可能是损害了有关记忆、思维等地区(如海马)神经元和星形胶质细胞之间的代谢和功能的相互关系。⑧ 引导神经元迁移的作用,最早出现的星形胶质细胞是辐射状胶质细胞(radial glia),它位于神经管的神经上皮层内,伸出的顶突和基突各自和神经管的内、外面相接,在胚胎发育过程中,辐射状胶质细胞引导正在迁移中的神经细胞从神经上皮层移向其最终的位置。当迁移停止后,大部分辐射状胶质细胞(除 Müller 细胞、Bergmann 细胞和伸长细胞外)的顶突首先受到限制,随着基突消失,它们便成为成熟的星形胶质细胞。神经管发生完成后,原在脑室区的细胞经过分裂增生和迁移形成神经细胞和神经胶质细胞,遗留下来的细胞成为室管膜层(图 3 - 38)。引导神经元迁移的第二类细胞是小脑皮质内的 Bergmann 细胞(图 7 - 8),其胞体位于浦肯野细胞层(小脑皮质的中间层),伸出几个垂直向皮质表面的突起,突起末端膨大形成脚板并彼此连接构成胶质界膜,这种上行突起又称 Bergmann 纤维,在小脑发生中,有引导颗粒细胞从外颗粒层(表层)返回到深部形成颗粒层的作用(图 7 - 9)(参阅小脑皮质)。

2. 少突胶质细胞(oligodendrocyte) 多位于白质,灰质中较少。在 HE 染色切片中,胞核较小,大致呈圆形,染色质较多。它的胞核大小与染色深浅正好介于星形胶质细胞与小胶质细胞之间,故三者相互比较易于辨认。在银染标本中,细胞体小,呈圆形或梨形,从胞体发出 3~5 个突起,可以分支,但也很少(图 3 - 37)。电镜下,圆形的胞核较为致密,这是由于异染色质较多又常密集于核膜下方的缘故,核孔很多。胞质中含有丰富的线粒体、微管、大量的游离核糖体和粗面内质网,也有高尔基复合体和多泡小体、糖原和颗粒状内含物,无原纤维,据此可与星形胶质细胞作区别。

少突胶质细胞因其分布位置不同而可分为**神经元周少突胶质细胞**(perineuronal oligoden-drocyte)和**束间少突胶质细胞**(interfasicular oligodendrocyte)。前者分布于灰质的神经毡里,后者数量最多;常常成串地出现于白质有髓神经纤维之间(图 3 - 37),为中枢有髓神经纤维提供髓鞘。束间少突胶质细胞在胎儿和新生儿的白质中很多,在髓鞘形成过程中迅速减少。

(1) **少突胶质细胞的标记** 现在应用的标记物多半是与髓鞘形成有关,如半乳糖脑苷脂(gallc to cerebroside, GC)、碳酸酐酶 Ⅱ(CA Ⅱ)、MBP、2', 3' - 环核苷酸、3' - 磷酸水解酶(CNP 酶)、转移铁、PLP、MAG、MOG(myelin-oligodendnocyte associated glacoprotein) 和 MOSP(myelin-oligodendnocyte-specific protein)等都可用于显示少突胶质细胞。有报告指出,为辨别少突胶质细胞的发育程度,可应用 GC 和 A$_2$B$_5$ 两种单克隆抗体进行染色,如两者均呈阳性,表明为未成熟的少突胶质细胞,仅后者呈阳性,则为成熟的少突胶质细胞。

(2) **少突胶质细胞的分化** 少突胶质细胞是由脑室壁的神经外胚层和室管膜下层发生来的。它们在胚胎期及以后的继续迁移中进入白质和灰质,形成成体中前体细胞库,这些前体细胞既可分化补充已丧失的少突胶质细胞,也可作为病理情况下脱髓鞘地区自发性再髓鞘化的后备者。在大鼠视神经体外培养实验中,发现Ⅱ型星形胶质细胞和少突胶质细胞来自共同的**双潜能前体细胞**,即 O - 2A 祖细胞,其中"O"指 oligodendricyte,"2A"指Ⅱ型星形胶质细胞。O - 2A 祖细胞能自发的分化为少突胶质细胞,但分化为Ⅱ型星形胶质细胞,必须加入两种诱导因子,即**睫状神经营养因子**(ciliary neurotrphic factor, CNTF)和**血小板源性生长因子**(platelet derived

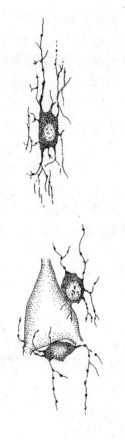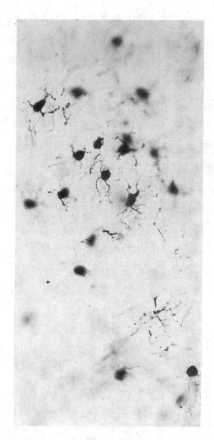

图 3 – 37　少突胶质细胞(Hortega 法 ×100)

左上方：束间少突胶质细胞
左下方：神经元周少突胶质细胞

growth factor)，这两种因子是由 I 型星形胶质细胞和(或)间充质细胞产生的。

（3）**少突胶质细胞的分型**　根据缠绕轴突数的多少，可将少突胶质细胞分成四种亚型：I **型**是多分支的少突胶质细胞，它为很多个轴突形成髓鞘；IV **型**少突胶质细胞像神经膜细胞一样只为 1 个轴突形成髓鞘；II **型**和 III **型**少突胶质细胞界于前两者中间。因此，IV 型少突胶质细胞与粗大直径的轴突联系，I 型与细小直径的轴突联系。同型少突胶质细胞为所有轴突提供的髓鞘层数和结间体长度是一致的。

（4）**少突胶质细胞的功能**　少突胶质细胞的功能也是多方面的：① 形成中枢神经纤维的髓鞘和郎飞结，因而中枢有髓神经纤维也以"跳跃式"传导冲动。② 在用氚标记的成体动物中，同时可见细胞分裂和细胞退化，表明自我更新的调节能力。③ 少突胶质细胞不仅在发育期有缠绕髓鞘的能力，而且一直维持到成年，这种作用称**自发性再髓鞘化**（spontaneous remylinigation)。在成人脑出现急性或慢性脱髓鞘的情况下(如多发性硬化病)，可借"自发性再髓鞘化"的作用很快自发性修复，但它并不能达到完全恢复的程度。因此，近几年来将少突胶质细胞的前体"O – 2A 祖细胞"或成体少突胶质细胞移植至患者脑内，作为改善症状的一种治疗手段，这已成为当前热门的研究领域。④ 调整 pH 的作用。中枢神经系统的 pH 调节是非常重要而又很严格的，因为它包括许许多多的 pH 敏感程序，例如：当神经元兴奋时，细胞内 pH 降低、离子传导改变、相邻细胞之间的电耦合也会因细胞内 pH 降低而被阻断；又如受到外周毒性刺激，或来自神经组织中的直接刺激，抑或各种病理条件，从而引起细胞内 pH 降低等变化，都会影响中枢神经系统的正常功能。已经知道碳酸酐酶在血液及其他组织的酸碱平衡中起中心作用，已有研究资料证明在无脊椎动物神经系统中神经胶质细胞的碳酸酐酶，与哺乳类动物中少突胶质细胞的胞膜和髓鞘中所含的碳酸酐酶相对应。另外少突胶质细胞还可以通过酸的排出、$Na^+ - HCO_3$ 共同运输、Na^+ 依赖 Cl^- / HCO_3 转换因子等几种机制来调节控制酸碱平衡。

3. 特殊类型的星形胶质细胞

（1）**辐射状胶质细胞**　见星形胶质细胞。

（2）**Bergmann 细胞**　见星形胶质细胞和小脑皮质（图 7 - 8）。

（3）**Müller 细胞**　Müller(1851)在视网膜首先发现而被命名。它是伸展于视网膜内、外界膜之间的细长形细胞，细长似纤维又称 Müller 纤维，或称放射状胶质细胞 (gliocytus radialus)。卵圆形胞核位于细胞中部，胞质中含有细丝、不发达的高尔基复合体、糖原和线粒体，狭长的细胞表面不规则恰恰和视网膜内各层细胞相嵌合。Müller 细胞对视网膜起支持、营养和保护作

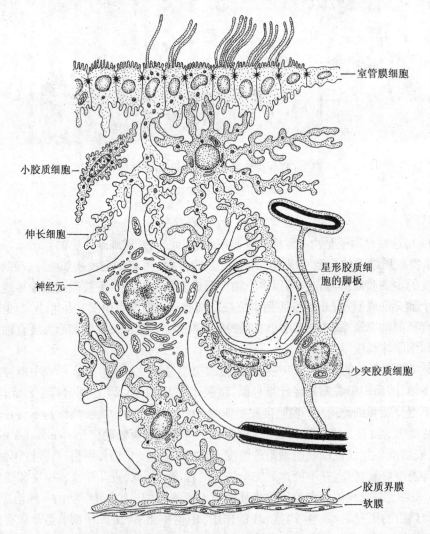

图 3 - 38　脑室壁和软膜的超微结构、示室管膜细胞、神经胶质细胞和血管、神经元的相互关系

用,还为视网膜所需的葡萄糖提供糖原储存库。

(4) **室管膜细胞** (ependymal cell)　为覆盖在脑室和中央管的一层立方、柱形或扁平的上皮细胞,核卵圆形,有核仁。电镜下(图3-38),细胞腔面有微绒毛和纤毛,细胞侧面有缝隙连接和中间连接,胞质中有线粒体、粗面内质网、高尔基复合体和成束的直径6~95 nm的细丝,组织化学显示细胞中有酸性、碱性两种磷酸酶和三磷酸腺苷酶,上述结构和酶反应表明该细胞有分泌和吸收功能。

(5) **伸长细胞**（tanycyte 或 strech cell）　在第三脑室底部和腹侧壁以及其他部位的脑室壁,其中夹有一些基突没有消失的细胞,称为伸长细胞。这些基突可以很长,并可分支伸入神经毡中,其末端与毛细血管(如垂体门脉前毛细血管)或神经元相接触,故认为它们可能有吸收转运脑脊液生物活性物质,以及清除脑脊液的废物及吞噬退化轴突的作用(图3-38)。

(6) **垂体细胞** (pitucyte)　位于脑垂体的神经垂体内,是一种形状不规则、大小不一、具有几个突起的细胞,位于神经纤维之间,相邻垂体细胞的突起相互连接成网,电镜观察突起之间有缝隙连接。细胞除具有支持、吞噬和保护功能外,还可合成和分泌GABA以及其他化学物质,有调节神经纤维的活动及激素释放等作用。

(7) **脉络丛上皮细胞**(epithelium of choroid plexus)　脉络丛上皮细胞由一层立方形细胞组成,是一层变形的室管膜(图3-38)。上皮细胞顶部有微绒毛和少数纤毛相间隔,朝向脑室,细胞底部位于基板上,与软膜及软膜下的毛细血管相邻接,上皮细胞基底部有较深的质膜,顶部侧面有紧密连接和桥粒相连,细胞核位于基部,胞质中有许多线粒体和较大的高尔基复合体,它有能力参与脑脊液分泌。

二、周围神经系统的胶质细胞

周围神经系统的胶质细胞起源于神经嵴。胚胎早期,当神经管形成时,位于神经管和表面外胚层上皮之间的一群细胞,脱离神经管壁向腹侧迁移形成神经嵴。神经嵴进一步分化为神经膜细胞和脑、脊神经节以及自主神经节的被囊细胞。

(一) 神经膜细胞

神经膜细胞 (neurolemmal cell) 来自神经嵴的外胚层细胞。早期胞体大而圆,细胞核卵圆形,胞质致密。随着迁移至神经纤维附近,胞体逐渐变为梭形以至扁圆形、不规则形,至成体为扁平形。包绕在轴突外面,形成髓鞘(有髓神经纤维)(图3-18,19)或不形成髓鞘(无髓神经纤维)(详见神经纤维),有髓神经纤维中一个神经膜细胞包绕一个结间体,一根轴突外面有许多个神经膜细胞,卵圆形细胞核位于结间体中部,胞质很少,在H.E染色切片中,几乎和质膜贴紧在一起成线状 (图3-1)。电镜下,可见少量胞质位于轴膜外周、施兰切迹和髓鞘的最外面(图3-17),在郎飞结和结旁区较为丰富,胞质中有高尔基复合体、线粒体、粗面内质网、微管、微丝和溶酶体等;无髓神经纤维的神经膜细胞则不同,往往可见一个神经膜细胞形成几个凹陷包裹相应数量的轴突及轴突系膜 (图3-23)。有髓神经纤维和无髓神经纤维的外面均包有一层厚约25 nm的基膜,神经膜细胞质膜和基膜合称神经膜鞘 (neurolemma sheath) 或神经膜(neuronema)。

神经膜细胞的功能:除了形成髓鞘之外,在神经损伤时,它还大量增殖形成细胞索引导再生的轴突定向生长,同时吞噬周围溃变的物质。它还合成和分泌神经生长因子NGF和细胞外基质,后者包括I、III、IV、V型胶原蛋白、层粘连蛋白等。NGF和层粘连蛋白对神经元突起的生长和神经再生均有促进作用。

（二）被囊细胞

被囊细胞（capsular cell）位于所有神经节内的神经元之外，H·E 染色切片中常见一层小而扁平的细胞围在神经元胞体之外，故又称**卫星细胞**（satellste cell）（图 3-39），胞质很少，胞核呈梭形，染色较深，细胞外面有基膜。被囊细胞除保护作用外，在脊神经节的假单极细胞发出轴突的起始处（即在分成"T"分支前）有形成髓鞘的作用。至分成"T"字形的中央支和周围支后，形成髓鞘的作用则为神经膜细胞所取代。

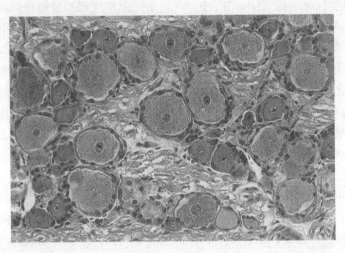

图 3-39 人交感神经节 示被囊细胞和神经元（H.E 染色×50）

（谷华运 周国民）

参 考 文 献

〔1〕 王占友,石玉秀,张开,等. 神经生长因子对神经损伤后运动终板再生影响的研究——酶组织化学和超微结构观察. 中国组织化学与细胞化学杂志,1999,8(2): 196

〔2〕 甘思德. 神经元胞体对突起再生的调控. 中国生理学会 70 周年纪念学术论文集,生理通讯,1996,15(增刊): 20

〔3〕 郭婉华. 胶质细胞成熟因子对培养的中枢大胶质细胞发育和分化的影响. 解剖学报,1990,21: 279

〔4〕 Berry M, Rees L, Hall S, et al. Optic axons regenerative into sciatic nerve isografts only in the presence of Schwann cells. Brain Res Bull, 1988,20: 223

〔5〕 Black MM, Baas PM. The bases of polarity in Neurons. Trends Neurosci, 1991,106: 647

〔6〕 Boya J, Carvo JL, Carbonell AL, et al. A lectin histochemistry study on the development of rat microglial cells. J Anat, 1991, 175: 229

〔7〕 Bredt DS, Hwang PM, Snyder SH. Localization of nitric oxide synthase indicating a neural role for nitric oxide. Nature,1990,347: 768

〔8〕 Butl AM, Colquhoun K, Tutton M, et al. Three-dimensional morphology of astrocyte and oligodendrocytes in the intact mouse optic never. J Neurocytol, 1994a, 23: 469

〔9〕 Butl AM, Duncan A, Berry M. Astrocyte associations with nodes of Ranvier: Ultrastructure analysis of

HRP-filled astrocytes in the mouse optic nerve. J Neurocytol,1994b,23: 486

[10] Butl Ranson. Morphology of astrocyte and oligodendrocytes during development in the intact rat optic nerve. J Comp Neurol, 1993,338: 141

[11] Bunge MB. The axonal cytoskeleton: Its role in regenerating and maintaining cell form. Trends Neurosci, 1986, 9: 477

[12] Cheung WY. Calmodulin plays a pivotal role in cellular regulation. Science. 1980,207: 19

[13] Heurser JE, Reese TS. Structural changes after transmitter release at the frog neuromuscular junction. J Cell Bol, 1981, 88: 564

[14] Colman DR. Functional properties of adhesion molecules in myelin formation, Curr Opin Neurobiol, 1991, 1: 377

[15] Eddleston M, Mucke L. Molecular profile of reactive astrocyte implications for their rile in neurological disease. Neuroscience,1993,54: 15

[16] Fulton BP, Burne JF, Reff MC. Glial cells in the rat optic nerve. In: Abbott NJ, eds. Glial – neuronal interaction. Ann Ny Acad Sci, 1991,633: 27

[17] Hildebrand C, Remahl S, Persson H, et al. Myelinated nerve fibers in the central nerve system. Prog Neurobiol, 1993,40: 319

[18] Hirokaw SN, Pfister KK, Gorifaji H. Submolecular domains of bovine brain kinesin identified by electron microscope and monoclonal antibody decoration. Cell, 1989,56: 867

[19] Ichima T, Ellisman MH. Three dimensional fine structure of cytoskeletal-membrane interactions at nodes of Ranvier. J Neurocytol, 1991,20: 667

[20] IP NY, Yancopoulos GD. Receptor and signaling pathways of ciliary neurotrophic to neurokine. Trends in Neurosci,1996,19: 514

[21] Jessen KR, Mirsky R. Schwann cells: early lineage, regulation of proliferation and control of myelin formation. Curr Opin Neurobiol, 1992,2: 575

[22] Kandel ER, Siegelbaum SH, Schwartz JH. Synaptic transmission. In: Kandel ER, Schwartz JH, Jessell TM, eds, Principles of neural science. Ch9. New York: Elsevier, 1991,7: 121

[23] Low PA. Endoneural fluid pressure and microenvironment of the nerve. In: Dyck PJ, Thomas PK, Lambert EH, Bunge R, eds. Peripheral Neuropathy. Philadelphia: WB Saunders,1984,9: 599

[24] Levi-Montalcini R, Skaper SD, Toso RD, et al. Nerve growth factor: from neurotrophin to neurokine. Trends in Neurosci. 1996,19: 514

[25] Ling EA, Wong WC. The origin and nature of ramified and amoeboid microglia. A histrorical review and current concepts. Glia,1993,7: 9

[26] Luskin MB, McDemott K. Divergent lineages for oligodendrocytes and astrocytes originating in the neonatal forebrain subventricular zone. Glia,1994,11: 211

[27] Nakajima K, Kohaska S. Functional roles of microglia in the brain. Neurosci Res, 1993,17: 187

[28] Prochiantz A, Mallat M. Astrocytes diversity. Ann Ny Acad Sci,1988,540: 52

[29] Sasaki H, Sato F, Mann H. Morphological analysis of single astrocytes of the adult cat central nervous visualized by HRP microinjection. Brain Res, 1989,501: 339

[30] Schwarz DH. Chemical messengers small mole and peptides, In: Kandel ER, eds principle of neuroscience, Ch14. New York: Elesevier, 1991,213

[31] Siekevitz P. The postsynaptic density: A possible role in long lasting effect in the central nervous system. Proc Natl Acad Sci, USA 1985,82: 3494

[32] Skoff RP, Knapp PE. Lineage and differentiation of oligodendrocytes in the brain. in: Abbott MJ, eds.

Glial neuron interaction. Ann Ny Acad Sci, 1991,633: 48

[33] Theele DP, Streit WJ. Chronicle of microglial ontogeny. Glia,1993,7: 5

[34] Thomson CE, Griffiths IR, McCulloch MC, et al. Montague P. In vitro studies of axonally-regulated Schwann cell genes during Wallerian degeneration. J Neurocytol, 1993,22: 590

[35] Trapp BD, Andrews SB, Wong A, et al. Colocalization of the myelin-associated glycoprotein and the microfilament components, F-action and spectrin, in Schwann cells of myelinated fibers. J Neurocyto, 1989,18: 47

[36] Vallee RB, Bloom GS. Mechanisms of fast and slow axonal transport. Ann Rev Neurosci, 1991,14: 59

[37] Vallee RB . Mechanism of fast a slower axonal transport. Ann Rev Neurosci,1991, 14: 59

[38] Vernadakis A: Glia Neuron intercommunications and synatic plasticity. Progs Neurobiol, 1996,49: 158

[39] Voigt T. Development of glial cells in the cerebral wall of ferrets: direct tracing of their transformation from radial glia to astrocytes. J comp Neuro,1989,289: 74

[40] Wilkin GP, Marriotl DR, Cholewinski AJ. Astrocytes heterogeneity. Trends Neurosci,1990,13: 43

[41] Zhu CG, et al. Morphological identification of axo-axonic and dendro-dendritic Synapses in the rat substantia gelatinosa. Brain Res, 1981.

第四章　周围神经系统

　　周围神经系统(peripheral nervous system)主要是指中枢神经系统以外的神经成分,由神经和神经节构成,它们与脑和脊髓相连接并分布于全身各处。根据发出的部位和分布范围不同,常分为**脊神经**、**脑神经**和**自主神经**三部分,也可按分布对象的不同分为**躯体神经**和**内脏神经**,躯体神经分布于皮肤和骨骼肌;内脏神经分布于内脏、心血管、腺体和皮肤立毛肌等。脊神经与脊髓相连,主要分布于躯干和四肢的皮肤和肌;脑神经与脑相连,主要分布于头面部的皮肤和肌,自主神经亦通过脑神经、脊神经与脑和脊髓相连,主要分布于内脏、心血管、腺体和皮肤立毛肌等。

　　在周围神经系统中,神经元胞体集中于**神经节**内,可分为两类:**感觉性脑**、**脊神经节**和**自主性交感**、**副交感神经节**。**脊神经节**附于脊神经后根,**脑神经节**附于脑神经根上,均由假单极神经元组成。这些细胞的周围突末端形成各种感觉神经末梢,中枢突经脊神经后根或脑神经根进入脊髓或脑。

第一节　脊　神　经

　　脊神经(spinal nerves)是躯干、四肢与脊髓相连的神经,共有 31 对,其中**颈神经**8 对,**胸神经**12 对,**腰神经**5 对,**骶神经**5 对和**尾神经**1 对。每对脊神经由与脊髓相连的**前根** (anterior root)和**后根** (posterior root)在椎管内行至相应的椎间孔,并在该孔附近会合而成。后根在邻近椎间孔处有一椭圆形膨大的**脊神经节** (spinal ganglion),由感觉神经元(假单极神经元)的胞体集聚而成,其中枢突构成后根,属感觉性,其周围突则加入脊神经。前根主要由运动神经元(脊髓前角和侧角)发出的运动神经纤维组成,属运动性,所以脊神经属于混合性神经(图 4 - 1)。

　　脊神经含有 4 种纤维成分:

　　(1) 躯体运动纤维,支配骨骼肌;

　　(2) 躯体感觉纤维,分布于皮肤、骨骼肌和关节等;

　　(3) 内脏运动纤维,支配内脏平滑肌、心肌和腺体;

　　(4) 内脏感觉纤维,分布于内脏、心血管和腺体。

　　在椎间孔内,脊神经的前方是椎间盘和椎体,后方为关节突关节和黄韧带,故椎间盘、椎体、关节突关节和黄韧带以及孔内其他结构的病变均可累及相应的脊神经而出现感觉和运动障碍。

　　脊神经干很短,出椎间孔后分为 4 支:

　　(1) **前支**(anterior branch)　粗大,分布于躯干前外侧部和四肢的肌及皮肤。前支中除胸神经前支保持明显节段性外,其余的前支则先交织成丛,由丛再分支分布于相应的区域。脊神经前支形成的丛计有颈丛、臂丛、腰丛和骶丛等。

　　(2) **后支**(posterior branch)　细短,其分布具有明显的节段性,分布于项背部的肌及皮肤。C_1 神经的后支称为枕下神经,分布于项部深肌;C_2 神经后支为枕大神经,分布于枕部的皮肤;$L_{1\sim3}$ 及 $S_{1\sim3}$ 后支的外侧支,分别分布于臀上部和臀下部的皮肤,即为臀上皮神经和臀中皮神经。$S_{4\sim5}$ 和尾神经的后支,分布于尾骨周围的皮肤。

(3) **脊膜支**(meningeal branch)　细小,经椎间孔返回椎管,分布于脊髓的被膜、椎骨骨膜、椎间盘和韧带等。上 3 对脊神经的脊膜支还分布于颅后窝的硬脑膜。

(4) **交通支**(communicating branches)　细小,连于脊神经与交感干神经节之间(详见自主神经)。

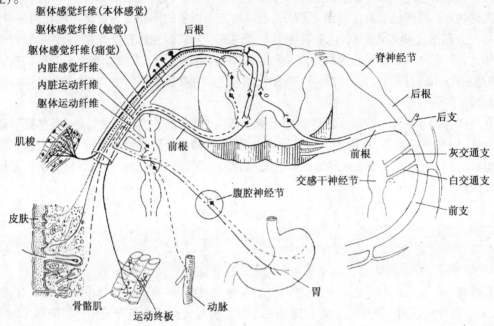

图 4-1　脊神经的组成和分布模式图

脊神经的节段性分布是指一对脊神经分布于其相应体节所衍发的结构。胚胎早期,除头部以外,在胚体背侧有排列成对的体节,由此体节衍发出肌节和皮节等;每对体节则有相应的一对脊神经分布。但在胚胎发生中,发生肢体的节段,由于肌节发生迁移和重新组合,致使成人肢体的脊神经节段性分布不明显,但根据发生过程,仍有规律可循。头枕部和后颈部由 $C_{2\sim3}$,上肢由 $C_4\sim T_1$,胸、腹由 $T_2\sim L_1$,下肢由 $L_2\sim S_3$,臀周由 $S_{4\sim5}$ 神经分布。在胸部,每个皮节形成一个基本上与肋间隙相一致的环带,在腹部这些环带逐渐向下内斜行,在四肢则环带不明显(参见附录:皮肤、肌和内脏的节段性神经分布)。

神经纤维由位于其周围的髓鞘和神经膜以及位于其中央的轴突所构成。**有髓神经纤维**指轴突外有髓鞘和神经膜包裹,**无髓神经纤维**指轴突仅有神经膜而无髓鞘包裹。

有髓神经纤维髓鞘,每隔 $0.2\sim1$mm 中断形成 Ranvien 结,在两结之间为结间体,每段结间体的细胞鞘膜来自一个**神经膜细胞**。髓鞘呈白色,主要含磷脂,周围神经的髓鞘成自神经膜细胞。髓鞘为神经膜细胞膜形成的双层系膜不断旋转包卷轴突后形成的同心圆板层。留在外面的神经膜细胞质和核就是上述的神经膜。

无髓神经纤维由一个神经膜细胞包裹数条轴突,每条轴突各有系膜,不发生旋转,不形成髓鞘,亦无 Ranvien 结。

周围**神经干**由许多**神经束**集合而成,神经干外有结缔组织膜称为**神经外膜**。各神经束外的结缔组织膜称为**神经束膜**。神经束内含有许多神经纤维,神经束膜进入束内分隔于神经纤维之间,成为**神经内膜**(图4-2)。神经干内的结构排列及其感觉或运动性质鉴定对显微外科手术具有临床意义。

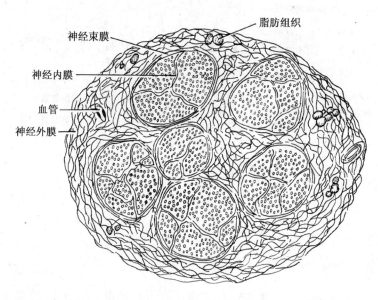

图4-2　脊神经纤维及其包膜

一、颈丛

(一) 颈丛的组成和位置

颈丛(cervical plexus)($C_{1\sim4}$)由颈神经1~4的前支组成(图4-3)。位于胸锁乳突肌上部的深面(肩胛提肌与中斜角肌前面)。

(二) 颈丛的分支

颈丛发出浅支(皮支)和深支。

颈丛浅支在胸锁乳突肌后缘的中点附近浅出,故颈部皮肤的阻滞麻醉常在此点进针。浅支主要分支有:① **枕小神经**(C_2)沿胸锁乳突肌后缘上升,分布于枕部和耳郭背面上部的皮肤;② **耳大神经**($C_{2\sim3}$),斜越胸锁乳突肌浅面上升,分布于耳郭背面和腮腺区的皮肤;③ **颈横神经**($C_{2\sim3}$),横越胸锁乳突肌浅面向前分支,分布于颈前部皮肤;④ **锁骨上神经**($C_{3\sim4}$),在胸锁乳突肌后缘下降,分内侧、中间、外侧神经三组分支,分布于胸前壁上部、颈侧部和肩部的皮肤(图4-4)。

颈丛深支的主要分支有膈神经、颈神经降支和肌支,支配膈、舌骨下肌群、颈深肌群和肩胛提肌。

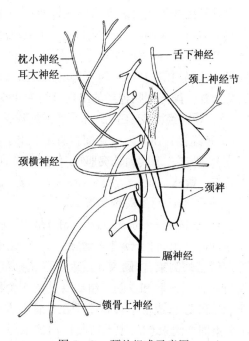

枕小神经
耳大神经
舌下神经
颈上神经节
颈横神经
颈袢
膈神经
锁骨上神经

图4-3　颈丛组成示意图

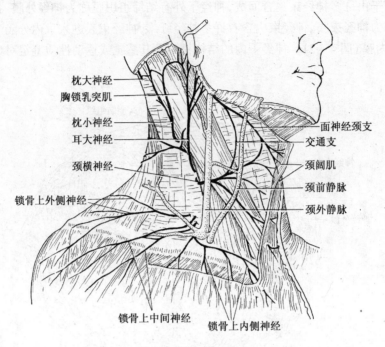

图4-4 颈丛皮支

1. 膈神经 (phrenic nerve) 颈神经3～5前支是颈丛最重要的分支,属混合性神经。先在前斜角肌上部外侧,继沿该肌前面斜行下降至其内侧,在锁骨下动、静脉之间经胸廓上口入胸腔。在胸腔经肺根前方,在纵隔胸膜与心包之间下行达膈。膈神经运动纤维支配膈,感觉纤维分布于胸膜、心包、膈下面腹膜。右膈神经的感觉纤维还分布到肝、胆囊和胆道等(图4-5)。

膈神经损伤主要表现为同侧膈肌运动障碍,影响腹式呼吸运动,严重时有窒息感。膈神经受刺激时可发生呃逆。胆囊炎症时可刺激右膈神经末梢,病人有时感到右肩痛(颈3、4、5皮区),产生牵涉性疼痛,可能造成误诊。膈的周围部由下7对肋间神经分布,同样,急性胸膜炎或肺炎引起膈周围的炎症,病人出现腹肌强直,下位几对肋间神经分布皮区内疼痛或压痛,而误诊为急腹症。国人副膈神经的出现率约为48%,多为单侧,并常在锁骨下静脉后方加入膈神经。

2. 颈神经降支 ($C_{2~3}$)与舌下神经降支(C_1部分纤维加入)约在环状软骨弓水平合成颈袢(舌下神经袢),由其发支支配舌骨下肌群。

3. 肌支 至胸锁乳突肌(C_2),斜方肌、肩胛提肌($C_{3~4}$)和中、后斜角肌($C_{3~4}$)。

二、臂丛

(一) 臂丛的组成和位置

臂丛(brachial plexus)($C_{5~8}$,T_1)是由颈神经5～8前支和胸神经1前支的大部分组成,经斜角肌间隙走出,行于锁骨下动脉后上方,经锁骨后方进入腋腔。在腋腔内,位于腋动脉的周围,形成**臂丛外侧束**、**内侧束**和**后束**。臂丛分布范围较广,分布于胸上肢肌、上肢带肌、背浅肌以及臂、前臂、手的肌和皮肤。组成臂丛的5个**根**($C_5～T_1$)先后合成3个**干**($C_{5,6}$合成上干,C_7为中干,C_8和T_1合成下干),每个干在锁骨上方或后方又分成前、后两股,计6个**股**,继而分别合成3个**束**即外侧束(上、中干前股)、内侧束(下干前股)和后束(上、中、下后股合成),三束神经分别从外、内、后面包围腋动脉(图4-6)。

— 110 —

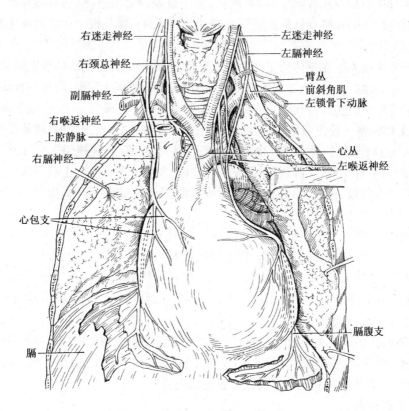

右迷走神经 —— 左迷走神经

右颈总神经 —— 左膈神经

—— 臂丛

副膈神经 —— 前斜角肌

—— 左锁骨下动脉

右喉返神经

上腔静脉 —— 心丛

右膈神经 —— 左喉返神经

心包支

膈腹支

膈

图 4-5 膈 神 经

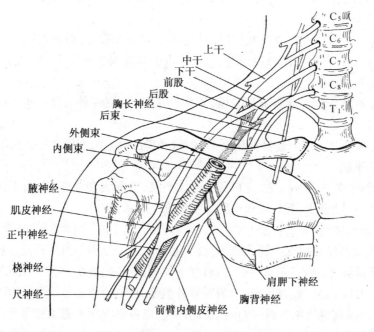

上干

中干 —— C_5

下干 —— C_6

前股

后股 —— C_7

胸长神经 —— C_8

后束

外侧束 —— T_1

内侧束

腋神经

肌皮神经

正中神经

桡神经

尺神经 —— 肩胛下神经

—— 胸背神经

前臂内侧皮神经

图 4-6 臂 丛

臂丛在锁骨中点后方比较集中,位置浅表,易于触摸,临床上作臂丛阻滞麻醉可在此处进针,也可选择腋窝入路,在腋动脉周围进针麻醉。据国人资料,臂丛按上述数目和排列组成的型式约占83.8%。

臂丛的损伤主要发生在躯体固定而手部过度牵拉,或臂部固定而头部过度运动的情况下,如难产时施行胎儿牵引手术,上肢卷入机器皮带引起牵拉,车祸或颈根、腋窝的直接损伤等。臂丛损伤症状的主要表现为神经根型分布的运动和感觉障碍。多见臂丛上、中或下部损伤。

1. 臂丛上部损伤 较为常见,主要伤及上干或$C_{5~6}$神经根,使三角肌(腋神经支配),肱二头肌,肱肌(肌皮神经支配),肱桡肌(桡神经支配),胸大、小肌(胸前神经支配),冈上、下肌(肩胛上神经支配)及肩胛下肌、大圆肌(肩胛下神经支配)发生麻痹。整个上肢下垂,上臂内收,不能外展、外旋,前臂内收、伸直,不能旋前、旋后或弯曲。手和手指的运动尚能保存,肩胛、上臂和前臂外侧有一狭长的感觉障碍区。

2. 臂丛中部损伤 主要伤及中干或C_7神经根,使桡神经支配的肌肉发生麻痹,前臂、腕、手的伸展动作丧失或减弱,而肱三头肌、拇指伸肌和拇长展肌为不完全性麻痹。肱桡肌功能完整,不受影响。因桡神经损伤时肱桡肌出现麻痹,而在臂丛中部或C_7神经根损伤时,肱桡肌不出现麻痹(肱桡肌除桡神经支配外,还来自$C_{5~6}$神经根纤维),此点在桡神经与臂丛根性损伤鉴别诊断时有重要临床意义。

3. 臂丛下部损伤 主要伤及下干或$C_8~T_1$神经根,使正中神经内侧头和尺神经所支配的肌肉发生麻痹。桡侧腕屈肌和旋前圆肌为正中神经发出的分支所支配,故其功能仍旧保存。手内在肌萎缩呈爪形,手部尺侧及前臂内侧有感觉缺失。

(二) 臂丛的分支

臂丛的分支可依据其发出的位置分为锁骨上、下两部(图4-7)。

1. 锁骨上部分支 是一些短的肌支,发自臂丛的根和干,分布于颈深肌、背浅肌(除斜方肌外)、胸上肢肌和上肢带肌等。主要肌支有:

(1) **胸长神经**($C_{5~7}$) 起自臂丛的根,从臂丛后方进入腋窝,沿前锯肌表面(相当于腋中线),伴随胸外侧动脉下降,支配该肌。损伤此神经可引起前锯肌瘫痪,出现"翼状肩"。患者梳理头发活动发生困难。

(2) **肩胛背神经**(C_5) 起自臂丛的根,穿中斜角肌,在肩胛骨与脊柱间下行,支配菱形肌和肩胛提肌。

(3) **肩胛上神经**($C_{5~6}$) 起自臂丛上干,向后经肩胛骨上缘肩胛切迹入冈上窝,再转入冈下窝,支配冈上、下肌。

2. 锁骨下部分支 多为长支,发自臂丛的3个束,分肌支和皮支,分布于背浅肌(除斜方肌外)、胸上肢肌、上肢带肌、上肢肌和皮肤。主要分支有:

(1) **胸内、外侧神经**(胸前神经)($C_5~T_1$) 起自内、外侧束,穿喙锁胸筋膜,支配胸大、小肌。起自外侧束的神经直接支配胸大肌,起自内侧束的神经穿胸小肌后再支配胸大肌。

(2) **肩胛下神经**($C_{5~7}$) 发自后束,沿肩胛下肌前面下降,支配肩胛下肌和大圆肌。

(3) **胸背神经**($C_{7~8}$) 起自后束,沿肩胛骨外侧缘,伴肩胛下血管下降,支配背阔肌。在乳癌根治术中,清除腋窝淋巴结群时,防止损伤此神经,以免影响病人做束腰带等动作。

(4) **肌皮神经**(musculocutaneous nerve)($C_{5~7}$) 发自外侧束,向外下斜穿喙肱肌,在肱二头肌与肱肌之间下行,发出肌支支配喙肱肌、肱二头肌和肱肌,其终支(皮支)在肱二头肌外侧

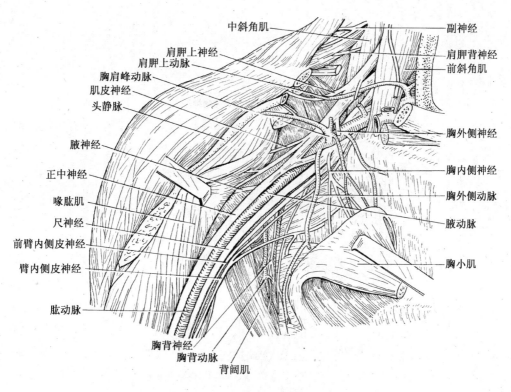

图 4 - 7　臂丛及其分支

沟下端穿出深筋膜延续为前臂外侧皮神经,分布于前臂外侧皮肤。

肌皮神经损伤后主要表现为肱肌与肱二头肌瘫痪、肱二头肌腱反射消失、屈肘无力和前臂外侧皮肤感觉障碍(图 4 - 6 ~ 8)。

(5) **正中神经** (median nerve) (C_5 ~ T_1)　由内、外侧束分别发出的内、外侧根合成,两根夹住腋动脉前方形成一干。在臂部,正中神经沿肱二头肌内侧沟下行,自肱动脉外侧越过肱动脉前方向内侧下降至肘窝。在肘窝正中神经居肱动脉的内侧,向下穿旋前圆肌两头之间进入前臂正中,在前臂与骨间前动脉正中支伴行,下行于指浅屈肌和指深屈肌之间达腕部。然后在腕上部居掌长肌腱和桡侧腕屈肌腱之间穿经腕管,在掌腱膜深面到达手掌(图 4 - 6 ~ 9)。

正中神经的分支有:臂部分支、前臂分支和手部分支:

1) 臂部分支:仅发出至肱动脉的细小血管支,在肘关节近侧发出肌支支配旋前圆肌。

2) 前臂分支:前臂的分支有肌支、关节支、骨间前神经、掌皮支和交通支。肌支支配桡侧腕屈肌、掌长肌和指浅屈肌;关节支供应肘关节和桡尺近侧关节;骨间前神经于正中神经穿旋前圆肌时发出,与骨间前动脉伴行,支配指深屈肌的桡侧半(发肌腱至示指和中指)、拇长屈肌及旋前方肌,还供应桡尺远侧关节、桡腕关节和腕部关节等;掌皮支始于掌腱膜的近侧,穿过该腱膜,分为外侧皮支和内侧皮支。外侧皮支供应鱼际皮肤,并与前臂外侧皮神经相联系;内侧皮支供应掌心皮肤,并与尺神经掌皮支相联系;交通支可有多支,常起自前臂近侧,有时起自骨间前神经,向内侧经指浅、深屈肌之间,于尺动脉后方加入尺神经,故交通支的存在可解释手肌不规则神经分布的事实。

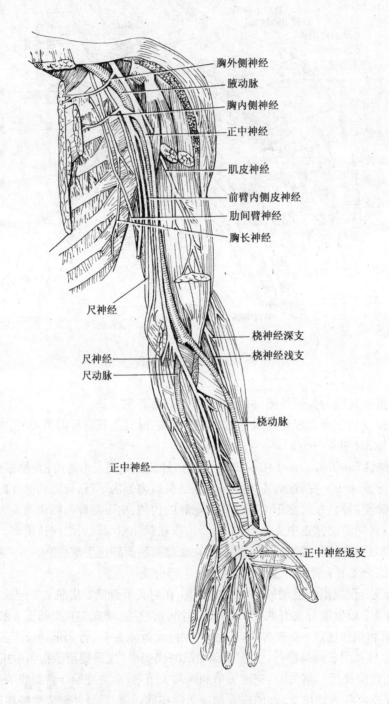

胸外侧神经
腋动脉
胸内侧神经
正中神经
肌皮神经
前臂内侧皮神经
肋间臂神经
胸长神经
尺神经
桡神经深支
桡神经浅支
尺神经
尺动脉
桡动脉
正中神经
正中神经返支

图 4-8　上肢前面神经

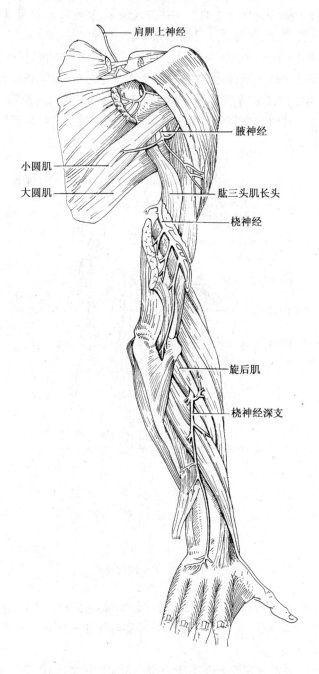

肩胛上神经

腋神经

小圆肌

大圆肌

肱三头肌长头

桡神经

旋后肌

桡神经深支

图 4-9　上肢后面神经

3）手部分支：正中神经在屈肌支持带近侧，位于指浅屈肌腱的桡侧，在腕管内位于屈肌支持带和肌腱之间，如在屈肌支持带与腕骨前面间隙，则神经可能受压。在屈肌支持带远侧，神经扩大、变平。通常分为数支，肌支为**正中神经返支**（鱼际支），在屈肌支持带下缘的桡侧自主干发出，该支粗而短，行于桡动脉掌浅支的外侧并进入鱼际，支配除拇收肌以外的鱼际肌。肌支可起自腕管并穿屈肌支持带，此点具有外科临床意义。正中神经最后分为内、外侧两终支。外侧支续为第 1 指掌侧总神经，下行至掌骨头附近，再细分为 3 条指掌侧固有神经，分布于拇指两侧和示指桡侧的皮肤及第 1 蚓状肌；内侧支分为两条指掌侧总神经，又各分为两条指掌侧固有神经，分布于示、中、环指相邻缘的掌侧皮肤。第 2 指掌侧总神经还发支至第 2 蚓状肌。所有指掌侧固有神经分布于手指背面的中节和远节皮肤。内侧支还接受来自尺神经指掌侧总神经的交通支（图 4－10~12）。

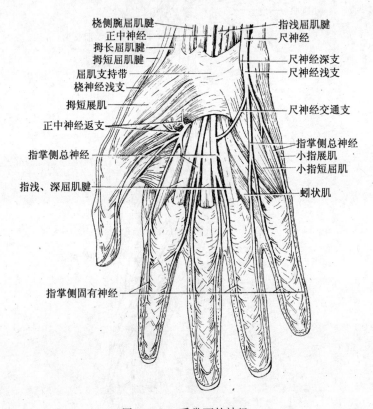

图 4－10　手掌面的神经

正中神经在臂部的体表投影线，可以肱动脉起始端至髁间线中点稍内侧两点间的连线表示。自肘窝髁间线中点稍内侧，循前臂正中达腕部桡侧腕屈肌腱和掌长肌腱之间的连线，即为正中神经在前臂的体表投影线。

　　正中神经损伤后，主要表现为前臂不能旋前，屈腕能力减弱，握拳及前臂旋前两项重要功能丧失，以及手指大部分感觉丧失（手掌桡侧 3 个半手指），以至使手的功能受到严重影响，伤残很重。

　　在上臂受损时，正中神经所支配的肌肉完全麻痹。前臂不能旋前。拇、示、中指不能屈曲，握拳无力。拇指不能对掌、外展。鱼际肌群萎缩，拇指与手掌变平，称为平手或猿手（图 4－13）。

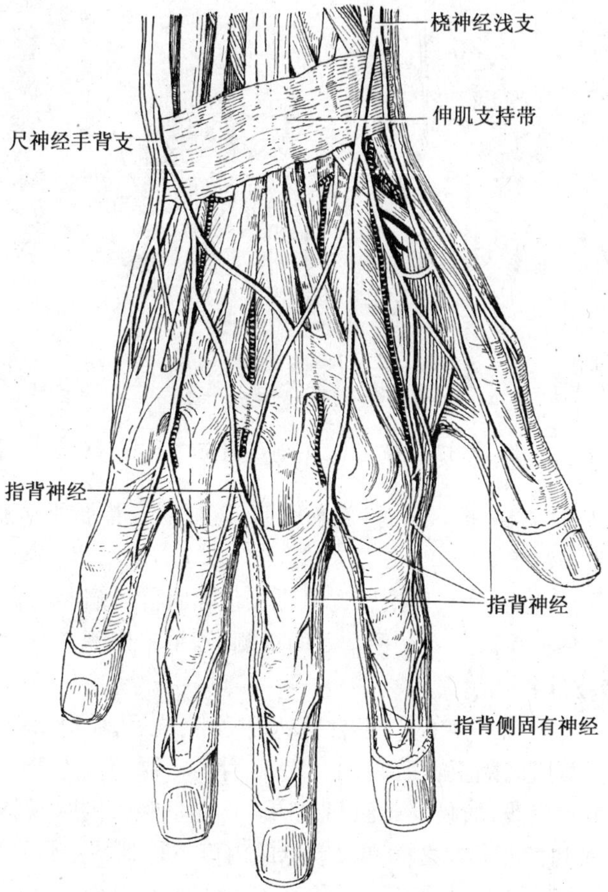
桡神经浅支
伸肌支持带
尺神经手背支
指背神经
指背神经
指背侧固有神经

图 4－11　手背面的神经

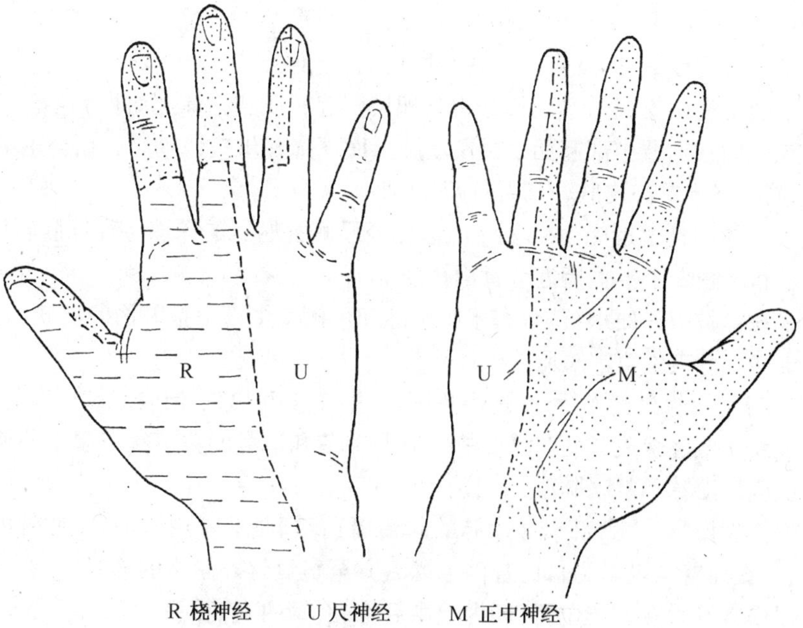
R
U
U
M
R 桡神经　　U 尺神经　　M 正中神经

图 4－12　手神经分布示意图

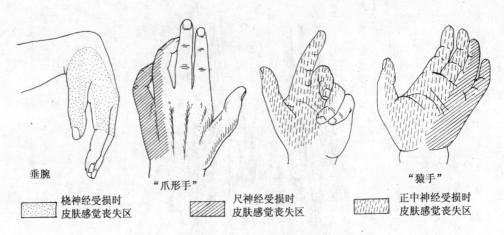

垂腕　　　　　　"爪形手"　　　　　　　　　　　　　"猿手"

▨ 桡神经受损时 皮肤感觉丧失区　　▨ 尺神经受损时 皮肤感觉丧失区　　▨ 正中神经受损时 皮肤感觉丧失区

图 4 – 13　桡、尺、正中神经损伤时手的症状

当损伤位于前臂中 1/3 或下 1/3 时,旋前圆肌、腕屈肌及指屈肌功能仍可保存,运动障碍仅限于拇指外展、屈曲和对掌。

若在腕管内受压可产生示、中、环指感觉障碍及鱼际肌群萎缩等腕管综合征症状。

正中神经损伤后,感觉障碍主要在手掌面的桡侧半。手掌桡侧 3 个半手指的掌侧皮肤及手指背面的中节和远节皮肤感觉消失。

(6) **尺神经**(ulnar nerve)($C_8 \sim T_1$)　发自臂丛内侧束,先在腋动脉的内侧,继在肱动脉内侧下降,在臂中点穿经内侧肌间隔至臂后方,下降达肱骨内上髁与尺骨鹰嘴之间的尺神经沟。尺神经在此紧贴骨面,位置表浅,故易受刺激和损伤。再向下穿尺侧腕屈肌起点的两头之间转入前臂,并在尺侧腕屈肌和指深屈肌之间和尺动脉的内侧下行到豌豆骨桡侧,在前臂上 1/3,尺神经远离尺动脉,但在前臂远侧尺神经接近尺动脉的内侧。尺神经继经屈肌支持带(腕横韧带)的浅面分为浅、深两终支(图 4 – 6 ~ 13)。

尺神经的分支有:

1) 关节支:一支或数支,发自内上髁和鹰嘴间,至肘关节。

2) 肌支:通常有两支,起始近肘,分别支配尺侧腕屈肌和指深屈肌尺侧半。

3) 掌皮支:约在前臂中部起始,在尺动脉上面下降并供应该动脉,在与正中神经掌皮支交通后,穿深筋膜终于掌心皮肤,有时供应掌短肌。

4) 手背支:约起自腕近侧 5 cm 处,向远侧经尺侧腕屈肌的深面穿深筋膜转向背侧,分布于手背尺侧半和尺侧 2 个半手指近节背面皮肤。

5) 浅支:在掌腱膜深面潜行,分布于小鱼际和尺侧 1 个半手指掌面的皮肤,并延伸至手指远节背面的皮肤。该支供应掌短肌。

6) 深支:与尺动脉深支伴行,支配小鱼际肌、第 3、4 蚓状肌、拇收肌和所有骨间肌。

发出关节细支至桡腕关节、腕骨间关节、腕掌关节和掌骨间关节等。起于前臂和手的尺神经血管支还供应尺动脉和掌动脉。

尺神经的体表投影,在臂部以肱动脉的起始端(背阔肌下缘)搏动点至肱骨内上髁后方的连线来表示;其在前臂的投影为自肱骨内上髁后方至豌豆骨外侧缘的连线。

尺神经损伤常发生在 4 个位置,即内上髁后方、肘管内、腕和手。

如在内上髁后方受损,或尺神经沟变浅和丧失时(常因陈旧性骨折引起肘关节炎,使尺神

经变厚,提携角增加),运动障碍表现为屈腕能力减弱,环指和小指的作用减弱。由于尺侧腕屈肌麻痹而桡侧肌群有拮抗作用,手向桡侧偏斜。由于拇收肌麻痹,拇指不能内收,而拇展肌有拮抗作用,故拇指处于外展状态。又由于伸肌的过度收缩,各掌指关节过伸,远侧指间关节屈曲(第4、5指),呈现"爪形手"(图4-13)。小鱼际萎缩变平坦,骨间肌萎缩凹陷,掌骨间呈现深沟,各手指不能合并或分开。

肘管综合征(cubital tunnel syndrome) 在肘关节尺侧后方有肘管,尺神经位于尺侧腕屈肌附着在肱骨和尺骨两头间腱弓形成的管内。肘管综合征临床症状虽与尺神经沟内损伤相似,但肘管综合征时肘关节通常是正常的,运动自如,伴有正常提携角,且尺神经沟内感觉正常,不伴有肘关节半脱位等。

当尺神经在前臂中1/3或下1/3损伤时,可见到手部小肌肉麻痹,因为尺侧腕屈肌和指深屈肌的分支已在较高的位置发出,没有受到影响。感觉障碍区主要在手背尺侧半、小鱼际和尺侧1个半手指掌面的皮肤。

尺神经在腕部损伤时,手背支和掌皮支无损(因起始于前臂中部的尺神经主干),但尺神经支配的手部小肌受累及。

在手部因经常握住震动工具或机车把手或用手当锤子使用时,尺神经深支可对着豌豆骨和钩骨受压,累及小鱼际肌等,但感觉支常不受损害。

(7) **桡神经** (radial nerve) ($C_5 \sim T_1$) 为后束发出的粗大神经,在腋窝内位于腋动脉的后方,并与肱深动脉伴行向外下方,先在肱三头肌深面,然后沿肱骨桡神经沟绕行向外,在肱骨外上髁上方穿外侧肌间隔,至肱肌与肱桡肌之间,在此分为浅、深两终支。桡神经本干发出的分支有:皮支,在腋窝处发出,分布于臂和前臂后部皮肤;肌支,支配肱三头肌、肱桡肌和桡侧腕长伸肌。桡神经浅支为皮支,经肱桡肌深面,沿桡动脉外侧下降,在前臂中、下1/3交界处转向背面,并下行至手背,分布于手背桡侧半和桡侧2个半手指近节背面的皮肤。深支较粗,主要为肌支,经桡骨颈外侧穿旋后肌至前臂背面,在前臂伸肌群的浅、深层之间下行至腕部,其分支支配旋后肌和桡侧腕短伸肌等前臂伸肌群(图4-6~13)。

桡神经是臂丛诸神经中最容易遭受损伤的一支。桡神经上段因紧贴肱神经背侧的桡神经沟,由上臂内侧行至外侧,故肱骨中段骨折时极易合并桡神经损伤,也可能在骨折后骨痂形成时遭致压迫。此外,睡眠时以手臂代替枕头、手术时上肢长期外展、上肢放置止血带不当等情况均可引起桡神经损伤。铅中毒和酒精中毒能选择性地损伤桡神经。

桡神经损伤后主要运动障碍是前臂伸肌瘫痪,表现为腕下垂,抬前臂时,呈"垂腕"状态。按桡神经损伤部位不同,可出现不同影响。

高位损伤,即在腋下桡神经发出肱三头肌分支以上部位受伤时,产生完全性桡神经麻痹症状:上肢各伸肌全部瘫痪,肘、腕、掌指关节皆不能伸直,前臂于伸直时不能旋后,通常处于旋前位。由于肱桡肌瘫痪使前臂在旋前位时不能屈肘,拇长展肌和拇伸肌麻痹,使拇指不能伸直及外展,且因尺神经支配的拇收肌作用,使拇指向示指内收。

在肱骨中1/3,即在肱三头肌支发出以下损伤时,肱三头肌功能完好。

当损伤在肱骨下端或前臂上1/3时,肱桡肌、旋后肌、伸腕肌的功能保存。

前臂中1/3以下损伤时,仅有伸指功能障碍而无垂腕状态,因至伸腕肌的分支已在前臂上部分出。

损伤接近腕关节时,因各运动支均已发出,故不产生桡神经麻痹的运动症状。

桡神经感觉障碍,因与邻近神经分布重叠,所以通常仅限于拇指和第1,2掌骨间隙背面的"虎口区",即手背桡侧半皮肤感觉丧失(图4-13)。

(8) **腋神经**(axillary nerve)($C_{5~6}$)　在腋窝发自臂丛后束,与旋肱后动脉伴行穿四边孔,于肩关节囊下方绕肱骨外科颈的后方至三角肌深面。肌支支配三角肌和小圆肌。皮支自三角肌后缘穿出,分布于肩部和臂外侧上部的皮肤(图4-6~9)。

当肱骨外科颈骨折、肩关节脱位或使用腋杖压迫时,均可损伤腋神经而导致三角肌瘫痪,出现臂不能外展,肩部皮肤感觉障碍。若三角肌萎缩,肩部骨突明显,使圆隆肩部外形丧失,肩胛与上臂外侧形成一直角,呈"方肩"畸形。

(9) **臂内侧皮神经**(medial brachial cutaneous nerve)($C_8~T_1$)　发自臂丛内侧束,分布于臂内侧皮肤。

(10) **前臂内侧皮神经**(medial antebrachial cutaneous nerve)($C_8~T_1$)　发自臂丛内侧束,分布于前臂前内侧面皮肤。

三、胸神经

胸神经(thoracic nerve)的前支共有12对,各胸神经从相应椎间孔发出后,立即分为4支:前支、后支、脊膜支和交通支。胸神经前支中,除第1对的大部分加入臂丛,第12对的小部分加入腰丛外,其余皆不成丛,保持明显节段性。第1~11对胸神经的前支位于相应的肋间隙中,称为**肋间神经**。第12对胸神经前支位于第12肋下方,故称为肋下神经。上6对肋间神经在胸后壁,位于相应的肋间隙内,向前行于各肋沟内,并位于肋间动、静脉的下方,沿各肋骨下缘前行至腋前线。至胸外侧壁时,各肋间神经分出外侧皮支,分布于胸外侧壁的皮肤,行至胸骨外侧缘时,浅出为前皮支,分布于胸前壁皮肤。肋间神经在腋前线前方,逐渐离开肋骨下缘行于肋间中央。上6对肋间神经均到达各肋间隙前端,仅分布于胸壁。下5对肋间神经和肋下神经斜向下内方进入腹壁,行于腹内斜肌和腹横肌之间,各支发外侧皮支,分布于腹外侧壁皮肤,主干向内侧进入腹直肌鞘,并在白线附近穿过鞘的前壁成为前皮支,分布于腹前壁皮肤(图4-14)。

肋间神经的肌支支配肋间内、外肌和腹肌的前外侧群(腹外斜肌、腹内斜肌、腹横肌和腹直肌)。皮支分布于胸、腹壁的皮肤。此外各肋间神经沿途发支分布于壁胸膜、壁腹膜和乳房。

胸神经的前支和L_1在胸、腹壁皮肤的节段性分布明显,自上而下依次排列如下:T_2分布于胸骨角平面;T_4分布于乳头平面;T_6分布于剑突平面;T_8分布于肋弓平面;T_{10}分布于脐平面;T_{12}分布于脐与耻骨联合间中点平面;L_1分布于腹股沟管皮肤(图4-49)。

临床上常以上述标志来检查皮肤感觉节段障碍和麻醉平面。此外,相邻肋间神经均有向上、向下分支重叠分布现象,故一条肋间神经受损时,并不造成该皮节感觉的丧失,而仅为感觉减退。

四、腰丛

(一) 腰丛的组成和位置

腰丛(lumbar plexus)($T_{12}~L_4$)由腰神经1~3前支以及胸神经12前支和腰神经4前支的大部分组成。腰丛位于腰大肌的深面,发出分支支配髂腰肌(髂肌和腰大肌)、腰方肌、腹壁肌、大腿前群肌和内侧群肌等以及发支分布下肢的皮肤(图4-15,16)。

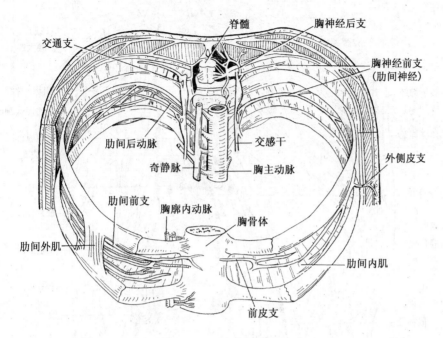

图 4 - 14　肋　间　神　经

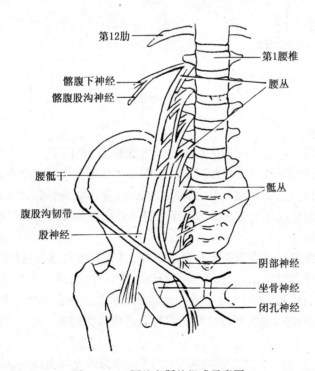

图 4 - 15　腰丛和骶丛组成示意图

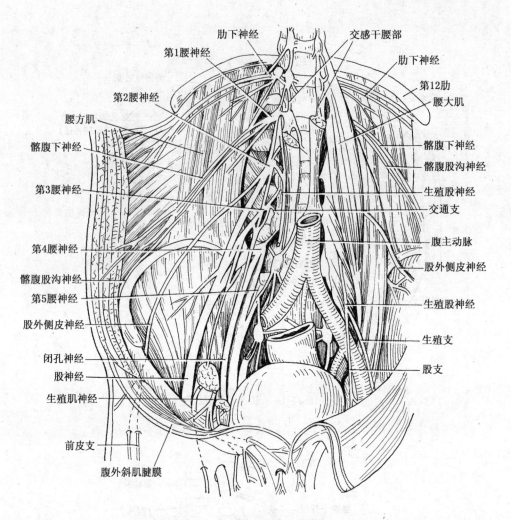

图 4 - 16　腰丛和骶丛的分支

(二) 腰丛的分支

1. 髂腹下神经 (T₁₂ ~ L₁)　自腰大肌上部外侧缘穿出,斜向下外达髂嵴上方,穿腹横肌并在该肌与腹内斜肌之间前行,分成外侧皮支及前皮支。外侧皮支穿出腹内斜肌及腹外斜肌,分布于臀外侧部皮肤。前皮支在髂前上棘内侧约 2 cm 处,穿出腹内斜肌,沿腹外侧肌腱膜深面向下内方行,约在腹股沟管浅环上方 3 cm 处,穿出腹外斜肌腱膜分布于耻骨区皮肤。其肌支支配腹内、外斜肌和腹横肌。

2. 髂腹股沟神经 (L₁)　在髂腹下神经的下方,其行径方向与该神经略同,在腹壁肌之间前行,约在腹股沟管中部与精索伴行,同自腹股沟管浅环外出,分布于腹股沟部、阴囊(或大阴唇)及大腿内侧上部的皮肤,其肌支支配腹内斜肌和腹横肌。髂腹下神经和髂腹股沟神经是走行于腹股沟区的重要神经,在腹股沟疝修补术时应避免损伤此两神经,以免引起腹肌萎缩,造成疝的复发。

3. 生殖股神经(L₁₋₂)　自腰大肌前面穿出下行,分为股支和生殖支。股支经腹股沟韧带深面,分布于股三角皮肤。生殖支进腹股沟管与精索(或子宫圆韧带)伴行,分布于阴囊(或大阴唇)皮肤,肌支支配提睾肌。

4. 股外侧皮神经($L_{2\sim3}$) 自腰大肌外侧缘后发出,斜越髂肌前面,达髂前上棘内侧约 1 cm 处,经腹股沟韧带深面至大腿外侧部皮肤,其下端直至膝关节附近。

5. 股神经 (femoral nerve)($L_{2\sim4}$) 是腰丛的最大分支,自腰大肌外侧缘发出,在腰大肌与髂肌之间下行,并发支至该肌,股神经在腹股沟中点稍外侧,经腹股沟韧带深面,股动脉外侧到达股三角,随即分为数支:

1) 肌支:支配缝匠肌、股四头肌和耻骨肌。

2) 皮支:分布于大腿和膝关节前面的皮肤。最长的皮支为**隐神经**($L_{3\sim4}$),伴股动脉下行入收肌管,至膝关节内侧浅出至皮下后,伴随大隐静脉沿小腿内侧面下降达足内侧缘,分布于髌下方、小腿内侧面和足内侧缘的皮肤(图 4－17,18)。

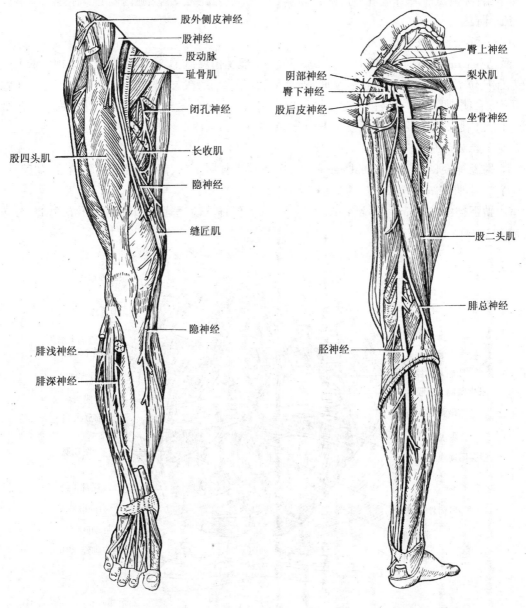

图 4－17 下肢前面神经   图 4－18 下肢后面神经

股神经损伤后，股四头肌和缝匠肌瘫痪，屈髋无力，髌骨突出。坐位时，不能伸小腿。病人依靠阔筋膜张肌的收缩，仍能保持下肢于伸直位置，可以步行，但行走困难，步伐细小，不能奔跑和跳跃。膝反射消失，大腿前面和小腿内侧面皮肤感觉障碍。

　　6. 闭孔神经(obturator nerve)($L_{2~4}$)　自腰大肌内侧缘发出，行向小骨盆侧壁，与闭孔血管伴行，穿闭膜管入股部，分前、后两支，分别经短收肌前、后面进入大腿内收肌群。前支发肌支支配闭孔外肌和大腿内收肌群，其皮支分布于大腿内侧面皮肤。闭孔神经前支发出支配股薄肌的分支先入长收肌，约在股中部从长收肌穿出进入该肌。临床上应用股薄肌代替肛门外括约肌的手术中，要注意保留该分支；后支穿过并发支支配闭孔外肌，继而分支分布于长收肌的一部分和短收肌。闭孔神经继续下行达膝关节，常与隐神经有交通支(图4－17,18)。

　　闭孔神经损伤后，临床表现为大腿不能内收，且外旋、内旋无力。大腿内侧上部有感觉障碍区。

　　五、骶丛

　　(一) 骶丛的组成和位置

　　骶丛(sacral plexus)(腰骶干 $L_{4~5}$, $S_{1~5}$, Co. 1)　骶丛由腰骶干、全部骶神经和尾神经的前支组成，骶丛位于盆腔骶骨和梨状肌前面，外形呈三角形板状，尖端朝向坐骨大孔，分支分布于盆壁、臀部、会阴、股后部、小腿以及足部的肌肉和皮肤。骶丛除直接发出许多短小的肌支支配梨状肌、闭孔内肌、股方肌等外，还发出下列分支(图4－15~18)。

　　(二) 骶丛的分支

　　1. 臀上神经(superior gluteal nerve)($L_{4~5}$, S_1)　伴臀上动、静脉经梨状肌上孔出盆腔，分布于臀中、小肌和阔筋膜张肌。

　　2. 臀下神经(inferior gluteal nerve)(L_5, $S_{1~2}$)　伴臀下动、静脉经梨状肌下孔出盆腔，分布

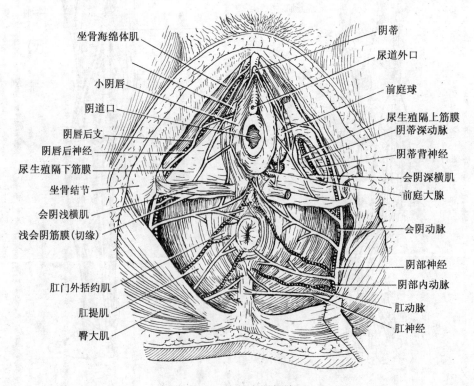

图4－19　女性会阴部神经

于臀大肌。

3. 阴部神经(pudendal nerve)($S_{2~4}$)　伴阴部内动、静脉出梨状肌下孔，穿坐骨小孔入坐骨肛门窝向前，分支分布于肛门、会阴和外生殖器的肌和皮肤，其分支有：① 肛神经 (直肠下神经) 分布于肛门外括约肌和肛门的皮肤；② 会阴神经分布于会阴诸肌和阴囊 (或大阴唇) 的皮肤；③ 阴茎(或阴蒂)背神经分布于阴茎(或阴蒂)的皮肤(图 4 – 19)。

4. 股后皮神经(posterior femoral cutaneous nerve)($S_{1~3}$)　经梨状肌下孔出盆，至臀大肌下缘浅出，主要分布于股后部和腘窝的皮肤。

5. 坐骨神经(sciatic nerve)($L_{4~5}$,$S_{1~3}$)　是全身最粗大的神经，经梨状肌下孔出盆，在臀大肌深面下降，经坐骨结节与股骨大转子之间至股后面，在股二头肌深面下降达腘窝。通常在腘窝上角处分为**胫神经**和**腓总神经**两终支。在股后部发肌支支配大腿后群肌。坐骨神经的分支有：① 关节支，从坐骨神经上段发出小支进入髋关节；② 肌支至半腱肌、半膜肌和股二头肌(图 4 – 18)。

坐骨神经的体表投影：可以三点连线来表示，即坐骨神经出盆点(髂后上棘与坐骨结节连线的上、中 1/3 交界处)，坐骨结节与大转子连线的中点和腘窝上角。此投影线自上内方向下外方弧行下降，坐骨神经痛时常在此投影线上出现压痛点。

坐骨神经损伤在高位断裂时，闭孔内肌和股方肌瘫痪，使大腿外旋减弱，半腱肌、半膜肌和股二头肌瘫痪，可使膝关节强直过伸(股四头肌的作用)，行走时僵直。此外，还有胫神经和腓总神经损伤症状。产生坐骨神经损伤的病因很多，常见有腰椎间盘突出、椎骨肿瘤、脊柱骨关节炎、外伤、结核和肌肉注射部位不当压迫神经根以及骨盆骨折和肿瘤损伤骶丛等。

坐骨神经分为胫神经和腓总神经的位置变异较大，有的分支平面很高，甚至在盆腔内高位分支；与梨状肌的关系多变，以单干出梨状肌下孔者占 66.3%，变异者可单干穿梨状肌或以两根夹持梨状肌或一根出梨状肌下孔，另一根穿梨状肌等，一旦受压可出现坐骨神经痛等临床症状。

（1）**胫神经**(tibial nerve)($L_{4~5}$,$S_{1~3}$)　为坐骨神经本干的直接延续。在股后下 1/3 的腘窝上角处自坐骨神经分出，经腘窝中央垂直下降，伴腘血管下行达腘肌下缘，穿过比目鱼肌腱弓深面，继而与胫后动脉并行在小腿浅、深两层肌中下行，经内踝后方，在屈肌支持带深面分为足底内侧神经和足底外侧神经两终支进入足底。肌支支配足底内侧群、中间群和外侧群肌，皮支分布于足底皮肤。胫神经在腘窝及小腿还发出肌支支配小腿后群肌，发出的皮支称腓肠内侧皮神经，伴小隐静脉下行，在小腿中点处穿出深筋膜与腓肠外侧皮神经(发自腓总神经) 吻合成腓肠神经，经外踝后方弓形向前，分布于小腿后面、足外侧和小趾外侧缘皮肤(图 4 – 20)。

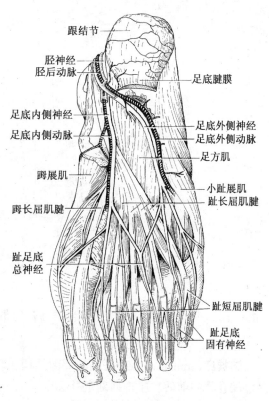

跟结节

胫神经
胫后动脉

足底腱膜

足底内侧神经
足底内侧动脉

足底外侧神经
足底外侧动脉

足方肌

㭎展肌

小趾展肌
趾长屈肌腱

㭎长屈肌腱

趾足底总神经

趾短屈肌腱

趾足底固有神经

图 4 – 20　足底神经

胫神经损伤表现为足不能跖屈、内翻力弱。跟腱反射和跖反射均消失。由于小腿前、外侧群肌(腓总神经支配)拮抗作用,致使足呈背屈及外翻,出现"钩状足"畸形,行走时以足跟着地,不能以足尖站立。骨间肌麻痹使足趾呈爪样。感觉障碍主要在小腿后面、足外侧缘和足底皮肤。

(2) **腓总神经** (common peroneal nerve) ($L_{4～5}$, $S_{1～2}$) 在股后部下 1/3 分出后沿股二头肌走向外下方,绕腓骨颈外侧向前,穿腓骨长肌分为腓浅和腓深神经两终支。腓总神经的分布范围是小腿前、外侧群肌和小腿外侧、足背和趾背的皮肤(图 4 – 17, 18)。

腓总神经分支有:

1) **腓浅神经** (superficial peroneal nerve):在腓骨长、短肌和趾长伸肌之间下行,发出肌支支配腓骨长、短肌。在小腿下 1/3 处浅出为皮支,分布于小腿外侧面、足背和第 2～5 趾背的皮肤。

2) **腓深神经** (deep peroneal nerve):穿腓骨长肌和趾长伸肌起始部,至小腿前部与胫前动脉相伴行,先在胫骨前肌和趾长伸肌间,后在胫骨前肌与踇长伸肌之间下行至足背。沿途分支分布于小腿前群肌、足背肌和第 1 跖骨间隙背面的皮肤。

3) **腓肠外侧皮神经**:在腘窝处自腓总神经分出,穿出深筋膜,分支分布于小腿外侧面皮肤,并与腓肠内侧皮神经(发自胫神经)吻合成腓肠神经。

腓总神经损伤较为常见,特别在腓骨颈处位置浅表,腓骨头骨折或下肢石膏压迫时腓总神经最易损伤。损伤后表现为足不能背屈、趾不能伸、足下垂并内翻,形成"马蹄内翻足"畸形,行走时呈"跨阈步态",类似马步或箭步。小腿前外侧面和足背皮肤有感觉障碍(图 4 – 21)。

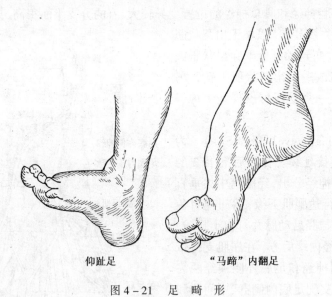

仰趾足　　　　"马蹄"内翻足

图 4 – 21　足 畸 形

第二节　脑　神　经

脑神经(cranial nerves)是脑与周围结构相联系的神经,共 12 对。早期的解剖学家按脑神经穿过硬脊膜的前后次序排列确定并标以罗马字码。现列表 4 – 1。

表 4 – 1　各脑神经名称、性质、连接脑部和出入颅腔部位

顺序及名称	性　质	连接脑部	出入颅腔部位
Ⅰ 嗅神经	感觉性	端　脑	筛　孔
Ⅱ 视神经	感觉性	间　脑	视神经管
Ⅲ 动眼神经	运动性	中　脑	眶上裂
Ⅳ 滑车神经	运动性	中　脑	眶上裂
Ⅴ 三叉神经	混合性	脑　桥	眼神经为眶上裂
			上颌神经为圆孔
			下颌神经为卵圆孔
Ⅵ 展神经	运动性	脑　桥	眶上裂
Ⅶ 面神经	混合性	脑　桥	内耳门→茎乳孔
Ⅷ 前庭蜗神经	感觉性	脑　桥	内耳门
Ⅸ 舌咽神经	混合性	延　髓	颈静脉孔
Ⅹ 迷走神经	混合性	延　髓	颈静脉孔
Ⅺ 副神经	运动性	延　髓	颈静脉孔
Ⅻ 舌下神经	运动性	延　髓	舌下神经管

脑神经名称常用口诀：

Ⅰ 嗅	Ⅱ 视	Ⅲ 动眼；
Ⅳ 滑	Ⅴ 叉	Ⅵ 外展；
Ⅶ 面	Ⅷ 听	Ⅸ 舌咽；

迷、副、舌下神经全。

　　12 对脑神经**发生**时演变情况各不相同。**嗅神经**连接嗅球，在哺乳动物有所发展，但人类嗅觉退化与动物嗅觉有明显区别。**视神经**在发生上属脑部，它与眼球视网膜，同自脑室壁突出而成。**后 10 对脑神经**在胚胎时由头部 **3 对肌节**和 **7 对鳃弓**演化而来。第 1、2、3 对头部肌节分别发展为Ⅲ、Ⅳ、Ⅵ对脑神经，分布于眼球外肌；7 对鳃弓位于头部肌节的尾侧，运动鳃弓的诸肌由**鳃神经**分布，第 1 鳃神经（即分布于第 1 鳃弓的神经）演化为**三叉神经**，出脑后移行为三叉神经节，继而分为三支：眼神经、上颌神经和下颌神经；第 2 鳃神经相当于**面神经**，其鳃神经节形成膝神经节；第 3 鳃神经相当于**舌咽神经**，其鳃神经节分为两部，即舌咽神经上神经节和下神经节（岩神经节）；第 4、5、6、7 鳃神经相当于**迷走神经**，其鳃神经节合成两个，即迷走神经上神经节（颈静脉神经节）和下神经节（结状神经节）；**第Ⅷ对脑神经**与面神经同源，起源于面神经的一个分支，后渐独立形成特殊感觉器官的传导部分；**第Ⅺ对脑神经**原为迷走神经的一部分，其核团逐渐转移至颈髓，在哺乳动物可下降到第 5 ~ 7 颈节高度，它由末一对鳃神经的外侧支演化而来；**第Ⅻ对脑神经**为枕后肌节演化，即相应的几条脊神经合并形成，其前根演变为舌下神经，其后根及神经节则退化，它的核转移至延髓。

脑神经较脊神经复杂，其主要区别有：① 脊神经每对均为混合性神经，而脑神经各对性质不同，有感觉性、运动性和混合性3种；② 头部分化出特殊感觉器（如嗅器、视器、位听器），随之出现与之相联系的Ⅰ、Ⅱ、Ⅷ对脑神经；③ 鳃弓衍化的横纹肌（如咀嚼肌、面肌和咽喉肌等），随之出现与之相联系的Ⅴ、Ⅶ、Ⅸ、Ⅹ和Ⅺ对脑神经。因而脑神经的纤维成分比脊神经多了3种特殊的纤维，可区分为 **7 种纤维**，归纳如下：

感觉纤维
- 一般躯体感觉纤维：分布于头部皮肤、肌和口、鼻腔黏膜。
- 特殊躯体感觉纤维：分布于视器、位听器。
- 一般内脏感觉纤维：分布于头、颈、胸、腹的脏器。
- 特殊内脏感觉纤维：分布于味蕾、嗅器。

运动纤维
- 一般躯体运动纤维：支配眼球外肌、舌肌。
- 一般内脏运动纤维：支配平滑肌、心肌、腺体。
- 特殊内脏运动纤维：支配咀嚼肌、面肌、咽喉肌、胸锁乳突肌、斜方肌。

脑神经概况详见图4－22。有关脑神经损伤还可参阅脑干章节。

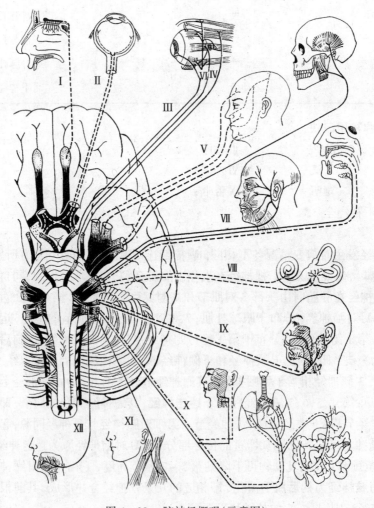

图4－22　脑神经概观(示意图)

一、嗅神经

I 嗅神经(olfactory nerves)为感觉性神经,含有特殊内脏感觉纤维,嗅黏膜由上鼻甲上部和相对应的鼻中隔上部黏膜构成,哺乳动物(包括人类)嗅黏膜于新鲜标本上呈现黄色。鼻腔嗅黏膜内双极细胞的中枢突聚集成束,形成嗅神经(约20支),穿筛板筛孔入颅,终于端脑嗅球内,传导嗅觉(图4-23)。

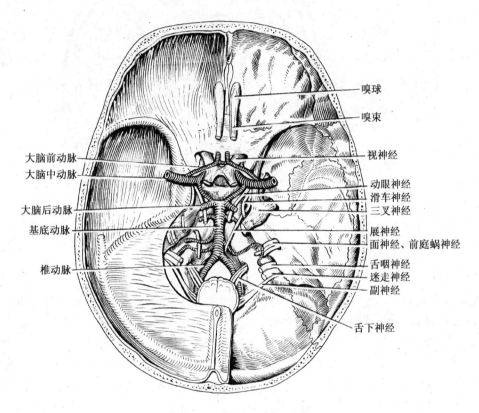

图4-23 脑神经在颅底的位置

嗅神经穿经脑膜时,被3层脑膜包围形成管状鞘,鞘沿嗅神经向下延续于鼻腔,其硬脑膜层与鼻腔的骨膜相移行,蛛网膜及软脑膜则移行于神经膜,蛛网膜下隙也沿神经周围间隙延续至鼻腔。故鼻腔受感染时,可经此通道而引起颅内脑膜的感染。

当颅前窝骨折伤及筛板时,嗅神经及脑膜可被撕裂,造成嗅觉丧失,脑脊液漏入鼻腔。

与嗅神经有关的还有两对小神经,即犁鼻神经和终神经。该两神经在低等脊椎动物及哺乳动物发育良好。在人类犁鼻神经已消失,终神经在胎儿及成人尚存在。终神经因发现较晚,被编为第零号脑神经,主要分布于嗅黏膜内的血管、腺体,认为与嗅觉形成反射性联系有关。

二、视神经

II 视神经(optic nerve)为感觉性神经,含有特殊躯体感觉纤维。视神经是视网膜节细胞轴突构成的纤维束。人类视神经约有120万条有髓鞘轴突,92%直径为1 μm。视神经纤维先在视神经盘处会聚,穿过巩膜筛板,从眼球后方到达视神经管,经视神经管进入颅内连于视交叉,再由视束连接间脑,传导视觉(图4-23,24)。

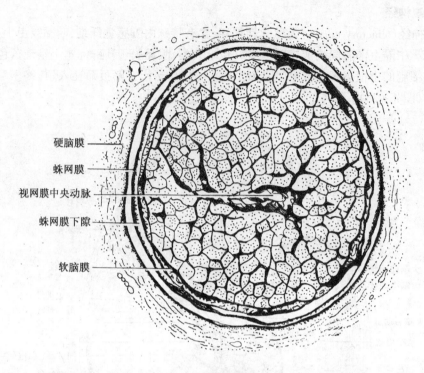

硬脑膜

蛛网膜

视网膜中央动脉

蛛网膜下隙

软脑膜

图 4 - 24　视神经横断面

视神经全长为 45 ~ 50 mm，根据其行径可分为四部：即**眼内部**（从视神经盘至巩膜筛板，长约 1 mm），**眶部**（自巩膜筛板至视神经管，长 25 ~ 30 mm）、**管内部**（视神经管内一段，长 6 ~ 7mm）及**颅内部**（自视神经入颅内至视交叉一段，长 10 ~ 12 mm）。视神经在眶部的一段行径呈"S"形弯曲，长度较眼球后极至视神经管的距离约长 6 mm，这种解剖特点，使眼球转动或牵拉时不致损伤视神经纤维；在管内部内侧，通过薄骨片与后筛窦和蝶窦相隔，因此鼻旁窦炎可穿经薄骨片引起视神经感染，发生球后视神经炎。

视神经在胚胎发生时为间脑向外突出形成视器过程中的一部分，故 3 层脑膜及其腔隙皆随视神经突出颅外，直至球后，形成视神经鞘。由于视神经是脑的直接延续，3 层脑膜及腔隙又与视神经鞘相连，以及视网膜中央动、静脉穿经视神经等，故一旦中枢神经系统发生疾病就易于影响视神经。当颅内肿瘤、颅外伤引起颅内压增高时，可直接使视神经受压，出现视神经盘水肿、原发性青光眼和视神经萎缩等病变，严重影响视觉。

三、动眼神经

Ⅲ动眼神经（oculomotor nerve）主要为运动性神经，含有躯体运动纤维和一般内脏运动纤维（副交感纤维）。躯体运动纤维起自中脑动眼神经核，一般内脏运动纤维起自动眼神经副核，但也含有一些本体感觉传入纤维。有人认为可能来自三叉神经中脑核。动眼神经从中脑的脚间窝出脑，行于大脑后动脉与小脑上动脉之间（约占 87%），穿硬脑膜进入海绵窦外侧壁，最后经眶上裂在眼直肌起始的总腱环内进入眶腔。动眼神经立即分为较细小的上支和较粗大的下支。上支支配上直肌和上睑提肌；下支支配下直肌、内直肌和下斜肌。其副交感纤维在下支内，至下斜肌支分出一小支进入**睫状神经节**换元后，分布于睫状肌和瞳孔括约肌，参与瞳孔对光反射和调节反射（图 4 - 25,26,30,31）。

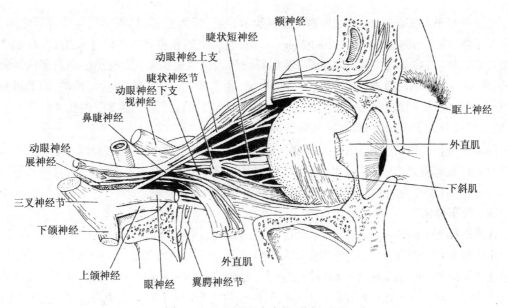

额神经
睫状短神经
动眼神经上支
睫状神经节
动眼神经下支
视神经
鼻睫神经
动眼神经
展神经
三叉神经节
下颌神经
上颌神经
眼神经
翼腭神经节
外直肌
眶上神经
外直肌
下斜肌

图 4 - 25　眶及眶内容物(外侧面观)

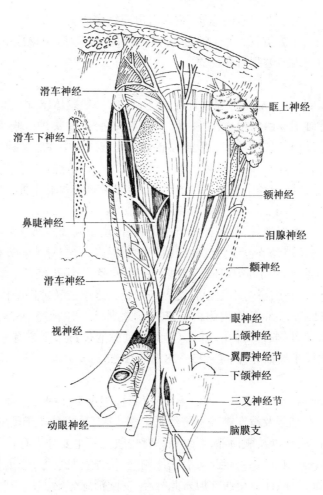

滑车神经
滑车下神经
鼻睫神经
滑车神经
视神经
动眼神经
眶上神经
额神经
泪腺神经
颧神经
眼神经
上颌神经
翼腭神经节
下颌神经
三叉神经节
脑膜支

图 4 - 26　眶及眶内容物(上面观)

睫状神经节(ciliary ganglion)为副交感神经节,位于眼眶后部,居视神经与外直肌之间,为一方形小体,埋于脂肪组织中,大小约2 mm,有副交感、交感和感觉3个根进入此节。① 副交感根来自动眼神经,在节内交换神经元后,节后纤维加入睫状短神经;② 交感根来自颈内动脉交感丛;③ 感觉根来自三叉神经眼神经的鼻睫神经。由节发出6~10条睫状短神经,向前再分为约20支进入眼球。其副交感纤维支配瞳孔括约肌和睫状肌;交感纤维支配瞳孔开大肌和眼血管;感觉纤维分布于眼球角膜、巩膜及脉络膜。

动眼神经损伤时,出现动眼神经麻痹,表现为:① 上睑提肌麻痹导致眼睑下垂;② 瞳孔括约肌及睫状肌麻痹,出现瞳孔散大、瞳孔对光反射和调节反射消失;③ 上、下、内直肌和下斜肌麻痹,因失去对抗外直肌和上斜肌的作用,而产生外斜视;④ 复视。

四、滑车神经

Ⅳ滑车神经(trochlear nerve)为运动性神经,含有躯体运动纤维,起自中脑滑车神经核,其纤维由中脑背侧绕过中央灰质,在上髓帆颅侧交叉后于下丘下方出脑。细长的滑车神经出脑后向前绕大脑脚外侧前行,在动眼神经的后外方,小脑幕游离缘稍后处,穿硬脑膜入海绵窦的外侧壁,经眶上裂入眶,越过上直肌和上睑提肌向前内走行,于上斜肌上面进入并支配该肌(图4-25,26,30,31)。

滑车神经损伤时,由于上斜肌的瘫痪,俯视时出现轻度内斜视和复视。患者不能使眼球转向外下方,因而无法向下方侧视,故自高处下行时感到特别困难(下楼或下坡),为减少或消除复视,常出现患者的头倾向健侧肩部现象。

五、三叉神经

Ⅴ三叉神经(trigeminal nerve)为混合性神经,含有一般躯体感觉纤维和特殊内脏运动纤维。一般躯体感觉纤维组成**感觉根**,较为粗大,分布于头面部,皮肤,眼、鼻、口腔黏膜,牙和牙龈以及硬脑膜等处,传导痛、温、触觉。一般躯体感觉纤维胞体集中在三叉神经节;起自脑桥三叉神经运动核的特殊内脏运动纤维组成运动根,较为细小,位于感觉根的前内侧,支配咀嚼肌等。**运动根**内还含有三叉神经中脑核发出的纤维,传导咀嚼肌和眼外肌的本体感觉。

三叉神经节(trigeminal ganglion)又称半月神经节(semilunar ganglion),长约12.39 mm,宽4.18 mm,厚2.58 mm,形似半月,为脑神经节中最大者。位于颞骨岩部近尖端处的前面,骨面上有**三叉神经压迹**。三叉神经节包于两层硬脑膜间的裂隙内,它与脊神经节相似,也由假单极神经元组成。假单极神经元的周围突组成三叉神经的眼神经、上颌神经及下颌神经。其中枢突聚集成三叉神经感觉根,在脑桥与小脑中脚交界处入脑,终于三叉神经脑桥核和三叉神经脊束核。三叉神经运动根在感觉根的腹内侧出脑,穿卵圆孔加入下颌神经。三叉神经节的内侧邻接海绵窦及颈内动脉;节外侧有卵圆孔、棘孔(脑膜中动脉通过);节下方有三叉神经运动根和岩大神经;节上方为大脑半球颞叶(图4-25~28,30,31,35)。

(一) 眼神经

眼神经(ophthalmic nerve)是三叉神经第1支(V₁),为感觉性神经。自三叉神经节发出后,穿入海绵窦外侧壁,在动眼及滑车神经下方经眶上裂入眶,分支分布于硬脑膜、眼眶、眼球、泪腺、结膜和部分鼻腔黏膜,以及额顶部、上睑和鼻背皮肤。其主要分支有:

1. 泪腺神经(lacrimal nerve) 细小,沿眶外侧壁,位外直肌上方,分布于泪腺和上睑,来自面神经的副交感纤维,经颧神经交通支加入此神经,支配泪腺分泌。

2. 额神经(frontal nerve) 较粗大,在上睑提肌上方前行,分为眶上神经和滑车上神经,其

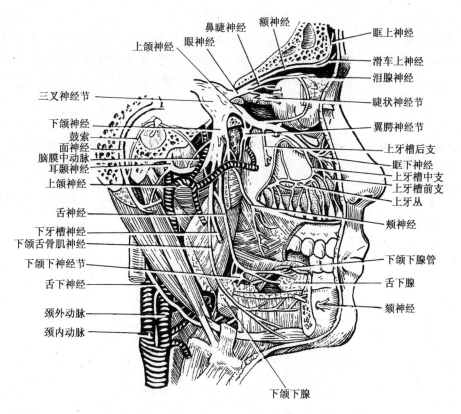

鼻睫神经　额神经
眼神经
上颌神经
　　　　　　　　　　　　　　　　眶上神经
　　　　　　　　　　　　　　　　滑车上神经
　　　　　　　　　　　　　　　　泪腺神经
三叉神经节　　　　　　　　　　　　睫状神经节
下颌神经　　　　　　　　　　　　　翼腭神经节
鼓索　　　　　　　　　　　　　　　上牙槽后支
面神经　　　　　　　　　　　　　　眶下神经
脑膜中动脉　　　　　　　　　　　　上牙槽中支
耳颞神经　　　　　　　　　　　　　上牙槽前支
上颌神经　　　　　　　　　　　　　上牙丛
舌神经　　　　　　　　　　　　　　颊神经
下牙槽神经
下颌舌骨肌神经
下颌下神经节　　　　　　　　　　　下颌下腺管
舌下神经　　　　　　　　　　　　　舌下腺
颈外动脉　　　　　　　　　　　　　颏神经
颈内动脉

下颌下腺

图 4 - 27　三叉神经外侧面观(A)

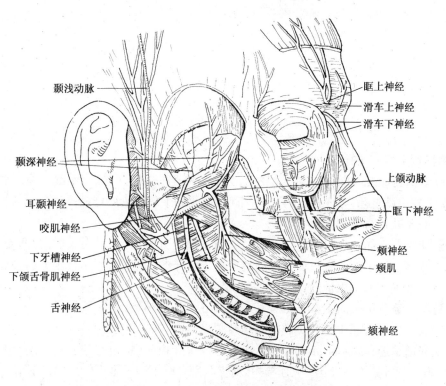

颞浅动脉　　　　　　　　　　　　　眶上神经
　　　　　　　　　　　　　　　　　滑车上神经
　　　　　　　　　　　　　　　　　滑车下神经
颞深神经
　　　　　　　　　　　　　　　　　上颌动脉
耳颞神经
咬肌神经　　　　　　　　　　　　　眶下神经
下牙槽神经　　　　　　　　　　　　颊神经
下颌舌骨肌神经　　　　　　　　　　颊肌
舌神经
　　　　　　　　　　　　　　　　　颏神经

图 4 - 28　三叉神经外侧面观(B)

中眶上神经经眶上切迹(或孔)出眶,分布于额顶部皮肤。

3. 鼻睫神经(nasociliary nerve) 在上直肌和视神经之间前行达眶内侧壁,分出筛前及筛后神经,分布于鼻腔黏膜、筛窦、泪囊、鼻背皮肤。鼻睫神经发侧支连于睫状神经节以及自节发出睫状短神经进入眼球,分布于眼球壁和眼睑等处。还发侧支睫状长神经,在视神经内、外侧穿入眼球,沿眼球内、外侧壁前行,到睫状体和巩膜。

(二) 上颌神经

上颌神经(maxillary nerve)是三叉神经第 2 支(V₂),为感觉性神经。自三叉神经节发出后,穿入海绵窦外侧壁,经圆孔出颅,进入翼腭窝,再经眶下裂入眶,延续为眶下神经。上颌神经分支分布于硬脑膜、眼裂和口裂间的皮肤,以及上颌牙齿、鼻腔和口腔的黏膜(图 4 – 29)。

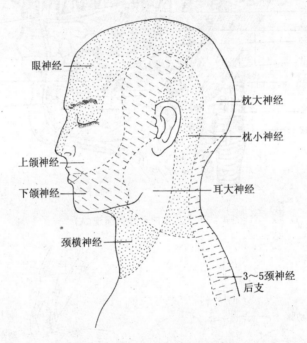

图 4 – 29　三叉神经皮支分布图

上颌神经主要分支有:

1. 眶下神经(infraorbital nerve) 较大,为上颌神经的主支(终支),经眶下裂入眶,再经眶下沟和眶下管出眶下孔,分成数支,分布于下睑、鼻翼和上唇的皮肤与黏膜。临床上做上颌部手术时,常在眶下孔进行麻醉。

2. 颧神经(zygomatic nerve) 较细小,在翼腭窝处分出,经眶下裂入眶,分两支穿经眶外侧壁,分布于颧、颞部皮肤。来自面神经的副交感节前纤维在翼腭神经节内换元后,发出节后纤维经颧神经、交通支和泪腺神经,控制泪腺分泌。

3. 翼腭神经(prerygopalatine nerve) 为 2 ~ 3 支细短神经,起于翼腭窝内,连于翼腭神经节(副交感神经节),分布于腭和鼻腔的黏膜及腭扁桃体。

4. 上牙槽神经(superior alveolar nerve) 分为上牙槽前、中、后三支,其中上牙槽后支,在翼腭窝内自上颌神经本干发出。上牙槽中、前支分别在眶下沟及眶下管内发自眶下神经。所有分支互相吻合成丛形成上牙槽丛,分支分布于上颌牙齿、牙龈等。

（三）下颌神经

下颌神经(mandibular nerve)是三叉神经第 3 支(V_3)，为粗大的混合性神经。自卵圆孔出颅后到达颞下窝，在翼外肌的深面分为前、后两干。前干细小，其分支有颊神经、咬肌神经、颞深神经和翼外肌神经，还分布于鼓膜张肌和腭帆张肌；后干粗大，其分支有耳颞神经、舌神经、下牙槽神经。下颌神经还分布于硬脑膜和翼内肌(出卵圆孔后立即发出分支)。下颌神经分支分布于硬脑膜、下颌牙齿和牙龈、舌前 2/3 及口腔底的黏膜以及耳颞区和口裂以下的皮肤。其主要分支有：

1. 前干的分支 ① **颊神经** (buccal nerve) 为感觉性神经，分布于颊部的皮肤、颊黏膜；② **咬肌神经**：支配咬肌；③ **颞深神经**：支配颞肌；④ **翼外肌神经**：支配翼外肌。

2. 后干的分支 ① **耳颞神经**(auriculotemporal nerve)：为感觉性神经，常有两根夹持脑膜中动脉，向后合成一干，经下颌颈内侧与颞浅动脉伴行，穿腮腺上行，分布于颞部皮肤和头皮，其根部有与耳神经节联系的交通支；② **舌神经** (lingual nerve)：为感觉性神经，在下颌支内侧下降，沿舌骨舌肌外侧，呈弓状越过下颌下腺上方向前达口腔底黏膜深面，分布于舌前 2/3 黏膜和口腔底的感觉。舌神经在颞下窝接受来自面神经的**鼓索**(含有副交感分泌纤维和味觉纤维)，从后方加入舌神经，分布于下颌下腺及舌下腺和舌前 2/3 味蕾；③ **下牙槽神经** (inferior alveolar nerve)：为混合性神经，在舌神经后方，沿翼内肌外侧下行，经下颌孔入下颌管，并发小支组成下牙丛，分布于下颌牙齿、牙龈。其终支自颏孔浅出称颏神经，分布于颏部及下唇的皮肤和黏膜。下牙槽神经中的运动纤维，在本干未入下颌孔之前分出下颌舌骨肌神经，支配下颌舌骨肌和二腹肌前腹。

三叉神经一侧受损，可引起支配区域的感觉丧失和咀嚼肌群的瘫痪以及角膜反射消失等。张口时下颌偏向患侧。临床上常见的三叉神经痛能涉及三叉神经某一分支或全部分支，此时不仅疼痛部位与三叉神经 3 个分支的分布区相一致，而且在压迫眶上孔、眶下孔或颏孔时，可诱发患支分布区的疼痛。三叉神经痛为锐性剧痛，可伴有面肌反射性抽搐和唾液分泌障碍等。

六、展神经

Ⅵ 展神经 (abducent nerve) 为运动性神经，含有躯体运动纤维，起自脑桥展神经核，其纤维自延髓脑桥沟中部出脑，前行至颞骨岩部尖端入海绵窦，再经眶上裂入眶，支配外直肌(图 4 - 25 ~ 28，30，31)。

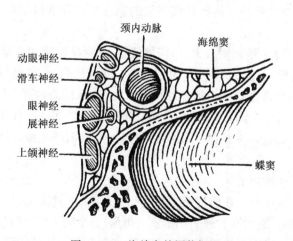

图 4 - 30 海绵窦的冠状切面

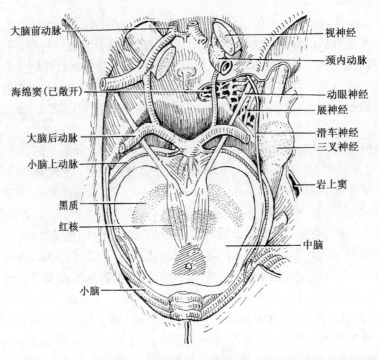

图 4 – 31　眼外肌神经与海绵窦的关系

展神经在颅内行程较长,尤因其跨越颞骨岩部尖端上缘,故当颅内压增高或脑干移位时,极易受牵拉而损伤,引起外直肌瘫痪,眼内斜视,产生复视。

七、面神经

Ⅶ**面神经**(facial nerve)为混合性神经,含有特殊内脏运动纤维、一般内脏运动纤维和特殊内脏感觉纤维。特殊内脏运动纤维起自脑桥面神经核,支配面部表情肌;一般内脏运动纤维起于上泌涎核,属副交感节前纤维,在**翼腭神经节**或**下颌下神经节**换元后,其节后纤维分布于泪腺、鼻、腭黏膜腺体以及下颌下腺和舌下腺;特殊内脏感觉纤维,即味觉纤维,其胞体位于**膝神经节**(geniculate ganglion),周围突分布于舌前 2/3 味蕾,中枢突终于孤束核。此外,面神经内可能含有少量躯体感觉纤维,传导耳部皮肤的躯体感觉和表情肌的本体感觉(图 4 – 32,33,35)。

面神经由两个根组成:**运动根**较大,**中间神经**较小(含副交感和味觉纤维)。中间神经位于面神经运动根(位于内侧)和前庭蜗神经(位于外侧)之间,故名。面神经与前庭蜗神经与脑相连处称为**脑桥小脑角**,该处常患疾病为神经外科手术重点,该两条神经共同包裹于硬膜鞘中,直达内耳道底。面神经出脑后入内耳门,穿内耳道底进入颞骨岩部的面神经管,再由茎乳孔出颅,向前穿过腮腺到达面部。在面神经管起始部有一转折,形成面神经膝,有膨大的膝神经节(含内脏感觉神经元)。

(一) 面神经在管内的分支

1. 鼓索(chorda tympani)　在面神经出茎乳孔前约 6 mm 处发出,行向前上从后方入鼓室,越过鼓膜上部和锤骨柄,然后穿岩鼓裂出鼓室(出颅),至颞下窝,行向前下以锐角加入舌神经。鼓索含有两种纤维:味觉纤维随舌神经分布于舌前 2/3 的味蕾司味觉;副交感纤维进入下

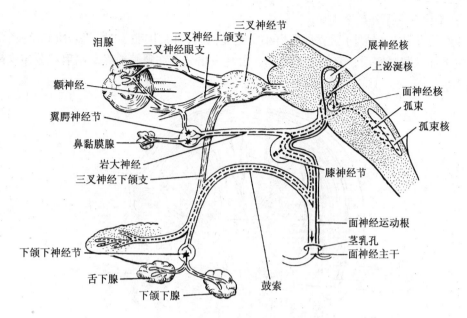

图 4-32 面神经及其分支的纤维成分

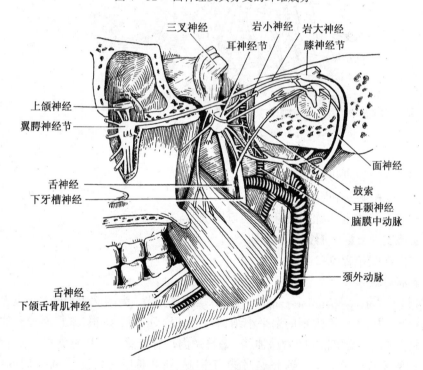

图 4-33 翼腭神经节和耳神经节

颌下神经节,在节内交换神经元后,分布于下颌下腺和舌下腺,司分泌。

2. 岩大神经(greater petrosal nerve) 为副交感节前纤维,自膝神经节处分出,出岩大神经管裂孔前行,接受岩深神经(来自颅内动脉交感丛)合成翼管神经,穿翼管至翼腭窝,进入翼腭神经节内换元后分布于泪腺、鼻、腭黏膜的腺体,司分泌。

3. 镫骨肌神经(stapedial nerve) 支配镫骨肌。

（二）面神经在管外的分支

面神经出茎乳孔（颅外）后立即发出小支支配枕肌、耳周围肌、二腹肌后腹和茎突舌骨肌。面神经主干穿入腮腺实质，交织成腮腺丛，由丛发出分支在腮腺前缘呈辐射状分布支配面肌（图4-34）。

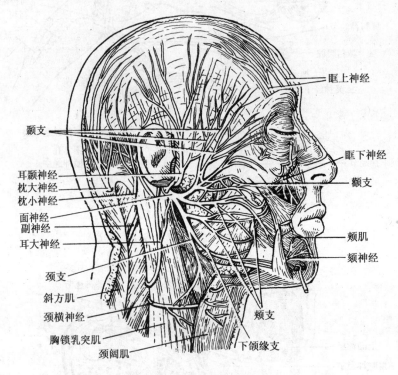

图4-34 面神经肌支

1. **颞支** 支配额肌和眼轮匝肌。

2. **颧支** 支配颧肌和眼轮匝肌。

3. **颊支** 支配颊肌、口轮匝肌和其他口周围肌。

4. **下颌缘支** 支配下唇诸肌和颏肌。

5. **颈支** 支配颈阔肌。

（三）翼腭神经节

翼腭神经节（pterygopalatine ganglion）或称蝶腭神经节，为副交感神经节，位于翼腭窝内，连于上颌神经下方，为一不规则的扁平小结，有3个根：① 副交感根，来自面神经的岩大神经，在节内换神经元；② 交感根，即岩深神经，来自颈内动脉交感丛；③ 感觉根，来自上颌神经的翼腭神经。由翼腭神经节发出一些分支，分布于泪腺、腭和鼻甲的黏膜，支配黏膜的一般感觉和腺体的分泌。

（四）下颌下神经节

下颌下神经节（submandibular ganglion）为副交感神经节，连于下颌神经的舌神经下方，在下颌下腺上方，呈椭圆形，有3个根：① 副交感根，来自鼓索，经舌神经到达此节，在节内换元；② 交感根，来自面动脉的交感丛；③ 感觉根，来自舌神经。自下颌下神经节发出的分支，分布于下颌下腺和舌下腺，支配一般感觉和腺体的分泌。

面神经行程长,与鼓室、乳突和腮腺等结构关系密切,面神经损伤常发生在内耳道、中耳鼓室、面神经管或腮腺区等处,多为周围性损伤。损伤后主要临床表现为面肌瘫痪,表现为:① 患侧面部不能皱额、不能闭眼、鼻唇沟变浅,发笑时口角偏向健侧,不能吹口哨和鼓腮,说话或咀嚼时,唾液和食渣常从患侧口角漏出;② 因眼轮匝肌瘫痪不能闭眼,故角膜反射消失;③ 舌前2/3味觉减退或丧失;④ 因泌泪障碍而引起角膜干燥;⑤ 泌涎障碍;⑥ 听觉过敏。这是由于镫骨肌瘫痪、听小骨振幅增大所造成。面神经在面神经管内和管外损伤的症状不同,管外损伤主要表现为面肌瘫痪的症状;而管内损伤除面肌瘫痪外,还伴有听觉过敏、味觉和泌涎等障碍。

八、前庭蜗神经

Ⅷ前庭蜗神经 (vestibulocochlear nerve) 或位听神经,由**前庭神经**和**蜗神经**组成,为感觉性神经,含有特殊躯体感觉纤维。前庭蜗神经自延髓脑桥沟外侧入脑,传导平衡觉和听觉。内耳道位于颞骨岩部后面,从内耳门至内耳道底,底上有许多小孔。前庭蜗神经和面神经分别穿过内耳道底的小孔进入内耳道,出内耳门与脑相连。在种系发生上,面神经和前庭蜗神经原是属于同一鳃弓的神经(相当于第 2 鳃神经),前庭蜗神经起源于面神经的一个分支,后渐独立,故在行径上仍有密切关系(图 4 - 22)。

(一) 前庭神经

前庭神经(vestibular nerve)传导平衡觉(位置觉)冲动。前庭神经的感觉神经元胞体位于内耳道底的**前庭神经节**内,为双极神经元,其周围突穿内耳道底,分布于内耳的球囊斑、椭圆囊斑和壶腹嵴,其中枢突组成前庭神经,经内耳门入脑,终于脑干的前庭神经核和小脑。

(二) 蜗神经

蜗神经 (cochlear nerve) 传导听觉。蜗神经的感觉神经元胞体位于内耳蜗轴内的**蜗神经节**(蜗螺旋神经节),亦为双极神经元,其周围突分布于螺旋器内的毛细胞,其中枢突亦穿内耳道底,组成蜗神经,与前庭神经同行,经内耳门于脑桥延髓沟入脑,终于脑干的蜗神经背侧核和腹侧核。

现已证明,螺旋器、位觉斑和壶腹嵴还分布有传出纤维,这些纤维为抑制性的,可能对传入的信息起反馈作用。

前庭蜗神经的损伤表现为双侧耳聋和前庭的平衡功能障碍;部分损伤时,由于前庭神经受刺激可出现眩晕、眼球震颤和自主神经功能障碍,如呕吐等。这与前庭 – 网状结构 – 自主神经中枢的纤维联系有关。

九、舌咽神经

Ⅸ舌咽神经(glossopharyngeal nerve)为混合性神经,含有 5 种纤维成分:① 一般内脏运动(副交感)纤维,起自下泌涎核,在**耳神经节**换元后,节后纤维支配腮腺,司分泌;② 特殊内脏运动纤维,起于疑核,支配茎突咽肌;③ 一般躯体感觉纤维,胞体位于**上神经节**,含躯体感觉神经元,其中枢突终于三叉神经脊束核,周围突分布于耳后皮肤;④ 一般内脏感觉纤维,胞体位于颈静脉孔处的**下神经节(岩神经节)**,含内脏感觉神经元,其中枢突终于脑干孤束核,周围突分布于舌后 1/3、咽鼓管、鼓室、软腭的黏膜,以及颈动脉窦、颈动脉小球等处;⑤ 特殊内脏感觉纤维,胞体也位于下神经节,其中枢突终于脑桥孤束核,周围突分布于舌后 1/3 味蕾 (图 4 - 35 ~ 37)。

舌咽神经自延髓橄榄后沟出脑,位于迷走神经根丝的上方,与迷走神经和副神经同出颈静脉孔。在孔内神经干上有膨大的上神经节,出孔时又形成一稍大的下神经节(岩神经节) (图 4 - 36)。

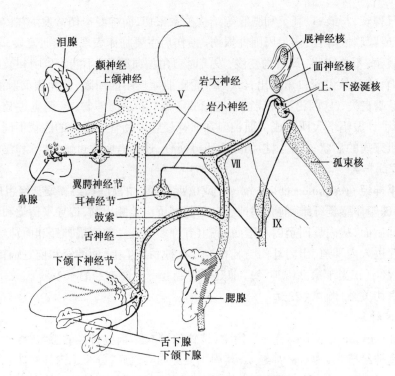

图 4 - 35　头部腺体的副交感纤维来源

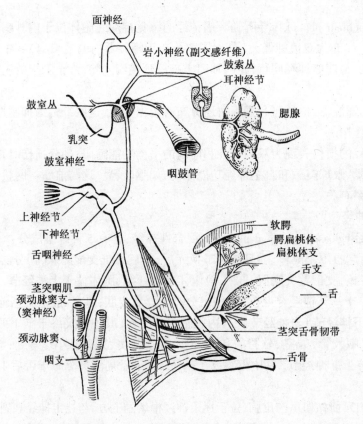

图 4 - 36　舌咽神经分布示意图

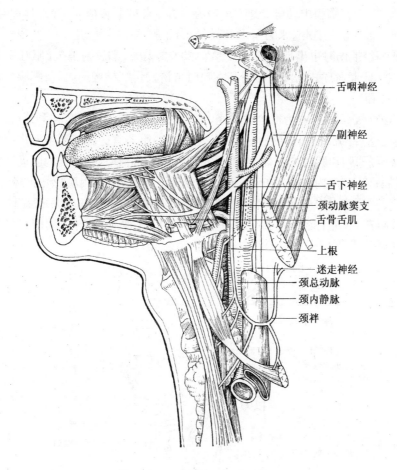

图 4 – 37　舌咽神经与舌下神经

舌咽神经主干出颅后,先在颈内动、静脉间下降,自茎突咽肌外侧转向前方,经舌骨舌肌的深面入舌。舌咽神经的分支有:

1. 鼓室神经(tympanic nerve)　发自下神经节,进入鼓室,在鼓室内侧壁的黏膜内与交感神经纤维共同形成鼓室丛,发出小支分布于鼓室、咽鼓管和乳突小房黏膜。鼓室神经的终支是岩小神经,为副交感节前纤维,出鼓室入耳神经节,在节内换神经元后,经三叉神经耳颞神经支配腮腺司分泌(图 4 – 35, 36)。

2. 颈动脉窦支(carotid sinus branch)　约 1~2 支,在颈静脉孔下方发出,沿颈内动脉下降,分布于颈动脉窦和颈动脉小球。颈动脉窦为压力感受器,感受血压的变化;颈动脉小球为化学感受器,感受血液中二氧化碳浓度的变化。它们分别参与血压、呼吸的反射性调节。

3. 舌支(lingual branches)　为舌咽神经的终支,经舌骨舌肌的深面,分布于舌后 1/3 的黏膜和味蕾,主管一般感觉和味觉。

此外,舌咽神经还发出咽支(司咽的黏膜感觉)、扁桃体支(分布于腭扁桃体,司感觉)、茎突咽肌支(支配茎突咽肌)和耳支(分布于耳后皮肤)。

耳神经节(otic ganglion)为副交感神经节,在卵圆孔下方,连于下颌神经的内侧,有 4 个根:① 副交感根,来自岩小神经,在节内换神经元,发出的副交感节后纤维经耳颞神经支配腮腺司分泌;② 交感根,来自脑膜中动脉交感丛;③ 运动根,来自下颌神经,穿过耳神经节分布于鼓膜张肌和腭帆张肌;④ 感觉根,来自耳颞神经,分布于腮腺,主管感觉。

一侧舌咽神经损伤时可出现舌后 1/3 感觉和味觉丧失,咽反射消失,呕吐反射消失,吞咽困难,腭和腭垂(悬雍垂)偏向健侧,咀嚼和吞咽时可诱发舌咽神经痛,以及腮腺分泌障碍等。

十、迷走神经

X 迷走神经(vagus nerve)为混合性神经,其行程长而分布广,含有 4 种纤维成分:① 一般内脏运动(副交感)纤维,起自迷走神经背核,它们在内脏器官旁神经节或壁内神经节换元后,节后纤维分布至颈、胸和腹部的脏器,支配平滑肌、心肌和腺体;② 特殊内脏运动纤维,起于疑核,支配咽喉肌;③ 一般内脏感觉纤维,其胞体位于**下神经节**(含内脏感觉神经元),中枢突终于脑干孤束核,周围突分布于颈、胸和腹部的脏器以及咽喉的黏膜;④ 一般躯体感觉纤维,其胞体位于**上神经节**(含躯体感觉神经元),中枢突终于三叉神经脊束核,周围突分布于耳郭、外耳道的皮肤和硬脑膜(图 4 - 38,39)。

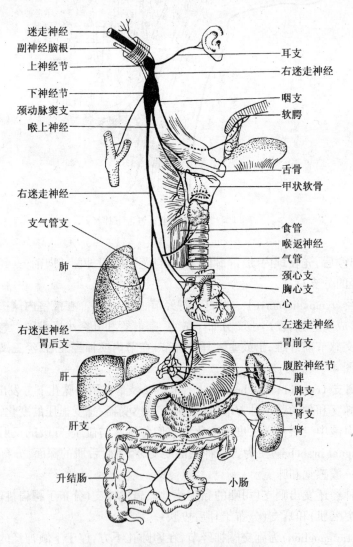

图 4 - 38　迷走神经纤维成分及分布

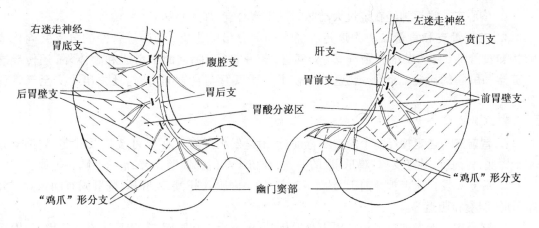

图 4 - 39 迷走神经胃部分支图

迷走神经在延髓橄榄后沟(延髓后外侧沟)舌咽神经下方出脑,与舌咽神经和副神经颅根排成一列,同出颈静脉孔。迷走神经在颈静脉孔内的球形膨大是**上神经节**(颈静脉神经节),出孔后又有一长而膨大的**下神经节**(结状神经节),尔后入颈部。迷走神经主干在颈部位于颈动脉鞘内,在颈内静脉与颈内动脉或颈总动脉之间的后方下行达颈根部。由于胸腔大血管在发育时的演变以及胃肠发育的转位,左、右迷走神经的行程略有不同。

左迷走神经在左颈总动脉与左锁骨下动脉之间,越过主动脉弓的前方,经左肺根的后方至食管前面分散成若干细支,构成左肺丛和食管前丛,在食管下端又会合形成**迷走神经前干**。

右迷走神经自右锁骨下动、静脉之间降入胸腔,沿气管右侧下行,经右肺根的后方达食管后面分散成细支,构成右肺丛和食管后丛,此丛下端又会合成**迷走神经后干**。迷走神经前、后干再向下与食管一起穿膈肌食管裂孔进入腹腔,分支分布于胃的前、后壁以及大部分腹腔脏器。

迷走神经在颈、胸和腹部的主要分支有:

(一) 颈部的分支

1. 喉上神经(superior laryngeal nerve) 起自下神经节,在颈内动脉内侧下行,在舌骨大角处分为内、外支。外支支配环甲肌;内支与喉上动脉一同穿甲状舌骨膜入喉,分布于声门裂以上的喉黏膜以及会厌、舌根等。

2. 颈心支 有上、下两支,下行入胸腔与交感神经一起构成心丛。上支有一分支称主动脉神经或减压神经,分布至主动脉弓的壁内,感受压力和化学刺激。

3. 耳支 发自上神经节,分布至耳郭后面及外耳道皮肤。

4. 咽支 起自下神经节,与舌咽神经和交感神经咽支构成咽丛,分布于咽部黏膜和咽缩肌及软腭肌。

5. 脑膜支 发自上神经节,经颈静脉孔返回,分布于颅后窝硬脑膜。

(二) 胸部的分支

1. 喉返神经 (recurrent laryngeal nerve) 左侧喉返神经在左迷走神经经过主动脉弓前方处发出,并绕主动脉弓下方,在动脉韧带后方勾绕主动脉弓,返回上行至颈部;右侧喉返神经在右迷走神经经过右锁骨下动脉前方处发出,并勾绕该动脉,返回至颈部。在颈部,两侧喉返神经均上行于气管与食管间的沟内,至咽下缩肌下缘、环甲关节后方进入喉内,称为**喉下神经**,支配除环甲肌以外的大部喉肌,感觉纤维分布于声门裂以下的喉黏膜。

2. 胸心支 喉返神经在绕过大动脉时发出胸心支,加入心丛。

3. 支气管支和食管支 为迷走神经在胸部分出的小支,与交感神经的分支共同构成肺丛和食管丛,自丛发细支至气管、支气管、肺及食管,除支配平滑肌和腺体外,还传导这些脏器和胸膜的感觉。此外,喉返神经在上行于气管与食管间沟时,还发出小支至气管和食管。

（三）腹部的分支

1. 胃前支 迷走神经前干沿胃小弯前行,沿途发出胃前支4～6小支以及肝支。胃前支分布于胃底、胃前壁,其终支以"鸡爪"形的分支,分布于幽门部前壁、十二指肠及胰头等处。

2. 肝支 发自迷走神经前干,约1～3支,经小网膜入肝,加入肝丛,随肝固有动脉分支分布于肝、胆囊和胆道等。

3. 胃后支 迷走神经后干沿胃小弯后行,发出胃后支和腹腔支。胃后支发支至胃底、胃后壁,其终支与胃前支相同,以"鸡爪"形分支,分布于幽门部后壁。

4. 腹腔支 发自迷走神经后干,与交感神经一起构成腹腔丛,伴随腹腔血管分布于肝、脾、胰、肾和大、小肠等大部分腹腔脏器。

迷走神经主干损伤可出现心动过速,内脏活动障碍(恶心、呕吐),呼吸困难和窒息等。由于咽喉肌瘫痪和咽喉感觉障碍,可出现发音困难、声音嘶哑、呛咳和吞咽障碍等。

十一、副神经

XI副神经(accessory nerve)为运动性神经,含有特殊内脏运动纤维和躯体运动纤维,由颅根和脊髓根两部分组成。

1. 颅根 为特殊内脏运动纤维,起自延髓疑核,根丝位于迷走神经根下方,由橄榄后沟出脑,与脊髓根会合同行,经颈静脉孔出颅。颅根的纤维出颅后成为副神经内支,旋即加入迷走神经,随迷走神经分支支配咽喉肌。

2. 脊髓根 为躯体运动纤维,起自脊髓颈部的副神经脊髓核,位于颈1～5,6节段的灰质前角(有作者报道,大鼠副神经脊髓核可由颈髓前角几群亚核组成)。脊髓根纤维经脊髓外侧索穿出,合并成一干在椎管内上行,经枕骨大孔入颅腔,与颅根会合同行,再由颈静脉孔出颅。脊髓根的纤维出颅后又与颅根分开成为副神经外支,在颈内静脉的前外侧下降,斜行至胸锁乳突肌上部深面支配该肌,再由该肌后缘中点浅出,进入斜方肌深面,并支配斜方肌(图4－40)。

副神经颅根或内支损伤会出现发音困难、声音嘶哑和吞咽障碍。副神经脊髓根或外支受损,出现胸锁乳突肌瘫痪,一侧瘫痪头无力转向对侧(头转向

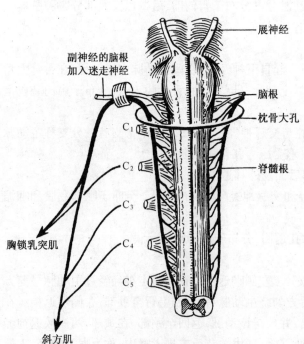

图4－40　副神经

患侧),两侧瘫痪则不能仰头;斜方肌瘫痪导致肩部下垂、抬肩无力等症状。

十二、舌下神经

Ⅻ舌下神经(hypoglosal nerve)为运动性神经,含有躯体运动纤维。自延髓舌下神经核发出,由延髓前外侧沟(锥体与橄榄之间)出脑,经舌下神经管出颅。出颅后,舌下神经下行于颈内动、静脉之间,在二腹肌后腹下缘处越过颈外动脉的外侧前行,在舌骨大角上方进入舌骨舌肌浅面,在舌神经和下颌下腺管的下方穿颏舌肌入舌,支配舌内、外肌(图4-37)。

舌下神经一侧受损时,同侧半舌肌瘫痪,随后发生舌肌萎缩。伸舌时,由于患侧颏舌肌瘫痪,健侧颏舌肌将舌尖推向患侧。

各对脑神经简表详见表4-2。

表4-2　各对脑神经简表

顺序及名称	纤维成分	起核	终核	分布
Ⅰ嗅神经	特殊内脏感觉		嗅球	嗅黏膜
Ⅱ视神经	特殊躯体感觉		外侧膝状体	视网膜
Ⅲ动眼神经	躯体运动	动眼神经核		上睑提肌,上、下、内直肌,下斜肌
	一般内脏运动(副交感)	动眼神经副核(E-W核)		瞳孔括约肌,睫状肌
Ⅳ滑车神经	躯体运动	滑车神经核		上斜肌
Ⅴ三叉神经	一般躯体感觉		三叉神经脊束核 三叉神经脑桥核 三叉神经中脑核	头面部皮肤、眼、鼻、口腔黏膜,牙及牙龈、硬脑膜、舌前2/3黏膜
	特殊内脏运动	三叉神经运动核		全部咀嚼肌,二腹肌前腹,下颌舌骨肌等
Ⅵ展神经	躯体运动	展神经核		外直肌
Ⅶ面神经	特殊内脏运动	面神经核		全部表情肌,茎突舌骨肌,二腹肌后腹,镫骨肌
	一般内脏运动(副交感)	上泌涎核		泪腺,下颌下腺,舌下腺和鼻、腭腺体,舌前2/3味蕾
	特殊内脏感觉 一般躯体感觉		孤束核 三叉神经脊束核	外耳道、耳后皮肤
Ⅷ前庭蜗神经	特殊躯体感觉 特殊躯体感觉		前庭神经核 蜗神经核	半规管壶腹嵴,椭圆囊斑,球囊斑,耳蜗螺旋器
Ⅸ舌咽神经	一般内脏运动(副交感)	下泌涎核		腮腺
	特殊内脏运动	疑核		茎突咽肌
	一般内脏感觉		孤束核	软腭、咽、咽鼓管、鼓室、颈动脉窦、颈动脉小球
	特殊内脏感觉		孤束核	舌后1/3味蕾
	一般躯体感觉		三叉神经脊束核	舌后1/3黏膜、耳后皮肤

顺序及名称	纤维成分	起　核	终　核	分　布
Ⅹ迷走神经	一般内脏运动 （副交感）	迷走神经背核		胸腹腔内脏，平滑肌，心肌，腺体
	特殊内脏运动	疑核		咽喉肌
	一般内脏感觉		孤束核	胸腹腔内脏，咽喉黏膜
	一般躯体感觉		三叉神经脊束核	耳廓，外耳道皮肤，硬脑膜
Ⅺ副神经	特殊内脏运动 特殊内脏运动	副神经核（脊髓部） 疑核（延髓部）		胸锁乳突肌，斜方肌，咽喉肌
Ⅻ舌下神经	躯体运动	舌下神经核		舌内、外肌

第三节　自主神经系统

自主神经系统（autonomic nervous system）是整个神经系统的一个组成部分，主要分布于内脏、心血管和腺体。由于这些器官的活动是非随意的，似乎是自动进行的，故命名为**自主神经系统**；因为该系统与内脏活动密切相关，所以又称为**内脏神经系统**；又因该系统功能主要是控制和调节动、植物共有的新陈代谢活动，并不支配动物所特有的骨骼肌运动，故也称为**植物性神经系统**。

自主神经和躯体神经一样，也含有**内脏感觉和内脏运动**两种纤维成分。内脏感觉神经元的胞体也位于脑、脊神经节内，其周围突分布于内脏和心血管等处的内感受器，把感受到的各种刺激通过中枢突传到各级中枢，到达大脑，经中枢整合后，再通过内脏运动神经调节器官的活动，保持机体内、外环境的动态平衡，维持机体正常生命活动并发挥重要作用（图4－41）。

一、内脏运动神经

内脏运动神经根据形态结构、功能和药理的特点，分为**交感神经**和**副交感神经**两部分。**内脏运动神经与躯体运动神经**在结构和功能上有较大的差别，主要有：

（1）支配器官不同，躯体运动神经支配骨骼肌，内脏运动神经则支配平滑肌、心肌和腺体。

（2）躯体运动神经自中枢到效应器涉及的神经元只有一个神经元，而内脏运动神经自中枢发出到效应器之前，必须在自主神经节内交换神经元，再由节内神经元发出纤维到达效应器。因此，内脏运动神经从中枢到效应器必须经过两个神经元（除肾上腺髓质外，不需要交换神经元）。第一个神经元称为**节前神经元**，其胞体位于脑干和脊髓内，它们的轴突称为**节前纤维**；第二个神经元称为**节后神经元**，其胞体位于周围的自主神经节内，它们的轴突称为**节后纤维**。节后神经元的数目较多，一个节前神经元可与多个节后神经元构成突触联系。

（3）躯体运动神经以神经干的形式分布，而内脏运动神经常形成**神经丛**，再分支至效应器。

（4）躯体运动神经一般是较粗的有髓纤维，而内脏运动神经则是较细的薄髓纤维（节前纤维）和无髓纤维（节后纤维）。

（5）躯体运动神经对效应器的作用一般受意志控制为随意性，而内脏运动神经对效应器的作用通常不受意志所控制，为非随意性。

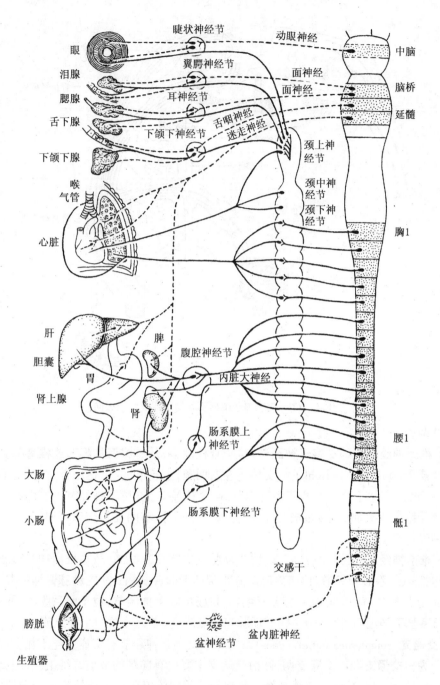

图 4-41　自主神经系统概观

（一）交感神经

交感神经（sympathetic nerve）可分为中枢部和周围部。**中枢部**即低级中枢位于**脊髓侧角**（$T_1 \sim L_3$ 节段）内,也即交感神经节前神经元胞体所在处,自侧角内交感神经节前神经元发出的节前纤维经前根传出进入交感干。交感神经的**周围部**包括**交感神经节**、交感干、神经和神经丛等(图 4-42)。

1. 交感神经节和交感干　交感神经节按所在部位不同, 又可分为椎旁（神经）节和椎前

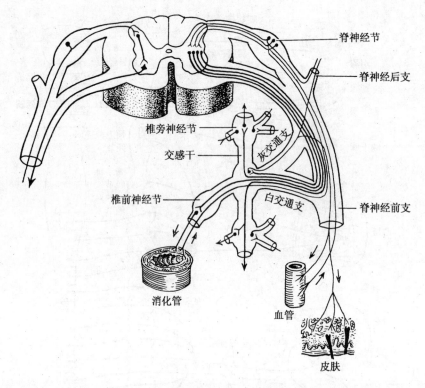

图 4 - 42　交感神经中枢部和周围部及纤维去向

(神经)节两种。

（1）**椎旁神经节**　即**交感干神经节**,位于脊柱两旁,故称**椎旁神经节**或**椎旁节**。它借节间支连成**交感干**(sympathetic trunk)。交感干左右两条,上自颅底,下达尾骨,在尾骨前面两干合并于奇神经节。交感干神经节两侧各有 20～24 个神经节。交感干神经节主要由部分交感神经节后神经元胞体集聚而成,含多极神经元,胞体大小不等。节间支为交感干神经节之间上、下行联系的神经纤维。

（2）**椎前神经节**　位于脊柱前方,腹主动脉主要脏支的根部,故称**椎前神经节**或**椎前节**。椎前节包括：① **腹腔神经节**,位于腹腔动脉根部两旁腹腔丛内;② **主动脉肾神经节**,位于两侧肾动脉起始点上方,有时与腹腔神经节融合;③ **肠系膜上神经节**,位于肠系膜上动脉起始点附近;④ **肠系膜下神经节**,位于肠系膜下动脉起始点附近,多为分散的小神经节。

2. 交通支(communicating branches)　每一个交感干神经节有交通支连于相应的脊神经。交通支分为**白交通支**和**灰交通支**两种。白交通支主要由有髓鞘的节前纤维组成,因髓鞘折光发亮,呈白色,故称白交通支。交感神经节前神经元的胞体仅存在于脊髓 T_1～L_3 节段的侧角内,所以白交通支也只见于 T_1～L_3 各脊神经与相应的交感干神经节之间。灰交通支主要由交感干神经节细胞发出的节后纤维组成,为无髓鞘,色灰暗,故称灰交通支。自交感干神经节至相应的脊神经,每一对脊神经均有灰交通支。

3. 交感神经的节前纤维和节后纤维

（1）交感神经的**节前神经元**胞体位于**脊髓侧角**（中间带外侧核）,发出的节前纤维经脊神经前根、脊神经前支和白交通支进入交感干后,有 3 种去向：① 终止于相应的交感干神经节（椎旁神经节）,并交换神经元;② 进入交感干后上升或下降,然后终止于上方或下方的椎旁神经节,并交换神经元;③ 穿经椎旁神经节,至椎前神经节交换神经元。

(2) 交感神经的**节后神经元**胞体位于**交感神经节（椎旁神经节或椎前神经节）**，发出的节后纤维也有 3 种去向：① 发自交感干神经节的节后纤维经灰交通支返回脊神经，随脊神经分布至头颈、躯干和四肢的血管(血管的收缩)、汗腺(汗腺的分泌)和立毛肌(立毛肌收缩)等。31 对脊神经与交感干神经节均有灰交通支相联系;② 攀附动脉走行并在动脉外膜形成相应的神经丛，如颈内、外动脉丛和腹腔丛、腹主动脉丛等，随同名动脉分布到所支配的器官;③ 由交感干神经节直接发出分支，直接或通过神经丛到达所支配的器官，如心支、肺支等 (图 4 - 43,44)。

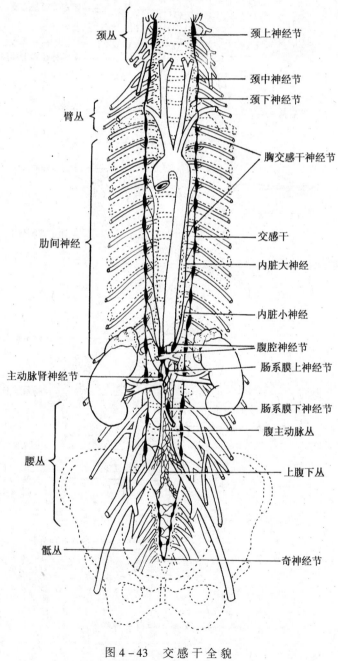

图 4-43　交 感 干 全 貌

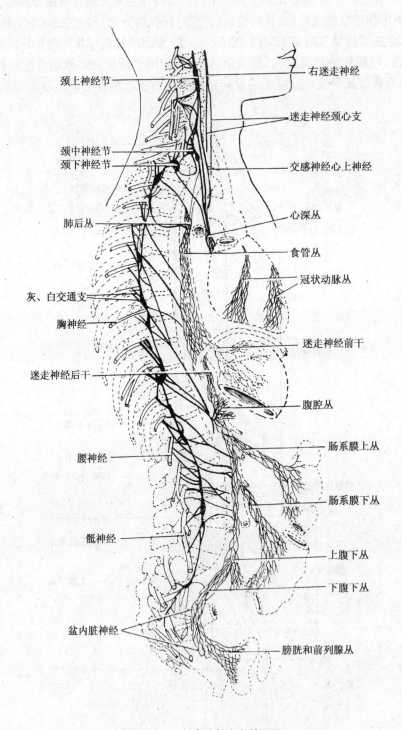

右迷走神经

迷走神经颈心支

交感神经心上神经

心深丛

食管丛

冠状动脉丛

迷走神经前干

腹腔丛

肠系膜上丛

肠系膜下丛

上腹下丛

下腹下丛

膀胱和前列腺丛

颈上神经节

颈中神经节
颈下神经节

肺后丛

灰、白交通支

胸神经

迷走神经后干

腰神经

骶神经

盆内脏神经

图 4 - 44　交感干与自主神经丛

4. 交感干的分部及交感神经分布

（1）**颈部**　颈部交感干位于颈血管鞘后方，颈椎横突的前方。每侧有 3～4 个交感干神经节，分别称为**颈上、中、下神经节**。颈上神经节最大，呈梭形，位于 $C_{2、3}$ 横突前方，颈内动脉后方。颈中神经节最小，可缺如，位于 C_6 横突处。颈下神经节位于 C_7 处，椎动脉起始部后方，常与 T_1 神经节合并成**颈胸神经节**（cervicothoracic ganglion）或称**星状神经节**（stellate ganglion）。

颈部交感干发出分支有：① 经灰交通支连于 8 对颈神经，并随颈神经分布至头颈和上肢的血管、汗腺和立毛肌等；② 发出分支至邻近动脉，形成颈内动脉丛、颈外动脉丛、锁骨下动脉丛和椎动脉丛等，伴随动脉的分支至头颈和上肢的血管、皮肤、腺体以及瞳孔开大肌等；③ 直接发出咽支与舌咽神经、迷走神经的咽支共同构成咽丛至咽壁；④ 自颈交感干神经节分别发出心上、心中和心下神经，直接下行入胸腔参加心丛至心。

（2）**胸部**　胸部交感干位于肋头的前方，每侧有 10～12 个交感干神经节。胸部交感干发出的分支有：① 经灰交通支连于 12 对胸神经，并随胸神经分布至胸腹壁的血管、汗腺和立毛肌等；② 自 $T_{1～5}$ 交感干神经节直接发支参加胸主动脉丛、食管丛、肺丛和心丛等，至相应器官；③ **内脏大神经**（greater splanchnic nerve）起自 T_5 或 $T_{6～9}$ 胸交感干神经节，由穿过这些神经节（未换元）的节前纤维组成，向前下方行，穿经膈脚，终于腹腔神经节换元；④ **内脏小神经**（lesser splanchnic nerve）起自 $T_{10～12}$ 胸交感干神经节，也由穿过这些神经节的节前纤维组成，向前下行穿经膈脚，终于主动脉肾神经节或肠系膜上神经节换元。由腹腔神经节、主动脉肾神经节等发出的节后纤维，分布至肝、脾、肾及结肠左曲以上的消化管。

（3）**腰部**　腰部交感干位于腰椎体前外侧与腰大肌内侧缘之间，每侧有 4～5 个交感干神经节。腰部交感干发出的分支有：① 经灰交通支连于 5 对腰神经，并随腰神经分布至下腹部以及下肢血管、皮肤、汗腺和立毛肌等；② **腰内脏神经**（lumbar splanchnic nerve）起自 $L_{1～5}$ 腰交感干神经节，由穿经这些神经节的节前纤维组成，终于肠系膜下神经节换元。节后纤维分布至结肠左曲以下的消化管和盆腔脏器；③ 发出分支伴随髂总动脉、髂外动脉至下肢血管和皮肤。当下肢血管痉挛时，可手术切除腰交感干以获得缓解。

（4）**盆部（骶、尾部）**　骶部交感干位于骶骨前面，骶前孔内侧，每侧有 2～3 个交感干神经节，尾部交感干两侧合并为**奇神经节**，位于尾骨前面。盆部交感干发出分支有：① 经灰交通支连于骶、尾神经，并随骶、尾神经分布至会阴部以及下肢的血管、皮肤、汗腺和立毛肌；② 发出分支加入盆丛，伴随髂内动脉至盆腔脏器。

综上所述，交感神经节前、节后纤维分布均有一定规律，详见表 4-3。

表 4-3　人体交感神经节前、节后纤维分布简表

节前神经元部位	节后神经元部位	节后纤维分布范围
脊髓 $T_{1～5}$ 节段侧角	颈交感干神经节和 $T_{1～5}$ 交感干神经节	头颈、胸和上肢
脊髓 $T_{6～12}$ 节段侧角	$T_{6～12}$ 交感干神经节和椎前神经节（腹腔、主动脉肾、肠系膜上神经节）	结肠左曲以上消化管和上腹部脏器等
脊髓 $L_{1～3}$ 节段侧角	L、S、Co. 交感干神经节和椎前神经节（肠系膜下神经节）	结肠左曲以下消化管、盆部和下肢等

（二）副交感神经

副交感神经（parasympathetic nerve）的**中枢部（低级中枢）**位于**脑干副交感核和脊髓骶副交感核**（S$_{2-4}$节段），为副交感神经节前神经元胞体所在处。**周围部包括副交感神经节、神经和神经丛**。副交感神经节，有位于所支配器官附近的**器官旁（神经）节**和位于器官壁内的**器官内（神经）节**两种，它们为副交感神经节后神经元胞体集聚之处，自这些神经节发出副交感节后纤维。位于颅部的器官旁节较大，肉眼可见，计有**睫状神经节、翼腭神经节、下颌下神经节和耳神经节**等，而位于其他部位的副交感神经节则很小，需借助显微镜才能看到。例如位于心丛、肺丛和盆丛内的神经节以及位于支气管和消化管壁内的神经节等。副交感神经按中枢部和周围部不同可分为两部：颅部和骶部副交感神经。

1. 颅部副交感神经　其中枢部位于**脑干副交感核**，节前纤维分别行于Ⅲ、Ⅶ、Ⅸ、Ⅹ对脑神经内，其周围部位于**副交感神经节（器官旁节或器官内节）**，换元后节后纤维随脑神经分布至相应器官（图4-45）。

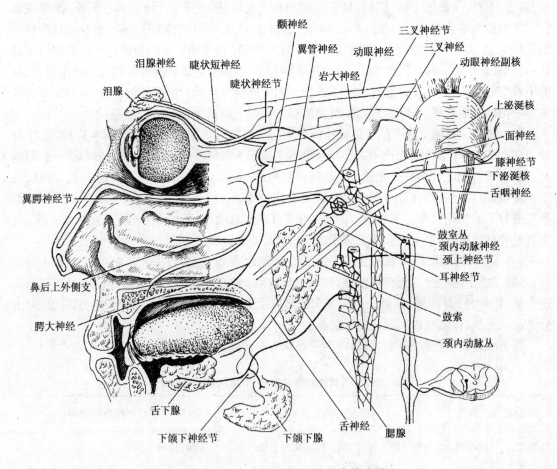

图4-45　头部自主神经系统分布模式图

颅部副交感神经分布情况见表4-4。

表 4 - 4　颅部副交感神经分布情况

中枢部 （节前神经元）	节前纤维	周围部 （节后神经元）	节后纤维	分布
中脑动眼神经副核	动眼神经	睫状神经节	经睫状短神经	瞳孔括约肌和睫状肌
脑桥上泌涎核	经面神经的岩大神经	翼腭神经节	经颧神经和泪腺神经	泪腺和鼻腔、腭黏膜腺体
	经面神经的鼓索至舌神经	下颌下神经节		下颌下腺和舌下腺
延髓下泌涎核	经舌咽神经的鼓室神经至鼓室丛再经岩小神经	耳神经节	经耳颞神经	腮腺
延髓迷走神经背核	经迷走神经的分支	胸、腹腔脏器的器官旁节或器官内节		胸、腹腔大部分脏器（结肠左曲以上消化管）

2. 骶部副交感神经　其中枢部位于脊髓 $S_{2\sim4}$ 节段的**骶副交感核**。节前纤维随骶神经（$S_{2\sim4}$）前根出骶前孔，又从骶神经前支分出组成**盆内脏神经**(pelvic splanchnic nerve)加入直肠两侧的**盆丛**，再随盆丛的分支走行。到周围部盆部脏器的**器官旁节**或**器官内节**的副交感神经节内交换神经元，节后纤维分布于盆部脏器、外生殖器和结肠左曲以下消化管（图 4 - 41,44,47）。

（三）交感神经与副交感神经的主要区别

交感神经与副交感神经均是内脏运动神经，它们共同支配一个器官，形成对内脏器官的双重神经支配。对同一器官的作用往往具有拮抗作用，拮抗作用的对立统一是神经系统对内脏活动调节的特点。在形态结构、分布范围和功能上，交感神经与副交感神经存在的主要区别，详见表 4 - 5 和表 4 - 6。此外，尚有交感神经与副交感神经末梢所产生的化学递质不同等。

表 4 - 5　交感神经与副交感神经的形态结构和分布区别

自主神经	低级中枢 （节前神经元）	自主神经节 （节后神经元）	节前和节后 神经元的比例	分布范围
交感神经	脊髓 $T_1 \sim L_3$ 节段侧角	椎旁节、椎前节	一个节前神经元与许多节后神经元联系	广泛,全身平滑肌、心肌和腺体
副交感神经	脑干副交感核、脊髓 $S_{2\sim4}$ 节段、骶副交感核	器官旁节、器官内节	一个节前神经元与少量节后神经元联系	局限,大部分血管、汗腺、立毛肌和肾上腺髓质无分布

（四）自主神经丛

交感神经、副交感神经和内脏感觉神经在分布于脏器的过程中，常互相交织构成**自主神经丛（内脏神经丛或植物性神经丛）**（图 4 - 45 ~ 47）。这些自主神经丛主要攀附于头、颈

表 4 - 6　交感神经和副交感神经的功能区别

器　官	交　感　神　经	副　交　感　神　经
眼	瞳孔开大,眼睑平滑肌(Müller肌)收缩	瞳孔缩小,睫状肌收缩
心　脏	心跳加快、加强,冠状动脉扩张	心跳减慢、减弱,冠状动脉收缩
支气管	支气管平滑肌扩张,血管收缩,抑制腺体分泌	支气管平滑肌收缩,促进腺体分泌
消化器官	抑制胃肠蠕动,促进括约肌收缩,抑制胆囊收缩,抑制腺体分泌	促进胃肠蠕动,使括约肌扩张,促进胆囊收缩,促进腺体分泌
泌尿生殖器官	抑制输尿管蠕动,膀胱松弛,内括约肌收缩,潴尿,妊娠子宫血管收缩,非妊娠子宫舒张,子宫收缩,盆部生殖器平滑肌收缩配合射精,血管收缩	促进输尿管蠕动,膀胱收缩,内括约肌松弛,排尿,子宫血管舒张,对子宫肌作用不明,阴茎海绵体血管舒张使阴茎勃起
皮　肤	血管收缩,汗腺分泌,立毛肌收缩	无

部和胸、腹部的动脉周围,或分布于脏器附近和器官内。除颈内动脉丛、颈外动脉丛、锁骨下动脉丛和椎动脉丛等没有副交感神经参与外,其余自主神经丛均由交感和副交感神经组成。另外,这些丛内含有交感神经节,还有内脏感觉神经通过。胸、腹、盆部重要的神经丛见表 4 - 7。

表 4 - 7　自主神经丛的位置、组成和分布

名　　称	位　　置	组　　成	分　布
心　丛	心浅丛位于主动脉弓下方,心深丛位于主动脉弓和气管杈之间	交感干的颈上、中、下节和$T_{1\sim5}$节发出的心支;迷走神经的心支	心　肌
肺　丛	肺根的前、后方	交感干的 $T_{2\sim5}$ 节的分支;迷走神经的气管支	肺
腹腔丛	腹腔动脉和肠系膜上动脉根部周围	内脏大、小神经;迷走神经后干的腹腔支	腹腔脏器和结肠左曲以上消化管
腹主动脉丛	腹主动脉表面	腹腔丛向下延续部分,接受交感干 $L_{1\sim2}$ 节的分支;$S_{2\sim4}$神经的分支	结肠左曲以下消化管和下肢
腹下丛 上腹下丛	L_5 椎体前面,两髂总动脉之间	腹主动脉丛向下延续部分,接受腰内脏神经;$S_{2\sim4}$神经的分支	盆腔器官
下腹下丛 (盆丛)	直肠两侧	上腹下丛向下延续部分,接受盆交感干的分支;$S_{2\sim4}$神经的分支	盆腔器官

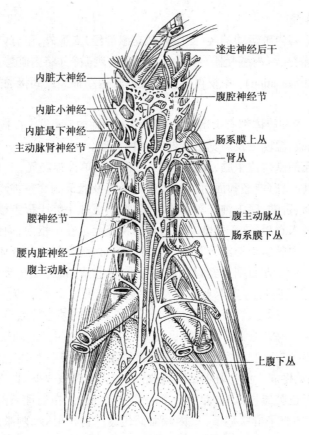

内脏大神经 —
内脏小神经 —
内脏最下神经 —
主动脉肾神经节 —

腰神经节 —

腰内脏神经 —
腹主动脉 —

迷走神经后干
腹腔神经节

肠系膜上丛
肾丛

腹主动脉丛
肠系膜下丛

上腹下丛

图 4 - 46   腹部自主神经丛

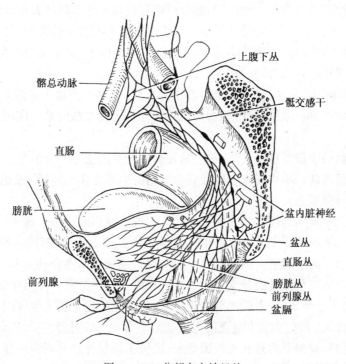

髂总动脉 —

直肠 —

膀胱 —

前列腺 —

上腹下丛
骶交感干

盆内脏神经
盆丛
直肠丛
膀胱丛
前列腺丛
盆膈

图 4 - 47   盆部自主神经丛

二、内脏感觉神经

人体内脏器官除有**内脏运动神经(交感和副交感神经)**支配外,还有**内脏感觉神经**分布。内脏感觉神经由内脏感受器(内感受器)接受来自内脏的刺激,并将内脏感觉冲动传到中枢而引起**内脏感觉** (visceral sensation),中枢可直接通过内脏运动神经或间接通过体液调节内脏器官的活动。

内脏器官、心血管和腺体都有丰富的感觉神经末梢即内感受器,按适宜刺激的性质,**内感受器**可分为化学、机械、温度以及痛觉感受器等多种类型。

内脏感觉神经元的胞体位于**脑、脊神经节**内,也是假单极神经元,其周围突是粗细不等的有髓或无髓纤维,随同交感神经和面、舌咽、迷走神经以及骶部副交感神经分布于内脏器官;其中枢突一部分随同面、舌咽、迷走神经等入脑干延髓,组成孤束终于**孤束核**;另一部分随同交感神经和盆内脏神经进入脊髓,终于**脊髓灰质后角**的神经元。在中枢内,内脏感觉纤维一方面直接或经中间神经元与内脏运动神经元联系,构成**内脏–内脏反射**或与躯体运动神经元联系,形成**内脏–躯体反射**;另一方面则可经过内脏感觉传导途径,将冲动传到大脑皮质,产生内脏感觉。内脏感觉传导通路目前尚不十分清楚,评述可参见第十一章传导路。

内脏感觉指内脏痛、恶心、饥饿、膨胀感觉等。内脏感觉的某些特点与内脏感觉神经的形态结构有关,主要有:① 内脏感觉纤维的数目较少,以细纤维为主,痛阈较高,对于一般强度的刺激不产生主观感觉,如心跳、血管舒缩和胃肠蠕动等,在外科手术时手抓、挤压、切割或电灼内脏时,病人并不感觉疼痛。但当脏器活动较强烈,如胃的饥饿收缩,直肠、膀胱的充盈引起膨胀的感觉或手术中牵拉脏器过猛时,即可产生内脏感觉。此外,在病理条件下,当内脏器官过度膨胀而受到牵张,或内脏平滑肌痉挛,或因缺血而代谢产物积聚等,刺激内脏痛觉感受器而产生内脏痛。一般认为,内脏痛觉纤维多与交感神经伴行到达脊神经节,然后进入脊髓;② 内脏感觉的传入途径比较分散,即一个脏器的感觉纤维可经过多个节段的脊神经进入中枢,而一条脊神经又可包含来自几个脏器的感觉纤维。因此,内脏感觉往往是弥散的,定位不够准确。例如心包、胆道和膈上、下面的胸腹膜壁层的痛觉可沿膈神经传入,其他部分的胸腹膜壁层的痛觉还可沿胸神经和腰神经传入脊髓的相应节段(图 4 – 48)。

牵涉痛:内脏感觉(尤其是疼痛)常可转移到皮肤,这种疼痛称为**牵涉痛** (referred pain) 或称转移性疼痛。例如某一内脏病变(胆囊炎胆石症)时,可在皮肤的某一区域引起疼痛(右肩部疼痛)。

牵涉痛与内脏的节段性神经支配有关,其发病原理目前还不十分清楚。

目前对牵涉痛的认识不再局限于以往狭义的内脏引起躯体的疼痛(或感觉过敏),而形成了更为广泛的牵涉痛概念。

多数学者认为牵涉痛与躯体和内脏感觉传入汇聚有密切的关系,这一汇聚可发生在脊神经节、脊髓、丘脑、皮质等部位。近年来在大鼠等动物实验中证实,躯体–内脏、躯体–躯体、内脏–内脏,甚至内脏–内脏–内脏存在着对应部位感觉传入在脊神经节内汇聚现象。有关牵涉痛的外周机制解释包括轴突分支–中枢误译机制、轴突分支–外周化学机制以及阶梯相关机制等学说。近十余年来,随着荧光双标记技术、免疫细胞化学技术等应用,对牵涉痛的研究有了较大突破及深入,我们实验室黄正晖等对豚鼠腰背肌和股神经感觉传入(躯体–躯体)研究发现在对应部位脊神经节内存在着汇聚现象,证实了感觉神经元周围突存在分支投射现象,还发现脊神经节汇聚神经元含有 CGRP 递质。这为躯体–躯体感觉传入引起牵涉痛(腰背痛

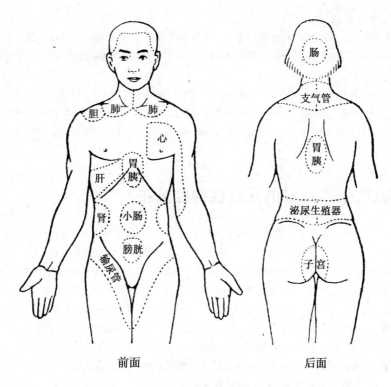

前面　　　　　　　　　　　后面

图4-48　内脏疼痛引起皮肤牵涉痛示意图

并发下肢痛）的轴突分支 – 外周化学机制学说（axon branching-peripheral chemical mechanism），提供了形态学依据。

（刘才栋）

参 考 文 献

〔1〕　史玉泉主编．实用神经病学．第2版．上海：上海科学技术出版社，1994

〔2〕　刘才栋，江国伟，谭德炎编．人体解剖学学习指导．上海：上海医科大学出版社，1999

〔3〕　杨　琳，高英茂主译，（英）威廉斯（Williams，P. L.）等著．格氏解剖学．第38版．沈阳：辽宁教育出版社，1999. 1225～1312

〔4〕　张朝佑主编．人体解剖学．第2版．北京：人民卫生出版社，1998. 1518～1591

〔5〕　钟世镇等．桡神经的显微外科解剖学研究．解剖学报，1983，14：1

〔6〕　钱佩德，刘才栋编．人体解剖学．上海：上海医科大学出版社，1994

〔7〕　顾玉东等．臂丛神经损伤的诊断．中华外科杂志，1988，26：455

〔8〕　《基础医学》编辑委员会编．中国医学百科全书基础医学．上海：上海科学技术出版社，1998

〔9〕　黄正晖，刘才栋，彭裕文，等．躯体和内脏感觉传入在脊神经节的汇聚及其神经肽研究．神经解剖学杂志，1995，11（2）：157

〔10〕　黄正晖，刘才栋，彭裕文，等．豚鼠脊髓运动神经元分支至股神经和腰背肌的研究——逆行荧光双标记法．解剖学杂志，1996，19（4）：299

〔11〕　黄正晖，刘才栋，彭裕文，等．含降钙素基因相关肽的脊神经节细胞分支分布股神经和腰背肌的研究．解

剖学杂志,1999,22(1):22

〔12〕 刘才栋,蒋文华. 大鼠副神经脊髓核在中枢内的定位. 解剖学报,1986,17(2):169

〔13〕 刘才栋,蒋文华,李文彦,等. 大鼠胸锁乳突肌神经和斜方肌神经的中枢定位. 上海医科大学学报,1988,15(3):183

〔14〕 Clark K. et al. Injection injuries of sciatic nerve. Clin Neurosurg, 1970, 17:111

〔15〕 Parent A. Carpenter's human neuroanatomy. 9 th ed. Baltimore: Williams &Wilkins,1996

〔16〕 Williams PL. Gray's Anatomy. 38 th ed. Great Britain : Churchill Livingstong, 1995

[附录] 皮肤、肌和内脏的节段性神经分布

周围神经 (peripheral nerves) 狭义常指脑神经和脊神经,主要由感觉神经元的周围突及运动神经元的轴突构成。感觉神经元的周围突分布于全身的皮肤和肌肉等处,而运动神经元的轴突则止于骨骼肌。

在神经系统发生章中已经指出,神经系统发生到了脊椎动物集中为管状神经时期,中枢神经系统各部由神经管进一步发育而来,感觉神经元的细胞体自神经管外的神经嵴内发生,它们的中枢突进入神经管(脑和脊髓)与联络神经元或运动神经元相接触;它们的周围突与神经管内运动神经元的轴突合成周围神经。周围神经与神经管附近的**皮节**及**肌节**相结合,以后随这些皮节或肌节转移到其他部位,这时与皮节及肌节相接触的神经亦相应被牵拉延长。脊神经是由同一脊髓节段的前根(运动根)与后根(感觉根)合成,出椎管后分成前支与后支,两支均含有运动和感觉纤维。脊神经前支及后支的感觉纤维(皮支)在皮肤上有一定的分布部位,称为**皮节**(dermatome)。而运动神经元纤维则有特定的肌节支配。

一、皮肤节段性神经分布

人体皮肤感觉神经的节段性分布,在颈部和躯干较为明显,脊神经的分布仍接近原始状态,每个皮节形成一个环形的束带,环绕颈部和躯干。但在四肢,皮节的配布较复杂,因为四肢是由躯干伸出的肢芽发育而成的,在肢芽的起始部,有几个皮节伸向肢芽远端,沿着肢芽的长轴平行排列,因此,四肢的皮节虽不如躯干明显,但仍可辨认。上肢的皮节排列在上肢纵轴的两侧,而下肢由于纵轴略呈螺旋形,因而下肢皮节的配布不如上肢规则。造成这种差别的原因,是因为上、下肢在胚胎发育过程中向相反方向各旋转90°,即上肢向外旋转,而下肢向内旋转,所以上、下肢皮节的排列就有所不同(图 4 – 49,50)。

关于皮肤感觉的节段性神经分布如表 4 – 8。

根据皮肤的节段性神经的分布特点,临床上可检查病人感觉障碍的区域来诊断脊神经根或脊髓节的病变部位。动物实验和临床实践发现相邻两脊神经节段的皮肤感觉区,有部分重叠现象,其中触觉比痛、温度觉的重叠程度更大,在躯干则较四肢更为明显。如当某一脊神经或脊髓节有损害时,并不出现相应皮节的感觉消失,而只有感觉减退,这是因为每一个皮节相邻的上、下节的神经支配相互重叠之故。

二、肌的节段性神经分布

人体的肌肉,在胚胎时期是由肌节(约 40 对)经过分层、合并、纵裂和转移等方式演变而成。每对肌节都受相应脊髓节发出的脊神经所支配。因此,当一个肌节分化为数块肌肉时,这些肌肉都受同一脊髓节及其脊神经所支配,如肋间内、外肌是由同一肌节经过分层形成,故它们都由同一个胸节所发出的肋间神经支配。而腹直肌是由数个肌节合并而成,所以它受 8 个胸节 (T_{5-12} 神经) 支配。有些肌肉是由肌节转移到它处形成的,如膈肌(中部)原属颈部肌节,以后转移到胸、腹腔之间,因而它受颈节(C_{3-5} 神经)所发出的膈神经支配。四肢肌一般认为是由肢芽根部的肌节转移入肢芽而成,四肢各肌几乎全由多个肌节合并、分层而来,所以一个脊髓节或其脊神经受损,并不能使一块肌肉麻痹,只能产生肌力减弱或毫无影响。

关于肌节的配布情况大致与皮节相似,但较皮节复杂,一般说来,躯干肌的节段性分布还较明显,四肢肌的节段性分布就不明显了。

现将躯干肌及上、下肢各肌的节段性神经支配列表 4 – 9 ~ 11。

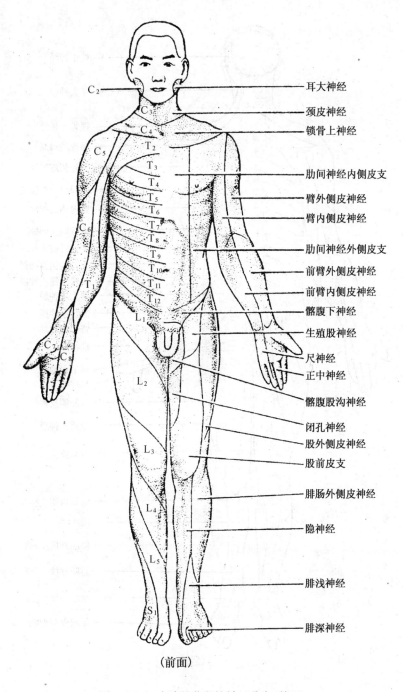

耳大神经
颈皮神经
锁骨上神经

肋间神经内侧皮支
臂外侧皮神经
臂内侧皮神经

肋间神经外侧皮支
前臂外侧皮神经
前臂内侧皮神经
髂腹下神经
生殖股神经
尺神经
正中神经
髂腹股沟神经
闭孔神经
股外侧皮神经
股前皮支
腓肠外侧皮神经
隐神经
腓浅神经
腓深神经

（前面）

图 4-49　皮肤的节段性神经分布(前面)

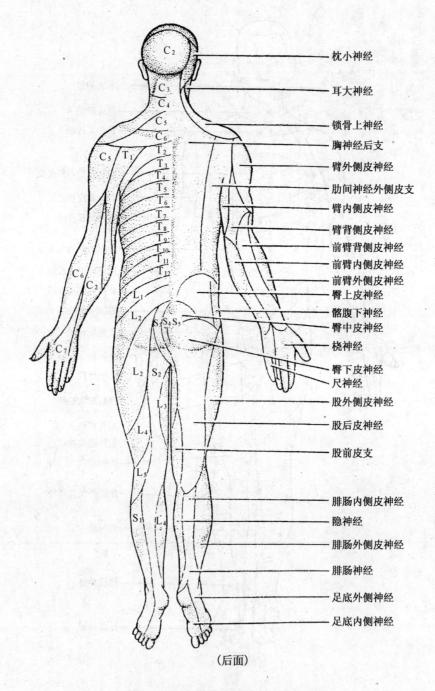

枕小神经

耳大神经

锁骨上神经

胸神经后支

臂外侧皮神经

肋间神经外侧皮支

臂内侧皮神经

臂背侧皮神经

前臂背侧皮神经

前臂内侧皮神经

前臂外侧皮神经

臀上皮神经

髂腹下神经

臀中皮神经

桡神经

臀下皮神经

尺神经

股外侧皮神经

股后皮神经

股前皮支

腓肠内侧皮神经

隐神经

腓肠外侧皮神经

腓肠神经

足底外侧神经

足底内侧神经

（后面）

图 4 – 50　皮肤的节段性神经分布(后面)

表 4 - 8　皮肤感觉节段性神经分布表

脊神经	人体部位	皮肤节段区域
C_1		第一颈神经无感觉纤维,故无相应皮节
C_2	头颈部	枕部、耳郭后部、颏下部
C_3		颈上部、项上部
C_4		颈下部、项下部、肩部
C_5		臂部外侧面
C_6		前臂部外侧面
C_7	上肢部	手部外侧面
C_8		手部内侧面
T_1		臂部内侧面
T_2		胸骨角平面
T_4		乳头平面
T_6		剑突根部平面
T_8	躯干部	肋弓下平面
T_{10}		脐平面
T_{12}		脐与耻骨联合中点平面
L_1		腹股沟部和大腿最上部
L_2		大腿上部前面
L_3		大腿下部前面
L_4	下肢部	小腿前内侧面
L_5		小腿前面和足背内侧半
S_1		小腿外侧面和足背外侧半
S_2		大腿和小腿后面
S_3		
S_4	会阴部	以肛门为中心的会阴部鞍状区
S_5		
Co		

表 4 - 9　躯干肌节段性神经分布表

部位	肌肉名称	节段性神经支配
	斜方肌	$C_{2\sim4}$
	背阔肌	$C_{6\sim8}$
	肩胛提肌	$C_{4\sim5}$
项背肌	菱形肌	$C_{4\sim5}$
	上后锯肌	$T_{1\sim4}$
	下后锯肌	$T_{9\sim12}$
	背部的深肌	$C_1\sim Co$

部　位	肌　肉　名　称	节段性神经支配
颈　肌	头长肌	$C_{1\sim3}$
	颈长肌	$C_{2\sim6}$
	斜角肌	$C_{3\sim8}$
	舌骨下肌群	$C_{1\sim3,4}$
胸　肌	胸大肌	$C_{5\sim8}$、T_1
	胸小肌	$C_{6\sim8}$、T_1
	锁骨下肌	$C_{5\sim6}$
	前锯肌	$C_{5\sim7}$
	肋间内、外肌	$T_{1\sim11}$
	膈	$C_{3\sim5}$
腹肌和 会阴肌	腹直肌	$T_{5\sim12}$
	腹外斜肌	$T_{5\sim12}$
	腹内斜肌	$T_{7\sim12}$、L_1
	腹横肌	$T_{7\sim12}$、L_1
	腰方肌	T_{12}、$L_{1\sim4}$
	肛提肌、尾骨肌	$S_{3\sim5}$
	会阴肌	$S_{2\sim4}$

表 4－10　上肢肌节段性神经分布表

部　位	肌　肉　的　名　称	节段性神经支配
肩　肌	冈上肌	$C_{4\sim6}$
	小圆肌	$C_{5\sim6}$
	冈下肌	$C_{4\sim6}$
	三角肌	$C_{5\sim6}$
	肩胛下肌	$C_{5\sim6,7}$
	大圆肌	$C_{5\sim6,7}$
臂　部	肱二头肌	$C_{5\sim6}$
	肱肌	$C_{5\sim6}$
	喙肱肌	$C_{5\sim7}$
	肱三头肌	$C_{6\sim8}$
	肘后肌	$C_{7\sim8}$
前臂部	肱桡肌	$C_{5\sim6}$
	旋后肌	$C_{5\sim6}$
	桡侧腕长、短伸肌	$C_{5\sim7}$
	旋前圆肌	$C_{6\sim7}$
	桡侧腕屈肌	$C_{6\sim7}$

部　位	肌 肉 的 名 称	节段性神经支配
前臂部	拇长屈肌	$C_{6\sim8}$
	指伸肌	$C_{6\sim8}$
	小指伸肌	$C_{6\sim8}$
	尺侧腕伸肌	$C_{6\sim8}$
	拇长展肌	$C_{6\sim8}$
	拇长伸肌	$C_{6\sim8}$
	示指伸肌	$C_{6\sim8}$
	指浅屈肌	$C_{7\sim8}$、T_1
	指深屈肌	$C_{7\sim8}$、T_1
	尺侧腕屈肌	$C_{7\sim8}$、T_1
	旋前方肌	$C_{7\sim8}$、T_1
	拇短伸肌	$C_{7\sim8}$、T_1
	掌长肌	$C_{7\sim8}$、T_1
手　肌	拇指对掌肌	$C_{6\sim7}$
	拇短展肌	C_8、T_1
	拇短屈肌	$C_{7\sim8}$、T_1
	拇收肌	C_8、T_1
	小指短屈肌	C_8、T_1
	小指对掌肌	C_8、T_1
	掌短肌	C_8、T_1
	小指展肌	C_8、T_1
	蚓状肌	C_8、T_1
	骨间肌	C_8、T_1

表 4－11　下肢肌节段性神经分布表

部　位	肌 肉 的 名 称	节段性神经支配
髋　肌	髂腰肌	T_{12}、$L_{1\sim4}$
	闭孔外肌	$L_{3\sim4}$
	阔筋膜张肌	$L_{4\sim5}$
	臀中肌	$L_{4\sim5}$、S_1
	臀小肌	$L_{4\sim5}$、S_1
	股方肌	$L_{4\sim5}$、S_1
	下孖肌	$L_{4\sim5}$、S_1
	上孖肌	$L_{4\sim5}$、S_1
	臀大肌	$L_{4\sim5}$、$S_{1\sim2}$
	梨状肌	L_5、S_1
	闭孔内肌	L_5、S_1

部　位	肌　肉　的　名　称	节段性神经支配
大腿肌	缝匠肌	$L_{2\sim3}$
	耻骨肌	$L_{2\sim3}$
	长收肌	$L_{2\sim3}$
	股薄肌	$L_{2\sim4}$
	短收肌	$L_{2\sim4}$
	股四头肌	$L_{2\sim4}$
	大收肌	$L_{3\sim4}$
	半腱肌	$L_{4\sim5}$、S_1
	半膜肌	$L_{4\sim5}$、S_1
	股二头肌	$L_{4\sim5}$、$S_{1\sim2}$
小腿肌	胫骨前肌	$L_{4\sim5}$
	趾长伸肌	$L_{4\sim5}$、S_1
	𝑚长伸肌	$L_{4\sim5}$、S_1
	腘肌	$L_{4\sim5}$、S_1
	跖肌	$L_{4\sim5}$、S_1
	腓肠肌	$L_{4\sim5}$、$S_{1\sim2}$
	比目鱼肌	$L_{4\sim5}$、$S_{1\sim2}$
	腓骨长肌	L_5、S_1
	腓骨短肌	L_5、S_1
	趾长屈肌	L_5、$S_{1\sim3}$
	𝑚长屈肌	L_5、$S_{1\sim3}$
	胫骨后肌	L_5、$S_{1\sim2}$
足　肌	𝑚短伸肌	$L_{4\sim5}$、S_1
	趾短伸肌	$L_{4\sim5}$、S_1
	𝑚展肌	L_5、S_1
	𝑚短屈肌	L_5、$S_{1\sim3}$
	趾短屈肌	L_5、S_1
	蚓状肌	L_5、$S_{1\sim2}$
	𝑚收肌	$S_{1\sim2}$
	小趾展肌	$S_{1\sim2}$
	小趾短屈肌	$S_{1\sim2}$
	小趾对跖肌	$S_{1\sim2}$
	跖方肌	$S_{1\sim2}$
	骨间肌	$S_{1\sim2}$

三、内脏节段性神经分布

内脏器官是由自主神经支配的，也有节段性神经分布，但因发生过程中，内脏器官的变化较大，如器官伸长、体积增加、位置改变，故节段性神经的分布显得不太清楚。对胸、腹、盆腔脏器的节段性神经分布的认识，见表 4 - 12。

表 4 - 12　内脏节段性神经分布表

器 官 名 称	交 感 神 经	副 交 感 神 经
心脏	$T_{1\sim5}$	迷走神经
肺和支气管	$T_{2\sim6}$	迷走神经
食管	$T_{2\sim7}$	迷走神经
胃	$T_{6\sim9}$	迷走神经
小肠	$T_{6\sim11}$	迷走神经
肝、胆囊和胰	$T_{6\sim10}$	迷走神经
盲肠、升结肠、横结肠	$T_{11}\sim L_1$	迷走神经
降结肠、乙状结肠、直肠	$L_{1\sim2}$	$S_{2\sim4}$
肾	$T_{10}\sim L_1$	迷走神经
输尿管	$T_{11}\sim L_2$	$S_{2\sim4}$
膀胱	$T_{11}\sim L_2$	$S_{2\sim4}$
子宫	$T_{12}\sim L_2$	$S_{2\sim4}$
附睾、输精管、精囊腺	$T_{11\sim12}$	$S_{2\sim4}$

（钱佩德　刘才栋）

第五章　脊　　髓

脊髓(spinal cord)起源于神经管的后部,是中枢神经的低级部分。自脊髓发出的 31 对脊神经,分布到躯体和四肢。脊髓与脑的各级中枢之间有着广泛的联系,来自躯干和四肢的各种刺激,只有通过脊髓传导到脑才能感受,脑也要通过脊髓来完成复杂的活动,但脊髓本身也可以完成许多反射活动。

第一节　脊髓的外形

一、脊髓的位置和形态

脊髓呈圆柱形,前后稍扁,外包被膜,长约 45 cm,占据椎管的上 2/3 部分,与脊柱的弯曲一致。脊髓重约 35 g。脊髓的上端在枕骨大孔处与延髓相连,下端逐渐变细成圆锥状,叫**脊髓圆锥**(conus medullaris)。圆锥向下伸出一根细丝,叫**终丝**(filum terminale)。终丝已无神经组织,在第 2 骶椎水平以下为硬脊膜包裹,向下止于尾骨的背面(图 5 - 1 ~ 3)。

胚胎 3 个月以前,脊髓与脊柱等长,所有脊神经根呈直角自脊髓发出,进入相应的椎间孔。胚胎 3 个月后,脊髓的生长速度低于脊柱,而脊髓上端与脑连接,位置固定,因而脊髓在椎管内相对上升,至出生时,脊髓下端已平齐第 3 腰椎,随着年龄的增长,脊髓下端逐渐相对上移,至成人则达第 1 腰椎下缘。但有个体差异,有的可高达第 12 胸椎的下部,有的可低至第 3 腰椎上缘。女子脊髓的下端一般比男子低一些。正因为脊髓下部与脊柱的相应关系不一致,腰、骶、尾部的神经根,在未合成脊神经穿出相应的椎间孔之前,在椎管几乎垂直下降,这些神经根在脊髓圆锥下方,围绕终丝,集聚成束,形似马尾,故称**马尾**(cauda equina)。由于下 4 个腰椎和骶骨这段椎管内没有脊髓,只有马尾和终丝,故临床常在第 3、4 或第 4、5 腰椎间隙进行穿刺。

脊髓全长粗细不等,有两个呈梭形的膨大部分。上方的叫**颈膨大**(cervical enlargement)(自颈髓第 4 节到胸髓第 1 节),在颈髓第 6 节最粗。下方的叫**腰骶膨大** (lumboscral enlargement)(自腰髓第 1 节到骶髓第 3 节),在腰髓第 3 节最粗。骶髓第 4、5 节和尾节逐渐变细,即为脊髓圆锥。颈、腰膨大的形成,是因内部的细胞和纤维数目增多所致,与四肢的出现有关。在胚胎早期,由于四肢尚未发育,脊髓并无膨大,以后随着四肢的生长和发育,两个膨大才逐渐形成。一些前肢发达的动物,如长臂猿,颈膨大更明显。相反,一些后肢发达的动物,如以粗大后肢跳跃的袋鼠,其腰骶膨大比颈膨大更明显。无四肢的动物,如蛇则没有这两个膨大。人类的上肢功能特别发达,因而颈膨大要比腰骶膨大更为明显。

脊髓的表面有数条平行的纵沟,前面正中的沟较深,叫**前正中裂** (anterior median fissure),后面正中的沟较浅,叫**后正中沟**(posterior median sulcus)。此沟的深部有薄的胶质板形成**后正中隔**(posterior median septum),伸入脊髓约 3 mm,脊髓可借这两条纵沟分成大致对称的左、右两半。此外,在脊髓的后外侧,脊神经后根根丝穿入处有浅沟,称**后外侧沟** (posterolateral sulcus)。同样在前根根丝穿出的地方，有**前外侧沟**(anterolateral sulcus)。在颈髓和胸髓上部，后正中沟和后外侧沟之间，还有一条浅的后中间沟 (posterior intermediate sulcus)，此沟是薄束和楔束之间的分界沟。出前外侧沟的根丝形成 31 对**前根** (ventral root)，入后外侧沟的根丝形成 31对**后根** (dorsal root)，后根在近椎间孔处有膨大的神经节，叫**脊神经节** (spinal ganglion)，内含感觉性假单极神经元。后根一般比前根粗，前、后根在椎间孔处汇合，构成**脊神经** (spinal nerves)。

脊髓在外形上无明显的节段，但是每一对脊神经根的根丝所附着的那一段脊髓就是脊髓的一个节段。由于脊神经有 31 对，所以脊髓也可分成 31 个节段，即颈髓 8 节、胸髓 12 节、腰髓 5 节、骶髓 5 节和尾髓 1 节。

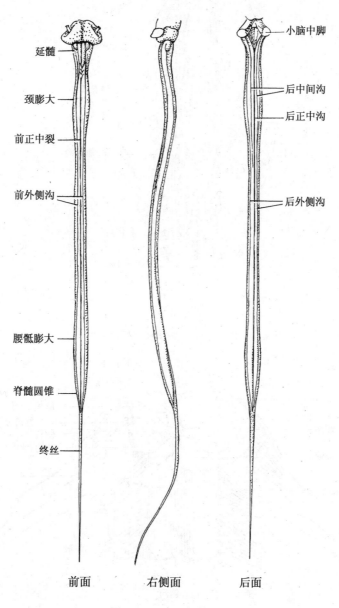

延髓

颈膨大

前正中裂

前外侧沟

腰骶膨大

脊髓圆锥

终丝

小脑中脚

后中间沟

后正中沟

后外侧沟

前面　　　　右侧面　　　　后面

图 5−1　脊髓外形

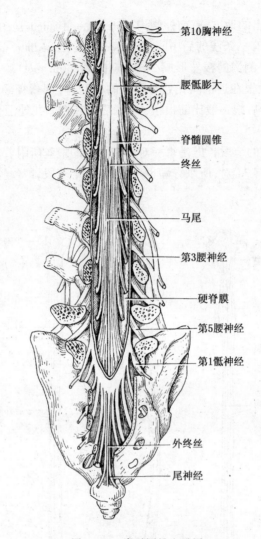

第10胸神经

腰骶膨大

脊髓圆锥

终丝

马尾

第3腰神经

硬脊膜

第5腰神经

第1骶神经

外终丝

尾神经

图 5－2　脊髓圆锥和马尾

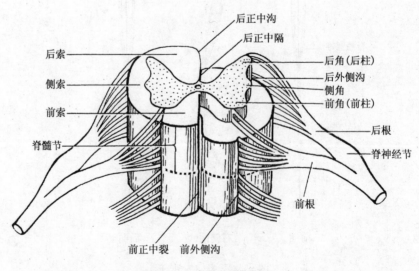

后正中沟

后正中隔

后索

后角(后柱)

侧索

后外侧沟

侧角

前索

前角(前柱)

脊髓节

后根

脊神经节

前根

前正中裂　前外侧沟

图 5－3　脊髓节(模式图)

二、脊髓节与椎骨的对应关系

成人脊髓的长度仅占脊柱长度的2/3，所以脊髓的各个节段与椎骨的平面不相对应，详见表5-1(图5-4)。

表5-1　脊髓节与椎骨的对应关系表

脊　髓　节	相　对　椎　骨	推　算　举　例
上颈髓 $C_{1\sim4}$	与相应椎骨同高	如第2颈节对第2颈椎
下颈髓 $C_{5\sim8}$	较相应椎骨高1个椎骨	如第5颈节对第4颈椎
上胸髓 $T_{1\sim4}$	较相应椎骨高1个椎骨	如第2胸节对第1胸椎
中胸髓 $T_{5\sim8}$	较相应椎骨高2个椎骨	如第6胸节对第4胸椎
下胸髓 $T_{9\sim12}$	较相应椎骨高3个椎骨	如第11胸节对第8胸椎
腰髓 $L_{1\sim5}$	平对 $T_{10\sim12}$ 胸椎	如第3腰节对第11胸椎
骶、尾髓 $S_{1\sim5}$、Co	平对 T_{12} 和 L_1 椎骨	如第1骶节对第12胸椎

　　临床检查时，常用体表能摸到的椎骨棘突来对脊髓节段定位，故有必要了解脊髓节与椎骨棘突的关系。一般说来第4~8颈节较相应的颈椎棘突高1个，如第4颈节平对第3颈椎棘突尖。上部胸节较相应的胸椎棘突高1~2个，如第6胸节平对第4胸椎棘突尖。下部胸节较相应的胸椎棘突高3个，如第11胸节平对第8胸椎棘突尖。全部腰节相当于第10~12胸椎棘突之间的部位，如第3腰节平对第11胸椎棘突尖。全部骶节和尾节相当于第12胸椎棘突和第1腰椎棘突之间的部位，如第1骶节对着第12胸椎棘突尖。了解脊髓节与椎骨的对应关系，对疾病的定位诊断和治疗具有重要的实际意义。

　　每个脊髓节通过一对脊神经，支配相应的一对体节。人体的皮肤、肌肉等器官是由胚胎时期的体节发育而来的，所以每一个脊髓节与相对应节段的皮肤(皮节)和肌肉(肌节)等躯体性器官以及内脏器官之间具有一定的神经支配关系，而了解这种对应关系，有助于对神经系统疾病的定位诊断。

三、脊髓的被膜

　　脊髓包有3层被膜，从外向内为硬脊膜、蛛网膜和软脊膜，与颅腔内包裹脑的3层相应的膜连续(图5-5)。

　　硬脊膜 (spinal dura) 由致密结缔组织构成，厚而坚韧，全部呈囊状。上端附着于枕骨大孔边缘，并与硬脑膜相延续，下端可达第2骶椎，再往下迅速变细，包裹脊髓终丝，称外终丝，最后附着于尾骨背面。硬脊膜随脊神经向外形成漏斗状膨出，伸入椎间孔，移行为脊神经外膜。硬脊膜内、外面都有单层扁平细胞覆盖，它与椎管骨膜和黄韧带之间的间隙称为**硬膜外隙**(epidural space)。由于硬脊膜

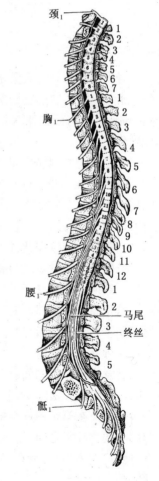

图5-4　脊髓节与椎骨的相应关系

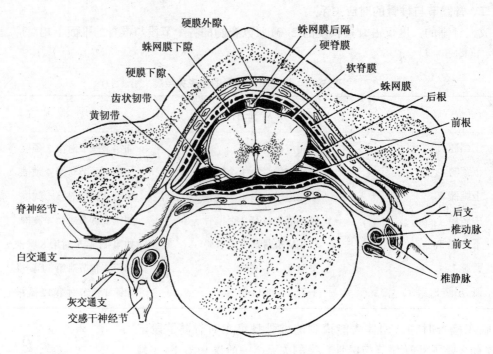

图 5 - 5　脊髓的被膜

在枕骨大孔边缘与骨膜紧密相贴,因而硬膜外隙不通入颅内。硬膜外隙内含疏松结缔组织、脂肪、椎内静脉丛和淋巴管等,略呈负压。此隙的两侧部,居前、后根硬脊膜与椎管的骨膜之间,临床上进行硬膜外麻醉时,麻药进入这两个侧间隙而渗透入脊神经根,达到阻滞脊神经的传导作用。

硬脊膜与蛛网膜之间是狭窄的**硬膜下隙**(subdural space),内含少量浆液。

蛛网膜(arachnoid)是一层半透明的薄膜,由松散的胶原纤维构成,其内、外面也有扁平的间皮细胞覆盖。蛛网膜与软脊膜之间是宽阔的**蛛网膜下隙**(subarachnoid space),内含透明的脑脊液,并有脊髓血管通过。蛛网膜下隙的下部,自脊髓末端到第 2 骶椎水平处特别扩大,称为**终池**,内有马尾,所以在此进行腰椎穿刺不会损伤脊髓。

蛛网膜与硬脊膜之间有结缔组织小梁相连。蛛网膜与软脊膜之间也有许多结缔组织小梁相连。蛛网膜也包裹脊神经根,至脊神经节处续为脊神经的外膜。

软脊膜(spinal pia)很薄,是一富有血管的膜,紧连脊髓表面,并深入脊髓的沟裂之中,与脊髓实质不易分离,此膜的外面也有一层间皮细胞。软脊膜在脊髓下端向下构成终丝,软脊膜上的血管分支进入脊髓。

软脊膜在脊髓侧面,于脊神经前、后根之间形成齿形的结构,称**齿状韧带**(denticulate ligament),每侧约有 18 ~ 24 个。齿形的尖端穿蛛网膜或推挤蛛网膜而附着于硬脊膜的内面。第 1 个齿状韧带在第 1 颈神经根的上方,最末 1 个则位于最后两个胸神经根之间或第 12 胸神经根与第 1 腰神经根之间。齿状韧带有固定脊髓的作用,并可作为椎管内施行手术时的标志。此外,在脊髓后正中沟处,另有不完整的蛛网膜后隔连至蛛网膜,在下颈部和胸部比较发达。脊髓依靠上述结构浮于脑脊液中,再加上硬膜外隙内脂肪组织形成的弹性垫,故一般的震荡是不会损伤脊髓的(图 5 - 6)。

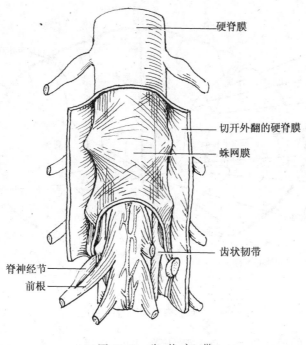

图 5-6　齿 状 韧 带

脊髓 3 层被膜的神经支配来自脊神经的**脊膜支**(meningeal branch)。

第二节　脊髓的内部结构

脊髓由中央部的**灰质**(gray matter)和外周部的**白质**(white matter)构成(图 5-7)。

在新鲜脊髓的横切面上,可见细小中央管的周围,有呈"H"形的灰红色区域,内有各种大小的神经细胞体,并有丰富的血管分布,是为灰质。"H"形两侧边的后半称为**后角**(posterior gray horn),前半为**前角**(anterior gray horn),前、后角之间狭小区域称为**中间带**(intermediate gray)。在脊髓的胸部和上腰部($T_1 \sim L_3$),中间带向外突出形成**侧角**(lateral horn)。中央管的前后有**灰质连合**,把两侧的灰质连接起来,与中间带相延续。灰质连合借中央管分为**灰质前连合**(anterior gray commissure)和**灰质后连合**(posterior gray commissure)。

中央管(central canal)纵贯脊髓全长,有一层室管膜上皮,管内含脑脊液,此管向上通第四脑室,向下达终丝的始部,并在脊髓圆锥内呈梭形扩张,形成**终室**。中央管在脊髓颈、胸部偏向腹侧,于腰膨大部位于中间,在圆锥处偏向背侧。40 岁以上的人,中央管常闭塞。

灰质的外周是白质,主要由密集神经纤维束组成,因含髓磷脂较多,所以呈现白色。白质以后正中沟、后正中隔和前正中裂分成左右两半,每半边白质又以前、后外侧沟分为三个索。前正中裂与前外侧沟之间为**前索**(anterior funiculus),前、后外侧沟之间为**侧索**(lateral funiculus),后正中沟与后外侧沟之间为**后索**(posterior funiculus)。在灰质前连合的前方,有连接两侧白质的横行纤维,称**白质前连合**(anterior white commissure)。侧索靠近前、后角之间,有些灰质小梁突入白质区,与白质相互交织,称为**网状结构**(reticular formation),在颈部比较明显。

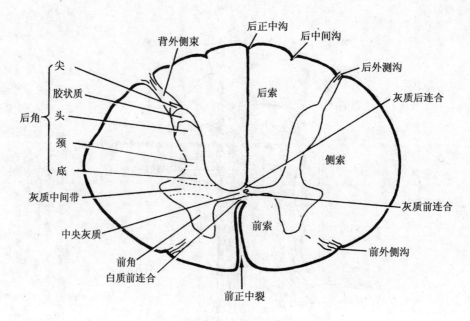

图 5-7 脊髓内部灰质与白质的分部

脊髓各部横切面的形状和大小变化很大,各部灰、白质的比例也不一样,一般遵循以下两条规律,见表 5-2:

1. 有粗大神经根出入的地方(如臂丛、腰骶丛),脊髓则增粗(如颈膨大、腰骶膨大),其中灰质量增加很多。

2. 脊髓距离脑越近的部分,则白质量越多,因为脑和脊髓下部联系的上下行纤维必须经过脊髓上部。

表 5-2 脊髓各节段的比较

节 段	外 形	后 角	前 角	白 质	其 他 特 征
$C_{1\sim4}$	圆形	细 长	中等大	最 多	网状结构明显,有后中间沟
$C_{5\sim8}$	横卵圆形	相对的细	宽 大	多	有后中间沟
$T_{1\sim12}$	卵圆→圆形	细 长	细 小	较 多	有侧角
$L_{1\sim5}$	近乎圆形	短 粗	粗 大	少	
$S_{1\sim5}$	圆→四边形	粗	粗、圆	明显减少	
C_0	小圆形	很 短	很 短	最 少	

一、灰质

灰质的前部(前柱和侧柱)来源于神经管的基板,为运动性,后部(后柱)来源于翼板,为感觉性。

脊髓灰质内有各种大小、不同形状和功能的神经细胞。最大的细胞见于前角,其中有些 $>100\ \mu m$。神经细胞在灰质内的分布是不均匀的,有些细胞聚集成群,常把它们叫做**神经核**。其中有些纵贯脊髓全长,有些则只存在于某些节段内。除成群的神经核外,尚有散在的神经细胞,

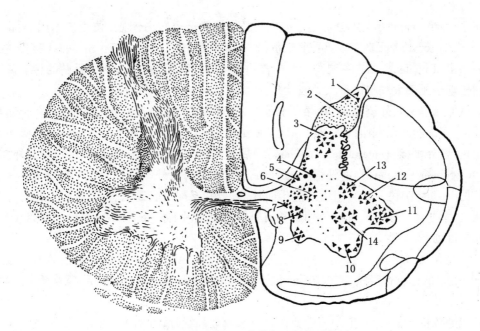

图 5 – 8　脊髓第 7 颈节横断面示灰质核团

1. 后角边缘核　2. 胶状质　3. 后角固有核　4. 胸核　5. 后角连合核　6. 中间内侧核
7. 前角连合核　8. 前角后内侧核　9. 前角前内侧核　10. 前角前核　11. 前角前外侧核
12. 前角后外侧核　13. 前角后外侧后核　14. 前角中央核

遍布于灰质各部,其中大部分为**束细胞**,其轴突构成固有束(图 5 – 8,10 ~ 12)。

（一）前角(柱)

前角含有大、中、小型神经元,它们在脊髓全长的大部分内混杂相处。大型多角神经元,平均> 37 μm,为 α 运动神经元,它们的轴突占前根运动纤维的 2/3,分布到骨骼肌的梭外肌纤维,主要传递随意运动的冲动。另有一些中型多极神经元,<37 μm,为 γ 运动神经元,它们的轴突约占前根的 1/3,分布到骨骼肌的梭内肌纤维,对维持肌张力起重要作用。γ 运动神经元往往成群地位于支配同一肌肉的 α 运动神经元的周围。

前角内还有一些中型和小型的神经元,它们属于中间神经元,大部分是分散的,少量形成核群,如**前角连合核**（nucleus cornucommissuralis anterior）,此核位于前角内侧缘至灰质前连合处,核内细胞发出的轴突,经过灰质连合,终于对侧前角。小型的中间神经元中,有一些名叫**闰绍细胞**（Renshaw's cell）,它们接受前角 α 运动神经元轴突的侧支,而它们的轴突反过来与同一个或其他的 α 运动神经元形成突触联系。闰绍细胞释放甘氨酸对前角 α 运动神经元有抑制作用(反馈抑制)(图 5 – 9)。

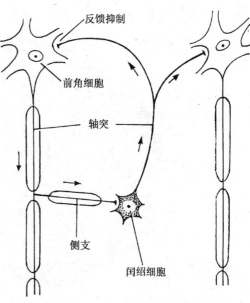

图 5 – 9　闰绍细胞的联系

前角运动神经元可大致分成内、外两大群。内侧群也叫**内侧核**,位于前角内侧部,支配运动脊柱的长、短肌,此核还可进一步分为**前内侧核**(anteromedial nucleus)和**后内侧核**(posteromedial nucleus)。前内侧核几乎在脊髓全长都能看到,并向上接续延髓的舌下神经核,后内侧核则于颈膨大和腰骶膨大处较清楚。

前角外侧群又叫**外侧核**,主要存在于颈膨大和腰骶膨大处,支配四肢的肌肉。在脊髓胸段,此核较小,支配肋间肌和腹前外侧群肌肉。在颈、腰骶膨大处外侧核可进一步分为**前核**(anterior nucleus)、**前外侧核**(anterolateral nucleus)、**后外侧核**(posterolateral nucleus)和**后外侧后核**(retroposterolateral nucleus)。前外侧核见于 $C_{4～8}$ 和 $L_2～S_2$,后外侧核见于 $C_4～T_1$ 和 $L_2～S_3$,后外侧后核见于 $C_8～T_1$ 和 $S_{1～3}$,4 组由内侧排向外侧,分别支配肩肌或髋肌、臂肌或大腿肌、前臂肌或小腿肌、手肌或足肌。支配肢体伸肌和展肌的神经元沿前角外周排列,而支配屈肌和收肌的神经元则排列在深部。

在颈髓和骶髓还有一些运动神经元位于前角内侧核和外侧核之间,靠近前角前缘,形成核团,位于 $C_{3～5}$ 的称膈神经核,支配膈肌。位于 $S_{1～2}$ 的称 Onuf 核,其纤维经阴部神经支配盆底会阴肌。

副神经核位于上 5～6 个颈节的前角外侧部邻近前缘处,由此核发出的根丝,在齿状韧带后方离开脊髓。

脊髓前角运动神经元是锥体系传导路的下运动神经元,也是一部分下行传导束以及由后根进入的部分纤维终止的地方,因此有"最后运动公路"之称。所以,当前角受损时,由于肌肉失去来自 α 运动神经元和 γ 运动神经元的冲动,就会瘫痪,不能作任何随意运动,肌张力低下;一切反射均消失,临床上称为弛缓性瘫痪或软瘫。此外,前角运动神经元对其所支配的肌肉纤维有营养作用,运动神经元静息时,仍有少量终板小泡破裂,放出微量乙酰胆碱,在终板后膜引起微小电位变化,维持肌纤维的正常代谢。当前角被破坏时,肌纤维就会发生代谢障碍,一般在受损后两周,肌肉出现萎缩。

(二) 中间带

中间带位于前、后角之间。在第 8 颈节或第 1 胸节到第 2 或 3 腰节处,中间带向外侧方突

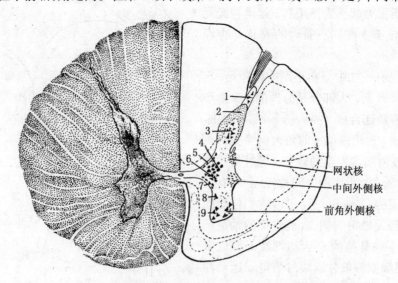

图 5-10　脊髓第 7 胸节横断面

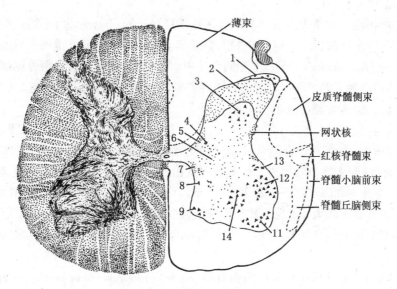

图 5 – 11　脊髓第 4 腰节横断面

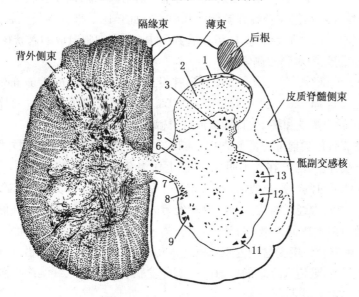

图 5 – 12　脊髓第 3 骶节横断面

出形成**侧角**，内含**中间外侧核** (intermediolateral nucleus)，此核内神经元的胞体较小，呈卵圆形或梭形，常排列成鱼群状，是交感神经节前纤维的起始核，胞体发出的轴突，经前根到脊神经，再通过白交通支进入交感干。在骶髓第 2 ~ 4 节的相应部位，有**骶中间外侧核** (sacral intermediolateral nucleus)，是副交感神经节前纤维的起始核，又称**骶副交感核** (sacral parasympathetic nucleus)，内含与中间外侧核同类的神经元，其轴突经前根进入盆内脏神经。在中央管的后外方还有**中间内侧核** (intermediomedial nucleus)，存在于脊髓全长，此核的界限不及中间外侧核清楚。

　　有些学者认为在中央管的两侧，邻近后角基部，有些散在的副交感性神经元，它们分布于脊髓全长，胞体的轴突经后根传出，与脊神经节内的小多极细胞形成突触，有扩张血管的功能。

　　(三) 后角(柱)

　　后角稍扩大的末端称**尖**，其前方膨大呈卵圆形的**头**，头的前方为缩窄的**颈**，再向前又变宽称底,与中间带相连。后角尖最表层的弧形区称缘层(marginal zone),由不同类型的细胞构成,因被纤维贯穿,外观呈海绵状。缘层中的大型细胞呈梭形或星状平行排列于后角尖,称为**后角边缘核**(nucleus posteromarginalis),于脊髓全长中均可见到,接受来自后根外侧部的痛、温度觉纤维和内侧部粗略触觉的纤维,边缘核的轴突主要进入侧索,分为升、降支,与节段间联系有关,一部分的轴突加入脊髓丘脑束。

在缘层的前方,有一个半月形的区域,在新鲜标本上呈胶状透明,不易染色,称**胶状质**(substantia gelatinosa),存在于脊髓全长,细胞呈小卵圆形或星形,其直径为 6 ~ 20 μm。后根内粗、细传入纤维的侧支终于胶状质。由胶状质发出的轴突进入 Lissauer **背外侧束**(dorsolateral fasciculus),分为升支和降支终于上和下 2 ~ 3 节段内的胶状质,以实行节段间联系。在第1、2、3 颈节内,胶状质显得较大,实为三叉神经脊束核的下端。后根内的粗、细传入纤维进入胶状质,可视为多方面传入信息的整合场所。胶状质内含有与致痛和镇痛机制有关的神经活性物质及受体。

胶状质的前方,占据后角头的**后角固有核**(nucleus proprius cornu posterior)细胞形体较大,有大多角形细胞和中型梭形细胞,接受后根内的粗、细传入纤维,以及胶状质发出的纤维。后角固有核发出的纤维束参与组成脊髓丘脑侧束和前束。此核内的部分神经元起中间联络作用。

在后角固有核外侧的网状结构内,可以看到由中、小型细胞组成的**网状核**(nucleus reticularis),其轴突进入同侧和对侧的侧索内。

在后角底的内侧部分,有大型多极或圆形神经元组成的**胸核**(nucleus thoracicus),又称**背核**(nucleus dorsalis of Clarke),此核仅见于 C_8 ~ L_3,在脊髓横切面上,为一界限分明的卵圆形区,接受后根内侧部的侧支和终支,其轴突形成脊髓小脑后束。

在第1、2 颈节后角尖前外方的侧索中,可以看到由中型细胞构成的**颈外侧核**(lateral cervical nucleus),此核在猫发达,在人不明显,功能上作为脊颈丘脑束的中继站。

从后角的第Ⅵ层内侧部到灰质后连合,有一个**后连合核**(nucleus commissuralis posterior),系一些中、小型的中间神经元组成。随交感神经传入的内脏感觉纤维在后外侧束内升降,一部分沿后角外侧缘向前达中间外侧核和网状核,另一部分纤维沿后角内侧缘向前到达后连合核。骶、尾髓部的后连合核接受盆腔内脏器的传入信息,也接受躯体传入粗纤维的投射。骶髓的胶状质内,未发现有内脏传入纤维的投射。一部分盆腔脏器的传入纤维终于骶副交感核。

(四) 脊髓灰质的板层构筑

Rexed(1952, 1954) 对猫的脊髓灰质作了较为详细的研究,也对其他哺乳动物的脊髓灰质作了观察,他发现脊髓灰质也有类似大脑皮质那样的分层现象。在 Nissl 染色切片中,根据神经元的细胞学特征和排列的型式、密度,把脊髓灰质划分成 10 层。目前已发现人的脊髓灰质也可分为 10 层,见表 5 – 3(图 5 – 13)。

Rexed 的第Ⅰ层比较薄,呈弧形,并弯绕到外侧,呈海绵状,被粗细不同的纤维所穿过,含有大、中、小型细胞,相当于后角边缘核,此层在腰骶膨大处最清楚。

第Ⅱ层是由许多密集的小细胞组成,相当于胶状质。有后根的粗、细纤维进入此层,关于后根纤维在胶状质中有否终止的问题,曾有争论,但是新近用 Nauta 方法已发现猫的后角胶状质内有后根纤维末梢,在人胎儿中也观察到有来自后索和 Lissauer 束的许多纤维终于此。深层细胞的树突也伸入此层。

第Ⅲ层与第Ⅱ层平行,细胞较大,呈圆形或梭形,排列比较疏松。

表 5 – 3　脊髓灰质的分层与核团的对应关系

层　　次	对应的核团或部位
第 I 层	后角尖,后角边缘核
第 II 层	后角头,胶状质
第 III 层、IV 层	后角头,后角固有核
第 V 层	后角颈,网状核
第 VI 层	后角底
第 VII 层	中间带,胸核
第 VIII 层	前角底部
第 IX 层	前角
第 X 层	中央灰质

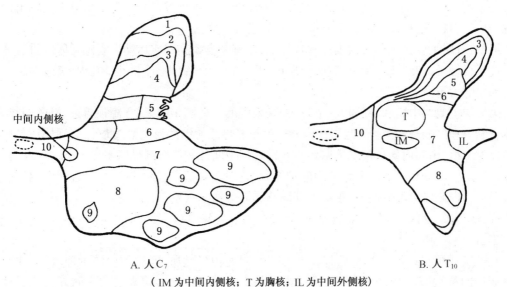

A. 人 C₇　　　　　　　　　　B. 人 T₁₀

（IM 为中间内侧核；T 为胸核；IL 为中间外侧核）

图 5 – 13　脊髓灰质分层示意图(A,B)

第 IV 层是前 4 层中最厚的一层,其细胞比第 III 层稀疏,细胞的大小和形态不一,大小细胞混杂排列。由后根进入的纤维与大、小型细胞所形成的轴—树和轴—体突触最为常见。部分神经元的树突伸入第 II 层,第 IV 层和第 III 层虽有内在的差异,但一般认为这两层相当于后角固有核。

第 V 层除胸髓外,都分成内、外侧两部,其内侧部与后索分界明显。外侧部呈网状,许多背腹向和横向纤维通行于其间,形成网状核,此核在颈髓最为明显,细胞体较大,尼氏体粗大,而内侧部的细胞较小,尼氏体也较少,故呈苍白色。

第 VI 层位于后角底部,比较宽阔,在颈、腰骶膨大处最发达,但第 4 胸节到第 2 腰节则无此层。它和第 V 层一样,也分成内、外侧部。内侧部由密集深染的中、小型细胞组成,外侧部由较大的三角和星形细胞组成,细胞排列疏松。第Ⅴ、Ⅵ层接受后根的传入纤维,这些纤维主要终于第Ⅵ层的内侧部,有些纤维穿过此层进入前角第Ⅸ层。

第Ⅶ层占中间带的大部,其边界在脊髓各段有所不同,此层包括胸核、中间内侧核和中间外侧核。在颈、腰膨大处,此层还延伸入前角的中央部分,其中含有许多中间神经元,包括闰绍细胞。在胸髓,占中间带和后角底部。

第Ⅷ层由大小不同的细胞组成,细胞大多呈三角形或星形。在脊髓胸段,位于前角底部,但在颈、腰骶膨大处却局限于前角内侧部。此层的神经元发轴突至同侧运动神经元,也经白质前连合,联系对侧运动神经元。

第Ⅸ层相当于前角支配骨骼肌的运动神经元核群,由α运动神经元、γ运动神经元,和中间神经元所组成。故在脊髓不同节段,有不同的范围。

第Ⅹ层位于中央管的周围,即相当于包括灰质前、后连合的中央灰质。

脊髓灰质的分层不仅有细胞构筑上的依据,还有纤维联系的不同,所以灰质分层并不与分核群相矛盾,相反,分层与功能结合得更紧密。第Ⅰ~Ⅳ层接受后根来的痛、温度觉和触压觉的纤维,故属于外感受区。此外,大脑皮质感觉中枢也有投射纤维到第Ⅳ层以影响其感觉传递。Wall还发现,第Ⅳ层的皮肤传入冲动,被来自胶状质的突触前控制所调节。由第Ⅳ层发出许多纤维到第Ⅴ、Ⅵ、Ⅶ层,还发出长上升束,例如脊髓丘脑束。

第Ⅴ、Ⅵ层主要接受后根的本体感觉纤维,还有来自大脑皮质运动区和感觉区的投射纤维和其他下行纤维,如红核脊髓束,它和皮质运动区的下行纤维终于同一区域。因此,这两层在调节运动中颇为重要。

第Ⅶ层主要与中脑和小脑相联系,这种联系借助于脊髓小脑束、脊髓顶盖束、脊髓网状束、顶盖脊髓束和红核脊髓束。故此层在调节运动和姿势反射中甚为重要。此外,第Ⅶ层还是自主神经反射中枢,中间内侧核接受内脏传入纤维并与中间外侧核有纤维联系。

第Ⅷ层内的细胞为运动系统的中间神经元,它们接受第Ⅶ层来的纤维以及网状脊髓束、前庭脊髓束和内侧纵束的纤维,其轴突走到同侧和对侧的第Ⅸ层。

第Ⅸ层是运动区,它接受多处来的纤维,有的来自Ⅴ、Ⅶ和Ⅷ层,有的是后根传入纤维,也有的来自大脑皮质。

脊髓灰质板层内不同类型的神经元释放不同的神经递质,产生不同的生理效应,如释放乙酰胆碱的称胆碱能神经元,第Ⅱ、Ⅲ层内一些中、小型神经元,第Ⅶ层的中间外侧核的神经元和第Ⅸ层内的α、γ运动神经元都属于胆碱能神经元。另有一些神经元释放氨基酸类物质,如第Ⅶ层内的闰绍细胞释放甘氨酸,对α运动神经元起抑制作用,还有γ-氨基丁酸能神经元广泛散布在除第Ⅸ层外的其他各灰质板层内。尚有一些释放肽类的神经元,如脊髓内一部分中间神经元能释放P物质,位于第Ⅰ、Ⅱ、Ⅲ、Ⅳ、Ⅶ层内的一些神经元能释放脑啡肽,第Ⅱ层胶状质细胞和第Ⅹ层的少量神经元能释放神经降压素。脊髓内尚未发现单胺类能神经元。

(五) 后根的纤维在脊髓灰质中的分布

20世纪60年代内,不少学者在猫、猴等动物中观察到后根传入纤维在脊髓灰质中有相当广泛的分布。后根的粗纤维侧支在猫的腰骶髓不仅终于第Ⅱ~Ⅶ层,还有相当数量的纤维直接终于第Ⅸ层的运动神经元。后根的细纤维,经背外侧束(Lissauer束)分成上、下支,止于数个节段的灰质第Ⅰ~Ⅳ层。也有人认为还止于第Ⅴ~Ⅷ层(图5-14)。

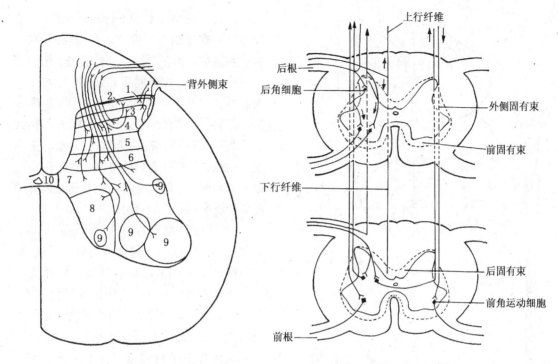

图 5 - 14　后根纤维在脊髓第 6 腰节灰　　　　图 5 - 15　脊髓下部颈节固有束示意图
　　　　　　质层内的分布

二、白质

　　脊髓的白质,由有髓纤维和无髓纤维形成的纤维束所组成。白质中的纤维束,主要是上下纵向走行的,而且往往是起始、走行和功能相同的纤维集合成束。脊髓的纤维束可分 3 类:有联络脑和脊髓的长程的**上行传导束**和**下行传导束**,这两种传导束位于白质的浅层,第三类是联络脊髓各节段的上、下行**固有束**,位置较深,紧贴"H"形灰质的表面,在前、后、侧索均有,分别叫**前固有束、外侧固有束**和**后固有束**(图 5 - 15)。

　　(一) 上行传导束

　　上行传导束又称感觉传导束,由躯干和四肢接受的各种感觉,都经脊神经后根传入脊髓,脊髓内的上行传导束则把后根传入的各种冲动直接或间接的经过中继,向上传到脑的不同部位。

　　后根进入脊髓时,分成内、外侧两部分。内侧部较大,纤维粗,沿后角内侧进入后索。外侧部较小,纤维细,由薄髓纤维和无髓纤维所组成,从后角的后方进入**背外侧束**(Lissauer)。此束位于后角尖与脊髓周边之间,其形状和大小在不同节段中有所不同。经由脊神经后根传来的感觉大致可分为浅感觉、深感觉和内脏感觉三种:浅感觉主要是由皮肤传来的温度觉、痛觉、触觉和压觉,因这些刺激来自外界,故又称为外部感觉;深感觉来自肌肉、肌腱和关节等器官,主要是一些关于位置、运动和振动觉,故又称为本体感觉,但骨、关节、肌肉等深部器官也有痛觉存在;内脏感觉则来自内脏和心血管等器官,在正常情况下,内脏感觉比较模糊、迟钝,一般不易意识到,但当内脏器官过度膨胀或活动比较强烈时则能引起明显的感觉,如果平滑肌发生痉挛,或由于缺血而代谢产物积聚则能产生痛觉。后根外侧部纤维传导痛觉和温度觉。后根内侧部纤维传导触、压觉和本体感觉,它们的升支在后索上升组成薄束和楔束,其降支较短,与来自后角的

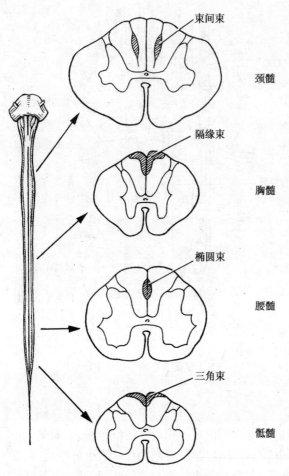

束间束

颈髓

隔缘束

胸髓

椭圆束

腰髓

三角束

骶髓

图5-16 后索中的下行纤维束

某些纤维共同组成若干下行的短纤维束,这些纤维束在脊髓不同部位,有不同的位置、形状和名称;如在颈髓和上胸髓处,位于薄束和楔束之间,称**束间束**(或叫逗点束);在胸髓处,位于后正中隔后份的两侧,称**隔缘束**;在腰髓处,则位于后正中隔中份的两旁,呈椭圆形,称**椭圆束**;在骶髓处,移至后正中沟的两侧,呈三角形叫**三角束**。这些下行束以终支和侧支,直接或间接地与前角运动神经元构成突触(图5-16)。

1. 薄束和楔束(fasciculus gracilis and fasciculus cuneatus)　这两束均位于后索,是后根内侧部髓鞘较厚的粗纤维经后角尖后内方的升支所组成。一般认为薄束起于第6胸节以下的脊神经节内假单极神经元,而楔束则起自第5胸节以上的脊神经节细胞。因此薄束传导下半身的意识性本体感觉和精细触觉,楔束传导上半身的相应感觉。在脊髓下段只有薄束而无楔束,到脊髓上段出现了楔束,此两束在颈髓有胶质隔分开,并在脊髓表面以后中间沟为界。薄束和楔束中的纤维安排是有定位的,即传递身体低位节段冲动的纤维位于薄束的内侧份,而来自高位节段的纤维占楔束的外侧份,所以在颈髓断面上,在后索内,最靠内侧的纤维是来自骶部,依次向外是腰部、胸部和颈部的纤维。薄束与楔束中约占25%的纤维在上升至延髓的薄束核和楔束核之前,不发任何侧支到脊髓灰质;另一部分纤维比较短,在上升过程中终止于邻近的一些脊髓节的灰质中;多数的纤维则在终止于薄束核和楔束核之前沿途发侧支进入灰质第Ⅳ~Ⅸ层,即有一部分侧支可直接终于前角运动神经元,形成单突触反射弧,另一些侧支先终于中间神经元,再转而激活运动神经元,形成多突触反射弧(图5-17)。

薄束和楔束受损后,损伤平面以下的同侧本体感觉和精细辨别觉消失。病人闭眼后不能确定患肢各关节的位置和运动方向,同时由于维持肌张力的反射弧中断,牵张反射减弱,肌张力减退,扪摸时感到肌松软。肌张力减退加上运动觉丧失,导致随意运动紊乱、动作笨拙,称为**感觉性共济失调**,患者立正闭眼或走路时摇摆不稳。另外,病人对于手中所握物体的大小、重量、质地和表面性状的分辨能力也丧失,因为传递这种实体觉的冲动不再能到达大脑的顶叶,所以患者闭眼摸到曾熟悉的物品时,已不能识别这一物品。如果用两脚规同时接触患者皮肤,病人虽感到碰触和压迫,但不能辨别出是两点。如果把一个振动的音叉放在接触骨面的皮肤上,患者也感受不到音叉的振动。

有人用生理实验的方法发现这两束内传导不同感觉的纤维有不同的排列位置,接受和传

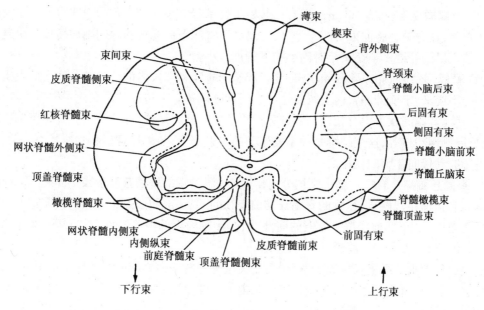

图 5 - 17　脊髓颈膨大处横断面内各纤维束模式图

递毛发触觉的纤维位于浅表,传递精细触觉的纤维位置较深,位置更深的是振动觉纤维。

2. 脊髓小脑束　自肌和腱感受器起始的许多冲动和自皮肤和皮下组织起始的一部分冲动经后根内侧部纤维的升、降支和侧支进入灰质和第二级神经元形成突触,再由第二级神经元的轴突组成脊髓小脑束抵达小脑。小脑依据这些上传的信息来调节肌张力和协调运动。

脊髓小脑束可以分成前束、后束和嘴侧束。

(1) **脊髓小脑后束**(posterior spino-cerebellar tract)　位于脊髓侧索周边的后部,其深部为皮质脊髓侧束。此束主要起自同侧的胸核(clarke),但也有少数纤维起自对侧胸核经白质前连合交叉过来。由于胸核位于胸髓和上腰髓,所以此束初见于上部腰节,至脊髓胸段明显可见。脊髓骶部和下腰部后根的粗大纤维进入脊髓后,沿后索上升至上腰部才终于胸核。同样胸髓后根内侧部纤维在后索也上升数节段后,才终于胸核。

(2) **脊髓小脑前束**(anterior spino-cerebellar tract)　位于脊髓小脑后束的前方,其深部为脊髓丘脑侧束。此束一般认为起自腰骶膨大节段第Ⅴ~Ⅶ层的外侧部即相当于后角底部和中间带的外侧部。纤维较粗(11~20 μm),但数量比脊髓小脑后束少,大部分纤维交叉至对侧上升,小部分在同侧上升。此束和后束一样,只传递下肢和躯干下部的本体感觉和触压觉至小脑,但后束传递的信息可能与个别肢体肌的精细运动和姿势的协调有关,而前束所传递的信息则与整个肢体的运动和姿势有关。

(3) **脊髓小脑嘴侧束**(rostral spino-cerebellar tract)　与小脑前束相当,传递同侧上肢冲动至小脑。此束的起始细胞位于颈膨大部第Ⅵ层,为胸核的上延部分。纤维束走在同侧侧索前部上升至小脑。

与脊髓小脑后束相当,而传递上肢冲动至小脑的是**楔小脑束**(cuneocerebellar tract),它起自延髓的楔外侧核,纤维经小脑下脚入小脑。

3. 脊髓橄榄束和脊髓网状束　除脊髓小脑束以外,尚有间接传递信息给小脑的纤维束,如脊髓橄榄束和脊髓网状束,它们都传递皮肤感觉和本体感觉。

（1）**脊髓橄榄束**（spino-olivary tract）　起始于脊髓各节段内的后角和中间带。纤维大部分交叉至对侧，在脊髓小脑前束的前方上升，主要终于背侧副橄榄核和内侧副橄榄核。由这两个橄榄副核发出的纤维多半交叉至对侧小脑下脚进入小脑。

（2）**脊髓网状束**（spino-reticular tract）　起始于脊髓各节段内的后角细胞。由此发出的纤维大部分不交叉，于前外侧索内上行到达延髓网状外侧核。上传的冲动在此中继后，经小脑下脚到达小脑。脊髓网状束中有相当一部分分散终于脑干网状结构内的核团，如延髓巨细胞网状核、脑桥尾侧网状核等，这些纤维是种系发生上的古老部分，与维持意识和觉醒状态有关，还可能是外感冲动传向丘脑的途径之一。

4. 脊髓丘脑束　脊髓丘脑束常被分为传递痛、温度觉的**脊髓丘脑侧束**（lateral spinothalamic tract）和传递粗浅触觉、压觉的**脊髓丘脑前束**（anterior spinothalamic tract），其实这两束在断面上看是连成一片的，前者位于侧索的前部、脊髓小脑前束的内侧，此束的后缘相当于齿状韧带附着处的连线，后者位于前索。

后根的外部细纤维进入脊髓后，行于后角尖端与脊髓表面之间的背外侧束内上升1~2个节段后进入后角，这些纤维传递从身体表面和内脏来的温度觉和痛觉。关于脊髓丘脑侧束起始细胞的部位问题，尚无一致意见。有人报道，第Ⅰ层和第Ⅳ~Ⅵ层中的神经元发出的纤维经灰质前连合和白质前连合交叉到对侧组成**脊髓丘脑侧束**上升至丘脑，此束内的纤维传导温度觉的部分主要集聚于后部，而传导痛觉的部分则主要集于前部。猴的脊髓丘脑侧束有少量不交叉的纤维，人的此束也可能如此，如一侧脊髓丘脑侧束受损后，身体对侧损伤节段平面以下痛、温度觉在一段时间内完全丧失，但以后痛、温度觉可有一定程度的恢复，这可能就是这些不交叉的纤维所起的代偿作用。脊髓丘脑侧束可分层定位，即由外向内依次为骶、腰、胸、颈节的纤维，而传递内脏感觉的纤维可能位于最内侧，贴近固有束。临床上就按这种定位来施行纤维切断手术以求消除难以忍受的疼痛。这种手术可适用于皮肤痛、肌肉、关节痛和内脏痛，但由于内脏感觉是双侧传导的，所以必须同时切断两侧纤维束。

后根内侧部的粗纤维，在后索内上行一段，然后以其终支和侧支到达灰质第Ⅰ层和第Ⅳ~Ⅷ层，由此发出的纤维大部分经白质前连合，在脊髓丘脑侧束交叉纤维的前方，交叉至对侧组成脊髓丘脑前束上升至丘脑。此束外侧部纤维传导粗浅触觉，内侧部纤维则传递压觉。脊髓丘脑前束也有如同脊髓丘脑侧束那样的分层定位，即由表及里为骶、腰、胸、颈节的纤维组成（图5-18）。脊髓丘脑前束含有一部分不交叉的纤维，所以损伤一侧的纤维束，往往对感觉的传递影响较小，即粗触觉、压觉可以存在或较迟钝。有人认为痒觉的传递可能也通过此束，如切断此束（双侧切断），则痒觉消失。

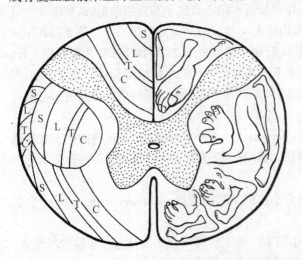

图5-18　脊髓白质一些纤维束的分层定位示意图

5. 脊颈束和颈丘脑束　在猫、猴等哺乳动物的脊髓侧索后外侧部内，邻近脊髓小脑后束处，有一束纤维称**脊颈束**（spinocervical tract），此束起自后角第Ⅲ~Ⅴ层中的神经元。由后根的中、细有髓纤维以及一部分无髓纤维传入的触觉、温度觉、痛觉、位置觉和运动觉,经过第Ⅲ~Ⅴ层中这些神经元的中继后,就在脊颈束内上传到脊髓第1、2颈节后角外方侧索内的**外侧颈核**(lateral cervical nucleus),此核发颈丘脑束(cervicothalamic tract)经白质前连合至对侧上升加入内侧丘系而达丘脑腹后外侧核,再向上投射到初级和次级躯体感觉区。因而,由后索和脊髓丘脑束传递的冲动,有一部分经脊颈束上传。人的外侧核较小,甚至缺如。

6. 脊髓顶盖束(spinotectal tract) 是一小束,位于脊髓丘脑侧束的前方,位置表浅,其起始与脊髓丘脑束相似,纤维穿至对侧,与脊髓丘脑侧束伴行,止于中脑顶盖(上丘和下丘),把痛觉、温度觉和触觉冲动传至与视、听反射有关的中脑顶盖区。有人认为此束只是脊髓丘脑束的一种侧支,由此束上传的冲动可引起头颈转向刺激的来源。

7. 脊髓前庭束(spinovestibular tract) 一部分纤维为脊髓小脑后束纤维的侧支,一部分则起自胸核以外的后角神经元。此束从腰节开始沿同侧侧索上升,紧靠脊髓小脑后束,主要终于前庭外侧核,少量纤维终于前庭脊髓核。此束传递起自皮肤和关节的信息到前庭核。

8. 脊髓皮质束(spinocortical tract) 始于脊髓后角,沿皮质脊髓束上升,大部分纤维经锥体交叉走到对侧,通过内囊终于大脑皮质。此束可能是浅反射的传入途径。

9. 脊髓脑桥束(spinopontine tract) 其中大部分纤维是脊髓皮质束的侧支,随脊髓皮质束上升,终于脑桥核。此束也是传递外感冲动到小脑的一个途径。

10. 内脏感觉束 经交感神经和盆内脏神经传入脊髓的内脏感觉纤维,沿后根通过背外侧束,终于Ⅰ、Ⅴ、Ⅶ层和后连合核。由此发出的二级纤维的一部分可沿同侧和对侧脊髓丘脑束上升,另一部分纤维可在固有束内上行,经多次中继,也可经灰质后连合交叉到对侧上升,进入脑干后,再经脑干网状结构内的短轴突神经元中继上行。有人认为传递膀胱和直肠等脏器痛觉的二级纤维走在后索内。

进入脊髓的内脏感觉,可借中间神经元与内脏运动神经元联系以完成内脏-内脏反射,也可与躯体运动神经元联系形成内脏-躯体反射。

(二)下行传导束

脊髓下行传导束又叫运动传导束,它们起自脑的不同部分,直接或间接地止于脊髓前角或侧角。躯体性下行传导束传统地分为两大类:一类由紧密排列通过延髓锥体的发自大脑皮质的纤维束构成,称为**锥体束**;第二类由大脑皮质通过皮质下各中枢,经过延髓被盖部间接地与脊髓前角发生联系,这一类下行传导束总称**锥体外束**,它们包括:红核脊髓束、网状脊髓束、顶盖脊髓束、前庭脊髓束、内侧纵束和橄榄脊髓束等(图5-19)。

1. 皮质脊髓束(corticospinal tract) 是最大和最重要的运动传导束,主要起自大脑皮质中央前回和中央后回,全部纤维约有100万条,纤维直径有90%为1~4 μm,7%为5~10 μm,3%为11~22 μm的粗纤维,这些粗纤维起自中央前回的巨型锥体细胞或称Betz细胞。锥体束下降经过内囊、大脑脚底、脑桥基底部和延髓锥体,在锥体下端,通常有75%~90%,甚或更多的纤维,交叉行向后外方下行,构成**皮质脊髓侧束**(lateral corticospinal tract)。不交叉的纤维沿同侧前索下降,成为**皮质脊髓前束**(anterior corticospinal tract),另有一小束不交叉的纤维沿同侧侧索下降,称为 Barne **前外侧束**(anterolateral corticospinal tract)。

(1)**皮质脊髓侧束** 位于侧索后部,在脊髓小脑后束和外侧固有束之间下降,在腰下部节段和骶髓处,因脊髓小脑后束尚未出现,此束则紧靠侧索浅表。束内纤维有定位安排,即由内向外,依次为到颈、胸、腰、骶部去的纤维,即支配上半身的纤维位于内侧,而支配下半身的纤维位

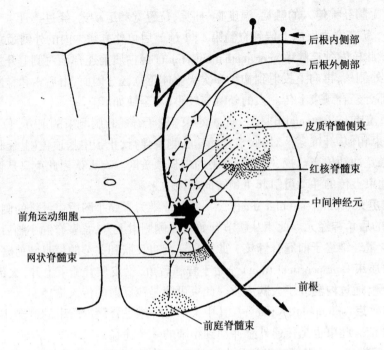

图 5 - 19　脊髓前角运动神经元的联系示意图

于外侧。皮质脊髓侧束的纤维有几种终止方式：

1）直接终于前角的大多极运动神经元，如发自 Betz 细胞的粗纤维直接终于支配肢体远端肌的前角运动神经元。

2）通过第Ⅴ、Ⅳ、Ⅶ、Ⅷ层内的中间神经元，间接联系前角运动神经元。

3）部分纤维投射到胶状质，这部分纤维的作用可能是控制调节脊髓的传入活动。

皮质脊髓侧束中尚含有从脊髓到脑桥的脊髓脑桥束和从脊髓到大脑皮质的脊髓皮质束。脊髓脑桥束终于脑桥核，外感冲动可经此束传至小脑。脊髓皮质束起始于脊髓各节段，纤维交叉后在对侧上升，最后经内囊到大脑皮质，此束可能是浅反射的上传径路。

（2）**皮质脊髓前束**　位于前索最内侧，靠近前正中裂下降，通常此束只能追踪到中胸部。大部分纤维经白质前连合终于对侧前角，少许纤维终于同侧前角，支配上肢肌和颈肌的运动核。

（3）**Barne 前外侧束**　由较细的不交叉纤维组成，沿侧索的前外侧部下降，大部分纤维终于颈髓前角，也有一些纤维到达腰骶髓前角。

从上述 3 种纤维束的行径和终止情况来看，脊髓前角运动神经元主要接受来自对侧大脑半球的纤维，但也接受少量来自同侧大脑半球的纤维。支配躯干肌的运动神经元是受双侧皮质脊髓束控制的，而支配上、下肢远侧端肌肉的前角运动神经元只接受交叉纤维的分布。所以脊髓一侧的皮质脊髓侧束受损后，并不出现躯干肌的瘫痪，但同侧肢体远侧端的肌肉瘫痪明显。

锥体束的纤维不是平均分布到脊髓各节段灰质的。有人作了统计，发现约有 55% 的纤维终于颈髓，20% 终于胸髓，25% 终于腰骶髓。这些纤维在出生前开始髓化，到生后两周岁髓鞘尚未完全发育好。

大脑皮质发出锥体束纤维的神经元称为**上运动神经元**，而脊髓前角运动神经元叫**下运动神经元**。上运动神经元或其所发出的锥体束受损时，可产生许多症状，总称为上运动神经元综合征，主要表现为：瘫痪的肌肉张力增高、痉挛，甚至关节挛缩，所以称为硬瘫或痉挛性瘫。由于维持肌肉正常代谢起重要作用的前角运动神经元完整无损，因而瘫痪后的肌肉并不萎缩，但后期可出现废用性萎缩。反射的改变表现为深反射增强，浅反射减弱或消失，还出现病理反射。下运动神经元损伤后，表现不一样，请参阅表 5 - 4 予以比较：

表 5 - 4　上、下运动神经元综合征的比较

	上运动神经元综合征	下运动神经元综合征
瘫痪特点	痉挛性瘫（硬瘫）	弛缓性瘫（软瘫）
瘫痪范围	范围广泛	范围局限
肌张力	增高	降低
肌萎缩	无，晚期有废用性萎缩	早期出现
深反射	亢进	减弱或消失
浅反射	减弱或消失	减弱或消失
病理反射	有	无

2. 红核脊髓束（rubrospinal tract）　在脊髓侧索内，皮质脊髓侧束的前方、脊髓小脑后束的内侧，在人脊髓中是一个较小的纤维束，起自中脑红核，离开红核后立即形成**被盖腹侧交叉**下降，终于脊髓灰质第Ⅴ～Ⅶ层。

动物的红核脊髓束很发达，猫、猴红核的大、中、小型细胞都发轴突组成此束。人类红核主要由小细胞构成，大细胞较少，有人认为只有红核大细胞才能发出这么长的纤维，而人红核只有少量大细胞，故红核脊髓束已远不如动物那么发达。临床观察也认为此束已退化，并被红核网状脊髓束所代替，即由红核的小细胞发出纤维到脑干网状结构，由此再发纤维下行到脊髓，如 Papez 和 Stotler 就认为红核的传出纤维是终止在发出网状脊髓束的脑干网状结构内。另有人认为红核小细胞同样可发出红核脊髓束纤维，甚至下降到脊髓骶段。

刺激猫的红核可引起对侧前肢或后肢屈曲，可见红核脊髓束的主要作用是与调节屈肌的张力和易化屈肌的运动有关。由于其纤维不直接终于前角细胞，故可能是通过中间神经元易化支配屈肌的 α 运动神经元，也可能是先作用于 γ 运动神经元，再间接影响 α 运动神经元。

3. 网状脊髓束　可分为**网状脊髓内侧束**和**网状脊髓外侧束**。

（1）**网状脊髓内侧束**（medial reticulospinal tract）　又称脑桥网状脊髓束，主要起自脑桥网状结构的核，散在走于脊髓前索的内侧部，主要终于同侧脊髓灰质第Ⅶ～Ⅷ层，少数纤维经白质前连合交叉至对侧第Ⅶ～Ⅷ层，通过这两层内的中间神经元兴奋 α 和 γ 运动神经元。

（2）**网状脊髓外侧束**（lateral reticulospinal tract）　又称延髓网状脊髓束，起自延髓网状结构的大细胞（巨细胞网状核），也起自一些小细胞，所以此束中有粗、细不同的纤维，大部分纤维交叉，只有少量纤维不交叉，走在脊髓侧束深部，终于第Ⅶ层，经中继后再终于 α 和 γ 运动神经元，一般认为由此束传递的冲动对 α 和 γ 运动神经元有抑制作用。

脑干中缝核发出的一些下行纤维，走在侧索内，主要投射于Ⅱ～Ⅴ层和两侧的中间外侧

核,对传入的伤害性刺激起抑制作用,也能调控内脏的反射活动。

4. 顶盖脊髓束(tectospinal tract) 主要起自中脑上丘的深层细胞,由于中脑上、下丘合称顶盖,故自此发出下降到脊髓的纤维束称为顶盖脊髓束。纤维束发出后即绕中脑中央灰质走向腹侧,在内侧纵束前方形成**被盖背侧交叉**,在脑干内,一直下降于内侧纵束前方,至脊髓沿前索前内侧部,靠近前正中裂,大部分纤维终止于上部4个颈节,只有少量纤维终于下部颈节,分布于灰质第Ⅵ~Ⅷ层,神经冲动通过这些层内的中间神经元传递给前角运动神经元,使头颈转向对侧以完成对视觉、听觉的反射活动。

5. 前庭脊髓束(vestibulospinal tract) 起自脑干前庭外侧核,沿同侧下降,进入脊髓前索,一直下行到腰骶髓。前庭脊髓束的大部分纤维终止于颈髓和腰骶髓,只有少量纤维终于胸髓。

前庭脊髓束的纤维,终于第Ⅶ、Ⅷ层,经过中间神经元中继后,再与 α、γ 运动神经元形成轴体型或轴树型突触,后者更为多见。此束能把前庭和小脑的冲动传至脊髓前角,以调节躯干和四肢肌肉的张力,维持体位和平衡,虽然对屈、伸肌的张力均有增强作用,但对伸肌张力的作用更显著。因此,当脊髓横断性病变时,如皮质脊髓束和前庭脊髓束同时受损,可表现出屈曲型截瘫,如只损伤皮质脊髓束,而前庭脊髓束功能完整,则可出现伸展型截瘫。前庭脊髓束和网状脊髓束都与肌张力的调节和去大脑僵直的形成有关。

6. 内侧纵束(medial longitudinal tract) 位于前索、前正中裂底的两侧,皮质脊髓前束的背侧。此束起源复杂,有些纤维起自中脑 Cajal 间位核、后连合核和 Darkschewitsch 核及网状结构,大部分纤维来自前庭神经核。内侧纵束的纤维主要来自同侧,也有来自对侧,在前索中下行,在脊髓颈段为明显的一束,终于灰质第Ⅶ~Ⅷ层,经中继后再到达前角运动神经元。此束的作用主要是把眼球的运动和头颈部的运动协调起来。

7. 橄榄脊髓束(olivospinal tract) 由一些细纤维组成,自下橄榄核起始,出橄榄门后越过中线至对侧下行于颈髓侧索前份内,位于脊髓表面。此束纤维与脊髓橄榄束纤维混杂,其轴突终于颈髓前角。在作用上可能是传递苍白球、红核等的冲动到脊髓前角运动神经元,参与颈肌的反射活动。

8. 内脏运动传导束 可能散在网状脊髓束中下降,与呼吸、呕吐有关的孤束脊髓束也行于网状脊髓内侧束中。

下丘脑室旁核、外侧区的背侧份和乳头体背侧的下丘脑后部均有纤维直接投射到脊髓,它们主要是不交叉的纤维,走在脊髓侧索内,终于中间外侧核。这些纤维可能弥散在网状脊髓束、皮质脊髓侧束或固有束中。脑干网状结构中一些内脏活动中枢也有纤维到达脊髓,它们走在网状脊髓束中或紧靠侧固有束。猫和猴的瞳孔扩大纤维位于齿状韧带附着处与前根起始之间的侧索部分。

(三) 固有束

固有束(fasciculi proprii)是一层紧贴灰质的上行和下行短纤维所组成,这些纤维主要由后角的中间神经元或散在的束细胞轴突形成,它们沿着灰质周围升、降一段距离后,又返回脊髓灰质内。在白质3个索内,分别形成**前固有束**、**外侧固有束**和**后固有束**。它们都具有联系不同脊髓节段的功能,媒介节内反射或节间反射。

上述各纤维束在正常的脊髓横断面上或用 Weigert 染色切片是不易分清的,只有在病理标本上或用特殊方法破坏某一个神经束后,才能分辨。新生儿由于运动功能不发达,皮质脊髓前、侧束内的髓鞘未生长好,因而能在 Weigert 切片上发现这两束呈淡红色,而邻近已长好髓鞘的纤维束则呈蓝色。另外,各纤维束往往都相互混杂,很难划出一个精确的边界,图 5 - 17 所表示的各束也只是一个模式图,有些纤维束的位置至今尚有争论,有待进一步研究。

第三节　脊髓的功能和损伤后临床表现

一、脊髓的功能

脊髓的功能主要表现为传导功能和反射功能两方面。

(一) 传导功能

脊髓白质的传导束就是完成这种功能的重要结构。除头面部以外,全身的深部、浅部感觉以及大部分内脏感觉,都通过脊髓传导到脑。反之,脑对躯体和四肢的骨骼肌运动以及部分内脏的管理也要通过脊髓才能完成。

(二) 反射功能

是指脊髓固有的反射,其反射弧并不经过脑。完成反射的结构为脊髓的固有装置,即脊髓灰质、固有束和前、后根。随着脑的发展,脊髓固有装置在功能上处于从属地位,所以在正常情况下,脊髓的反射活动总是在脑的控制下进行的。

最简单的脊髓反射弧只包括一个传入神经元和一个传出神经元,组成**单突触反射**,一般只局限于一个或相邻一个脊髓节内称为**节内反射**。多数反射弧是由两个以上神经元组成的**多突触反射**,即在传入神经元和传出神经元之间还有中间神经元,其轴突在固有束内上行或下行数个脊髓节,才终于前角运动神经元,此种反射称为**节间反射**。中间神经元的作用较重要,它的轴突可止于同侧本节段或上、下节段运动神经元以完成同侧反射,也可止于对侧运动神经元,建立交叉反射。

脊髓反射可概括为躯体反射和内脏反射两类。

1. 躯体反射　主要是指一些骨骼肌的反射活动,如牵张反射、屈肌反射、浅反射等。

(1) **牵张反射**　当骨骼肌被拉长时,肌内的感受器(肌梭、Golgi 腱器)受到刺激,产生神经冲动,通过脊髓,反射性地引起被牵拉的肌肉收缩。这种反射就叫牵张反射,它是最常见的一种骨骼肌反射,包括肌张力和深反射两类。

肌张力为牵张反射的一种,"肌张力"实为肌张力反射的简称,它是姿势反射的基础,对维持身体的姿势十分重要。人体在安静状态时,骨骼肌仍不完全松弛,始终有部分肌纤维轮流收缩,使肌肉经常保持一定的紧张度。正是由于竖脊肌(骶棘肌)、项肌以及下肢伸直髋、膝关节肌肉张力增强,才能抬头、挺胸、伸腰、直腿而保持直立姿势。身体各部肌肉的肌张力可以随着人体的不同姿势有所不同而互相配合,当某部分骨骼肌的肌张力发生变化时,姿势也将随着改变。

临床上经常检查的反射,有些属于牵张反射,例如膝反射、跟腱反射、肱二头肌反射等,当扣诊锤急促敲击肌腱时,就能引起被牵拉肌肉的收缩,这种腱反射又称深反射。膝反射等为单突触反射,即感觉神经元与运动神经元直接发生突触,两者之间无中间神经元。敲击髌韧带时,股四头肌内的肌梭受到刺激,冲动由股神经内的感觉纤维直接传给脊髓前角运动神经元,后者发出的轴突仍经股神经到达股四头肌,引起肌肉收缩而伸直小腿(图 5 - 20)。

腱器位于肌腱近肌腹处,在肌主动收缩或被动牵拉时都可兴奋,发出信号。

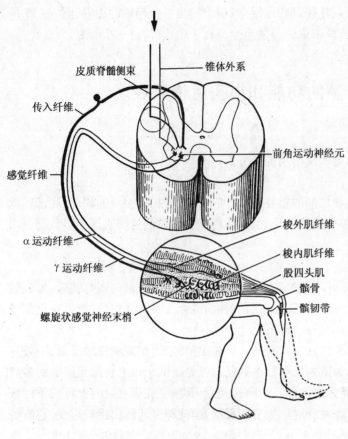

图 5 - 20 牵张反射弧

脊髓虽然是牵张反射的一个中枢，但却经常受高位脑中枢的影响，即前角运动神经元受到锥体外系下传冲动的影响，牵张反射可以被通过侧索的网状脊髓外侧束的冲动所抑制，这种抑制性冲动可能起源于大脑皮质、基底神经核、小脑前叶，冲动会聚于延髓上份的网状结构内，再由此发出网状脊髓外侧束下传。牵张反射也可被锥体束、前庭脊髓束和网状脊髓内侧束等传递的冲动所易化或增强。在正常情况下，这些易化性和抑制性的影响，有着某种平衡，以维持正常的肌张力。某些疾病可使抑制通路中断，产生深反射亢进和肌张力增高。如果腱反射高度亢进，则可出现阵挛，阵挛为急促地牵拉某一肌肉后，引起这一肌肉连续的节律性收缩，即产生一连串的腱反射。最常见的阵挛为膝阵挛和踝阵挛。在另一些疾病中，易化通路受损或与抑制性通路一起受损则导致深反射和肌张力减退。

当脊髓牵张反射弧因病变而中断时，如后根病变，或前角病变，也能看到深反射消失和肌张力低下，临床上称作弛缓状态。常用的脊髓深反射见表 5 - 5。

表 5 - 5 常用的脊髓深反射

反射名称	刺激部位	传入传出神经	中枢节段	效应器	反应表现
肱二头肌反射	肱二头肌腱	肌皮神经	$C_{5\sim6}$	肱二头肌	屈肘
肱三头肌反射	肱三头肌腱	桡神经	$C_{6\sim8}$	肱三头肌	伸肘
腹壁深反射	腹直肌	第 7～12 胸神经	$T_{7\sim12}$	腹直肌	腹壁收缩
膝反射	膑韧带	股神经	$L_{2\sim4}$	股四头肌	伸膝
跟腱反射	跟腱	胫神经	$S_{1\sim2}$	小腿三头肌	足跖屈

由于牵张反射弧的结构比较简单，反应的肌肉也只限于直接被牵拉的肌肉，所以临床上常利用深反射作为神经系统疾病定位诊断的依据之一，如检查时发现膝反射消失则病变可能在脊髓第 2～4 腰节，若膝反射亢进，病变的最低节段应位于第 2～4 腰节以上。

(2) 浅反射 通常指脊髓皮肤反射，即刺激皮肤一定的区域，能使相应的肌肉发生反射性收缩。临床上较为常用的浅反射有以下几种：

关于浅反射，一般认为涉及长、短两个反射弧，短反射弧见表 5 - 6，而长反射弧有两种说法：一种说法是冲动经脊髓丘脑束上传至丘脑，由丘脑投射到大脑皮质，再由皮质脊髓束下达脊髓前角；另一种说法是由脊髓皮质束上传(混杂在皮质脊髓束中)。这两种说法的共同处是当上运动神经元受损时，由于反射弧中断，浅反射就会减弱或消失。但一些生理学者认为浅反射在中枢停留时间很短，为 3.5 ~ 5.4 ms，似乎不存在传入大脑皮质的路，至于锥体受损后，浅反射减弱或消失，很可能是脊髓中枢兴奋性下降的缘故。

表 5 - 6　常用的脊髓浅反射

反射名称	刺激部位	传入、传出神经	中枢节段	效应器	反应表现
上腹壁反射	腹上部皮肤	第 7、8 肋间神经	$T_{7 \sim 8}$	腹　肌	腹壁上部收缩
中腹壁反射	腹中部皮肤	第 9、10 肋间神经	$T_{9 \sim 10}$	腹　肌	腹壁中部收缩
下腹壁反射	腹下部皮肤	第 11 肋间和肋下神经	$T_{11 \sim 12}$	腹　肌	腹壁下部收缩
提睾反射	大腿内上部皮肤	生殖股神经	$L_{1 \sim 2}$	睾提肌	睾丸上提
跖反射	足底外侧缘皮肤	胫神经	$S_{1 \sim 2}$	趾屈肌	足趾和踝关节跖屈
肛门反射	肛门周围皮肤或指插入肛管内	阴部神经	$S_{4 \sim 5}$	肛门外括约肌	肛门紧缩

(3) **病理反射**　为正常时所没有的反射，它是一种原始的屈肌反射，平时被大脑皮质及其下行传导束所抑制，当上行运动神经元受损时，下运动神经元脱离了高级中枢的影响，原先受到抑制的这种反射被释放。临床上常检查的病理跖反射(Babinski 征)就是属于这种反射。

Babinski 征是皮质脊髓束受损的确诊证据之一。当在足底外侧缘自后向前划过时，即可出现蹈趾背伸，其余四趾跖屈并呈扇形展开。但 2 岁以下的婴儿，由于皮质脊髓束尚未发育好，可以出现这种反射。又如人在深睡、全身麻醉、深度昏迷时，皮质脊髓束的功能暂时深度抑制，也能见到这种反射。

2. 内脏反射　主要是指一些躯体的内脏反射、内脏的内脏反射和内脏的躯体反射。如立毛反射、膀胱排尿反射、直肠排便反射等。

(1) **立毛反射**　为躯体内脏反射，当皮肤受寒冷刺激后，冲动经相应脊神经、脊神经节及后根入脊髓灰质，经中间神经元中继后，止于同侧脊髓侧角神经元，其轴突称节前纤维经前根入脊神经，再经白交通支入交感干，在交感神经节内换元，其轴突称节后纤维经灰交通支入脊神经，随脊神经而分布于立毛肌。

由于一个交感神经的节前纤维可与不同的交感神经节的许多节后神经元形成突触，因此在正常时局部的刺激可引起同侧广泛的立毛反应。如有脊髓横断性损害时，刺激病灶以下区域的皮肤时，立毛反射向上只到达病损节段以下区域，由此可以确定病灶的下界；而刺激病灶以上区域的皮肤时，所产生的立毛反射向下只伸延到病损节段以上的区域，因此也可明确病灶的上界；在病损节段内，立毛反射消失。

(2) **膀胱排尿反射**　膀胱内尿液达到一定程度时引起尿意，可产生排尿反射。

膀胱为一储尿的肌性器官，构成膀胱壁的平滑肌称为逼尿肌；在膀胱与尿道连接处，有平滑肌构成的膀胱括约肌(又称尿道内括约肌);在尿道穿过尿生殖膈处,有横纹肌构成的尿道膜部括约肌,此肌受阴部神经支配。膀胱逼尿肌和膀胱括约肌受交感和副交感神经双重支配。副交感神经兴奋时,可使膀胱逼尿肌收缩、膀胱内括约肌松弛,因而促成排尿。交感神经兴奋时,则作用相反,抑制尿的排放。

膀胱的排尿功能为一复杂的反射活动。膀胱逼尿肌具有一定的伸缩性,故膀胱内压在一定范围内保持不变,但当尿量增加到 $300 \sim 400$ ml 时,膀胱内压已升高到足以刺激膀胱壁内的牵张感受器,冲动沿着盆内脏神经中的感觉纤维传入脊髓 $S_{2 \sim 4}$ 节中的副交感排尿中枢,使其发放冲动,经盆内脏神经中的节前纤维到达膀胱壁内神经节,换元后由节后纤维把兴奋传给逼尿肌和膀胱括约肌,使逼尿肌收缩,括约肌放松。同时,脊髓 $T_{11} \sim L_2$ 节中的交感排尿中枢和 $S_{2 \sim 4}$ 节中前角支配尿道膜部括约肌的运动神经元都受到抑制,因而尿道膜部括约肌也松弛,尿液就排出体外。但脊髓的排尿中枢是受大脑皮质控制的,即来自膀胱的膨胀感觉进入脊髓后还借后索上传到大脑皮质的最高排尿中枢产生尿意。在通常情况下,大脑皮质对脊髓低级排尿中枢主要起抑制作用,所以当膀胱内压升高已引起尿意时,但如果客观情况不允许,大脑皮质可继续抑制脊髓排尿中枢,使逼尿肌松弛、括约肌紧缩。若情况允许,则大脑皮质可兴奋脊髓排尿中枢,就能排尿。所以,尽管排尿是个反射活动,但却经常受到大脑皮质的控制,成为随意的活动。而婴儿由于大脑皮质尚未发育完善,对低级的脊髓排尿中枢抑制能力较弱,有尿时,就会反射性地不自主地排尿。截瘫病人,由于排尿中枢和支配尿道膜部括约肌的骶部前角运动神经元失去了大脑皮质的控制,所以尿液蓄积到一定程度,就会反射性地排尿,而当骶髓受伤时,排尿中枢被破坏,机体就失去排尿能力,发生神经性尿潴留。

(3) **直肠排便反射** 直肠壁的肌层为平滑肌,环形的平滑肌层在肛门处增厚,形成肛门内括约肌,在此肌的周围还有横纹肌构成的肛门外括约肌。直肠平滑肌和肛门内括约肌受到内脏神经中的副交感纤维支配,也接受腰髓发出经腹下丛和盆丛的交感纤维支配。肛门外括约肌由阴部神经支配。

排便动作是个反射动作,平时粪便储存在乙状结肠内,当结肠作集团运动时,粪便被推入直肠,直肠壁内的感受器受到粪便的刺激,冲动经盆内脏神经和腹下丛传入脊髓腰骶段内的初级排便中枢,同时也向上传到大脑的高级排便中枢,引起便意,如果环境不允许排便,则由腹下丛和阴部神经发出冲动,使直肠肌层松弛,肛门内、外括约肌收缩。若环境允许排便,这时通过盆内脏神经传出冲动,使降结肠、乙状结肠、直肠收缩和肛门内括约肌舒张,由于阴部神经受到抑制,肛门外括约肌开放。与此同时,还可通过支配腹肌和膈肌的神经使腹肌和膈肌也发生收缩,增加腹内压,粪便即被排出。排便动作时大脑皮质影响是明显的,意识可以促进或抑制排便,但不及抑制排尿有力。

神经性直肠功能障碍基本上与膀胱相似,可出现粪便潴留和粪便失禁。当骶髓以上病变时,来自直肠的感觉不能上传至大脑皮质而无便意。由于肛门外括约肌麻痹,常出现大便失禁,如脊髓圆锥受损,破坏了初级排便中枢,排便反射消失,造成粪便潴留。

二、脊髓以下损伤的表现及其解剖基础

(一) 脊髓急性横断和脊髓休克

脊髓突然被横断并与高级中枢失去联系后,不仅使受损平面以下的感觉丧失和运动障碍,而且还失去了躯体反射和内脏反射,进入无反应状态,称之为脊髓休克。主要表现为:在横断面以下的肌张力低下,甚至消失,外周血管扩张、血压下降,发汗反射消失,尿便潴留,也无病理反射。以后,各种反射可逐渐恢复,休克期的长短,依各种动物的进化程度而异,即决定于进化过

程中脊髓功能对大脑的依赖关系，如蛙在离断脊髓后数分钟内反射就恢复，狗需几天，猴子需几周，人的神经系统比较高级复杂，因而休克期的时间较长，常需数周到数月不等。反射恢复的顺序，首先是一些比较原始、比较简单的反射先恢复，如屈肌反射、腱反射等，然后才是比较复杂的反射的恢复，所以病理反射的出现比膝反射早。以后，血压也逐渐上升到一定水平，可具有排粪和排尿反射，即内脏反射能部分地恢复。

脊髓休克产生的原因，可能是脊髓低级中枢突然失去了来自脑的高级中枢的易化作用。因为在正常时，高级中枢对脊髓低级中枢有抑制和易化两方面的作用，当脊髓与脑的联系突然中断时，脊髓失去了大脑皮质、脑干网状结构和前庭神经核等对脊髓的易化作用，即在正常情况下，这些高级中枢不断发放低频冲动到脊髓，使之经常保持在一种阈值下兴奋状态（易化作用）。脊髓突然失去了这种易化作用后，就暂时处于兴奋极为低下的状态，即出现脊髓休克。

过了一段时期后，脊髓本身原有的反射功能才逐渐恢复。但由于传导束纤维很难再生，脊髓不仅失去了脑的易化作用，也失去了脑的抑制作用，因而恢复后的深反射和肌张力等比正常时高，但离断水平以下的感觉和运动不能恢复。

（二）脊髓半切综合征（Brown-Sequard 综合征）

脊髓可因外伤和侧方的肿瘤压迫导致一侧结构发生横断性破坏。由于一侧皮质脊髓束受损，损伤平面以下出现上运动神经元综合征（图 5 – 21）。

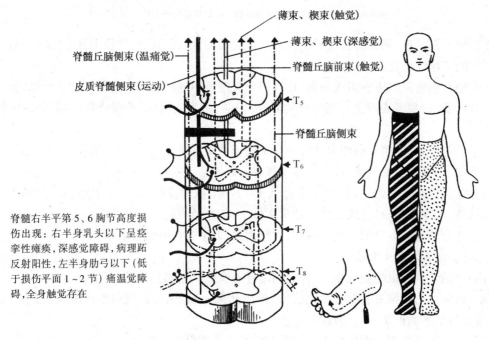

脊髓右半平第 5、6 胸节高度损伤出现：右半身乳头以下呈痉挛性瘫痪，深感觉障碍，病理跖反射阳性，左半身肋弓以下（低于损伤平面 1～2 节）痛温觉障碍，全身触觉存在

图 5 – 21　脊髓半横断示意图

由于损伤了后索和脊髓小脑束，患者丧失了损伤侧的本体感觉和精细触觉，因而有明显的共济失调。

由于一侧的脊髓丘脑束受损，结果使受损平面 1～2 个节段以下的对侧身体痛、温度觉丧失，而粗浅触觉可基本正常。

由于受破坏节段的前、后角受损，因而同侧相应节段出现下运动神经元综合征和一切感觉消失。在病变早期相邻节段可有刺激症状(疼痛或感觉过敏和肌束性震颤)。

(三) 白质前连合病变综合征

在白质前连合内,有许多纤维经此交叉,其中包括脊髓丘脑前束和侧束的交叉纤维,因而白质前连合病变时,可损伤上述两束(图 5 – 22)。

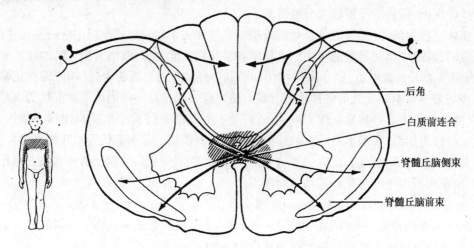

图 5 – 22 脊髓白质前连合损伤示意图

(旁边人体内斜线区域表示痛温觉消失和触觉迟钝的部位)

由于脊髓丘脑前束、侧束是在白质前连合逐节交叉的,因而节段性白质前连合的病变只出现两侧肢体的节段性感觉障碍。

由于脊髓丘脑前束只传递粗浅触觉,且有部分纤维是不经白质前连合的不交叉纤维,所以白质前连合病变时,患者表现为分离性感觉障碍,即痛、温度觉消失,而粗触觉影响不大,本体感觉正常。

在白质前连合处,脊髓丘脑侧束的纤维交叉位于前束纤维交叉的后方,故中央管周围的早期小病灶可先出现痛、温度觉障碍,然后才出现触觉迟钝。

因为脊髓后角所接受的痛、温度觉来自低 1 ~ 2 个节段的皮肤,所以白质前连合的病变所造成的皮肤痛、温度觉的缺失,往往比病灶平面低 1 ~ 2 个节段。

白质前连合的病变多见于脊髓空洞症、脊髓出血和髓内肿瘤等疾病。

(四) 脊髓丘脑侧束病变综合征

单纯的脊髓丘脑侧束病变很少见,往往同时伴有脊髓其他结构的病变。

脊髓丘脑侧束的纤维主要起自对侧后角,所以此束一侧受损,出现对侧身体痛、温度觉的消失,并且比病灶平面低 1 ~ 2 个节段。

由于病变局限于侧索,而传导本体感觉与精细触觉的纤维在后索,故出现分离性感觉障碍,即痛、温度觉消失,而本体感觉与精细触觉存在。

脊髓丘脑侧束中含有少量不交叉纤维,所以一侧脊髓丘脑侧束受损时出现对侧身体痛、温度觉缺失的时间是有限的,经过一段时间后,痛、温度觉可有不同程度的恢复,很可能就是这些不交叉的纤维起的代偿作用。

行于脊髓丘脑侧束中的内脏感觉纤维,来自两侧后角,所以一侧脊髓丘脑侧束受损时,内脏感觉冲动可以继续在对侧上升。

由于脊髓丘脑侧束的纤维是定位安排的，当脊髓内肿瘤压迫时，早期受影响的是内侧部（上半身）纤维，晚期才波及外侧部（下半身）纤维，所以痛、温度觉缺失平面是由上向下发展的。若为一侧髓外肿瘤压迫，则情况相反，痛、温度觉缺失平面是由下向上进展的。

当脊髓后方有脊髓肿瘤压迫时，由于脊髓两侧有齿状韧带牵拉，齿状韧带在脊髓的附着处正好在脊髓丘脑侧束的后方，所以两侧脊髓丘脑侧束都受到由浅入深的压迫，两侧痛、温度觉缺失的平面可随着压迫的增大，逐步由下向上进展。

（五）后索病变综合征

脊髓梅毒最常见的损害是后索，临床上称为脊髓痨。由于薄束和楔束传导意识性本体感觉和精细触觉，故当后索受损时，上述感觉消失，患者闭眼后不能确定肢体各关节的位置和运动方向，也不能随意纠正肢体运动时的误差。同时由于中断了牵张反射弧，深反射和肌张力都减退。患者的感觉性共济失调是明显的，在白天他可借助视觉来纠正运动误差，但在黑暗中，站立时身体摇晃，行走时步态蹒跚，随意运动十分笨拙和不准确。

因为病变常累及后根，所以直肠和膀胱的感觉纤维也被中断，排尿和排便的反射消失，患者出现充溢性尿失禁以及粪便潴留和大便失禁。

（六）脊髓灰质炎（或称小儿麻痹症）

病变部位主要在脊髓前角。根据脊髓的受累节段，患者通常有若干肌群麻痹，由于反射弧中断，肌张力低下。肌纤维失去神经支配后，因为新陈代谢发生障碍而萎缩，一般发生在病变后2周。上述症状可总称为下运动神经元综合征。

（钱佩德）

参 考 文 献

〔1〕 Cameron WD, Averill DB, Berger AJ. Morphology of cat phrenic motoneurons as revealed by intracellular injection of horseradish peroxidase. J Comp Neurol,1983,219:70

〔2〕 Fyffe REW. Evidence for separate morphological classes of Renshaw cells in the cat's spinal cord. Brain Res, 1990, 536:301

〔3〕 Fyffe REW. Glycine-like immunoreactivity in synaptic boutons of identified inhibitory interneurons in the mammalian spinal cord. Brain Res,1991,547:175

〔4〕 Hunt SP. Cytochemistry of the spinal cord. In Emson PC, ed. Chemical neuroanatomy. New York: Ravon Press,1983, 53~84

〔5〕 Kumazawa T, et al. Ascending projections from marginal zone (lamina I neurons) of spinal cord horn. J comp Neurol,1975,162:1

〔6〕 Parent A. Carpenter's human neuroanatomy. 9 th ed. Baltimore:Williams & Wilkins,1996

〔7〕 Rexed B. The cytoarchitectonic organization of the spinal cord in the cat. J Comp Neurol,1952, 96:415

〔8〕 Rexed B. A cytoarchitectonic atlas of the spinal cord in the cat. J Comp Neurol, 1954,100:297

〔9〕 Shriver JE, Stein BM, Carpenter MB. Central projections of spinal dorsal roots in the monkey. I. Cervical and upper thoracic dorsal roots. Am J Anat,1968,123:27

〔10〕 Truex RC, Taylor M. Gray matter lamination of the human spinal cord. Anat Rec,1968, 160:502

〔11〕 Wall PD. The gate control theory of pain mechanisms. Brain, 1976,101:1

〔12〕 Williams PL. Gray's Anatomy. 38 th ed. Great Britain : Churchill Livingstong, 1995

第六章 脑 干

脑干 (brain stem) 是脑的中轴部分，包括延髓 (medulla oblongata)、脑桥 (pons)、中脑 (midbrain) 和间脑 (diencephalon) 四部分。脑干背侧与小脑相连，它的上方被大脑两半球所覆盖。凡是上、下行的传导束都要通过脑干才能与脊髓、小脑和大脑半球相联系。由于头部感觉器官的分化和鳃弓的衍化，十二对脑神经除第一对外都与脑干相连，因而脑干内有与各对脑神经相连的脑神经核 (cranial nerve nuclei)，并随之而产生多途径联系的网状结构 (reticular formation)。由此，脑干不论外部形态与内部结构都远较脊髓复杂，但是从延髓到间脑也是逐步改变的。间脑结构复杂另立章节叙述。

第一节　脑干的外形

一、延髓的外形

延髓形如倒置的圆锥体，长约 3 cm，最宽处约 2 cm，腹侧面依附于颅后窝的斜坡下份。它上半膨大下半细小。下端平齐枕骨大孔，以第一颈神经的最上根丝附着处与脊髓分界。上端腹侧面以横沟为界，背侧面以第四脑室髓纹 (striae medullares) 与脑桥分界 (图 6-1)。

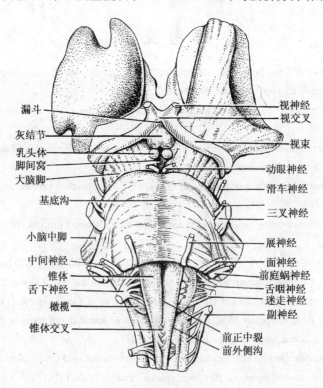

图 6-1　脑干腹面观

脊髓的沟裂都伸延至延髓表面。腹侧面的正中称前正中裂,它的两侧有一纵行隆起是为**锥体**(pyramid),锥体往下左、右交叉称**锥体交叉**(decussation of pyramid),锥体交叉将前正中裂的下端阻断。在锥体的外侧有一对卵圆形的隆凸名**橄榄**(olive)。橄榄与锥体之间隔有前外侧沟,**舌下神经根**(hypoglossal nerve N. Ⅻ)由此出脑。由于脊髓中央管向上延伸至延髓中部时向背侧开敞形成**第四脑室**(fourth ventricle),所以延髓可被分为**闭合部**(内含有中央管)与**开敞部**(相当于第四脑室下份)。后正中沟只到延髓中部,后中间沟与后外侧沟不到脑室下缘就斜向外侧而消失。在上述三沟间的**薄束**和**楔束**向上逐渐膨大,形成隆凸的**薄束结节**(gracile tubercle)和**楔束结节**(cuneate tubercle)。薄束结节和楔束结节在脑室下角逐渐撇向外侧,它们的上方有一束状隆起称为**小脑下脚**(inferior cerebellar peduncle)。小脑下脚越向上越斜向背外侧,隐于第四脑室底的外侧份,然后进入小脑(图6-2,4)。

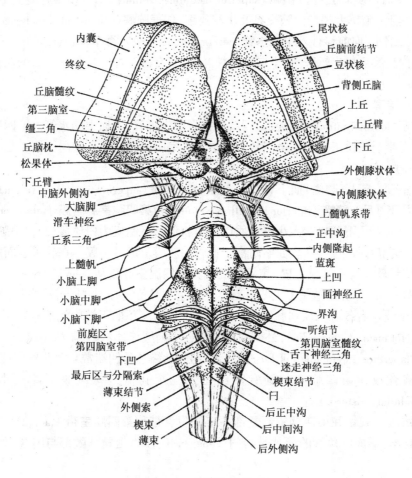

图6-2 脑干背面观

楔束结节的外侧有纵长的低嵴为**灰小结节** (tuberculum cinereum) 又称**三叉结节** (图6-4)。在橄榄的背侧与灰小结节及其上方的小脑下脚之间有自上而下依次排列的**舌咽神经**(glossopharyngeal nerve N. Ⅸ)、**迷走神经**(vagus nerve N. Ⅹ)和**副神经**(accessory nerve N. Ⅺ)的根丝出入延髓(图6-1)。上述三对神经根出入脑干处形成橄榄后沟。

二、脑桥的外形

脑桥形体较延髓更为膨大。腹侧面宽阔膨隆,长度为 2.5 cm,表面为横行大纤维束,弓形如桥横过中线。纤维束向两侧聚集形成**小脑中脚** (middle cerebellar peduncle) 走向背侧的小脑。在脑桥移行至小脑中脚处有**三叉神经**(trigeminal nerve N. V)根附着,三叉神经根包含上内侧较小的**运动根**(motor root)和下外侧较大的**感觉根**(sensory root)。在脑桥腹侧中线上有浅沟为容纳基底动脉的**基底沟**(basilar sulcus),脑桥腹侧面贴在颅后窝斜坡上份。腹侧下缘与延髓相交的横沟内自正中向外侧有**展神经** (abducens nerve N. VI)、**面神经** (facial nerve N. VII) 包括中间神经,以及**前庭蜗神经**(vestibulocochlear nerve N. VIII)出入。小脑中脚、延髓和小脑三者交界处称**脑桥小脑角**(cerebellopontine angle),面神经和前庭蜗神经位于角内(图 6-1)。

脑桥的背面组成第四脑室的上半。室底的外侧壁为**小脑上脚** (superior cerebellar peduncle),两脚间张有白质的**上(前)髓帆** (superior medullary velum),形成第四脑室上半的顶,小脑小舌紧贴于其上。脑桥上端与中脑交界处比较狭细,称**菱脑峡**(isthmus of rhombencephalon),此处第四脑室又缩小,向前移行入**中脑水管**(cerebral aqueduct)。**滑车神经**(trochlear nerve N. IV)根在上髓帆内交叉后再出帆壁。在十二对脑神经中,只有滑车神经是独一无二的从背侧出脑干的一对(图 6-2)。

三、第四脑室

第四脑室(fourth ventricle)为菱形空腔,下接脊髓中央管,上通中脑水管。第四脑室底呈菱形,由延髓上半与脑桥组成。在第四脑室底中份,室腔侧向拓展且伸向腹侧,是为**外侧隐窝** (lateral recess)。

第四脑室顶:自上(吻侧)而下(尾侧)是**上(前)髓帆** (superior medullary velum)、小脑白质的一部分,及**下(后)髓帆** (inferior medullary velum) 和**第四脑室脉络膜** (tela choroidea of the fourth ventricle)。上、下髓帆伸入小脑白质以锐角相遇。下髓帆为白质薄板,在小脑以下,室顶很薄,仅有一层室管膜上皮,其表面贴附富于血管的软膜形成脉络膜。在软膜表面的血管反复分支成丛,挟带软膜与室管膜上皮,突入室腔成为**第四脑室脉络丛** (choroid plexus of the fourth ventricle) (图 6-3)。脉络丛呈 U 形,沿菱形室顶左右对角线有一列横行脉络丛,自此列的中份,沿室顶中线左右各有一纵列脉络丛。室顶有三个孔:顶的下端中线上有**正中孔** (median aperture)或 (foramen of Magendie),外侧隐窝末端近小脑绒球处,邻近脑桥小脑角,左右各有**外侧孔**(lateral aperture)或 (foramen of Luschka),横列的脉络丛外侧端常自此孔冒出(图 6-4)。脉络丛分泌脑脊液,第四脑室的脑脊液经上述三个孔流入蛛网膜下隙的**小脑延髓池** (cerebellomedullary cistern)。

撕去脉络膜,残留在第四脑室延髓部的膜质附着带称**第四脑室带** (taenia),两边的带在脑室下角相会合形成三角形的薄片是为**闩** (obex),闩作为延髓开敞部与闭合部的界标 (图 6-2)。

第四脑室底:室底为菱形,又称**菱形窝** (rhomboid fossa)。菱形窝的上份以小脑上脚为界;下份的两侧边界是:小脑下脚、楔束结节和薄束结节;两侧角为外侧隐窝,此窝绕小脑下脚向腹侧。窝底铺衬一薄层灰质为室底灰质,它向下与脊髓中央管周围的中央灰质、向上与中脑水管周围的中央灰质连续。**髓纹** (striae medullares)自外侧角横行至中线,将第四脑室底分成上、下两半,上半是脑桥,下半是延髓开敞部。室底的中线上有一条纵行的**正中沟**(median sulcus),分室底为左右两半。每半又被**界沟** (sulcus limitans)分成两个区:内侧有**内侧隆起**(medial emi-

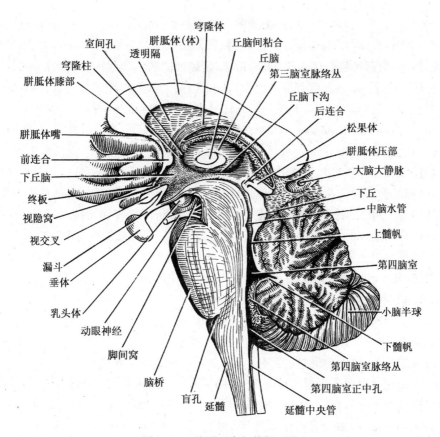

图6-3 脑干正中矢状切面观

室间孔
穹隆体
胼胝体(体)
透明隔
丘脑间粘合
丘脑
第三脑室脉络丛
穹隆柱
胼胝体膝部
胼胝体嘴
前连合
丘脑下沟
后连合
松果体
胼胝体压部
大脑大静脉
下丘脑
终板
视隐窝
视交叉
下丘
中脑水管
上髓帆
第四脑室
漏斗
垂体
乳头体
动眼神经
小脑半球
下髓帆
第四脑室脉络丛
脚间窝
脑桥
盲孔
延髓
第四脑室正中孔
延髓中央管

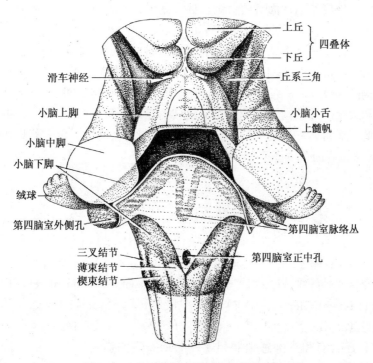

图6-4 脑干背侧示第四脑室脉络组织

上丘
下丘
四叠体
滑车神经
丘系三角
小脑上脚
小脑中脚
小脑小舌
上髓帆
小脑下脚
绒球
第四脑室外侧孔
第四脑室脉络丛
三叉结节
薄束结节
楔束结节
第四脑室正中孔

nence），外侧为**前庭区**（vestibular area）内隐**前庭神经核**（vestibular nuclei）。在前庭区的外侧角有一个隆起称**听结节**（acoustic tubercle），内含**蜗背侧核**（dorsal cochlear nucteus）。脑桥部的内侧隆起中段圆凸，是为**面神经丘**（facial colliculus）。延髓部的内侧隆起内，又有自中央管开口斜向上外至界沟的一个小沟，将此区划分成两个三角：内侧为**舌下神经三角**（hypoglossal triangle），内隐**舌下神经核**（nucleus of hypoglossal nerve）；外侧为**迷走神经三角**（vagal triangle），内隐**迷走神经背核**（dorsal nucleus of vagus nerve）。在迷走神经三角与菱形窝下外侧界之间，有一个小的舌状区，称**最后区**（area postrema），此区富含血管、神经胶质细胞和一些无极或单极神经元，一般认为它与孤束核和脊髓有联系。最后区是缺乏血脑屏障的室周器官之一，具有化学感受功能，对血液中催吐物质如阿扑吗啡和洋地黄糖苷，能触发呕吐反应，破坏此区后这种反应消失，并可改变尿中 Na^+/K^+ 的比例，使肾脏排钠保钾作用受到破坏。在迷走神经三角下缘室管膜增厚形成小嵴叫**分隔索**（funiculus separans），分隔迷走神经三角与最后区（图 6－2）。

界沟在菱形窝的上份与下份各有一个凹陷分别称为**上凹**（superior fovea）与**下凹**（inferior fovea）。下凹正当迷走神经三角的尖。自上凹向上趋向中脑水管部有一个青蓝色的窄区称**蓝斑**（locus coeruleus），其内含有带色素的细胞群。

菱形窝的下份向下尖削形如笔尖，故有**写翮**（calamus scriptorius）之称。

四、中脑的外形

中脑形体较小，是脑干中最短的部分，长约 2 cm。横越小脑幕切迹，它连接脑桥、小脑与间脑。在人脑的发育过程和进化的历程中，中脑保留简单的结构形式。腹侧面有**大脑脚**（cerebral peduncles），自脑桥上缘斜行向上，外形如两腿分立，上端被视束（optic tract）缠绕。两脚之间为**脚间窝**（interpeducular fossa），窝底有血管出入处称**后穿质**（posterior perforated substance）。在大脑脚的内侧面有内侧沟为**动眼神经**（oculomotor nerve N. Ⅲ）根丝出脑处（图 6－1）。在大脑脚外侧面上有外侧沟。外侧沟的背面有两对圆丘称**四叠体**（corpora quadrigemina），上一对叫**上丘**（superior colliculi），下一对叫**下丘**（inferior colliculi）。上丘较大，下丘虽较小但甚突出。自上丘和下丘各向外上方伸出一条束状隆起，分别叫**上丘臂**（brachium of superior colliculus）与**下丘臂**（brachium of inferior colliculus）。下丘臂连接下丘至**内侧膝状体**（medial geniculate body），上丘臂连接上丘与**外侧膝状体**（lateral geniculate body），内、外侧膝状体属间脑。位于下丘臂的下方、小脑上脚的外侧和大脑脚外侧沟背侧的三角形区域为**丘系三角**（triangle of lemniscus），因**外侧丘系**的纤维通过此区而得名。小脑上脚、上髓帆和丘系三角在发生上位于菱脑和中脑的交界处，称**菱脑峡**（isthmus of rombencephalon）（图 6－2）。

第二节　脑神经核在脑干内的安排

一、概况

一根脊神经含 4 种纤维成分：① 一般躯体运动（general somatic efferent, GSE）；② 一般内脏运动（general visceral efferent, GVE）；③ 一般躯体感觉（general somatic afferent, GSA）；④ 一般内脏感觉（general visceral afferent, GVA）。脑神经远较脊神经复杂，除包含脊神经的 4 种纤维成分外，还含有和头部感觉器相联系的特殊躯体感觉纤维（special somatic afferent, SSA）以及与鳃弓衍化物相联系的特殊内脏感觉纤维（special visceral afferent, SVA）和特殊内脏

运动纤维(special visceral efferent, SVE)共计7种纤维成分。与此相对应在脑干内也有7类脑神经核：① **一般躯体运动核**：发出纤维支配由肌节衍化而来的横纹肌；② **特殊内脏运动核**：发出纤维支配由鳃弓肌衍化而来的横纹肌；③ **一般内脏运动核**：发出纤维经节后神经元接替后，支配内脏平滑肌、心肌和腺体；④ **一般内脏感觉核**：接受来自内脏黏膜或血管壁等处的感觉纤维；⑤ **特殊内脏感觉核**：接受来自味觉感受器的纤维；⑥ **一般躯体感觉核**：接受来自头部皮肤和横纹肌的感觉纤维；⑦ **特殊躯体感觉核**：接受来自耳蜗的听觉器官和前庭的平衡器官的感觉纤维。运动核发出纤维，故称**起始核**；感觉核接受来自周围感觉神经节的中枢突的终止，故又称**终止核**。全部脑神经运动核的神经元都是胆碱能神经元。

脑神经的成分，各对并不一致，有的仅含上述一种纤维如滑车神经、展神经和舌下神经，只含一般躯体运动纤维。动眼神经除含一般躯体运动纤维外还含有一般内脏运动纤维，而前庭蜗神经只含特殊躯体感觉纤维。混合神经有三叉、面、舌咽和迷走神经，一般含感觉和运动两种或四种纤维，没有一对脑神经兼含上述七种纤维(图6-5)。

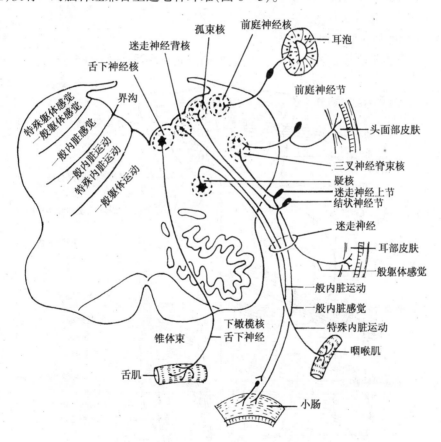

图6-5 延髓橄榄中部横切面示脑神经纤维成分和所联系的核柱

二、从发生上理解脑神经核的安排

脑神经虽然比较复杂，但其配布与脊髓灰质相比基本类似。一般躯体感觉核和一般内脏感觉核相当于灰质后角，来自神经管的翼板；一般躯体运动核相当于灰质前角；一般内脏运动核相当于灰质侧角，两者皆来自神经管的基板。不过脑干内的翼板还分化出特殊躯体感觉核与特殊内脏感觉核；脑干内的基板还分化出特殊内脏运动核。实际上特殊内脏感觉核没有另立一个核柱,而只是指一般内脏感觉核的头端接受味觉纤维的部分而言。因此脑神经有七种成分,而脑干内的脑神经核柱只有六个。从神经管的发生来看,既然各类脑神经感觉核来自翼板,各类脑神经运动核来自基板,则脑神经感觉核与运动核在脑干内的位置安排,亦应该如脊髓那样是背侧与腹侧的关系。但是在胚胎发生过程中,菱脑部分的翼板由于受位听器官发育的影响向两侧扩展,把顶板拉得很薄,形成上、下髓帆及第四脑室脉络组织,而底板则被两侧基板挤向正中形成**正中缝**(median raphe),在表面为**正中沟**。由此翼板与基板由背侧与腹侧的位置变为外侧与内侧的位置关系,两者以**界沟**(sulcus limitans)分隔。因此,在延髓开敞部,脑神经核的安排由正中向外侧均依次为:**一般躯体运动核、特殊内脏运动核、一般内脏运动核、一般内脏感觉核、一般躯体感觉核**,最外侧为**特殊躯体感觉核**,运动核与感觉核以**界沟**分界(图6-5)。

在发生早期,脑干内各种性质的脑神经核本为长条灰柱纵行排列称**功能柱**,以后长柱被纤维束分割,断裂成各个长度不等的脑神经核。至今不同脑神经根纤维可与同一个核柱联系,如疑核发出纤维依次参加第Ⅸ、第Ⅹ、第Ⅺ对脑神经;而孤束核则接受第Ⅶ、第Ⅸ、第Ⅹ对内脏感觉纤维的终止。

三、各个功能柱在脑干内的配布

脑干内六个功能柱并非居于同一平面,它们的配布有深浅之分(图6-6,7)。现分述如下:

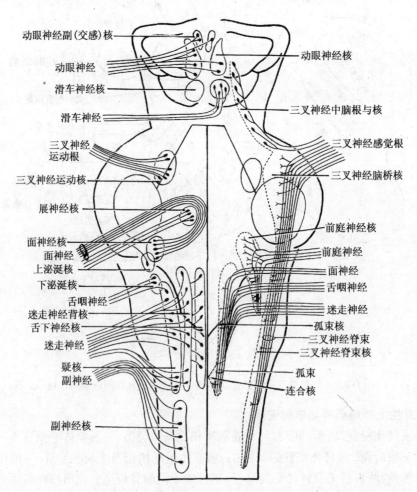

图6-6　脑神经根及其核在脑干背面的投影

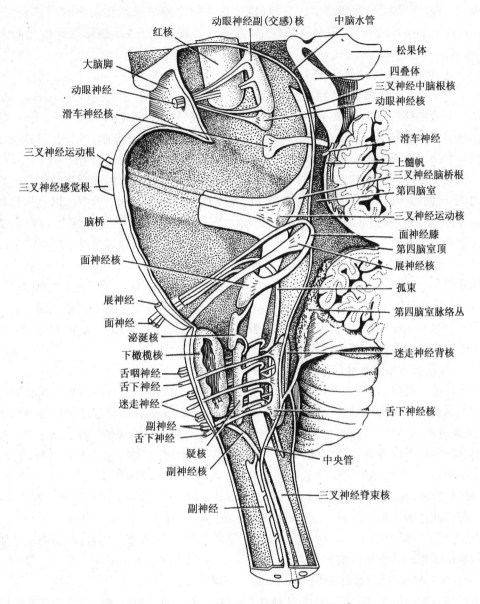

图 6-7　脑神经根及其核在脑干内的安排(正中矢状面观)

（一）一般躯体运动核柱(GSE)

位于正中沟的两侧，自上而下依次是：**动眼神经核**（oculomotor nuclei)、**滑车神经核**(trochlear nucleus)、**展神经核**(abducens nucleus)、**舌下神经核**(hypoglossal nucleus)。动眼神经核与滑车神经核分别位于中脑上丘和下丘阶段,展神经核相当于脑桥面神经丘深面,它们都发纤维支配眼肌。舌下神经核位于延髓舌下三角深面,支配舌肌。以上这些肌肉都是头部肌节的衍化物。

（二）特殊内脏运动核柱(SVE)

它们位置较深，在一般躯体运动核的腹外侧。**三叉神经运动核**(motor nucleus of trigeminal nerve)位于脑桥中部被盖内,发纤维支配由第一鳃弓肌衍化而来的咀嚼肌。**面神经核**(nucleus of facial nerve)在脑桥中下部被盖内,发纤维支配由第二鳃弓肌衍化而来的面部表情肌。**疑核**(nucleus ambiguus)位于延髓网状结构中,发纤维支配由第三、第四鳃弓肌衍化而来的咽喉肌。

(三) 一般内脏运动核柱(GVE)

自上而下依次是:**动眼神经副核**(Ediger-Westphal nucleus)、**上泌涎核**(superior salivatory nucleus)、**下泌涎核**(inferior salivatory nucleus)、**迷走神经背核**(dorsal nucleus of vagus)。动眼神经副(交感)核在中脑上丘阶段位于动眼神经核的背内侧,发纤维支配瞳孔括约肌和睫状肌。上泌涎核与下泌涎核细胞较小且弥散,居网状结构背外侧。以辣根过氧化物酶(HRP)逆行追踪,在猫已查明上泌涎核位于前庭内侧核的腹侧、三叉神经脊束核的内侧和面神经核背侧的网状结构内,标记的胞体属中、小型。上泌涎核发纤维支配泪腺、下颌下腺、舌下腺以及腭和鼻黏膜腺体的分泌;下泌涎核支配腮腺;迷走神经背核位于迷走神经三角内,发纤维支配颈、胸部和大部分腹腔脏器的平滑肌、心肌和腺体。它们发纤维到达所支配的器官都要经节后神经元接替。

(四) 一般内脏感觉核与特殊内脏感觉核柱

孤束核(nucleus of solitary tract, nucleus solitarius)为一纵长核柱,吻端起自脑桥中下部,向尾侧延伸至延髓闭合部上份。在延髓位于界沟的外侧,也在迷走神经背核的外侧。它接受Ⅶ、Ⅸ、Ⅹ对神经所分布区域的黏膜、血管壁的一般内脏感觉传入纤维。孤束核的头端接受Ⅶ、Ⅸ、Ⅹ对神经分布区的特殊内脏(味觉)传入纤维的终止。

(五) 一般躯体感觉核柱(GSA)

该核柱位置略深,包括**三叉神经脑桥核**(感觉主核)(pontine nucleus of trigeminal nerve)及其连续的纵长**三叉神经脊束核**(spinal nucleus of trigeminal nerve)。脑桥核位于脑桥中部被盖外侧份,三叉神经运动核的外侧。它接受头面部精细触觉与深感觉有关的纤维传入。三叉神经脊束核起自脑桥中下部纵贯延髓全长,下与脊髓颈段后角相续,它位于孤束核的腹外侧,接受头面部皮肤和口腔、鼻腔黏膜的痛温觉纤维的传入。另有一核起自脑桥核的上端延续到中脑,称**三叉神经中脑核**(mesencephalic nucleus of trigeminal nerve),它是一个狭长松散的细胞核柱,核柱的来源一向认为来自神经嵴,是三叉神经节内的细胞迁移至中枢内,此核柱接受牙齿、牙周组织、硬腭与下颌关节的压觉与运动觉,以及咀嚼肌的感觉。据专家认为舌肌、面部表情肌与眼外肌的本体感觉冲动也与中脑核有关。

(六) 特殊躯体感觉核柱(SSA)

包括**前庭核**(vestibular nuclei)与**耳蜗核**(cochlear nuclei)。前庭核位于第四脑室底界沟外侧的前庭区深面,它分**前庭内侧核**(medial vestibular nucleus)、**前庭外侧核**(lateral vestibular nucleus)、**前庭上核**(superior vestibular nucleus)与**前庭下核**(inferior vestibular nucleus)四个部分,接受前庭器官的感觉传入。**蜗神经核**亦分蜗背侧核(dorsal cochlear nucleus)、**蜗腹侧核**(ventral cochlear nucleus)。蜗背侧核位于听结节内,蜗腹侧核在背侧核的腹侧,在小脑下脚的腹外侧,接受听器的感觉传入。

在脑神经核的发育过程中,根据神经细胞趋向性(neurobiotaxis)的原则,神经细胞向刺激的方向移动,并向最有力量的刺激搬家,但是为了照顾其他刺激,尚有个函数存在。由此,六个功能柱的安排深浅不一,如特殊内脏运动核——面神经核与疑核等,要趋奔一般躯体感觉核——三叉神经脊束核,故上述两个核柱位置很靠近,且深陷于被盖部。而一般内脏运动核——迷走神经背核与一般内脏感觉核——孤束核较靠近,位置较浅表。

第三节　延髓的内部结构

从形态结构上延髓可分上、下两部。下部为**闭合部**,结构上与脊髓有相似之处,它保留了中央管,是脊髓至延髓的过渡阶段;上部由于中央管开敞成为第四脑室,称为**开敞部**,其结构安排与脊髓不同。

从脊髓向上,延髓除含有自脊髓上升与下降至脊髓的纤维束外,形态结构上的变化归纳起来有以下几个方面:① 锥体交叉(decussation of pyramids)的出现;② 薄束核(nucleus gracilis)、楔束核(nucleus cuneatus)与内侧丘系交叉(decussation of medial lemniscus)的出现;③ 下橄榄核群(inferior olivary complex)的出现与小脑下脚(inferior cerebellar peduncle)的形成;④ 中央管后移开敞形成第四脑室;⑤ 第Ⅸ—Ⅻ对脑神经根及其核的出现与安排;⑥ 网状结构的发展。

一、锥体交叉

自大脑皮质发出的**皮质脊髓束**(corticospinal tract)与**皮质核束**(corticbulbar tract)至延髓聚集在前正中裂的两旁,形成**锥体束**(pyramid tract)。但在延髓闭合部的锥体束内仅含皮质脊髓束,因此**锥体交叉**又称皮质脊髓束交叉。在延髓下端进入脊髓的锥体束,其内侧3/4的纤维,成束的、更迭的从中央管腹侧跨过中线,向背外侧走行,经前角基部,将"H"形灰质冲断,纤维进入对侧侧索,折而下行于脊髓侧索内,成为**皮质脊髓侧束**。锥体束的外侧1/4纤维,沿前正中裂直入同侧脊髓前索,成为**皮质脊髓前束**。锥体交叉的型式、范围、交叉束的大小,可因人而异。此外,有少数不交叉的锥体束纤维,走向背外侧,取浅表前外侧位进入脊髓,称**前外侧锥体束**(Barne 束),此为始终不交叉的锥体纤维,主要控制躯干肌。在锥体交叉部,控制上肢肌肉活动的纤维先交叉。因此,病变在锥体交叉部,可发生四肢瘫痪。若病变范围局限于一侧,则有可能损伤已经交叉的控制上肢肌肉活动的纤维和未经交叉的控制下肢肌肉活动的纤维,而引起交叉性上下肢瘫痪的症状。

由于锥体交叉的垄断性,把脊髓前索内的内侧纵束、顶盖脊髓束、前庭脊髓束推向腹外侧。原脊髓的背外侧束现为三叉神经感觉根的下降支续接,故名三叉神经脊束。白质其他各束的安排与脊髓同。

脊髓"H"形灰质被锥体交叉分割,使前角与其余的灰质隔断,前角内有副神经核和第一颈神经的运动核。后角胶状质至此扩大成三叉神经脊束核。前角与三叉神经脊束核间已失去明显的轮廓,此处为延髓网状结构的起端。后索中相继出现薄束核与楔束核,它们仍与中央灰质相连,若切片位置偏低,中央管呈前后纵位(图6-8)。

副神经脊髓根横越侧索出脑,此为脊髓根的最上份。

二、薄束核、楔束核与内侧丘系交叉

在延髓下段后索的薄束与楔束内,相继出现薄束核与楔束核。薄束核先出现;在锥体交叉的平面已能见到棒状的灰质自中央灰质后方突入薄束内,在稍高平面才能见到成三角形的楔束核出现。随着薄束和楔束纤维的陆续终止,相应的薄束核与楔束核形体越向上越大,形成表面隆凸的薄束结节和楔束结节。楔束核又分出占背外侧份的楔外核(external cuneate ucleus)。当中央管开入第四脑室,两核撤向外侧,薄束核先行消失,等小脑下脚形成,楔束核与楔外核已

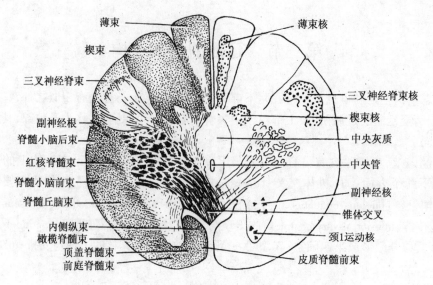

图6-8　脑干横断面经过锥体交叉部

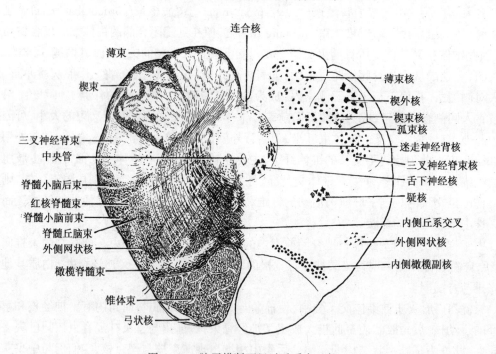

图6-9　脑干横断面经过丘系交叉部

归消失(图6-9~11)。

由薄束核与楔束核发出的二级感觉纤维,呈弓形向腹内侧行,绕过中央灰质的外侧缘,称为**内弓状纤维** (internal arcuate fibers)。这些纤维在中线上左右交叉,称为**内侧丘系交叉** (decussation of medial lemniscus)。交叉后的纤维折而向上,行于锥体的背侧,称为**内侧丘系** (medial lemniscus),它经脑桥、中脑趋奔丘脑而终止。在命名上,感觉纤维起自对侧核团,交叉后终止于丘脑,称丘系。

根据细胞构筑、生理研究及临床资料,薄束核与楔束核不但是本体感觉与辨别(深)触觉的中继核,而且与痛觉的传导与调控也有关。Kuyper与Tuerk(1964)用尼氏与高尔基染色法发现在猫后索核内有两类细胞:大而圆且有短而丰富的树突分支,细胞分布成簇称团簇区 (cluster zone);另一类是中等大小、多极或三角形和梭形细胞,具有长且较少的放射状树突,细胞松散分布称网状区(reticular zone)。在猴的后索核内也有类似的两类细胞。在薄束核网状区位于闩的吻侧,团簇区位于闩的尾侧。在楔束核团簇区位于核的背份,网状区位于核的基底份。团簇区接受由肢体远端的传入冲动,与小的皮肤感觉野及特定型式的感受器有关。网状区接受躯体与肢体近侧的传入冲动,与大的皮肤感觉野及各种型式的感受器有关。20世纪70年代许多学者用辣根过氧化物酶法追踪或放射性核素顺行追踪法,发现从脊髓发出的二级纤维,主要终于网状区。网状区还接受大脑皮质感觉运动区下行的纤维,以及从巨细胞网状核发出的纤维。此外网状区与团簇区的传出也不同,团簇区大多数细胞投射至丘脑,网状区仅少量细胞投射至丘脑,其大量细胞可以投射至脑干、脊髓和小脑。由此可知网状区接受多种感觉传入,是感受的会聚处。它亦受大脑皮质下行冲动的调控,又发出下行纤维至脊髓灰质第V层,脊髓灰质第V层有许多对伤害性刺激敏感的细胞,故可推测后索的下行纤维可能会影响痛觉冲动的传导。

楔外核位于楔束核的外侧,该核含大型细胞。细胞形态类似胸核细胞,它从楔束接受上胸部与颈部后根的传入纤维,发出纤维直入同侧**小脑下脚**至小脑,不参与内侧丘系的组成。楔小脑束的纤维可作为脊髓小脑后束的补充,把上肢和颈部的肌梭、腱器官的冲动和皮肤的深触觉传入小脑。

由于薄束核与楔束核的增大外突,迫使三叉神经脊束与核向腹外侧移动,在延髓表面隆起称三叉结节(灰小结节)。

由于丘系交叉在中线叠加折而上行为内侧丘系,以致中央管及其周围灰质被逐渐挤向背侧。在中央灰质前缘中线两旁有舌下神经核,为大型多极细胞。此核的外侧可见中、小型梭形或多极细胞的迷走神经背核。在迷走神经背核的背侧或可见孤束,在孤束背侧为孤束核,左右孤束核在中央管背侧的中央灰质内接连成连合核(图6-9)。

延髓侧区的广大地带,灰质与白质相互交杂形成网状结构,在网状结构中央有大型细胞3、5成群是为疑核,下接副神经核。

网状结构的腹外侧靠近脊髓小脑前束的腹侧有网状外侧核。

自大脑皮质下降的皮质脊髓束与皮质核束在前正中裂两旁聚集形成锥体。在锥体的腹外侧弓状核初显,锥体的背侧略靠外已显露狭长色浅的内侧副橄榄核,核内细胞圆形及梨形,排列密。

其他各束如脊髓小脑后束和前束、红核脊髓束、脊髓丘脑束仍居原位。

三、下橄榄核群与小脑下脚

下橄榄核群 (inferior olivary complex) 是延髓开敞部的最显著结构,它由**下橄榄(主)核** (principal inferior olivary nucleus)、**内侧副橄榄核**(medial accessary olivary nucleus)和**背侧副橄榄核**(dorsal accessary olivary nucleus)组成。主核向外表膨突,形如橄榄(olive),故名。

下橄榄主核位于锥体的背外侧,横切面如多皱褶的囊袋,袋口为下橄榄核门(hilus),朝向背内侧。**内侧副橄榄核**在延髓闭合部即已显现,位于内侧丘系的外侧,在开敞部它正对核门。**背侧副橄榄核**紧靠主核的背侧。主核内细胞密集,由较小、圆形或梨形细胞构成,在人约有90万个。细胞的树突有繁茂的短分支,轴突充满囊袋内,自门涌出,穿过内侧丘系和对侧下橄榄核群,横过网状结构和部分三叉神经脊束核,向背外侧聚集,趋奔小脑的为**橄榄小脑纤维**(olivocerebellar fibers),是小脑下脚的主要组成部分(图6-11~13)。

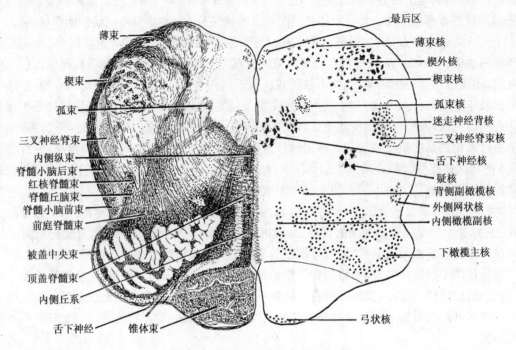

图 6 - 10　脑干横断面经过橄榄下部

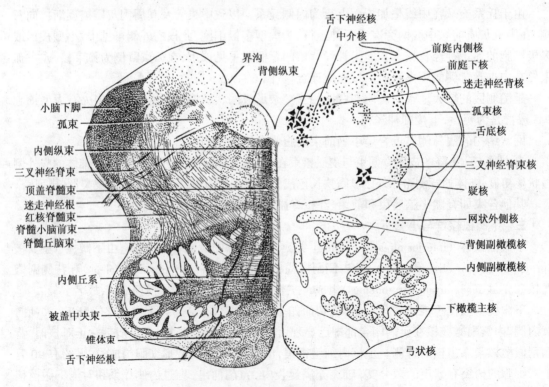

图 6 - 11　脑干横断面经过橄榄中部

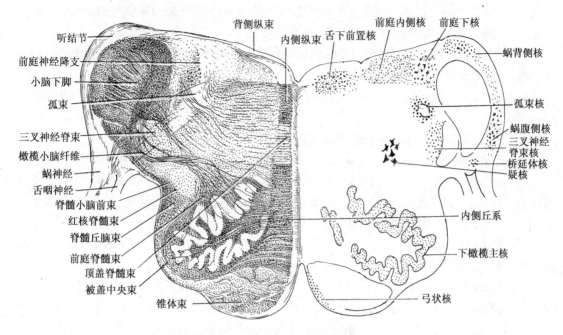

图 6-12　脑干横断面经过橄榄上部

下橄榄主核的外周包绕厚层有髓鞘纤维，称**橄榄核套**（amiculum of olive），内含来自皮质、红核、中脑被盖和中脑水管周围的中央灰质等处下降的纤维。**皮质橄榄纤维**（cortico-olivary fibers）起自额叶、顶叶、颞叶和枕叶，它和皮质脊髓束伴行下降，主要终于两侧下橄榄主核的腹份。发自红核、中脑被盖和中脑导水管周围灰质的纤维，参加**被盖中央束**（central tegmental tract），其中红核橄榄纤维（rubro-olivary fibers）终止于下橄榄主核的背份；来自中脑导水管周围灰质以及邻近区域的终止于主核吻部和内侧副橄榄核。发自**脊髓的脊髓橄榄束**（spino-olivary tract）在脊髓前索上升，终于背侧副橄榄核和内侧副橄榄核的特定区域。

下橄榄核群是延髓与小脑中继核之最大者。在种系发生上，副橄榄核与主核的内侧份出现较早，它们的纤维投射到小脑蚓部与前叶（旧小脑）。主核较大的外侧份出现较晚，联系对侧小脑半球（新小脑）。下橄榄核群随动物的进化而逐渐发展，在高等哺乳动物才向表面突出，特别在人类获得高度的发育，可能与人的直立行走、手的技巧性活动有关。

根据 Courville（1975，1977）运用放射自显影法与辣根过氧化物酶法，获知猫的下橄榄核的某一特定区，只投向小脑皮质的一条纵带。此外，还发现下橄榄核也有纤维投射至小脑核，这些纤维是投射到小脑皮质的侧支。反之，小脑核（除顶核外）亦发纤维至对侧下橄榄核群，具有躯体定位。这些观察提示下橄榄核群的活动可能受小脑核的反馈调制。橄榄小脑纤维是以攀缘纤维终止于小脑皮质的浦肯野细胞的树突。小脑皮质浦肯野细胞在人约有 1 500 万个，故一个下橄榄核细胞与 15～17 个浦肯野细胞树突发生联系，给予有力的兴奋性影响于小脑皮质，对小脑行使其正常的姿势与运动整合具有重要作用。

小脑下脚（inferior cerebellar peduncle）或称**绳状体**（restiform body）是延髓连到小脑的一个复合纤维束，含数系纤维（图 6-13）：① **橄榄小脑束**；② **脊髓小脑后束**；③ **楔小脑束**；④ 发自延髓的一些核团的纤维。其中以橄榄小脑束为主要成分。

1. 橄榄小脑束　起自对侧下橄榄核群；在橄榄中部橄榄小脑纤维已逐渐在背外侧积聚，

形成小脑下脚。在延髓上段,随橄榄小脑纤维的增多,小脑下脚在第四脑室外侧隐窝底集成一个显著的椭圆形白质集团,向上转往背侧,终止于小脑。

2. 脊髓小脑后束 起自同侧脊髓后角胸核,行于脊髓侧索的背份,至延髓逐渐向背侧移动,参加小脑下脚的组成,终止于小脑。

3. 楔小脑束 发自楔外核,其纤维在延髓背侧上行,形成后外弓状纤维,参与同侧小脑下脚的组成。

4. 其他核团发出纤维参加小脑下脚的有:

(1) **网状外侧核**(lateral reticular nucleus) 此核位于网状结构的腹外侧,下达下橄榄核群的尾侧,上至橄榄中部。在人体,此核可分大的腹侧核群与小的三叉下核群。腹侧核群位于下橄榄核的背外侧,三叉下核群位于三叉神经脊束核的腹份。它们接受由大脑皮质和脊髓发来的纤维,中继后转发前外弓状纤维到同侧小脑下脚。

(2) **旁正中网状核**(paramedian reticular nuclei) 位于正中缝的两旁。下橄榄核背侧,此核发纤维主要到同侧小脑下脚。

(3) **弓状核**(arcuate nucleus) 此核位于锥体的腹侧,在较高阶段形体较大且位置更靠内侧。皮质脊髓束有侧支至弓状核,弓状核又发出纤维组成前外弓状纤维参加同侧或对侧的小脑下脚。弓状核又发纤维经正中缝至对侧髓纹,这可由一侧偏多的髓纹与对侧偏大的弓状核相联系来证明。弓状核与小脑下脚外侧与背侧的桥延体核均属脑桥核的外迁。

(4) **舌下周核**(perihypoglossal nuclei) 包括环绕舌下神经运动核的几个小核团:

1) **中介核**(nucleus intercalatus):位于舌下神经核与迷走神经背核之间,故名(图6-11)。主要成自小细胞,亦含有一些分散的大细胞。

2) **舌底核**(nucleus of Roller):位于舌下神经核中份的腹侧,由大细胞组成。

3) **舌下前置核**(nucleus prepositus hypoglossi):位于舌下神经核的吻端,在橄榄上部断面可见,替代舌下神经核的位置,故名。此核向上伸延接近展神经核,成自比较大的细胞和少数较小的细胞。它们都发纤维参加同侧或对侧的小脑下脚到小脑(图6-13)。舌下前置核的纤维联系较复杂,主要与前庭神经核群及眼外肌运动核之间有双向联系,在水平向前庭动眼反射中起整合作用。

5. 前庭小脑纤维 其中部分纤维直接来自前庭神经的初级传入纤维;另外一部分纤维发自前庭神经核群。小脑又发纤维至前庭神经核为小脑前庭纤维。前庭与小脑间的往返纤维形成**傍绳状体**(juxtarestiform body),位于小脑下脚的内侧。广义的小脑下脚包含这部分纤维。

在延髓开敞部,由皮质脊髓束与皮质核束组成的锥体,耸立在前正中裂的两旁。皮质核束陆续发出纤维到对侧的舌下神经核与双侧的疑核,以控制肌肉的随意运动。又发纤维至三叉神经脊束核与孤束核,以调控其感觉的传导。内侧丘系位于正中缝两侧、锥体的背侧和下橄榄核群的内侧。由于薄束核发出的纤维先行交叉上升,而楔束核发出的纤维后交叉,因此它们依次自腹侧逐渐向背侧积聚,呈现传导上肢的本体感觉二级纤维在背侧, 下肢的在腹侧的定位关系。内侧丘系的背侧是顶盖脊髓束,靠近中央灰质的是内侧纵束。在舌下神经核与舌下前置核的背侧室底灰质内,有细的纤维断面小束称背侧纵束 (dorsal longitudinal fascicnlus of Schutz),含上、下行纤维,属内脏性(图6-11,12)。

脊髓小脑后束逐渐向背侧移动,在橄榄中部已参加小脑下脚的组成。脊髓小脑前束、红核脊髓束和脊髓丘脑束仍保持脊髓时的相互位置关系, 它们位于下橄榄核外侧份的背侧与三叉

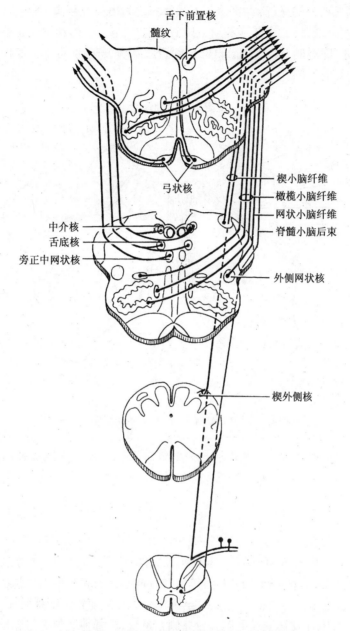

图 6-13　小脑下脚的组成示意图

神经脊束核之间, 脊髓小脑前束贴靠外面, 红核脊髓束占据脊髓小脑前束的背内侧, 红核脊髓束的前方为脊髓丘脑束。下橄榄核的背侧为前庭脊髓束, 此束来自前庭外侧核下降至脊髓的纤维, 故名(图 6-10～12)。

四、脑神经与脑神经核

(一) 舌下神经及舌下神经核纤维(hypoglossal nerve and hypoglossal nucleus)

舌下神经 N. Ⅻ为躯体运动性, 支配舌肌。舌下神经核长约 2 cm, 成一纵柱, 自髓纹以下至内侧丘系交叉平面, 贯穿延髓闭合部的大部和开敞部。在开敞部隐于舌下神经三角的深面; 在闭合部, 它位于中央管的前方。核柱由典型的大多极运动神经元集合而成, 发出纤维集成小束,走向腹侧，沿内侧丘系外侧缘行，在锥体与下橄榄核之间出前外侧沟（图6-14）。舌下神经根丝出脑地点与锥体束毗邻，常由于一侧血供障碍，可产生上、下运动神经元性合并综合征称舌下神经交叉性偏瘫，即对侧上、下肢肌麻痹，同侧舌肌麻痹。若一侧舌下神经损伤导致同侧舌肌麻痹，伸舌时舌尖偏向患侧。

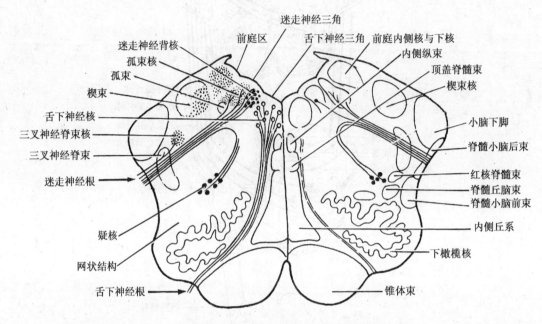

图6-14　延髓橄榄中部示迷走神经根及其核团的位置

舌下神经核主要接受来自对侧皮质核束的纤维支配，还接受网状结构发出的交叉与不交叉纤维以及舌咽、迷走、三叉神经等二级感觉纤维，以应答由于刺激舌、口腔与咽黏膜而引起的舌反射。

（二）副神经及其核（accessary nerve and nuclei）

副神经（N. Ⅺ）原为鳃弓神经，为特殊内脏运动性纤维。分脑根与脊髓根：

1. 脑根（cranial root）　仅有4或5根根丝，发自疑核下份。从延髓侧索在迷走神经最下一个根丝以下出脑，出颅后合并于迷走神经，作为喉返神经的运动纤维，支配喉内肌。

2. 脊髓根（spinal root）　发自 C_5 或 C_6 至锥体交叉部的**前角运动细胞柱**，这个细胞柱愈向上愈向中央移动。细胞柱发纤维成弓形向后外侧方走行，穿脊神经前根与后根之间的侧索离开脊髓。许多根丝集合成一总干，在齿状韧带的背侧上升，经枕骨大孔入颅，与脑根合并再经颈静脉孔出颅。出颅后又与脑根分开，入颈部支配胸锁乳突肌与斜方肌上份。

副神经核接受双侧皮质核束支配，但支配胸锁乳突肌与斜方肌的脊髓根核似由同侧皮质脊髓束支配，电刺激一侧运动皮质，头转向对侧。副神经核又接受顶盖脊髓束、前庭脊髓束及内侧纵束发出的纤维，导致头颈部的反射活动。

副神经脊髓份一侧损伤，头部的位置无多大异常，仅在头抗阻力时转向对侧减弱；斜方肌上份麻痹，则伤侧肩胛上份向下向外转动受碍以及肩中等下垂。

（三）迷走神经及其核（vagus nerve and its nuclei）

迷走神经（N. Ⅹ）是鳃弓神经，支配鳃弓衍化物以及胸腔和大部分腹腔的内脏平滑肌、心肌和腺体。它包含四种纤维成分,分别与相应的4类核团相连:① 特殊内脏运动核——疑核;② 一般内脏运动核——迷走神经背核;③ 一般与特殊内脏感觉核——孤束核;④ 一般躯体感觉核——三叉神经脊束核。上述四种纤维合并形成的迷走神经根丝出入延髓,见于橄榄中部(图6-14)。

1. 疑核(nucleus ambiguus) 位于网状结构内,居三叉神经脊束核与下橄榄核之间的一个纵长柱,从内侧丘系交叉平面起向上达下橄榄核群的上份,由典型的多极运动神经元组成。由核柱中份发纤维,弓形向背侧,与发自迷走神经背核的传出纤维会合,在下橄榄核群的背侧离开延髓,支配咽喉肌。

2. 迷走神经背核(dorsal nucleus of the vagus) 位于迷走神经三角深面的一个纵长柱,几乎与舌下神经核等长。主要成自较小梭形细胞,其中也散有内含粗大的尼氏体与散在色素的较大细胞,它的功能不清楚,可能与胃酸的分泌有关。由迷走神经背核发出的薄髓节前纤维向腹外侧走,跨过三叉神经脊束与核,自橄榄中部的橄榄与小脑下脚间离开延髓。随迷走神经分支到达胸腔与大部分腹腔脏器的附近或器官壁内的节后神经元接替,其节后纤维支配心肌、平滑肌和腺体。此外,有细支分布于颈动脉窦。

迷走神经背核接受孤束核及其他自主神经中枢发出的纤维,其中大量是无髓纤维。

3. 孤束核与孤束(nucleus solitarius and fasciculus solitarius) 由面、舌咽和迷走神经的内脏传入纤维入脑干后,分成短的上升支与长的下降支,这些长的下降支组成孤束,它们陆续终于孤束核。孤束核细胞较迷走神经背核细胞小。

迷走神经下神经节或称结状神经节(inferior vagal ganglion or nodosal ganglion) 假单极神经元的周围支分布于咽、喉、气管、支气管、肺、心、食管、肝、脾、胰、胃、小肠、大肠直到横结肠左曲内的黏膜。中枢突入脑组成孤束,沿途终于孤束核。会厌部的味觉传入纤维终于孤束核的头端(味觉核)。

根据细胞构筑 Kalia 和 Mesulam(1980)在猫,Backstead 和 Norgren(1979)在猴,将孤束核概略分为:

(1) 内侧核(MTS) 位于迷走神经背核背外侧。内侧核的细胞柱起自迷走神经背核的稍上方,下达中央管即将开入第四脑室的平面,在此处两侧的内侧核在中央管的背侧相遇形成连合核(commissural nucleus)(图6-9)。

(2) 小细胞核(PTS) 位于内侧核与最后区之间。

(3) 外侧核(LTS) 围绕孤束,细胞较大,全长伴行于孤束。上起自脑桥下部,下端细胞逐渐减少而消失在网状结构中。孤束核的外侧核头端膨大,称**味觉核**,主要接受来自面神经和舌咽神经,少量来自迷走神经的味觉(特殊内脏)传入纤维,而外侧核的余部和内侧核主要接受来自迷走、舌咽神经的一般内脏传入纤维。在延髓,孤束外侧核根据其与孤束的位置关系,又可分为背侧、腹侧、背外侧与腹外侧四个亚核。一般内脏传入纤维终止于孤束核有一定的定位关系,如:来自消化道的传入终止于小细胞核,来自肺的传入终止于腹外侧亚核,颈动脉窦的传入集中于内侧核与背侧亚核。

4. 三叉神经脊束核(spinal nucleus of trigeminal nerve) 由**迷走神经上神经节**或称颈静脉神经节(superior vagal ganglion or jugular ganglion) 假单极神经元的周围突分布于耳后与外耳道后壁的皮肤以及部分脑膜,其中枢突随同迷走神经的其他三类纤维一起进入延髓,终止于三叉神经脊束核。

（四）舌咽神经及其核（glossopharyngeal nerve and its nuclei）

舌咽神经（N. IX）与迷走神经一样，属鳃弓神经，亦含有 4 种纤维成分与相应的 4 类核团。

1. 疑核　疑核上份发纤维，弓形行向背侧，然后向腹外侧行走，在橄榄上部与小脑下脚之间出脑干。支配茎突咽肌与部分咽上缩肌。

2. 下泌涎核（inferior salivatory nucleus）　位置不明，弥散在延髓网状结构中，它发出节前纤维至耳神经节（optic ganglion），其节后纤维控制腮腺的分泌。

3. 孤束核　由下神经节或称岩神经节（inferior ganglion or petrosal ganglion）假单极神经元的周围支发出纤维分布于扁桃体、咽鼓管及咽上部后壁的黏膜与舌后 1/3 味蕾。又有分支分布到颈动脉窦与颈动脉小球。其中枢突组成孤束，终于孤束核的内侧核与外侧核的背侧亚核。舌后 1/3 的味觉传入纤维，终于孤束核外侧核的头端（味觉核）。

4. 三叉神经脊束核　由舌咽神经上神经节（superior ganglion）假单极神经元的周围突发出细支与迷走神经的耳支联系，分布于耳后皮肤，又发支分布于舌后 1/3 司温、触、痛等一般感觉，其中枢突进入三叉神经脊束，终于三叉神经脊束核。

舌咽神经的四种纤维，在延髓橄榄上部，集结成小束，斜向跨过三叉神经脊束核与三叉神经脊束，自小脑下脚与下橄榄核之间出入脑干（图 6-12）。

疑核接受双侧皮质核束的支配，还接受孤束核与三叉神经脊束核的二级感觉纤维以及网状结构的纤维终止，以行反射。

孤束核外侧核的头端，发纤维投射至臂旁核也可直接至丘脑腹后内侧核的小细胞部分，传导味觉冲动。孤束核发出二级内脏感觉纤维经网状结构中间神经元中继，或直接终于各类脑神经运动核，行各种反射：如终止于舌下神经核与上、下泌涎核可产生舌反射与泌涎反射；终止于疑核可产生咽反射、喉反射。孤束核发出孤束脊髓束，投射终止于胸、腰段侧角的交感节前神经元，则参与心血管活动的调节，终止于脊髓颈段膈肌神经元、胸段肋间肌神经元，以及孤束核发至迷走神经背核的冲动，共同导致咳嗽、呕吐与呼吸反射。孤束核区域相当于生理学上的背侧呼吸中枢，而疑核及其周围网状结构相当于生理学上的腹侧呼吸中枢。孤束内侧核发出二级内脏感觉上行纤维终止于臂旁内侧核（呼吸调正中枢）。Bystrzycka（1980）用 Fink-Heimer 溃变法与辣根过氧化物酶追踪法在猫得知，臂旁内侧核发纤维至延髓背侧呼吸中枢、腹侧呼吸中枢以及脊髓，此通路与呼吸运动的调控有关。

Ciriello 与 Calaresu（1980）用放射自显影法，在猫发现孤束核与下丘脑特别是室旁核间有纤维联系。孤束核发上升纤维至室旁核，室旁核发纤维至垂体后叶和脊髓胸段侧角，促进垂体后叶加压素的释放和脊髓胸段侧角交感节前神经元的兴奋，对控制心血管活动起着重要作用。电生理研究发现孤束核与室旁核之间具有相互的直接纤维联系，通过这种纤维联系表现出两处细胞间放电活动的相互抑制。

在针刺镇痛的研究中，曾提及中脑导水管周围灰质是脑干内镇痛系统的一个重要部位。有报道中脑导水管周围灰质发下行纤维投射到孤束核尾端。手术产生内脏牵拉和胃牵拉的痛觉冲动，可经迷走神经一般内脏传入纤维到达孤束核的尾端。针刺可能激发中脑导水管周围灰质的下行冲动，对孤束核内的内脏感觉终末起抑制作用。蒋文华等（1977）在猫延髓发现，迷走神经内脏传入除终止于孤束核外，还终止于三叉神经脊束核，孤束下降纤维至 C_{1-3} 脊髓后角第 V 层，以上结果提示，内脏感觉传入与躯体感觉传入有会聚现象。

孤束核也接受皮质核束发出的纤维终止，这意味着皮质对内脏感觉信号的输送具有选择性的调制作用。

孤束核内含有众多的神经递质和调质,大量含神经肽与儿茶酚胺的细胞体。它们位于与内脏活动有关的孤束核区,不同的神经肽[包括脑啡肽、生长抑素(SST)、P物质(SP)、胆囊收缩素(CCK)与神经肽Y],在孤束核的不同亚核内存在,有些神经肽不同的组合共存于细胞体与传入纤维内。孤束核细胞含有许多神经肽受体,在内脏及味觉上升通路的中继核中很多也含有同样的神经肽,李光昭等(1998)在大鼠发现降钙素基因相关肽(CGRP)阳性神经元集中分布于连合核与内侧核。据认为CGRP神经元可能与迷走神经和舌咽神经的内脏传入的神经传递有关,与血压升高、心率加快等心血管活动有关。酪氨酸羟化酶(TH)阳性神经元主要分布于连合核背侧周边区。在孤束核尾侧的连合核腹外侧部及背侧周边区内有TH-CGRP双标细胞,这可能提示神经肽和经典递质共同释放后,分别作用于突触后,起相互协调作用,使心血管的调节更为精细,功能更趋完善。

由上可知孤束核不是单一的内脏感觉传导的中继核,而是一个复杂的不同功能的整合中枢。

若迷走神经一侧损伤,导致同侧软腭、咽与喉肌麻痹,引起声音嘶哑、呼吸困难与咽下困难。发音时健侧软腭上提与悬雍垂偏向健侧,损伤侧腭反射消失。咽与喉的感觉缺失则同侧的咳嗽反射消失。当损伤迷走神经一般内脏运动纤维,同侧颈动脉窦反射消失,内脏紊乱不显著。单侧喉返神经损伤引起声音嘶哑,喉的外展肌最先受影响,继而累及声门闭合肌,此时作喉镜检查可见麻痹侧声带处于中间位(又称尸位)。

双侧迷走神经损伤,可导致喉肌全部麻痹而窒息死亡,除非立刻进行气管切开术。食管与胃的麻痹和张力缺乏产生痛与呕吐,伴随吸入的危险。这些损伤导致迷走呼吸反射消失、呼吸困难以及心跳加快。双侧损伤常由于延髓内部病变引起。

舌咽神经单独损伤极少见。若损伤涉及舌咽神经则出现咽反射消失、颈动脉窦反射消失、舌后1/3感觉包括味觉消失。舌咽神经痛和三叉神经痛是阵发性的剧痛。普通刺激如咳嗽或吞咽可触发此痛,且可从颈放射到耳后区。

由脑血管病变引起的延髓综合征见脑动脉章节的脑干病变综合征。

五、网状结构

在延髓除明确的神经核与神经束之外,其广大的中轴地区是由白质纤维形成网络,神经细胞散居其中的**网状结构**(reticular formation)所占据。网状结构与脑神经核、上下行传导束间有广泛的联系,涉及多种功能,且上延至脑桥与中脑,故另立专节叙述。

第四节　脑桥的内部结构

脑桥以**斜方体**(trapezoid body)分成**被盖部**(tegmentum)与**基底部**(basilar part)两部分。被盖部实际是延髓被盖(除锥体束以外的延髓部分)的延续;基底部作为大脑皮质与小脑皮质间起联系作用的横桥,故脑干有横桥的部分称脑桥。基底部在种系发生上是新添的结构,初见于哺乳类,到人类达到最高度的发展。

一、基底部

包括纵横两系纤维束,在这些纤维束中散有大小不均的多极细胞,其中有的聚集成核团统称脑桥核(pontine nuclei)。人类一侧脑桥核约含 23 000 000 个神经细胞,其中 5% 为 γ – 氨基丁酸能抑制性中间神经元,脑桥核投射至小脑的细胞含兴奋性递质谷氨酸。根据它们与锥体束的位置关系,可分内侧、外侧、背侧和腹侧四群。外侧群含有较大或中型多极细胞,内侧群邻近旁正中区细胞较小。

纵行纤维束有**皮质脊髓束**(corticospinal tract)、**皮质核束**(corticonuclear tract)或称皮质延髓束(corticobulbar tract)和**皮质脑桥束**(corticopontine tract)。皮质核束随皮质脊髓束下行,其纤维陆续终止于脑桥和延髓的网状结构、躯体运动核与特殊内脏运动核。又发纤维终止于感觉中继核(如薄束核、楔束核、三叉神经脊束核和孤束核)。皮质脊髓束和皮质核束被脑桥核及脑桥横纤维分割成许多小束,在脑桥下端,各小束又合并为一,是为锥体,下入延髓(图 6 – 15)。**皮质脑桥束**包括额桥束和顶枕颞桥束。额桥束起自大脑皮质额叶背外侧面,终止于同侧脑桥核的内侧群。顶枕颞桥束起自顶上、下小叶以及枕叶和颞叶的背外侧面,止于同侧脑桥核的外侧群及背侧群。从运动区(4 区)、感觉区(3、1、2)、5 区和视周围区发出的投射纤维最多。皮质脑桥纤维的末梢与脑桥核的树突构成轴树突触。脑桥核的轴突组成脑桥深、浅横纤维,行于纵行束的深面与浅面,跨过中线至对侧聚成**小脑中脚**(middle cerebellar peduncle),又称脑桥臂(brachium pontis),折向背侧,进入小脑。有资料认为:皮质 – 脑桥核 – 小脑皮质之间存在躯体定位。少量从上丘与下丘发出的顶盖脑桥纤维同侧下降终止于脑桥核的背侧群与外侧群,这些纤维认为是输送视觉与听觉冲动至小脑。

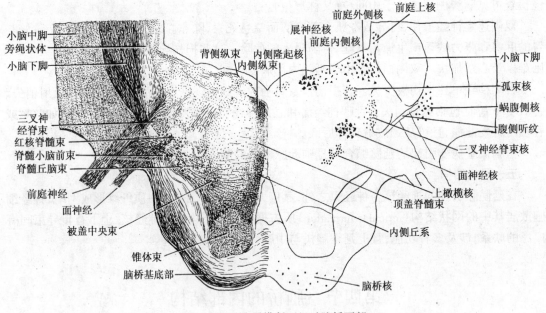

图 6 – 15　脑干横断面经过脑桥下部

二、被盖部

除含有自延髓上升、中脑下行的一些纤维束与网状结构外,主要有Ⅷ、Ⅶ、Ⅵ、Ⅴ对脑神经核和它们相联系的纤维束与神经根丝。

(一) 脑神经及其核

1. 前庭蜗神经及其核(vestibulocochlear nerve and its nuclei)　**前庭蜗神经**(N. Ⅷ)是特殊躯体感觉性神经。包括**蜗神经**(cochlear nerve)和**前庭神经**(vestibular nerve)。蜗神经传导来自

蜗管的听觉冲动;前庭神经传导来自椭圆囊、球囊和三个半规管的位觉冲动。前庭蜗神经一起行于内耳道,出内耳门,在脑桥小脑角处分别进入脑干。蜗神经根较前庭神经根位居尾侧,两者挟住小脑下脚入脑干。蜗神经根见于延髓橄榄上部,行于小脑下脚的外侧,终于**蜗神经核的蜗背侧核**(dorsal cochlear nucleus)与**蜗腹侧核**(ventral cochlear nucleus)(图6-12)。前庭神经根于脑桥下部进入脑干,行于小脑下脚的内侧和三叉神经脊束核的外侧(图6-15),终于**前庭神经核的四个核**,部分纤维直接投射至小脑的特定部分。

蜗背侧核与蜗腹侧核虽然是连续的灰质,但两者细胞的类型与构筑是不同的。蜗背侧核位于小脑下脚的背外侧隐于听结节的深面,形成第四脑室外侧隐窝的底。此核在多数哺乳动物用尼氏染色法显示分层构筑,但在人则分层不明显。蜗腹侧核根据位置、功能与细胞构筑又可分为**腹前核**(anteroventral cochlear nucleus)与**腹后核**(posteroventral cochlear nucleus)。腹前核位于蜗神经核的最吻端,于脑桥下部最显著,细胞以密集的圆形和球形占优势(图6-15)。腹后核位于蜗神经根入脑干平面,它含各种类型的神经元;吻侧以大小不同的多极细胞为主,尾侧含章鱼细胞(因其树突集中于细胞体一侧故名)。

螺旋神经节(spiral ganglion)是由有髓鞘的双极神经元组成,位于蜗轴内,兴奋性谷氨酸为其主要递质。它的周围突分布于蜗管底部感受高音,其中枢突穿入腹前核的背部,然后发支终止于蜗神经腹前核、腹后核和背侧核的背层;周围突分布于蜗管顶部感受低音,其中枢突进入腹后核较腹侧的部位,然后立即分支终止于腹前核、腹后核和背侧核的腹层;分布于耳蜗中间部分的纤维,依次终于浅层与深层之间(图6-16),这种分布与在猫的耳蜗核插入微电极所获结果相一致。由此可知,蜗神经核的每个亚核都有音频定位。蜗神经纤维与每个亚核的不同类型细胞发生突触,能产生不同的生理效应。

前庭神经核(vestibular nuclei)位于第四脑室底前庭区,由于细胞构筑与纤维联系的不同,可分**前庭下核、前庭内侧核、前庭外侧核和前庭上核**。

(1)**前庭下核**(inferior vestibular nucleus of Roller) 核形狭长,下端平对橄榄中部,向上伸展至前庭神经根进入脑桥的平面。此核由小和中等大小卵圆形或三角形、尼氏体深染的细胞组成,最吻侧有分散的大细胞与外侧核的细胞移行。前庭神经长的下降支成束贯穿核内,并陆续终止于此核。因此在髓鞘染色切片中,以此为特征有别于内侧核(图6-11,12)。

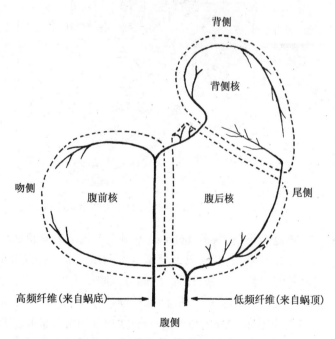

图6-16 猫蜗神经在蜗神经核内的行径与音频定位(示意图)

(2)**前庭内侧核**(medial vestibular nucleus of Schwalbe) 形体最大,位于前庭区的内侧份,下核与外侧核的内侧。上端起自展神经核平面,沿界沟向下伸展,直到橄榄中部,与下核下端平面接近。此核由密集、均匀分布的和小中等大小的卵圆形或梭形、尼氏体浅染的细胞组成。内侧核与下核伴行,但下核内有纵行纤维束存在,故与内侧核分界明确(图6-11、12、15)。

(3) **前庭外侧核**(lateral vestibular nucleus of Deiters) 位于前庭区的外侧份,下端平前庭神经根进入脑桥的平面,向上伸展达展神经核以上平面。由于前庭神经根纤维穿越外侧核的腹侧份而分散至前庭各核,故在外侧核内也能见到斜行或纵行纤维束。此核以含有粗大尼氏颗粒的多极巨细胞为其特征。虽然核内以巨细胞为主,但还有各类较小的细胞混杂其中,且巨细胞的数目与细胞大小亦有区域的不同,以尾侧份巨细胞数最多(图6-15)。前庭神经根纤维间夹有细胞索称副核。

(4) **前庭上核**(superior vestibular nucleus of Bechterew) 最小,位于第四脑室底与侧壁交角处,下连前庭内、外侧核,上达三叉脑桥核以上的平面。此核由稀疏散在分布的中等大小或小圆形或梭形、尼氏体中度染色的细胞组成,较大的星形细胞成簇地分布在核的中央(图6-17,20)。

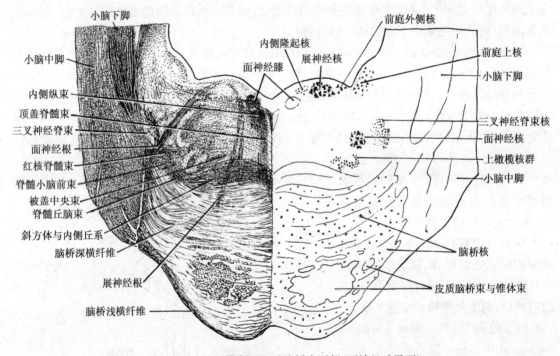

图6-17 脑干横断面经过脑桥中下部(面神经丘平面)

前庭神经节(veastibular ganglion) 位于内耳道底,内含约20 000个双极细胞,其中大多数细胞含谷氨酸,20%以上细胞含P物质。前庭神经节的中枢突组成前庭神经根,在蜗神经根的吻侧与内侧,小脑下脚的内侧进入脑桥下部。经前庭外侧核腹侧份分为短的升支与长的降支。升支终止于前庭上核、内侧核吻部,其侧支止于外侧核腹侧份;降支终止于下核,其侧支终于内侧核尾部。Stein与Carpenter(1967)用猕猴破坏前庭神经节的一小区,追踪中枢突与周围突的分布,发现支配三半规管壶腹嵴的前庭神经节中枢突主要投射到前庭上核与内侧核吻部;节细胞支配椭圆囊斑,其中枢突下降至前庭下核背内侧份,其侧支至内侧核尾份的背外侧部;节细胞支配球囊斑,其中枢突主要下降于前庭下核背外侧份,并陆续终止于此核内。前庭神经节发纤维至小脑经傍绳状体。前庭副核亦接受前庭初级传入纤维的终止。

前庭蜗神经损伤症状:耳蜗神经或耳蜗核受损,引起同侧完全性耳聋。耳蜗神经紊乱主要由听神经瘤引起，听觉障碍有无耳鸣是最早的症状，以后进行性的听力减退，初起时常不为病人所重视，一部分病人可出现前庭症状，因轻度眩晕而就诊，个别患者的表现与 Meniere 病相类似。一侧内耳、前庭神经或前庭神经核受到急性破坏时，病人出现剧烈眩晕、恶心和呕吐；眼球震颤的快相向正常一侧；闭目时身体倒向患侧；令患者闭目将手指向正前方时的手臂和手指偏向患侧。因硫酸链霉素药物的毒性作用、前庭神经炎或手术切断双侧前庭神经，可导致双侧前庭功能丧失，表现为：① 眩晕，但两侧前庭功能完全丧失后，眩晕也就消失；② 共济失调：病人行走不稳，摇晃易跌倒；③ 视力模糊：身体或头部晃动时病人不能盯住所看物体而引起。

2. 面神经及其核(facial nerve and its nuclei)

面神经(N. Ⅶ)包括**中间神经**属第 2 鳃弓神经，包含 4 种纤维，分别与 4 个核柱相连。① 特殊内脏运动核——面神经核；② 一般内脏运动核——上泌涎核；③ 一般躯体感觉核——三叉神经脊束核；④ 特殊内脏感觉核——孤束核头端(味觉核)。

面神经核(facial nucleus) 是由典型多极运动神经元组成，核柱起于脑桥下部，上达面神经丘阶段，长约 4 mm，位于被盖的腹外侧，正当上橄榄核的背侧和三叉神经脊束核的腹内侧。面神经核可分成多个核团，支配特定的面部表情肌。大多数作者认为面神经核至少有四个核团：**背内侧核群**发纤维组成耳后神经支配枕肌与耳外肌，可能还发纤维支配镫骨肌；**腹内侧核群**发纤维组成颈支支配颈阔肌；**中间核群**发纤维组成颞支和颧支支配额肌、眼轮匝肌、颧肌、皱眉肌；**外侧核群**的轴突组成颊支与下颌缘支支配颊肌与口周围肌。可能是位于面神经核背内侧的面神经副核支配茎突舌骨肌与二腹肌后腹。在人，外侧核群特别发达而内侧核群十分细小。

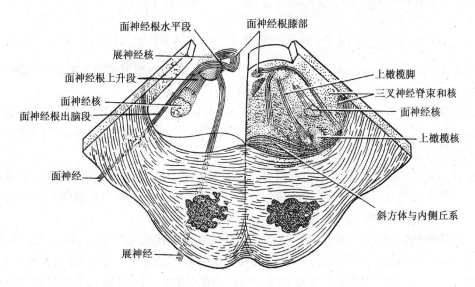

图 6 - 18　面神经脑内段的行径(左侧上面观)

面神经根自面神经核的背侧发出后，向背内侧趋奔中线，在第四脑室展神经核的内侧聚成一束，沿展神经核内侧上行一段，直至展神经核上端处，折而向外，是为**面神经膝**(genu of facial nerve)，神经根再水平绕过展神经核的上端，然后转向腹外侧并向下行，在面神经运动核的外侧、三叉神经脊束核与上橄榄核之间，离开脑桥出脑桥小脑角(图 6 - 1，17，18)。

下列三个核组成中间神经与面神经根一起出入脑桥。

上泌涎核(superior salivatory nucleus)包括泪腺核，弥散分布于脑桥被盖背外侧的网状结构内，它发出节前纤维，参加中间神经的组成。节后纤维控制泪腺、下颌下腺、舌下腺及鼻腔、口腔黏膜腺，司腺体的分泌。这些副交感节前纤维在经**膝神经节**之前就分成两群：一群经岩大神经到**翼腭神经节**（pterygopalatine ganglion），其节后纤维支配泪腺与鼻腔、口腔黏膜；另一群经鼓索加入舌神经至**下颌下神经节**（submandibular ganglion），其节后纤维支配下颌下腺与舌下腺（图 6 – 19）。

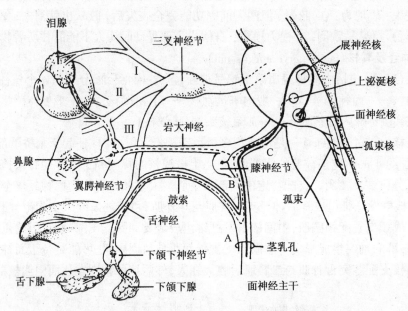

图 6 – 19　面神经的纤维成分及其周围的行径与分布

孤束核（nucleus solitarius）　　传导舌前 2/3 的味觉纤维的细胞体位于膝神经节内，其中枢突参加中间神经进入脑桥，终于孤束核的头端部分。

三叉神经脊束核（spinal tract of trigeminal nucleus）　　传导外耳道及耳廓后部皮肤感觉的细胞体也位于膝神经节内，其中枢突参加中间神经，进入脑桥三叉神经脊束的背内侧份，终止于其内侧的三叉神经脊束核。

面神经接受多种感觉传入以执行反射：如接受三叉二级感觉纤维涉及角膜反射等；接受次级或三级听觉传入可产生突然听到很响的声音引起闭眼反射及镫骨肌收缩反射。面神经核的上、下不同部分接受皮质核束双侧纤维或对侧纤维支配。

面神经损伤症状：面神经损伤产生同侧面肌瘫痪以及味觉与自主活动的干扰。依据损伤的范围与位置可产生不同的症状：如从茎乳孔发出的面神经运动支全部受损（图 6 – 19A），引起同侧面肌全瘫，在损伤侧病人不能皱额、皱眉、闭眼、露齿及吹哨；眼裂增宽，鼻唇沟消失，口角下垂。角膜感觉虽存在但角膜反射消失。若损伤于膝神经节远侧（图 6 – 19，B），则产生上述症状外，也破坏了分布到下颌下神经节的节前纤维，可产生舌下腺、下颌下腺的分泌损害；也失掉了舌前 2/3 的味觉；听觉过敏是由于镫骨肌麻痹，减弱听小骨的振动，引起不正常的音响。损伤在膝神经节近侧（图 6 – 19C），除上述症状外，泪腺与鼻腔、腭黏膜腺分泌受损，因破坏了到翼腭神经节的节前纤维。周围性面瘫原因不明。中枢性面瘫见锥体系运动传导路。

3. 展神经及其核（abducens nerve and its nucleus）

展神经（N. Ⅵ）为躯体运动性纤维。展神经核除含有典型的多极运动神经元外，还有较小的中间神经元分散在核内。核柱长 3 mm。位于脑桥中下部,占内侧隆起的外侧份。面神经根纤维(膝)在核的内侧,攀绕展神经核,故此区得名**面神经丘**(facial colliculus)(图 6 - 17,18)。

展神经核的多极运动神经元轴突,自核的内侧向腹侧穿过被盖,然后斜行向下达基底部,在锥体束的外侧、脑桥下缘出脑,入眼眶支配外直肌。

展神经核内的中间神经元发出轴突跨过中线,参加对侧的内侧纵束上升,终于动眼神经核群的腹侧柱,支配内直肌。故展神经核受刺激,可以引起双眼外侧同向运动。

由上可知展神经根损伤与展神经核损伤,出现的症状是不同的。

展神经损伤产生同侧外直肌瘫痪,因为内直肌不受影响,故产生患侧眼极度内收。对侧眼不受影响,眼球可向各个方向活动。当病人凝视,损伤侧则产生复视,称水平位复视。因为一个物体在视野内的光反射不能落到两侧视网膜的相应点上。外侧凝视麻痹则为外展神经核损伤的表现。

若产生同侧水平位复视以及对侧肢体瘫痪,则损伤在脑桥中下部涉及展神经根与皮质脊髓束,称脑桥基底内侧综合征,又称外展神经交叉性偏瘫。

4. 三叉神经及其核(trigeminal nerve and its nuclei)

三叉神经 (N. V) 是第 1 鳃弓神经,分布于由第 1 鳃弓衍化的面部咀嚼肌以及皮肤与黏膜,司感觉与运动。它包含两种纤维,分别与两个核柱相连:① 特殊内脏运动核——**三叉神经运动核**;② 一般躯体感觉核——包括**三叉神经脑桥核、三叉神经脊束核**和**三叉神经中脑核**。

三叉神经运动核(motor nucleus of trigeminal nerve) 由典型运动神经元组成,是一个卵圆形的核柱,位于脑桥中部三叉神经脑桥核与三叉神经根丝的内侧(图 6 - 20)。由三叉神经运动核发纤维组成三叉神经运动根(小部),位居感觉根(大部)的内侧上方,穿出基底与小脑中脚交界处,加入下颌神经。在猫、鼠中三叉神经运动核亦分群,分别支配各咀嚼肌以及腭帆张肌、鼓

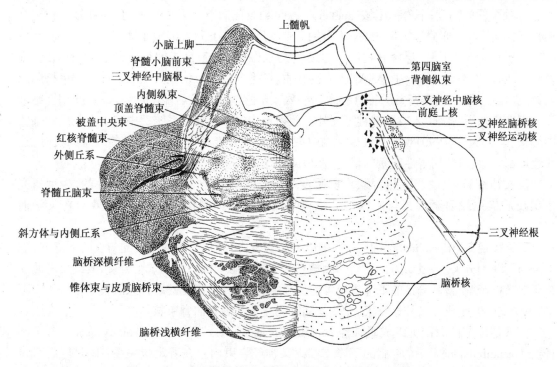

图 6 - 20 脑干横断面经过脑桥中部(三叉神经根及其核的平面)

膜张肌、下颌舌骨肌和二腹肌前腹。运动核接受双侧皮质核束的支配。

三叉神经感觉核为一个长核柱，起自中脑，下续于 C₂ 颈髓后角。根据位置与功能可分三叉神经中脑核，三叉神经脑桥核和三叉神经脊束核。

三叉神经中脑核 (mesencephalic nucleus of trigeminal nerve) 是一个细长核柱，自三叉神经运动核平面向上伸展至中脑上端。位于第四脑室室周灰质和中脑导水管周围灰质的外侧缘(图 6－20、22、23)。大部分细胞似脊神经节细胞但无被囊细胞，少量为多极和双极细胞，常有多个突起位于中枢内，其主要突起形成镰状小束称三叉神经中脑束。其周围支下降至三叉神经运动核水平，它的侧支与三叉神经运动核构成单突触联系，执行下颌反射；它的主支随三叉神经运动根出脑干参与下颌支的组成，分布至牙齿、牙周组织、下颌关节囊，传送压觉与运动觉至中脑核，这些纤维与控制咀嚼肌力量的机制有关。中脑核亦接受传入冲动来自咀嚼肌的牵张感受器。虽然周围支大部分与运动根同行，但实验证明，有些纤维亦随三叉神经三支分布。据认为舌、面与眼外肌的深感觉亦与中脑核有关。

三叉神经脑桥核(感觉主核)(pontine nucleus or main sensory nucleus of trigeminal nerve) 三叉神经脑桥核位于脑桥中部被盖的背外侧份，在三叉神经运动核的外侧，脑桥核与运动核间被三叉神经根丝隔开。核由小型和中等大小的卵圆形细胞组成(图 6－20)。

三叉神经脊束核是三叉神经脑桥核的向下延伸部分，为一纵长柱，下达第二颈髓。核柱在脑桥与延髓上部隐于小脑下脚的腹内侧。在延髓闭合部，才浅出至表面，隐于灰小结节(三叉结节) 深面，此处为临床神经外科治疗三叉神经痛，进行**延髓三叉神经脊束切断术** (trigeminal tractomy of Söqvist)的理想部位。

根据细胞构筑，三叉神经脊束核自上而下可分为三份：上份称**吻核**(nucleus oralis)自脑桥核尾端向下伸展至下橄榄核的上 1/3 处；中份称**极间核** (nucleus interpolaris) 相当于下橄榄核上 1/3 处至闩的高度；下份称**尾核**(nucleus caudalis)自闩向下至第 2 颈髓。尾核在细胞构筑上相当于脊髓后角，亦分边缘带 (Rexed Ⅰ层)、胶状质 (Ⅱ层) 和大细胞亚核相当于后角固有核 (Ⅲ、Ⅳ层)，Ⅰ层与Ⅱ层浅层含 P 物质，Ⅱ层深层与Ⅲ层含脑啡肽。极间核含有中、小型细胞，排列分散。吻核为密集分布的中小型细胞如胶状质。杨鲲等(1998)发现大鼠三叉神经脊束核尾侧亚核浅层 (Ⅰ、Ⅱ层) 内有密集的谷氨酸能、γ－氨基丁酸能和甘氨酸能阳性终末，这些阳性终末除分别来自外周初级传入或局部神经元外，还来自构成下行抑制系统的中脑中央灰质和某些中缝核。李云庆等(1990)观察到大鼠中脑中央灰质向尾侧亚核有 5－羟色胺能纤维的投射。这些递质都对面、口部伤害性刺激的传递，发挥调控作用。

三叉神经脊束核接受起自额、顶皮质发来的皮质核束纤维，主要是交叉性的。生理研究指出皮质核束投射至吻核与尾核的纤维可导致兴奋与抑制作用，提示抑制效应在突触前产生。

三叉神经节 (trigeminal ganglion) 的中枢突入脑桥后，分叉为短的上升支与长的下降支，或上升与下降不分叉。一般认为传导精细触觉与两点辨别触觉的纤维构成上升支，其终支及侧支终于三叉神经脑桥核。分叉的下降支也可能传导触觉。传导痛温觉的纤维入脑桥后不分叉而下降，下降支一并组成三叉神经脊束，发侧支陆续终止于其内侧的脊束核。

三叉神经节的周围突组成眼神经 (ophthalmic nerve)、上颌神经 (maxillary nerve) 和下颌神经 (mandibular nerve)。它们的下降支在三叉神经脊束内存在着定位关系：眼神经纤维位于束的最腹侧，下颌神经纤维位于束的最背侧，上颌神经纤维居中间位，纤维束呈倒置的板层安排。而来自面、舌咽、迷走神经的一般躯体感觉纤维定位于束的背内侧(图6－21)。三叉神经脊束的下颌神经亦包含来自面、舌咽和迷走神经的少量一般内脏传入纤维,它们投射到孤束核。

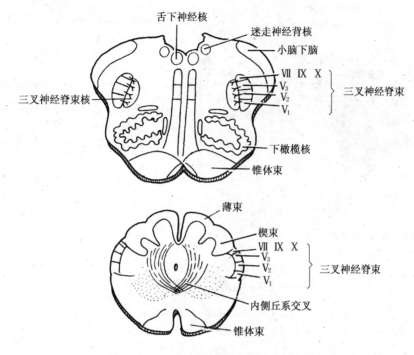

图6－21　三叉神经脊束在延髓内的定位

在三叉神经上升支内,同样存在眼神经纤维位于最腹侧,下颌神经纤维位于最背侧和上颌神经纤维居中间位的定位关系。

有大量临床病例证实,损伤三叉神经脊束可丧失或减弱三叉神经支配区的痛、温觉。三叉神经脊束的损伤是损伤了惟一的传导痛、温觉的不分叉下降纤维和输送触觉的分叉下降纤维。因三叉神经上升支以及分叉的上升支均到达三叉神经脑桥核,故触觉仍保留,临床上痛、温觉完全由三叉神经脊束与核掌管,而触觉与两点辨别触觉一般与三叉神经脑桥核有关。生理学研究猫指出,分离与鉴定三叉神经脊束核内专一于痛觉的神经元十分困难,因为几乎每个平面的核内神经元对触觉都有反应。

临床神经外科发现延髓三叉神经脊束切断术,可解除不同形式的面部痛包括三叉神经痛,选择性的消除痛、温觉,不损伤触觉,这个手术的显著优点是角膜感觉没有消失,角膜反射仍然存在。在闩的尾侧切断此束产生面部痛觉完全消失的事实,支持尾核与痛觉有关的理论,在延髓背外侧区的损伤若涉及三叉神经脊束和核及邻近的脊髓丘脑束,可产生同侧面部与对侧躯体上、下肢交叉性痛、温觉缺失,属于延髓外侧综合征中的交叉性偏身感觉障碍。

(二) 蓝斑(ceruleus)

蓝斑(核)位于三叉神经中脑核的腹侧、第四脑室底与侧壁交界处的室底灰质的腹外侧区,在脑桥中上部沿界沟向上伸展到中脑下丘下缘平面(图6－22,23)。它是一团密集含色素的细胞。因此透过室管膜在第四脑室界沟上方能见到蓝色斑点区,故名蓝斑。蓝斑的细胞可分两类: ① 中型卵圆形或圆形细胞,核偏位,细胞质内含黑素颗粒或斑块;② 小细胞,细胞质很

— 221 —

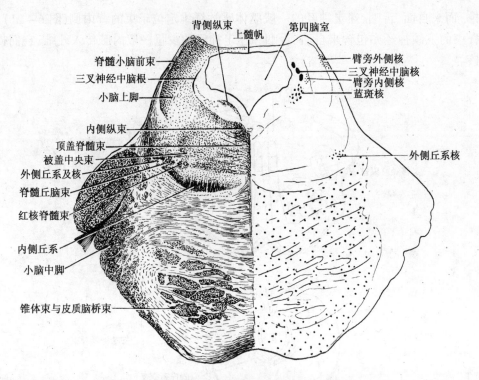

图 6 - 22　脑干横断面经过脑桥中上部

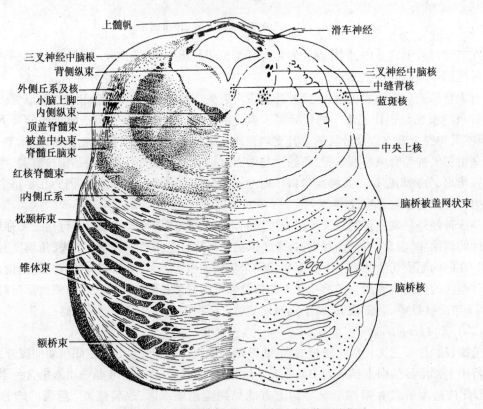

图 6 - 23　脑干横断面经过脑桥上部(菱脑峡部)

少且不含黑素颗粒。自从 Falck 等(1962)介绍了用甲醛诱发荧光的组织化学方法以后,了解到蓝斑核的黑素颗粒实际是含去甲肾上腺素。在蓝斑核的腹外侧有分散的中型细胞,亦含黑素颗粒称**蓝斑下核**(subcoeruleus nucleus)。Dahlström 与 Fuxe(1964)将蓝斑与蓝斑下核去甲肾上腺素神经元划分为 A$_6$ 组。Scheibel(1977)运用 Golgi 法观察到蓝斑神经元的轴突不仅可分升、降支,而且又发大量侧支,广泛分布于脑及脊髓各结构,这是脑内去甲肾上腺素能神经元的特点之一。去甲肾上腺素能神经元另一特点是分布至大脑皮质的轴突不经过丘脑中继。

蓝斑核发纤维上行投射至部分端脑、间脑、中脑、小脑、脑桥,在蓝斑>10%的细胞支配大脑皮质与小脑皮质。蓝斑核与蓝斑下核发下行纤维投射至延髓与脊髓。免疫组化研究蓝斑核与蓝斑下核的去甲肾上腺素能细胞发现,该细胞被含不同神经递质的细胞围绕或分散于其中,包括乙酰胆碱、γ-氨基丁酸与各种神经肽,而且有较大比例的蓝斑核与蓝斑下核细胞含神经肽如神经肽 Y 与脑啡肽。饶有兴趣的是这些去甲肾上腺素细胞还接受来自延髓下部肾上腺素能神经元和邻近的肽类神经元的投射,这些结果说明蓝斑位于十分复杂的化学环境中。

蓝斑核与蓝斑下核的去甲肾上腺素能神经元的纤维投射见第十二章中枢递质通路。

根据蓝斑核广泛的纤维联系,其功能是多种多样的。蓝斑与边缘系统和大脑皮质额叶的联系,与学习、记忆、行为活动有关;它与脑桥、小脑与脊髓前角等联系可调节肌紧张;它与脑神经感觉核及脊髓后角联系,与躯体及内脏伤害性感觉的整合有关。此外,蓝斑的去甲肾上腺素能纤维至下丘脑与脊髓胸腰段侧角联系,可支配内脏活动;蓝斑上部去甲肾上腺素递质系统与维持脑电觉醒(脑电波呈现去同步化快波)有关,促进抑制感觉神经元以控制皮质活动。

(三) 臂旁核(parabrachial nuclei)

臂旁核属网状结构外侧区的小细胞群含胆碱能神经元,位于脑桥上部小脑上脚的内侧与外侧,分别称为**臂旁内侧核**与**臂旁外侧核**(图 6-22)。臂旁外侧核主要接受从孤束核尾侧发来的传导一般内脏感觉冲动的纤维。臂旁内侧核接受从孤束核头端(味觉核)发来的纤维。臂旁内侧核发纤维投射到丘脑、下丘脑和杏仁体。臂旁外侧核发纤维至下丘脑的核团与杏仁体。王进堂与陶之理(1996)用 HRP 逆行追踪发现大鼠臂旁核向岛叶皮质的直接投射。在人臂旁核细胞没有鼠类的密集与明显。在臂旁核内的细胞含大量不同神经调质如内侧与外侧臂旁核细胞不是含脑啡肽就是含 P 物质。Petrov 与 Jhamandas 等(1992)发现核内有神经肽神经元投射到中缝背核。一群大细胞位于臂旁核腹侧称 Kolliker-Fuse 核投射到孤束核。张镜如(1998)在生理学中提到臂旁内侧核与 KF 核为呼吸调整中枢,和延髓呼吸核团之间有双向联系,形成调控呼吸的神经元回路,其作用为限制吸气,促使吸气向呼气转换。Saper 与 Loewy(1980)从形态上已证明臂旁核与双侧孤束核的小细胞亚核之间存在着双向的直接纤维联系。Yraovitch 等(1982)以局限的弱电流刺激猫内侧或外侧臂旁核,引起血压升高 80%,心率加快 14% 以及心输出量和外周阻力增大,此结果首次证实了臂旁核对血压、心率等血管活动的调节作用。

(四) 上橄榄核、斜方体核和外侧丘系核

上橄榄核(群)(superior olivary complex)位于脑桥被盖的腹侧,从面神经核水平向上达三叉神经运动核平面,约 4 mm 长。包括由中等大小多角型细胞组成的 S 形**主核**(principal nucleus)和含密集较大梭形细胞的楔形**内侧副核**(medial accessory nucleus)(图 6-17,18)。在人内侧副核比较大。上橄榄核接受次级耳蜗纤维的侧支或终支,发纤维参加斜方体与外侧丘系。内侧副核接受从蜗神经腹前核发出的纤维,它发纤维至同侧外侧丘系。从内侧副核的背侧又发一束纤维,称**上橄榄脚**(superior olivory peduncle)向背内侧行,联系展神经核,执行听觉反射(图6-18)。

许多脊椎动物包括人,在上橄榄核周围的小核团称**橄榄周核**(periolivary nuclei),它接受由下丘发来的下行纤维,然后向背内侧发出**橄榄耳蜗束**(olivocochlear bundle),在面神经膝的深面横过中线至对侧,与同侧的橄榄耳蜗纤维会合,借道前庭神经出脑桥,入内耳经前庭耳蜗吻合支,返回蜗神经,分布至蜗管考蒂器的毛细胞。这代表抑制听觉感受器的反馈途径(图6-24)。

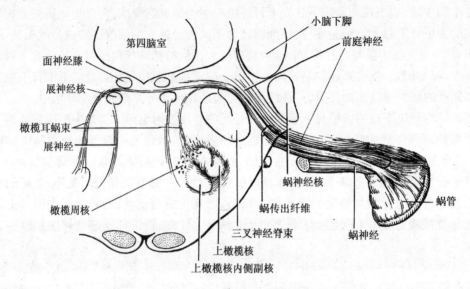

图6-24　耳蜗传出纤维(猫)

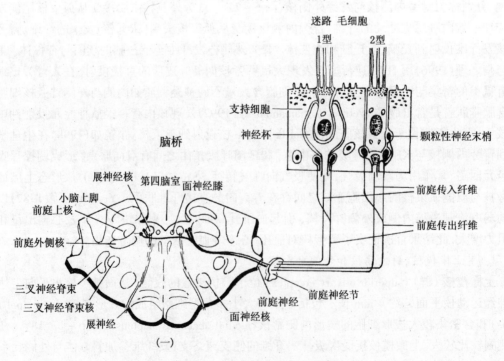

图6-25　前庭传出纤维(猴)

Carpenter 等 (1987) 发现，在猴像耳蜗一样，前庭的终末器官接受来自脑干展神经核外侧的胆碱能神经元的双侧、对称性的传入支配。胆碱能纤维参加每侧前庭神经支配三半规管壶腹嵴与椭圆囊、球囊斑的毛细胞，兴奋性地作用于迷路终末器官。这些传出纤维可以调节传入冲动的动力幅度以获得合适的加速作用。有趣的是，耳蜗与前庭至各自感受器的传出神经元均为胆碱能性质，但耳蜗的传出是抑制性的，而前庭的传出是兴奋性的(图 6 – 25)。

斜方体核(trapezoid nuclei)位于上橄榄核群的内侧，分散于斜方体纤维内，中继蜗神经核发出的次级听觉纤维。

外侧丘系核(nuclei of lateral lemniscus)分散于脑桥中上部与上部的外侧丘系内，也是听觉传导通路中的中继核。

（五）斜方体与外侧丘系

斜方体(trapezoid body)是脑桥被盖腹侧的横行纤维束，主要成自蜗腹侧核发出的**腹侧听纹**，穿过内侧丘系，横行越过中线至对侧上橄榄核的外侧，折而纵行向上，成为**外侧丘系**(lateral lemniscus)。有些斜方体纤维终于同侧或对侧上橄榄主核、内侧副核或斜方体核，在这些核内中继后，参加同侧或对侧的外侧丘系上升。发自蜗背侧核与蜗腹侧核的腹后核的**背侧听纹与中间听纹**经小脑下脚的背侧，向内侧跨过中线，参加对侧**外侧丘系** (图 6 – 26)。外侧丘系在内侧丘系外侧上升，至菱脑峡部，浅出其表面成为**丘系三角**。外侧丘系兼含同侧与对侧听觉传导纤维，因此，外侧丘系以上的神经通路直至大脑皮质，如果一侧有病变，不会引起听觉缺失，而是双侧听力减退，以对侧明显。

（六）内侧纵束、前庭脊髓束与傍绳状体

内侧纵束(medial longitudinal fasciculus)：主要来自前庭核。它纵行于正中缝的两侧，在动眼、滑车、展神经核等的前方，上起自中脑最上端，下至脊髓颈段。次级前庭纤维向内侧趋奔中线，在展神经核区加入同侧或对侧内侧纵束，纤维或分支升降或直升或直降(图 6 – 27)。

前庭下降纤维主要起自前庭内侧核，交叉与不交叉的纤维行于内侧纵束内，直到锥体交叉平面才向腹外侧迁移至脊髓前索，位于皮质脊髓前束的背侧，在它们的行径中有纤维投射至下部脑干的网状结构，由此可转接至脑神经运动核以执行各种反射。虽然前庭下降纤维是双侧投射，但在脊髓水平几乎全部纤维是来自同侧的。有些纤维可以下降到上胸节，但大多数纤维终止于颈节水平。其中有一些纤维可直接与颈节前角 α 运动神经元发生突触联系，实验证明这些纤维对支配颈肌的运动神经元有抑制作用。

内侧纵束内的上升纤维主要起自部分前庭内侧核与前庭上核。前庭内侧核发出交叉与不交叉的上升支进入内侧纵束，终止于双侧展神经、对侧滑车神经核、对侧动眼神经中间细胞柱(支配下斜肌)和同侧动眼神经腹侧柱(支配内直肌)。从前庭上核中央部大细胞发出的上升纤维进入同侧内侧纵束，终止于滑车神经核和动眼神经背侧柱(支配下直肌)。从前庭上核周围小细胞部分发上升纤维终于动眼神经内侧柱(支配对侧上直肌)。生理学认为交叉的上升纤维对支配眼外肌的运动神经核起兴奋作用，不交叉的纤维起抑制作用。除上述前庭上升纤维外，内侧纵束还包含从展神经核的中间神经元发出的交叉上行纤维，投射至动眼神经腹侧柱，支配内直肌。

内侧纵束还含非前庭二级下降纤维，而有发自中脑最上端的**间位核与后连合核**以及上丘的下降纤维，最大量的下降纤维是**脑桥网状脊髓束**(pontine reticulospinal tract)。

内侧纵束主要与转眼和转头的核群联系，以调节眼外肌和颈肌的协调运动。

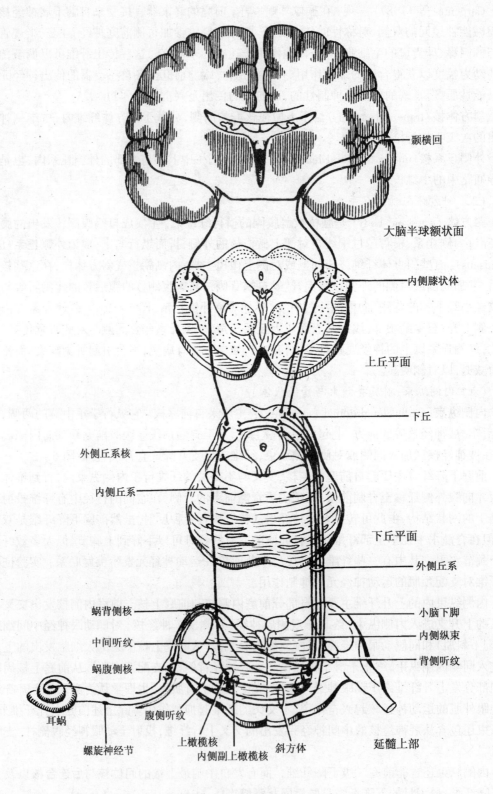

颞横回

大脑半球额状面

内侧膝状体

上丘平面

下丘

外侧丘系核

内侧丘系

下丘平面

外侧丘系

蜗背侧核

小脑下脚

中间听纹

内侧纵束

蜗腹侧核

背侧听纹

耳蜗

腹侧听纹

螺旋神经节

上橄榄核

斜方体

延髓上部

内侧副上橄榄核

图 6-26 听觉传导路

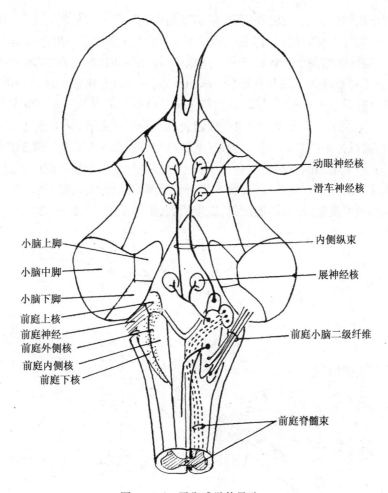

图 6-27 平衡感觉传导路

前庭脊髓束 (vestibulospinal tract) 发自前庭外侧核的各型细胞，其纤维经同侧面神经核与疑核的后内侧、下橄榄核的后方进入脊髓前索，可一直下降到腰、骶段。在颈髓纤维较靠外侧，越向下越转入内侧。终于板层Ⅷ和Ⅶ层的一部分，投射有定位。前庭外侧核除接受前庭神经终止外，又接受小脑顶核和蚓部皮质的大量纤维投射，它通过前庭脊髓束来维持脊髓反射和四肢肌的张力，特别是对伸肌张力的作用更为明显，以保持躯体平衡。当前庭脊髓束和前庭外侧核有病变时，可引起伸肌张力低下和平衡失调。

傍绳状体 (juxtarestiform body) 位于小脑下脚的内侧，见于小脑下脚伸向小脑的脑桥下部平面。它包含出入小脑的纤维束，束中有：① 发自前庭神经直入小脑的**前庭小脑束**和由前庭神经内侧核和下核发出的**前庭核小脑束**；② **顶核延髓束**由顶核发出交叉与不交叉的纤维主要至前庭外侧核及脑干网状结构；③ **小脑前庭纤维**自小脑蚓部与前叶发出，终止于同侧前庭外侧核背份与下核，在外侧核主要终止于巨细胞。此外，还含有自三叉神经脑桥核和脊束核发出至小脑的纤维。

（七）内侧丘系、脊髓丘脑束和三叉丘系

内侧丘系在脑桥中部以下平面纵行于斜方体纤维之间，越向上越远离中缝，向后外侧移动。因此，内侧丘系纤维定位由延髓橄榄部的背腹位变为在脑桥部的内外侧安排，即传导颈部本体感觉冲动的纤维靠内侧，而骶部的在外侧。**脊髓丘脑束**在延髓位于下橄榄核的外侧，至脑桥逐渐与内侧丘系邻近,位于它的外侧,在中脑紧贴内侧丘系的后外侧。由于内侧丘系与脊髓丘脑束在延髓部保持一定的距离,因此小病灶不易同时波及两者,而出现对侧浅、深感觉分离性缺失;在脑桥则可能出现浅感觉和部分深感觉(节段性)同时缺失;在中脑小病灶可以引起对侧肢体浅、深感觉全部缺失。**三叉丘系** (trigeminal lemniscus) 是由三叉神经脑桥核和三叉神经脊束核发出的上升终止于丘脑的纤维。它包括三叉二级中央前束和三叉二级中央后束,传导头面部的痛、温、触觉。三叉二级中央前束主要起自三叉神经脊束核,纤维越过中线,在延髓随内侧丘系上行,在脑桥行于内侧丘系的背侧;三叉二级中央后束主要起自三叉神经脑桥核背内侧份,纤维不交叉,行于第四脑室底的室底灰质和中脑导水管周围灰质的附近。三叉神经脑桥核特别是脊束核除发出三叉丘系外,还发侧支终于脑干网状结构与脑神经运动核,执行复杂的反射,如**角膜反射、咀嚼反射、眼球心脏反射、流泪反射、泌涎反射**等(图 6 - 28)。

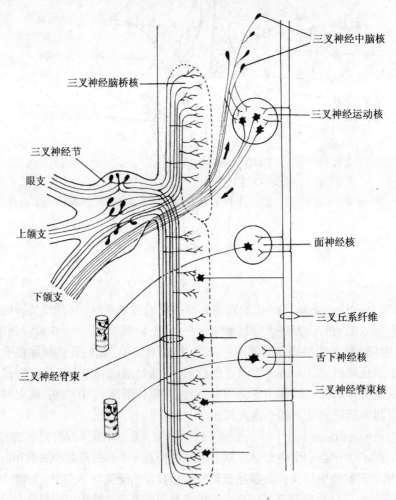

图 6 - 28　三叉神经核群和三叉反射弧

(八) 小脑上脚(结合臂)和脊髓小脑前束

发自小脑**齿状核、球状核**和**栓状核**,终止于中脑红核或丘脑腹外侧核的纤维束,称**小脑上脚**(superior cerebellar peduncle)。小脑上脚构成第四脑室上半部的侧壁,横切面呈椭圆形。向上逐渐陷入脑桥被盖深部,切面呈半月形。在中脑下份,纤维进行交叉,称**小脑上脚交叉**

(decussation of superior cerebellar peduncle)(图6-20,22,23,29)。

脊髓小脑前束自脊髓侧索上升,至延髓与红核脊髓束、脊髓丘脑侧束一起位居下橄榄核的背外侧,此束贴近表面,至脑桥,三者均位于内侧丘系的外侧,但此束最靠外侧。在脑桥上份,它攀附小脑上脚的外侧缘,然后转向背内侧,由上髓帆进入小脑蚓部与前叶。三叉神经中脑核发纤维也可能随同脊髓小脑前束由上髓帆进入小脑。

第五节 中脑的内部结构

中脑(midbrain or mesencephalon)是脑干中最少分化的部分。第四脑室至此已缩窄成细管称**中脑水管**(mesencephalic aqueduct),它的周围有一层较厚的灰质为**中央灰质**(central gray substance)称**导水管周围灰质**(periaqueductal gray)。管的背侧称**顶盖**(tectum),包括**上丘**(superior colliculi)与**下丘**(inferior colliculi)合称**四叠体**(corpora quadrigemina)。管的腹侧是**大脑脚**(cerebral peduncle),每侧大脑脚又被斜位的**黑质**(substantia nigra)分为背侧的**被盖**(tegmentum)与腹侧的**脚底**(crus cerebri)。被盖是脑桥被盖的延续,脚底为脑桥基底部纵行纤维束的重新组合。脑桥的**上髓帆**已为四叠体代替(图6-29,30)。

一、四叠体(顶盖)

(一)下丘

是一个显著的大细胞团,可分为三个亚核:① 卵圆形细胞团称**中央核**;② 一个薄的背侧

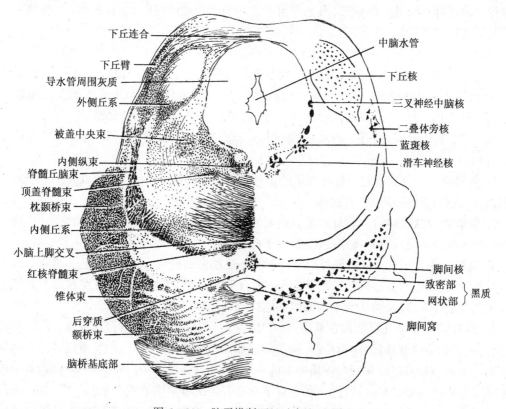

图6-29 脑干横断面经过中脑下丘部

细胞层称**中央周核**;③ 环绕中央核的外侧与腹侧的**外侧核**(图 6 – 29)。

中央核在 Golgi 染色可被分为较小的背内侧份含大细胞和一个较大的腹外侧份含小与中等大小的细胞。细胞呈板层排列,每个板层属于同一频率。与蜗管相对应有音频定位,亦是高频在腹侧,低频在背侧。外侧丘系的上升听纤维投射至中央核的背内侧份与腹外侧份。背内侧份又接受对侧下丘相同区域的连合纤维以及从听皮质下降的双侧投射。下丘中央核的大多数细胞是 γ - 氨基丁酸能,对双耳听刺激发生反应。中央核是真正的听觉传导通路中的中继核,它发纤维经**下丘臂**(brachium of inferior colliculus)至**内侧膝状体**的腹侧份,由腹侧份再发纤维至**初级听皮质**。

中央周核是一薄片密集的细胞,伸展在下丘的背侧与尾侧,这个核的外侧缘与**外侧核**延续。由 Golgi 染色法显示:大的棘细胞投射到中央核内,行径平行于板层;大的无棘细胞轴突经下丘臂投射到**内侧膝状体**背侧份,再由此中继后投射到初级听皮质的周围部分。中央周核不存在音频定位。中央周核亦接受来自听皮质的双侧投射。中央周核的大多数细胞仅接受对侧单耳的传入冲动,因此被认为此核在引导听觉注意中起作用。

外侧核由各种大小细胞组成,这个核几乎与中央周核延续,但被外侧丘系与下丘臂的纤维横过。生理研究指出,外侧核不是听觉的中继核,但与听觉的运动反射有关。

旁二叠体区(parabigeminal area) 是一个有明确界限的区域,位于下丘的腹外侧区与外侧丘系的外侧。它包括斜或横行纤维,其间分散的细胞群称旁二叠体核(图 6 – 29)。这个核含胆碱能神经元,在猫上丘的浅层发纤维投射至旁二叠体核,每侧傍二叠体核的细胞又双侧投射至上丘浅层,吻侧投射到对侧,尾侧投射到同侧。旁二叠体细胞对视刺激产生一致与快速的反应,能被运动的或静止的光点所触发,其感受野的大小与上丘浅层相同,由此设想,此核功能是与上丘共同处理视觉信息。

(二) 上丘

在低等脊椎动物是视觉的高级中枢,为复杂的分层结构。随着动物的进化,特别在哺乳动物,尤其是人类,大脑皮质的高度分化,大量视纤维经过间脑与大脑皮质建立联系,此时,上丘退居为反射中枢,调整头与眼的位置,以应答视觉、听觉与躯体感觉的刺激。

在人类,上丘形扁大,还是保留着白质与灰质交替排列的分层结构,自表面向内可分层(图6 – 30,31):

1. 带状层 主要成自起于枕叶皮质的细纤维,经上丘臂进入此层,纤维间杂有小型水平细胞,它们具有切线或伸向中央的轴突。

2. 灰质层(浅灰质层) 成自放射形排列的细胞,它们的树突伸向表面,轴突向内,较大的细胞位于深层。来自枕叶和视束的纤维,终于此层。

3. 视层 主要成自由视网膜神经节细胞与视皮质来的纤维,经上丘臂进入此层,其中多数纤维终于浅灰质层,其他则终于中灰质层。发自额叶(8 区)的皮质顶盖纤维也经过此区再到达中灰质层或深灰质层,被认为参与两眼的迅速扫视运动。

4. 丘系层 余下几层合称丘系层,含有中型或大型星状细胞。根据其纤维去向与灰质的分布,又可再分为中灰质层、中白质层、深灰质层和深白质层四个亚层。中灰质层和深灰质层除接受由浅灰质层以及枕叶和额叶皮质发来的纤维外,还接受经过中白质层来的纤维,其中包括脊髓顶盖束(spinotectal tract)以及一些来自下丘和各类由听觉中继核发来的纤维。中、深灰质层特别是深层的大型和中型细胞发出顶盖脊髓束、顶盖网状束和顶盖脑桥束经深白质层传

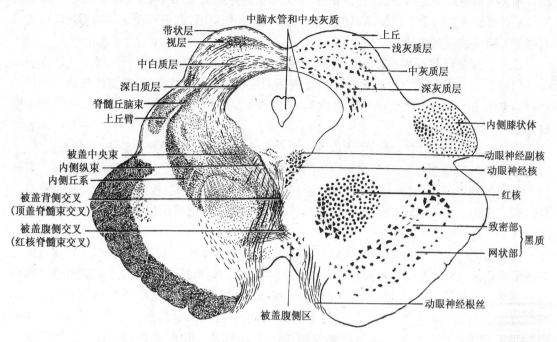

图 6 – 30　脑干横断面经过中脑上丘部

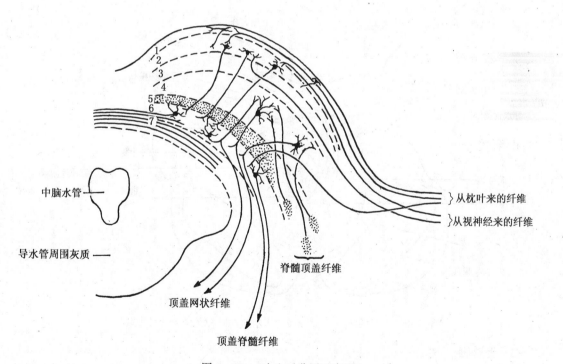

图 6 – 31　人上丘分层示意图

1. 带状层　2. 浅灰质层　3. 视层　(4. 中灰质层
5. 中白质层　6. 深灰质层　7. 深白质层)　总称后系层

出。**顶盖脊髓束**纤维在内侧纵束腹侧进行交叉称**被盖背侧交叉**（dorsal tegmental decussation），交叉后的纤维一直行走于内侧纵束的腹侧，直至脊髓颈段前索。此束可使头和颈部运动以完成对视觉和听觉的反射活动。

此外，**顶盖网状纤维**弥散投射至脑干网状结构，有些纤维进入达克谢维奇（Darkschewitsh）核与 Cajal 间位核以应答视觉和听觉刺激对眼的位置的反射。**顶盖脑桥纤维**至同侧脑桥核背侧群和外侧群，此处也接受视觉与听觉皮质发出的纤维，中继后经小脑中脚至小脑蚓部。

由此可知，上丘浅层接受的大多数冲动来自视觉与视皮质。在动物实验中，去除视皮质，上丘就不能执行其探测在视野中移动物体的正常反射。上丘深层接受多种来源的传入，有解剖与生理的网状结构的特征。浅层投射至视中继核，中层与深层投射至与运动头及眼的不同区域。无论如何，尽管其形态、纤维联系与功能不同，上丘的浅层与深层仍是一个相互连接的整体。

顶盖前区（pretectal region）　位居上丘吻部，达后连合水平。顶盖前区内包含许多核团有顶盖前橄榄核、顶盖前区核、视束核等，它们接受视网膜的传出纤维，发纤维经后连合或中脑水管腹侧终止于同侧或对侧的动眼神经副核的特定部分，执行瞳孔对光反射。因为至动眼神经副核的纤维有交叉与不交叉，所以较小的损伤，不影响瞳孔的**对光反射**。在猴，用逆行溃变法得知顶盖前橄榄核是发纤维至动眼神经副核的主要核团，用 HRP 逆行追踪法也证实这点（图 6 - 32）。

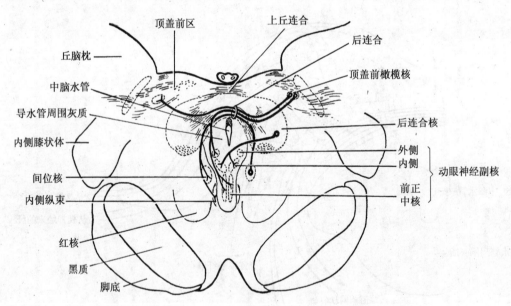

图 6 - 32　脑干横断面经过顶盖前区示与动眼神经副核的纤维联系

二、大脑脚

（一）被盖（tegmentum）

1. 红核（red nucleus or nucleus ruber）　是一个卵圆形的细胞柱，从上丘下界向上伸入到间脑的尾侧。在横切面上呈浑圆形。新鲜时因富于血管而略带红色，故名红核。红核实际上是中脑网状结构的一个部分，由于外面有小脑上脚纤维形成的"囊"包围而呈圆柱状（图 6 - 30）。

红核由**大细胞部分**与**小细胞部分**组成。大细胞部分在低等哺乳动物较发达,又称旧红核,随动物的进化此部逐渐移至红核的较尾侧,一般认为**红核脊髓束**(rubrospinal tract)由它发出。小细胞部分(新红核)形成核的主体,它随小脑中央核,特别是随齿状核的发育而发育。

King 等 (1971) 在对猴红核的细胞研究中, 发现有明确的三类神经元:大多极细胞, 直径 50～90 μm, 有显著的细胞核, 细胞质内含粗的尼氏颗粒, 分布在大细胞部;中等大小细胞, 直径 20～30 μm, 梭形或三角形, 分布在小细胞部;小的不着色细胞, 直径为 10～15 μm, 分布在全部核内,为中间神经元。

部分小脑上脚(结合臂)的纤维纵行穿过红核,且终止于核内,因此在髓鞘染色切片中,核内呈点状。**动眼神经根丝**自背侧向腹侧穿经红核, 在大脑脚内侧进入**脚间窝** (interpeduncular fossa)。**缰核脚间束**又称后屈束(fasciculus retroflexus)的纤维横过核的吻内侧部,终止于**脚间核**(interpeduncular nucleus)。

红核的传入纤维:

有两个来源:**小脑中央核**和**大脑皮质,**它们终止红核都有定位。在猫,小脑中央核发出的纤维组成小脑上脚, 在中脑尾侧下丘平面进行交叉后, 围绕对侧红核,其中发自齿状核的纤维约 50% 终止于红核的小细胞部,其余的继续上升。发自球状核和栓状核的纤维,其中有 10% 以上的纤维上升,其余的终止于红核的尾侧大细胞部,有定位关系。皮质红核纤维主要来自中央前回,同侧投射终止于红核的大细胞部,有定位,皮质前肢区终止于红核背侧部分,皮质后肢区终止于红核腹侧部分。红核的这些区域分别投射至脊髓的颈段与腰骶段。这样,皮质红核纤维与红核脊髓束纤维共同组成有定位的、联系运动皮质至脊髓水平的锥体外系传导路。

红核的传出纤维:

有至脊髓、脑干与小脑的纤维。Kuypers 和 Lawrence(1967)在猴的研究中,发现**红核脊髓束**几乎全部由尾侧大细胞部分发出。从红核内侧缘发出的红核脊髓束跨过中线形成**被盖腹侧交叉**(ventral tegmental decussation)。在下丘平面红核脊髓束位于小脑上脚交叉的前方,距中线不远处,在脑桥逐渐移向外侧与脊髓丘脑束靠近。下降投射至三叉神经脑桥核,三叉神经脊束核吻核。再向尾侧,终止于面神经核的背内侧群与中间群,支配上份面肌。然后经延髓下橄榄核的后外侧区继续下降, 进入脊髓侧索, 其最背侧部分纤维与皮质脊髓侧束相混杂。Pompeiano 和 Brodal(1957) 在猫的实验资料中发现红核脊髓束的纤维主要起于红核尾侧 3/4 部分的各种大小细胞,核之背内侧份发出纤维终止于脊髓颈段;核之腹侧份与腹外侧份发出纤维终止于脊髓腰骶段;核之中间份纤维投射至脊髓胸段。脊髓颈段接受最大量的红核纤维,它几乎相等于投射至其他部分脊髓纤维的总和。

红核脊髓束在下降脑干途中发纤维参加小脑上脚进入小脑栓状核和球状核, 还有纤维进入延髓外侧网状结构和楔外核。在核内中继后, 投射入小脑。

Nathan 和 Smith(1982)报道人类红核脊髓束仅投射到 1～3 个脊髓颈段而终止。

起自红核小细胞部分的纤维,不进行交叉,组成**被盖中央束** (central tegmental tract),投射至下橄榄主核的背份,转而发纤维至小脑。被盖中央束中有一些纤维或其侧支,终止于脑干网状结构。所以,自红核至小脑的纤维有的是直接的,有的经过延髓中继后进入小脑(如经外侧网状核与下橄榄主核中继)。在人此束较大,参与构成小脑 - 红核 - 小脑环路。

在低等哺乳动物,中脑是个整合复杂姿势反射(翻正反射)的中枢,这个中枢可能在红核大细胞部分以及邻近网状结构中。红核脊髓束可兴奋屈肌运动神经元,前庭脊髓束兴奋伸肌运动神经元,小脑可能调节两者神经元的活动,以获得适当的行走节律。

神经递质 免疫化学研究发现,大脑皮质与小脑核输入冲动至红核是兴奋性氨基酸,主要是谷氨酸(Glutamate),兴奋传导至少部分是经 N – 甲基 – D – 天冬氨酸(NMDA)受体。电镜所示,小脑输入优先进入细胞体的近端树突,而从大脑皮质来的终末止于其远端,电生理实验在猫也发现两者的冲动汇聚于同一红核脊髓神经元,在那里发挥互补作用。而红核中的中间神经元,其显示抑制性作用于红核投射神经元是通过 r – 氨基丁酸 (GABA),若注入 GABA 拮抗剂进红核,则产生很严重的运动损伤。这提示 GABA 能中间神经元在大脑皮质传入的控制下,能调节红核脊髓神经元的活动水平且参与控制运动行为。显示红核的作用通过大脑皮质和小脑密切协同来控制运动行为。

2. 滑车神经和滑车神经核(trochlear nerve and nucleus)

滑车神经(N. Ⅳ)为躯体运动性纤维。滑车神经核位于下丘平面,似为动眼神经核的尾侧延续。核居中脑水管中央灰质的前缘,内侧纵束背侧的凹陷中。细胞为典型的运动神经元。自核的背外侧发出纤维,绕行于中央灰质的外侧缘,逐渐弯向尾背侧,进入上髓帆,在中线上左、右交叉,然后穿至表面(图 6 – 2,23,29)。这细长的滑车神经根,再绕到脑干的外侧,在小脑上动脉和大脑后动脉间进入海绵窦,出窦入眼眶,支配上斜肌。

滑车神经损伤不多见,诊断其损伤亦较困难。在损伤侧眼球内旋减弱,尝试向下看呈现复视。病人有滑车神经损伤时诉说下楼梯特别困难,头斜向损伤对侧作为一个姿势补偿这样复视就可消失。

3. 动眼神经及动眼神经核群(oculomotor nerve and its nuclei)

动眼神经(N. Ⅲ)含有躯体和内脏运动性纤维,与其相联系的有**躯体运动核**和**一般内脏运动核(副交感核)**。

动眼神经核群位于中脑上丘水平,中脑导水管周围灰质的腹侧,由"V"字形内侧纵束作为两侧的边界(图 6 – 31)。

躯体运动核柱称**动眼神经核**(nucleus of oculomotor nerve) 分为成对的**外侧柱**和不成对的**中央后柱**。外侧柱由大多极运动神经元组成,它又分成**背侧柱、中间柱、腹侧柱**与**内侧柱**。内侧柱位于背侧柱和中间柱的内侧,发出交叉纤维支配对侧上直肌;背侧柱发出纤维支配同侧下直肌;中间柱发出纤维支配同侧下斜肌;腹侧柱支配同侧内直肌。中央后柱位于核群尾侧的 1/3 处,在左、右内侧核柱间的背侧,是中线躯体核,由较小的运动神经元组成。它发出交叉与不交叉的纤维,支配上睑提肌(图 6 – 33,34)。

内脏运动核 (副交感核) 称**动眼神经副核** (accessory nucleus of oculomotor nerve),又称(Edinqer-Westphal)核。包含两个明确的核群:**前正中核柱**与**背侧内脏核柱**(图 6 – 33)。两核柱在动眼神经核的吻端相连。前正中核柱位于躯体运动核柱的吻侧,背侧内脏核柱位于躯体运动核柱的吻侧 3/4 部的背侧和两背侧躯体核柱之间。在吻部这个背侧内脏核柱由两类细胞组成:中等大小的圆形细胞居内侧,较小浅染的细胞在外侧,向尾部这个核柱就分成内侧柱与外侧柱。前正中核柱与外侧内脏细胞柱又接受从对侧顶盖前区橄榄核发出的纤维,在后连合进行交叉,前正中核柱与内侧内脏细胞柱接受来自后连合核的双侧纤维,其中部分纤维在中脑水管腹侧进行交叉(图 6 – 32)。**前正中核柱**与**背侧内脏核柱**发出不交叉的节前纤维,与躯体纤维一起行走,节前纤维终于睫状神经节,睫状神经节发出的节后纤维支配睫状肌与瞳孔括约肌,司晶状体的调节与瞳孔的收缩,故动眼神经副核又称**缩瞳核**。Saper 等(1976)发现猴、猫、家兔和

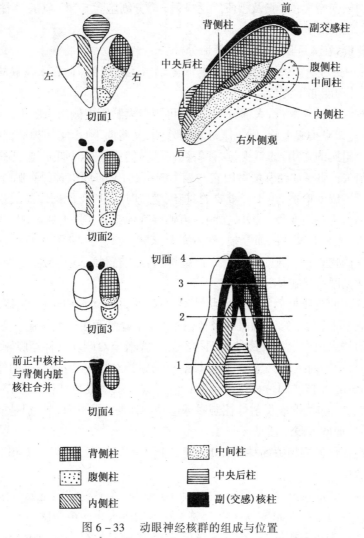

图 6 - 33　动眼神经核群的组成与位置

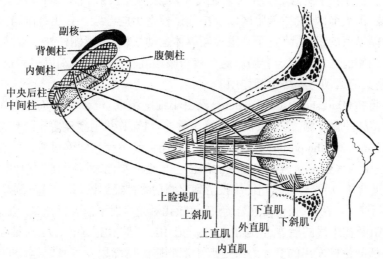

图 6 - 34　动眼神经核与眼外肌的纤维联系

鼠的动眼神经副核向脊髓颈、胸及腰段广泛投射，部分细胞含 SP 与 CCK 两种神经递质，可能与伤害性刺激的调制有关。

以上这些核群，在人胚脑早期能清楚地分辨。

所谓 Perlia 中央核，作为中线细胞群，与眼的辐凑运动有关。但在人及猴的动眼神经核中，此核很难鉴别，且功能亦不清楚。

动眼神经根丝向腹外侧行，大部分穿红核，再聚向大脑脚内侧沟出脑干。动眼神经损伤产生上睑明显下垂。如果抬起上睑，则见眼球转向外侧，又略向下（由于展神经支配的外直肌和滑车神经支配的上斜肌的作用）的斜视，这种斜视在试向健侧注视时加强。瞳孔高度开大，对光反射与调节反射消失。动眼神经麻痹可因它的核受损引起，又可因该神经在脑外受侵而引起。辨别这两种原因所造成的麻痹，是十分重要的。神经受侵时，它所支配的眼肌发生完全麻痹，而且支配瞳孔的纤维几乎一定受侵。此外，在颅内可能有其他脑神经同时被侵犯。与此相反，如果动眼神经核受损，可能只有某些眼肌受损，称不完全麻痹，而且支配瞳孔的纤维往往不受影响。

动眼神经核的传入：大脑皮质、小脑、前庭核、舌下前置核、上丘与脑干网状结构都有纤维直接或间接到达动眼神经躯体运动核柱。

发自额叶 8 区的皮质核束纤维在网状结构中继后，终于动眼神经核，控制眼球随意运动。前庭核发出内侧纵束，向上终于动眼神经核，向下终于脊髓颈段前角细胞，以完成头眼协同运动的反射弧。内侧纵束内含展神经的中间神经元，投射至对侧动眼神经腹侧柱的核间联络纤维，以完成眼的水平同向运动。上丘无直接投射至动眼神经核。从上丘发出的纤维，在中脑网状结构或 Darkschewitsch 核或间位核中继后，再发纤维终于动眼神经核。上丘又接受枕叶皮质（19 区）发来的纤维，如此形成反射性控制眼球运动的通路。舌下周核特别是前置核，也发纤维至动眼神经核，参加调节眼球活动。

与动眼神经核群密切相关的核团：如前所述顶盖前区核团外，尚有 **Cajal 间位核、达克谢维奇核和后连合核**。

间位核（interstitial nucleus of Cajal）在中脑吻侧是一个多极细胞组成的核团，位于内侧纵束的背外侧或在束内。在人此核包含约 75% 是小与中等大小多极细胞，25% 大多极细胞分散分布在全核内。小与中等细胞是整合的关键成分，大细胞是投射成分。间位核接受来自前庭内侧核、前庭上核、顶盖前区、皮质额眼区以及小脑顶核发出的纤维。传出纤维跨过后连合腹份，至对侧参与内侧纵束的组成，终止于动眼神经躯体运动核柱（除腹侧柱外）。此外，双侧投射至滑车神经核，同侧前庭内侧核与脊髓。这个核与眼慢旋转和垂直运动以追踪视野中的物质有关，同时在控制头的运动与姿势中起作用。

达克谢维奇核（Darkshewitsch's nucleus）是由小细胞组成。位于中央灰质腹外侧缘，于动眼神经躯体运动核柱的背外侧。这个核发纤维终于后连合核，亦投射至动眼神经核与脑干下份。

后连合核（nuclei of the posterior commissure）后连合是中脑与间脑过渡区的背侧界标，位于顶盖前区，正当中脑水管转变为第三脑室的部位。凡是从吻侧、外侧与腹侧围绕后连合纤维的细胞群统称**后连合核**。后连合核发出纤维投射到双侧动眼神经副核，其中部分到对侧的纤维在中央灰质腹侧进行交叉。在猫，损伤后连合，互感性瞳孔对光反射不消失仅减弱。在猴 Carpenter 与 Pierson（1973）阻断在中线的后连合，瞳孔对光反射用红外瞳孔记录仪测定未见改变。若损伤后连合核与阻断从间位核发出的交叉纤维可产生双侧眼睑后缩以及垂直眼运动的损伤。

4. 脚间核（interpeduncular nucleus）**与被盖核**（tegmental nuclei）在中脑被盖区，正当脚间

窝(interpeduncular fossa)的背侧,是**脚间核**(图6－29)。核由中等、多极、含少量色素细胞组成。在多数哺乳动物此核较明显,在人较小。上丘脑缰核发出纤维组成**缰核脚间束**(habenulo-inter-peduncular tract)或**后屈束**(retroflexus fasciculus),此束含胆碱能与P物质纤维,终于脚间核。其中有些纤维,绕过脚间核终于中央上核、被盖后核、中缝背核及其邻近中央灰质。脚间核传出纤维联系广泛,包括至被盖后核、丘脑内侧背核、下丘脑外侧区、隔区、斜角带核、海马等。脚间核属于边缘中脑系统。

被盖后核(dorsal tegmental nucleus)位于滑车神经核和动眼神经核群背侧的中央灰质内。**被盖前核**(ventral tegmental nucleus)位于内侧纵束的腹侧,邻近中缝,它是脑桥中央上核吻端的延伸。被盖前、后核都接受乳头被盖束的纤维。被盖后核还接受脚间核的纤维,它们转发纤维组成乳头脚,返回乳头体。其中有些纤维继续向前参与内侧前脑束,终于隔区。这样组成边缘环路,联络上丘脑、下丘脑、中脑、边缘叶,它们可能与情感活动和记忆有关。被盖后核似与背侧纵束有关。背侧纵束既有上行纤维又有下行纤维,大部分纤维不交叉,联系下丘脑和脑干内脏运动核,如动眼神经副核、上和下泌涎核等。

5. 中脑中央灰质或称导水管周围灰质(periaqueductal gray, PAG) 它比室底灰质厚,除其腹侧埋有滑车神经核、动眼神经核群、被盖背核和中缝背核以及背外侧的达克谢维奇核外,其余部分一般分为内侧区、腹外侧区、背外侧区和背侧区四个亚区。20世纪70年代末国外学者作痛与镇痛原理研究时,曾提出腹外侧区与镇痛作用密切相关,而背侧区可能参与以情感反应为主的防御反应。20世纪80年代以来我国学者研究针刺镇痛原理时,亦以中脑中央灰质作为针刺镇痛中枢之一。李云庆等对大鼠中脑中央灰质的纤维联系及递质成分进行了系统的研究,指出PAG在痛觉调制系统中处于承上启下的中心地位。PAG的腹外侧区与内侧区的腹侧份含较多的5－羟色胺(5-HT)能神经元与P物质(SP)神经元,亮啡肽神经元分布在PAG各区,但也以腹外侧区与内侧区的腹侧份为主。它们发纤维上行投射至伏隔核与杏仁体,下行5-HT能纤维投射至三叉神经脊束核的尾侧亚核、孤束核、脊髓等部位以及中缝大核,或经中缝大核中继后向三叉神经脊束核尾侧亚核投射。生理学提出的设想,现从形态学上证实,伏隔核接受导水管周围灰质(PAG)的5－羟色胺(5-HT)能投射,并通过激活伏隔核内甲啡肽(Met-Enk)能神经元而发挥镇痛作用。杏仁体是边缘系统的重要结构,是内源性痛控制系统。从形态上获知,导水管周围灰质内5-HT能与亮啡肽能神经元发纤维至双侧杏仁中央核以同侧为主。这为生理学研究提出的,吗啡与针刺刺激能释放在杏仁体内的5-HT与脑啡肽产生镇痛效应提供了形态基础。至于P物质投射到杏仁核的机能尚待阐明。Cosyns等(1979)刺激人PAG,可以部分缓解颜面部的急性和慢性疼痛,有人对患三叉神经痛的病人在PAG内埋藏电极对其进行刺激,可产生明显的镇痛作用,可见5-HT下行投射在镇痛机制中起重要作用。另有报道中央灰质与小脑皮质有双向联系,可能与小脑对内脏活动的调节有关。

6. 连合下器(subcommissusal organ) 属室周器官之一。由变形的室管膜细胞形成板状,位于中脑水管与第三脑室交界处,正当后连合的下方,故名(图8－21)。连合下器的细胞与一般室管膜细胞不同,这些细胞呈柱状有纤毛。在扫描电镜和电镜下见到细胞的突起上覆盖微绒毛伸入脑室腔,细胞内有丰富的粗面内质网与微管,邻近细胞表面有吸液囊泡。这些都提示,细胞分泌功能活跃,并可能自脑脊液吸收物质。在除各种动物人以外,其分泌物浓缩形成蛋白样线条称Reissner纤维,这种纤维自中脑水管向下伸展经第四脑室直至脊髓中央管。在人,连合下器功能不明,设想它在控制水钠平衡方面起重要作用,与口渴和饮水有关。

7. 内侧丘系（medial lemniscus）**与外侧丘系**（lateral lemniscus）　**内侧丘系**在中脑下丘部，占据被盖的前外侧份，至上丘阶段，受红核与红核脊髓束的挤迫而移向红核的背外侧，纤维继续上行，终于丘脑腹后外侧核。

外侧丘系在菱脑峡部行于丘系三角中，居小脑上脚的外侧，再向上行，折向背侧，放射而包围下丘核，其中一部分纤维穿过下丘，越中线至对侧，多数纤维终于下丘，也有一部分在下丘浅层与发自下丘的纤维合成**下丘臂**，向上终止于**内侧膝状体**。脊髓顶盖束至中脑和外侧丘系同行终于四叠体上丘。

8. 脊髓丘脑束与三叉丘系　在中脑，内侧丘系和外侧丘系在被盖前外侧分离，其间容纳**脊髓丘脑束**。三叉丘系行于脊髓丘脑束的内侧和内侧丘系之外侧称**三叉二级中央前束**。此外，尚有三叉二级中央后束接近中央灰质的前外侧缘，这两束都上行终于**丘脑腹后内侧核**，而**脊髓丘脑束**上行终止于**丘脑腹后外侧核**。

（二）黑质（substantia nigra）

是一厚层灰质，分隔被盖与脚底，伸展在中脑全长，且向上至间脑的尾侧。在爬虫类和鸟类初显，在哺乳类才具有一定的形态，到人则获得高度的发展，在切面上黑质分成两个部分：背侧份为**致密部**（pars compacta）呈黑色点状；腹侧份为**网状部**（pars reticulata）新鲜时呈棕红色。致密部又可分为背层和腹层，大多数色素细胞在腹层。灵长类色素很多，在人达到最大量。人出生后到四岁或五岁色素才出现，色素颗粒随年龄而增加。背层色素细胞较少，有内、外侧方向的树突。腹层的细胞富有背腹方向的树突，形成典型细胞柱深陷于下面的网状部。黑质致密部向尾侧伸展可远及红核后区与外侧丘系纤维相混。黑质的致密部与网状部的正确分界很难追踪。但以神经递质为基础，两部分很容易分辨。根据荧光组织化学方法得知黑质致密部的色素细胞含高浓度的**多巴胺**。网状部细胞则表现为 r－氨基丁酸（GABA）与 GABA 的合成酶（谷氨酸脱羧酶 GAD）免疫活性。在被盖区有分散的大小不同的细胞，许多细胞含黑色素。在内侧与腹侧被盖的黑素细胞合并称**被盖腹侧区**。多巴胺神经元群在黑质致密部、被盖腹侧区（VTA）和红核后区（RRA），相当于 Dahlström 与 Fuxe 划分的 A_9、A_{10} 和 A_8 群。

大多数学者同意：黑质有直径 10 ~ 12 μm 的短轴突小细胞，是中间神经元（Golgi Ⅱ型）。有中等大小至大型神经元，是投射神经元（Golgi Ⅰ型）。在鼠类，中间神经元占致密部神经元的 10%，在网状部占 40%。在网状部大型（25 ~ 40 μm）投射神经元埋在无髓纤维间。在致密部中等（15 ~ 25 μm）投射神经元密集成群，但被星形细胞的薄鞘分隔。致密部神经元较多，在猴全部黑质神经元的 85% 在致密部。Braak（1986）在人黑质用色素构筑法分析，发现在黑质致密部细胞内含密集的黑色素颗粒，在网状部细胞内无黑色素颗粒，同时大型细胞内也缺乏脂褐素，而分散的小型细胞内含深染的脂褐素颗粒。

高尔基染色发现，黑质神经元有长放射状光滑的树突，致密部神经元的树突主要是背腹方向，网状部神经元的树突是吻尾方向，最腹侧的网状部神经元的树突与大脑脚平行。细胞内注射研究发现，许多网状部和致密部神经元有密集的侧副分支。中等与大型黑质投射神经元最重要的内在特征之一，是轴突有侧副支，便于复杂的整合神经的输出。有些内在侧副支亦终止于母细胞的树突上，形成真正的自我突触，起自身调节的重要作用。

1. 黑质的传入纤维

（1）纹体黑质纤维（strionigral fibers）　主要来自纹体（**尾状核和壳核**），有局部定位，来自尾状核头部的纤维投射到吻侧 1/3 黑质网状部，并且内、外侧相对应。壳核的纤维投射到黑质网状部尾侧 2/3 部,其背侧份与黑质外侧份相联系,腹侧份与黑质内侧份相联系。大多数纹体黑质纤维终止于黑质网状部 GABA 能神经元,有些纹体纤维亦终止于致密部多巴胺能神经元。即使在黑质网状部的纹体黑质的 GABA 能与肽能纤维亦与致密部的长且向腹侧方向伸展的多巴胺能神经元树突组成突触。人的黑质显示 r - 氨基丁酸(GABA)、P 物质(SP)或脑啡肽(enkephalin)免疫阳性反应的纤维与终末,而 P 物质阳性反应纤维比脑啡肽纤维分布更广泛。强啡肽亦是另一种神经肽充满在黑质内。GABA 能纤维丰富分布在网状部,而 P 物质或脑啡肽的阳性纤维分支在黑质网状部,亦分支分布至黑质致密部腹层。神经病理资料指出:P 物质与脑啡肽阳性纤维在人黑质来自纹体,例如双侧纹体苍白球梗塞或慢性进行性舞蹈病(又称 Huntington 舞蹈病)有一个显著的黑质肽类纤维的减少。纹体黑质纤维用 GABA 作为它们主要的小分子运输物,有时与 P 物质或脑啡肽和强啡肽共存或相互组合。GABA 是抑制性递质。P 物质是兴奋性递质,具有激活纹体黑质系统中多巴胺能神经元的兴奋作用。脑啡肽可能对多巴胺的释放起调制作用。

(2) **苍白球黑质纤维**　在许多动物中运用逆行追踪法证实:苍白球外侧份发 GABA 能纤维,以典型的筐篮样分布围绕黑质网状部细胞体并形成终扣,苍白球黑质投射在鼠特别发达,它与纹体黑质投射会聚在网状部同一神经元上,作为纹体黑质投射的补充。

(3) **底丘脑核黑质纤维**　在灵长类用逆行与顺行标记研究证实,底丘脑核发纤维形成几个终末丛分布在黑质网状部。底丘脑核发纤维与网状部的细胞与树突形成不对称性突触,且显示谷氨酸免疫反应阳性。这样底丘脑核以兴奋性影响于黑质网状部,与纹体黑质纤维及苍白球黑质纤维的抑制性活动在同一神经元上相互作用。

(4) **中缝黑质纤维**　以 5 - 羟色胺(5 - HT)作为递质。主要起自中缝背核,少量来自中脑中央上核。这些纤维广泛分布于黑质网状部,有些纤维终于致密部与对侧被盖腹侧区(VTA)的多巴胺能神经元上,突触终末是不对称性。这些结果显示 5 - HT 能改变黑质纹体神经元的活动,在黑质水平不对称性突触呈兴奋性质。

(5) **脚桥黑质纤维**　脚桥被盖网状核位于中脑被盖外侧,下丘的腹侧,属网状结构外侧区的核群。它发纤维主要终止于黑质致密部。有许多事实证明,脚桥黑质纤维至少部分是胆碱能的,终止于黑质致密部的细胞体与近侧树突,形成不对称性突触。因此可以认为黑质致密部是一个乙酰胆碱与多巴胺相互作用之处。脚桥被盖网状核除含胆碱乙酰转移酶(ChAT)阳性神经元外,亦含谷氨酸免疫阳性反应物。最近在猴注射顺行物质于脚桥被盖网状核,在黑质致密部多巴胺能神经元上找到谷氨酸免疫活性的突触。这些结果提示,在灵长类脚桥黑质投射有胆碱能/谷氨酸能双重性质。

(6) **皮质黑质纤维**　Sakai(1988)用浣熊逆行与顺行标记研究证实存在皮质黑质纤维,这些纤维主要起自额前皮质 6 区,大量终止在同侧黑质致密部,少量纤维至黑质网状部、腹侧被盖区与红核后区。在猫额叶皮质损伤产生黑质内谷氨酸浓度严重下降,这提示皮质黑质纤维以这个兴奋性氨基酸作为神经递质。

2. 黑质的传出纤维

黑质致密部与纹体之间组成一个封闭的反馈回路。而黑质网状部是不同的传出,它与内侧苍白球结构上两者相似,可作为基底核一个大的投射核群(图 6 - 35,36)。

(1) **黑质纹体纤维**(nigrostiatal filers)　发自黑质的吻 2/3 致密部到达尾状核头部,发自致密部尾侧投射到壳核。黑质致密部与尾状核间存在倒置的背腹关系,即腹侧投射至背侧,反之

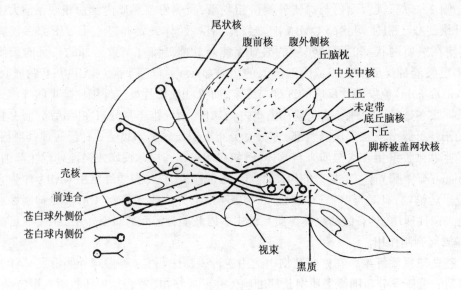

图 6－35　黑质与纹体的纤维联系

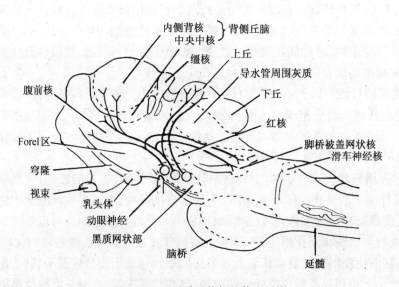

图 6－36　黑质网状部的传出纤维

亦然。黑质的外侧尾侧份与壳核的背外侧份相关,两者间内、外侧关系则相一致。在灵长类用免疫组化方法显示这些上升的黑质纹体纤维是多巴胺能免疫阳性,多巴胺是抑制性递质。黑质纹体多巴胺能纤维终止于纹体投射神经元,彼此间形成对称性突触,主要接触在树突棘的颈部。皮质纹体纤维终止于纹体投射神经元树突棘的头部。因此,黑质纹体多巴胺能传入显示,以理想的位置来调控皮质纹体传入的兴奋性影响。

(2) **黑质顶盖纤维**　起自黑质网状部外侧份,投射到同侧中脑上丘尾侧 2／3 的中灰质层,且有定位。电生理以及逆行荧光双标研究发现,网状部一个重要的投射至上丘同时亦投射到丘脑。黑质顶盖纤维的一个重要作用是控制眼的活动。

(3) **黑质被盖纤维**　起自黑质网状部 GABA 能神经元, 发纤维投射到中脑脚桥被盖网状核。60%的网状部神经元发侧支至丘脑与脚桥被盖网状核。脚桥被盖网状核又接受多种冲动包括大脑皮质、苍白球内侧份与小脑核。脚桥被盖网状核细胞发纤维返回至黑质，不至网状部GABA能神经元，而至致密部多巴胺能神经元。这样黑质被盖纤维组成一种黑质网状部→被盖→黑质致密部反馈的环路。

（4）**黑质丘脑纤维**　黑质网状部GABA能神经元，发纤维投射终止于丘脑腹前核，部分腹外侧核与部分内侧背核。有大量侧支终于上丘中灰质层与中脑被盖。

黑质纹体纤维与**纹体黑质纤维**（图6－35），两者间形成一个封闭的反馈回路。黑质纹体纤维将黑质致密部细胞内合成的多巴胺输送至纹体。在正常情况下纹体内的多巴胺含量受这反馈回路的调制。在患震颤麻痹或称帕金森（Parkinson）症的病人，纹体内多巴胺浓度显著降低，黑质多巴胺能神经元相同程度地退化。有效治疗震颤麻痹症是口服大量左旋多巴（L-dopa），它是多巴胺前体可通过血脑屏障，在脑内经多巴脱羧酶的作用而成多巴胺，虽然左旋多巴作为治疗震颤麻痹症的重要药物，治疗早期效果显著，但以后可出现副作用。鉴于它的局限性，在实验动物用胚胎黑质多巴胺细胞移植到纹体内，胚胎黑质细胞能成功地与成体纹体混合在一起，这样提供一个永久性的多巴胺内在供体。这种移植能改善实验引起的行为缺陷。但此法应用于临床尚有争议。我国学者徐群渊等（1996）为达到基因治疗帕金森病大鼠模型的目的，将经遗传改造能表达酪氨酸羟化酶（TH）的骨骼肌细胞植入大鼠脑的纹体内。结果显示这些表达TH的肌细胞能长期存活，这些模型大鼠的异常运动有所改善，纹体内多巴胺水平明显升高。曲伸等（1998）采用脑源性神经营养因子基因工程成肌细胞移植至实验大鼠纹体内，使其不断释放神经营养因子，促使黑质多巴胺神经元的存活，阻止其起变性与死亡，实验结果示纹体内多巴胺含量明显增加。以上研究仅提供一个治疗帕金森病的新途径，成效如何，尚待继续探索。

（三）脚底（crus cerebri）

中脑的最腹侧份包含大量由大脑皮质下降的纤维，形成脚底。它的内侧1/5区，是来自额叶的**额桥束**。外侧1/5是来自顶叶、枕叶和颞叶的**顶枕颞桥束**。中部3/5是**皮质脊髓束**和**皮质核束**，其安排有定位，即支配下肢的纤维靠最外侧，支配上肢的纤维为内侧，支配面部和咽喉的纤维靠最内侧。

若中脑脚底内侧损伤动眼神经通过处，则产生同侧动眼神经麻痹，并伴对侧偏瘫，称动眼神经交叉性偏瘫（Weber综合征）。

中脑被盖与红核损伤，产生同侧动眼神经麻痹与对侧半身共济失调，称红核区病变综合征（Clauda综合征）。

（蒋文华）

第六节　网状结构

网状结构（reticular formation）这个概念是1865年首先由Dieter提出，是指在延髓、脑桥和中脑的被盖区内，神经纤维纵横穿行，相互交织呈网状纤维束，束间有各种大小不等的细胞，这种灰白质交织的结构，称为**网状结构**。其中大部分细胞呈弥散分布，并不形成明确的核团。但是在结构和功能上，尚可分辨出归属于网状结构的神经核团和纤维束。脑干网状结构向嘴侧与丘脑的板内核群、下丘脑外侧区及底丘脑的未定带相联系，向尾侧与脊髓的第Ⅶ～Ⅷ层有关。低等脊椎动物的中枢神经系统,大部分由网状结构组成,它代表脑在进化上的古老部分。高等脊椎动物虽已出现边界明显的灰质和白质,如在脑干内薄束核、楔束核、红核、黑质及脑神经核等边界明确的核团,和前面已叙述的传导束,都不属于脑干网状结构,但是网状结构仍是中枢神经系统中的一个重要组成部分。在个体发生上,网状结构由神经管的翼板与基板之间的组织发育而来。在脑干中蓝斑、导水管周围灰质等与脑干网状结构有密切的关系。

一、脑干网状结构的特点

(一) 解剖学特点

脑干网状结构根据位置和细胞构筑区分为三区,正中区(旁正中区);内侧区称效应区或整合区(effeetor area),占延髓、脑桥的内侧 2/3,以及中脑被盖的大部。此区以大、中型细胞为主,其轴突很长,约有半数细胞轴突发出升降二支,有的向上投射至间脑或前脑,有的下行可达脊髓;外侧区称感受区或联络区(sensory or receptive area)占据延髓和脑桥的外侧 1/3。细胞以小型居多,其轴突多向内侧行至内侧区,此区以接受各种传入信息为主。

脑干网状结构的细胞仍呈节段性。如同脊髓细胞构筑节段性一样,细胞树突的分布与脑干长轴相垂直,伸向脑干横断面的各个方向,神经元的轴突多沿脑干长轴上下分布,轴突有许多侧支,构成脑干各个节段间的联系。

1958 年 Scheibel 夫妇用 Golgi 银染法研究网状结构内在组合,指出内侧区所有网状结构神经元的轴突向上、下分支,大多数的分支平行于脑干的纵轴,沿途发出许多侧支,伸向各个方位的脑神经感觉核、运动核及其邻近的网状结构神经元,形成各种型式的终末。长而稀疏分支的树突,横向分布垂直于脑干纵轴的各个平面,适应于接受周围上、下行传导束的轴突及侧支。内侧区以大的神经元为主,其中混杂有中、小型细胞。外侧区网状结构神经元的树突短而弯曲,盘曲在核内,因而使核团有较明显的边界,它的轴突一般是向内侧伸展,与内侧区的神经元形成突触联系。此区的神经元主要为小细胞(图 6 – 37)。

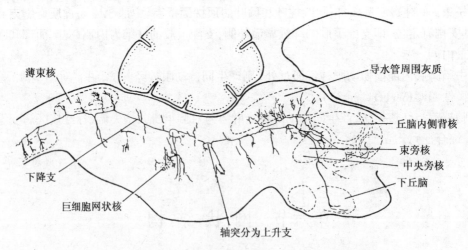

图 6 – 37　鼠脑干矢状切面示网状结构神经元的分布特点

(二) 生理学特点

脑干网状结构是中枢神经系统中神经冲动汇聚(convergence)和分散(divergence)的核心部位。现已证明,脑和脊髓各个部位的信息都向脑干网状结构会聚。因此它对神经系统的各种功能起整合作用。反之,脑干网状结构又将信息返回到脑和脊髓各个部分,影响着中枢神经系统的功能状态。

脑干网状结构以传递"非特异性"信息为主。各种感觉传导束的侧支纤维,进入脑干网状结构,虽然与特异性嗅、视、听以及躯体感觉无直接联系,但对维持大脑皮质的清醒状态十分重要。

脑干网状结构包括上行网状激动系统、下行网状抑制系统。脑干网状结构内含有各种不同性质的化学特异性神经元和神经核团,存在着广泛而复杂的纤维联系,这些神经元相互依存,又相互制约,影响和调节中枢神经各方面的机能活动,包括调节肌反射、协调自主功能、疼痛感觉的调节和唤醒行为等。

二、脑干网状结构的核团和分区

脑干网状结构根据细胞构筑与功能,网状结构分为三个纵行长的核柱(核区):**正中区**(旁正中区)、**内侧区**、**外侧区**以及与其联系的网状核群。

(一)正中区(旁正中区)

正中区这组核群位于中缝及其邻近的区域形成狭窄带状的细胞核群称为**中缝核**(nuclei raphe)。它介于左右内侧区之间,由于它们的纤维联系与网状结构近似,因此把它归入网状结构,也有人将它独立划分。中缝核群从尾侧依次向嘴侧,可区分为**中缝苍白核、中缝隐核、中缝大核、脑桥中缝核、中央上核、中缝背核**和**线形核**(图6-38,39)。

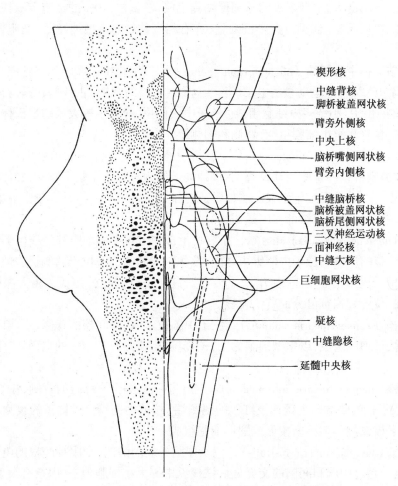

图6-38　人脑干网状结构核团在脑干背面投影模式图

楔形核
中缝背核
脚桥被盖网状核
臂旁外侧核
中央上核
脑桥嘴侧网状核
臂旁内侧核
中缝脑桥核
脑桥被盖网状核
脑桥尾侧网状核
三叉神经运动核
面神经核
中缝大核
巨细胞网状核
疑核
中缝隐核
延髓中央核

Dahlström 和 Fuxe(1964)用甲醛诱发荧光法将中缝核分为 9 群(B1~9),主要为 5 - HT 能神经元,被各国学者普遍接受,至今仍具有指导意义,1981 年又为 Steinbusch 用免疫荧光法所证实。

中缝核群也含有去甲肾上腺素、多巴胺、GABA、脑啡肽、胆囊收缩素和生长抑素等。兴奋性氨基酸(如谷氨酸和甘氨酸),神经活性肽(如 P 物质、脑啡肽、促甲状腺素释放激素)在中缝核某些细胞内与 5 - HT 共存。

中缝苍白核 (nucleus raphe pallidus)　位于延髓下部中缝隐核的腹侧,其吻端可达脑桥尾侧部。不成对,人的苍白核在橄榄上部最发达,核团由大、中型菱形和多边形神经元组成,也有相当数量的小细胞。细胞核多数居中,少数偏位,约 30% 细胞具有双核仁,尼氏体粗大而集中于胞质的某一局部,因此胞质染色呈苍白故名。

中缝隐核 (nucleus raphe obscurus)　位于延髓下部至脑桥下部被盖的背侧,由锥体交叉向上延至上橄榄核的尾侧,中缝两旁的纤维网内。该核腹侧的细胞与苍白核背侧的细胞相连续。在面神经核水平,其腹侧细胞与中缝大核的背侧细胞相连续,此核由大、中型细胞组成,核大偏位,胞体呈圆形或椭圆形,胞质很少,尼氏体染色不明显。

中缝大核 (nucleus raphe magnus)　位于延髓上部至脑桥中下部的被盖腹侧中缝内,其腹侧邻近斜方体。核团由大、中型多极和卵圆形细胞组成,核偏位,10% 的细胞有双核仁,胞质内含有染色适中的粗尼氏体,偶见巨大多极细胞,亦有相当数量的小型神经元,细胞排列密集且常成对。

中缝脑桥核又称**中央下核** (nucleus raphe pontis)　位于脑桥中部以下与延髓交界的被盖内,其上界略高过三叉神经运动核的上端,下界至中缝大核的背侧,占内侧丘系与顶盖脊髓束之间的中缝两侧。由中、小型多极细胞组成。核居中或偏位,含有中等大小的尼氏体,细胞较密集。中缝脑桥核含有几组小细胞组,有背侧和吻侧组。

中央上核 (superior central nucleus)　位于脑桥中部至中脑下端中缝的两侧,内侧纵束的腹侧,其腹侧与中缝脑桥核的背侧相互重叠,此核的吻部细胞分散于小脑上脚交叉纤维之间。此核由较密集的小与中型梭形细胞组成。胞体常成对排列,核偏位,胞质含少量中等染色的尼氏体。人的此核较发达,在菱脑峡部核团最明显。

中缝背核 (nucleus raphes dorsalis)　位于脑桥上部向上至中脑动眼神经核尾侧部,在中央灰质的腹侧。该核的尾侧端位于内侧纵束之间,核的中段和吻侧端位于两侧被盖的背内侧,核的吻端横切面呈"Y"字形。由中型卵圆形、梭形细胞组成,核偏位,尼氏体粗大深染,排列密集。根据细胞的位置和构筑可分成若干亚核。

尾侧线形核 (nucleus linearis caudalis)　位于中脑被盖内,脚间核的背侧,不成对的中线核团,由卵圆形、梭形细胞组成,以中型细胞为主,核偏位,胞质内含有粗大的尼氏体。细胞排列较密集。

中间线形核 (nucleus linearis intermedius)　位于小脑上脚交叉纤维的背侧,中缝背核的腹侧,下起尾侧线形核的吻端向上延伸至红核的尾侧端,核的吻侧端位于被盖的腹侧部,红核的腹侧。由中型多极或梭形和小型梭形或圆形细胞组成。

嘴侧线形核 (nucleus linearis rostralis)　位于中脑中线的两侧,动眼神经根的内侧,狭窄的细胞群,向上延伸超过中脑和间脑的交界处。该核以中等大小细胞为主,内杂有大型多极细胞和淡染的小型细胞(图 6 - 39)。

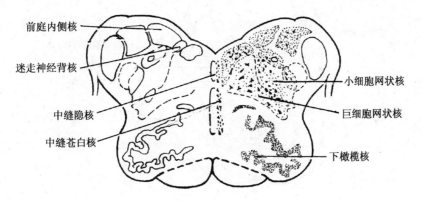

前庭内侧核

迷走神经背核

中缝隐核

中缝苍白核

小细胞网状核

巨细胞网状核

下橄榄核

A 延髓橄榄上部平面

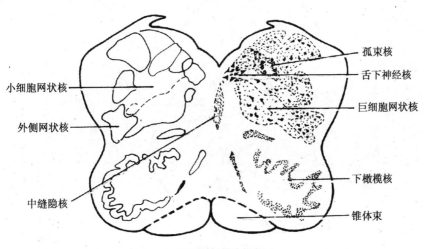

小细胞网状核

外侧网状核

中缝隐核

孤束核

舌下神经核

巨细胞网状核

下橄榄核

锥体束

B 延髓橄榄中部平面

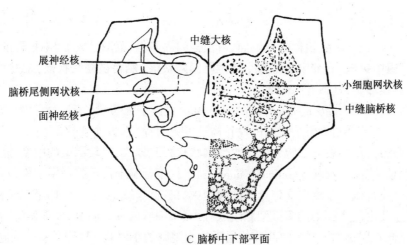

中缝大核

展神经核

脑桥尾侧网状核

面神经核

小细胞网状核

中缝脑桥核

C 脑桥中下部平面

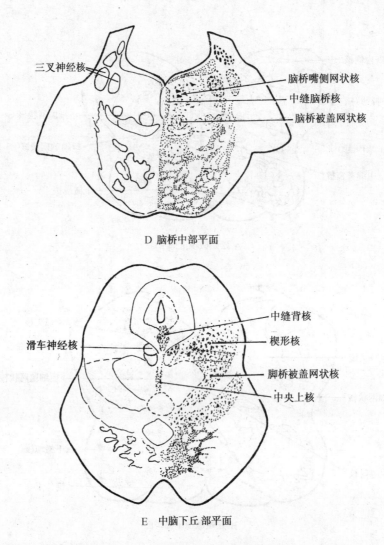

三叉神经核

脑桥嘴侧网状核
中缝脑桥核
脑桥被盖网状核

D 脑桥中部平面

中缝背核
楔形核
脚桥被盖网状核
中央上核

滑车神经核

E 中脑下丘部平面

图 6-39　人脑干横断面示网状结构核团的分布

(二) 内侧区(效应区)

　　网状结构内侧区位于中缝核群的外侧面,占被盖的内侧份,范围最大。细胞核群的划分,自尾侧向吻侧为**延髓中央核、巨细胞网状核、脑桥尾侧网状核、脑桥被盖网状核、脑桥嘴侧网状核、中脑楔形核和楔形下核**(图 6-38,39)。

　　延髓中央核 (central nucleus of medulla oblongata)　　位于延髓中央部,由脊髓和延髓交界水平至橄榄中下 1/3 交界处,根据细胞位置和构筑可分为背、腹两个亚核,但两者界线不清。背侧网状核细胞密集,以小梭形细胞为主。腹侧网状核细胞较少,以较深染的中型细胞为主。

　　巨细胞网状核 (gigantocellular reticular nucleus)　　位于延髓上份至脑桥中下份被盖腹内侧部,下橄榄核上部的背侧。该核向下与延髓的腹侧中央核群延续,向上可延伸至三叉神经运动核的尾端。此核主要由巨大深染的多极细胞组成。巨大型细胞的突起明显,核常偏位,胞质中心部位的尼氏体呈同心层排列,其周围部分的尼氏体为规则的小块状,故称洋葱皮细胞 (onion skin cells)。巨细胞为大型多极细胞,颇似躯体型的运动神经元,细胞排列稀疏,其间混杂一些中、小型梭形或三角形淡染的细胞。巨细胞网状核是一个较大的复合体,它的亚核分法至今尚未统一,有人在大鼠上证实巨细胞网状核可分为:巨细胞网状核的腹侧亚核,位于下橄榄核的背内侧;位于锥体外侧的细胞命名为巨细胞网状核的 α 部,巨细胞网状核的背侧为背侧旁巨细胞核,腹外侧为外侧旁巨细胞核。背侧旁巨细胞核(nucleus paragigantocellularis dorsalis)是延髓中央核腹侧亚核背侧部的延续,居舌下神经核的腹外侧,细胞排列疏密不均,形态、大小与巨细胞网状核相似。外侧旁巨细胞核(nucleus paragigantocellularis lateralis)占据外侧网状核大细胞亚核的位置,细胞中等大小,稀疏、染色浅,沿腹外至背内侧方向排列成十几行,至面神经核中部平面消失。

脑桥尾侧网状核(caudal pontine reticular nucleus)　位于脑桥中部三叉神经运动核以上平面至脑桥中上部。此核为巨细胞网状核的向上延续,与巨细胞网状核上端有部分重叠,此核以中、小型细胞为主,由三角形和梭形细胞组成,细胞淡染。此外,其间散在着少量巨型和大型多极细胞。

脑桥被盖网状核(tegmental pontine reticular nucleus)又称翼状核(pterygoid nucleus)　位于脑桥尾侧网状核的背内侧,内侧纵束的腹侧,由紧密排列的中等大小多极细胞组成。此核向嘴侧逐渐增大,并逐渐向腹侧移位。在脑桥中部平面,核在左右方向上增长,外侧部细胞较大,排列较疏;内侧部细胞较小,排列较密,故又名翼状核。此核似为脑桥核向被盖的移位。

脑桥嘴侧网状核(rostral pontine reticular nucleus)　位于脑桥上部的被盖内,其下端与尾侧网状核相续,该核向上延伸至中脑下部,其细胞密度较尾侧网状核增加,由大、中和小型细胞组成。中、小型细胞为三角形或不规则椭圆形,尼氏体不明显,大型多极细胞多散在于核的下部,且染色较深。

中脑楔形核、楔形下核(cuneiform nucleus and subcuneiform nucleus)　位于中脑顶盖的腹侧,脚桥被盖网状核的背侧。楔形核在中脑内延伸头尾部,直接在上、下丘的腹侧,中脑被盖的背外侧部,中脑中央灰质的腹外侧和被盖中央束的外侧,由中、小型梭形或椭圆形细胞组成。楔形下核,位于楔形核的腹侧,中脑被盖的外侧部,由中型三角形或梭形细胞组成,其中散在有大型的细胞,以上两核界线不明显。

(三)外侧区(感受区)

外侧区成自小细胞,故又称小细胞区,此区位于三叉神经脑桥核与脊束核全长的内侧,网状内侧区核群的外侧。所占的范围较小,在脑桥上部及中脑区域更小。外侧区细胞核群的分群,自脑干尾侧向吻侧共分为**延髓中央核外侧份、延髓外侧网状核、小细胞网状核、臂旁内、外侧核和脚桥被盖网状核**(图 6 - 38,39)。

延髓中央核外侧份　延髓下份的网状结构称延髓中央核,其外侧份属此区。

延髓外侧网状核(lateral reticular nucleus)　位于延髓中央核的外侧,初见于丘系交叉部,后居下橄榄核下份与中份的背外侧部,以橄榄下部较大。由小细胞组成,细胞排列较密集。1951年 Broadal 曾提出该核团不应属于网状结构,因它的纤维联系和功能与其他网状核有区别。

小细胞网状核(parvocellular reticular nucleus)　位于被盖的背外侧部,三叉神经脊束核的内侧,前庭区的腹侧,也即位于内侧区的脑桥嘴侧、尾侧网状核的外侧,且向延髓延续。此核由小细胞组成,细胞为三角形或梭形,分布稀疏而不规则。

臂旁内、外侧核(lateral parabrachial nucleus、medial parabrachial nucleus)　位于脑桥上部的背外侧区,沿小脑上脚的内侧与外侧。臂旁内侧核主要在小脑上脚的腹内侧,臂旁外侧核位于小脑上脚的背外侧,两核团均由小细胞组成,无明显边界。臂旁内侧核由小卵圆形或小梭形细胞组成,细胞密集,中度嗜染,偶尔见到含黑色素的较大细胞。它接受来自孤束核味觉部的传入,同时投射纤维到丘脑、下丘脑和杏仁体。臂旁外侧核的细胞更小,染色较深,此核呈狭长的细胞带。外侧核接受孤束核尾侧部的一般内脏感觉传导。臂旁核内含有丰富的调质,如细胞和纤维内含有脑啡肽和 P 物质,某些肽能神经元投射到中缝背核。在臂旁核的腹侧有一群大细胞,称作 Kolliker-Fuse 核,该核投射到孤束核,这些神经元与控制呼吸有关。

脚桥被盖网状核(pedunculopontine tegmental reticular nucleus) 位于中脑被盖的外侧面,下丘的腹侧。此核包括两部分,背外侧的密集部和腹侧散在的小细胞部。小脑上脚的纤维绕过此核,在它的腹内侧进行交叉。脚桥被盖网状核接受多方面的传入,包括大脑皮质、苍白球的内侧份、黑质的网状部。脚桥被盖核的传出投射几乎都是上行的,有大量纤维投射到黑质致密部和底丘脑核。少量纤维投射到苍白球内侧份。该核内有占比例大的胆碱能细胞。脚桥被盖网状核也投射到丘脑和苍白球。核中有谷氨酸阳性细胞。近年用顺行追踪研究发现核内有接受对侧小脑上脚传入的细胞。

三、脑干网状结构的纤维联系

(一) 中缝核群的纤维联系

1. 传入性联系

(1) **脊髓中缝纤维** 起自脊髓全长,经前外侧索的脊髓网状束上升,终止于中缝隐核、中缝苍白核和中缝大核。

(2) **脑干中缝纤维** 起自脑干的感觉核,如三叉神经脑桥核和脊束核、前庭神经核和上丘后连合核终止于中缝大核。起自外侧网状核、被盖后核、巨细胞网状核、脑桥、中脑网状结构和蓝斑、黑质、中央灰质和脚间核终止于中缝背核或中央上核。在中缝核之间有往返的纤维联系,如中缝背核、中央上核投射终止于中缝大核;中缝大核、中缝脑桥核、中央上核等也有纤维投射至中缝背核。

(3) **间脑中缝纤维** 丘脑束旁核发出纤维终止于中缝大核。下丘脑的视前核、视上核、乳头体核、背内侧核和丘脑上部缰核的纤维终止于中缝背核。

(4) **端脑中缝纤维** 在大鼠实验中,皮质运动感觉区发出纤维经内囊、锥体束入脑干,终止于中缝大核、中缝苍白核的腹侧部,少量纤维终止于中央上核(图 6 – 40)。

2. 传出性联系

(1) **中缝脊髓纤维** 中缝隐核、中缝苍白核、中缝大核和中缝背核等,发出纤维在中缝内下降,行向延髓腹外侧部,沿锥体外侧下降,分成两束:一束位于前外侧索内下行,终止于同侧脊髓前角外侧区,与前角内各型神经元的树突或胞体形成突触;另一束位于后索的后部,终止于同侧的脊髓后角 Rexed Ⅱ-Ⅴ层及两侧角构成轴树突触。中缝核到脊髓的纤维分布因动物种属(鼠、猫、兔等)而异。

(2) **中缝脑干纤维** 中缝大核有纤维终止于迷走神经背核、孤束核、下橄榄核和斜方体核。中缝大核和中缝背核的纤维终止于三叉神经脑桥核和脊束核。中缝背核发出纤维终止于中脑黑质、中脑导水管周围灰质等。

(3) **中缝网状核纤维** 中缝大核的纤维终止于巨细胞网状核。

(4) **中缝间脑纤维** 由中央上核、中缝背核等发出纤维,行于被盖部,主要投射至丘脑前核群、腹前核、丘脑内侧背核、束旁核、中线核与缰核。还有大量纤维攀附于内侧前脑束,沿途终止于下丘脑外侧区、乳头体核、下丘脑前核、交叉上核和背内侧核等。

(5) **中缝与端脑联系的纤维** 中央上核、中央背核发出纤维行至下丘脑的前端分散呈大小不等的纤维束,分别分布于:① 向吻侧终止于视前核、隔核、嗅结节和额叶皮质;② 其他纤维弓形向外行投射至隔核、斜角带、尾状核、壳核、前梨区皮质、杏仁体和内嗅皮质前部;③ 另一束向背侧参与扣带束,并随扣带纤维分布于额、顶和枕叶的新皮质,并有纤维通过额叶、海马旁回,最后到达海马。

(6) **中缝小脑纤维** 中缝隐核、中缝苍白核、中央上核和中缝背核等,发出纤维经过小脑中脚终止于小脑的中央核(图6–40)。

3. 中缝核的功能

中缝核与边缘系统以及大脑皮质的5–羟色胺能上行通路 与精神活动有关。它可能有兴奋和抑制的双重作用。另外与睡眠觉醒也有关系。实验证明,当毁损猫的中缝核或用药物阻断5–羟色胺的合成,则可引起失眠,并伴有去同步睡眠和慢波睡眠的减少。若给予5–羟色胺酸时,失眠便迅速消失,而且慢波睡眠首先恢复,待恢复到正常的15%时,去同步睡眠才恢复。

中缝核与纹体和小脑的联系 与锥体外系的运动调节有关。

中缝核与下丘脑的5–羟色胺能上行通路 与体温调节有关,此系兴奋,体温可以升高。

中缝核与脊髓各节段水平均有广泛的联系 其功能也是多方面的。中缝核与脊髓后角联

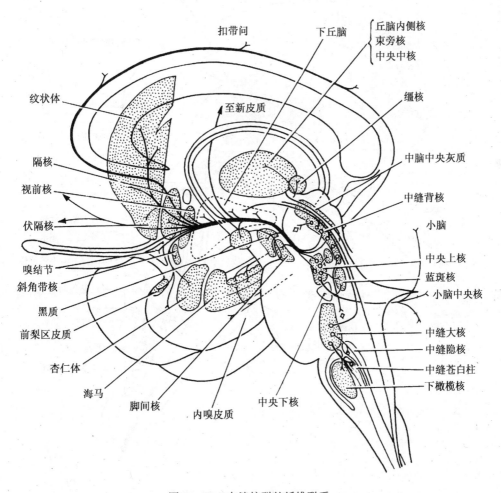

图6–40 中缝核群的纤维联系

系的下行通路,是 5-羟色胺能的下行抑制通路。实验提示改变中枢 5-羟色胺能含量或功能活动对针刺镇痛有一定影响,用电极毁损中缝核(背核、中央上核和大核)后,针刺镇痛的作用均明显减弱。用 5,6-双羟色胺、5,7-双羟色胺注入脑室或脑组织内选择性地损毁 5-羟色胺能神经纤维或其末梢,都见到针效显著降低。可以认为针刺镇痛是通过激发中缝核释放 5-羟色胺,抑制后角的痛觉传入。

（二）内侧区的纤维联系

1. 传入性联系

（1）主要的传入纤维来自脊髓,经脊髓网状束或二级感觉纤维侧支,到达网状结构的内侧区。其中二级感觉纤维的侧支主要止于外侧区,经此区冲动再转到内侧区(图 6-41)。

（2）接受脑神经感觉核的纤维或其侧支。人的脑神经Ⅸ、Ⅹ的一级感觉纤维也进入网状结构,不过纤维很稀少。来自脑神经感觉核的传入纤维是二级感觉纤维的侧支,现已证明如孤束核、三叉神经脊束核、前庭神经核及蜗神经核等发出的侧支。此外,视神经的冲动传至上丘中继后,经顶盖网状束至网状结构。

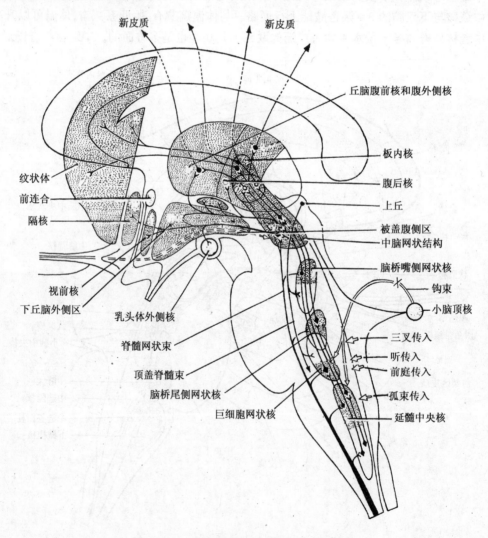

图 6-41　脑干网状结构内侧区的上行通路

（3）小脑顶核发出的纤维,主要经钩束至对侧延髓的网状结构内侧区。

（4）下丘脑外侧区与苍白球的传出纤维,主要终止于中脑网状结构。

（5）新皮质区的投射纤维:运动皮质发出纤维和皮质脊髓束同行,部分是其侧支,止于脑桥和延髓的网状结构。

2. 传出性联系

（1）网状上行通路

1）**脊网投射**　各种感觉信息由脊神经节的周围突接受,由中枢突传入至脊髓灰质,在灰质中大量中间神经元汇集各种信息,已失去感觉的特异性,这些细胞的大多数轴突经白质前连合交叉,在前外侧索内上升。在脊髓水平经过一个或多个突触,终止于脑干网状结构的内侧区。也有一小份的纤维通过脑干网状结构,直接投射至丘脑板内核。板内核是网状上行系统的中继站,虽然脊髓上升的纤维终止遍及网状结构的各个特定平面,但最多终止于巨细胞网状核的尾侧份、延髓中央核的吻侧部。其次是脑桥尾侧网状核与脑桥嘴侧网状核。

2）**全部脑神经感觉核**　接受各种躯体感觉与内脏感觉。它们发出纤维至网状结构。如三叉神经脊束核、孤束核、前庭核与蜗神经核都发支投射至网状结构。视觉冲动传至顶盖,再经顶盖网状纤维媒介。嗅觉冲动可经内侧前脑束到达中脑网状结构。

3）**网状丘脑纤维**　网状结构内侧区的各级核群投射至丘脑板内核,其中有的是直接投射,有的是经过网状结构多级神经元的链锁,最后投射至丘脑板内核。

4）**非特异性丘脑皮质投射**　现已确定板内核有广泛直接投射至大脑皮质,这个投射是板内核发出的丘脑纹状体纤维的侧支所组成。

各种感觉传达到大脑皮质,是经过特异性丘脑投射系统或经过非特异性丘脑投射系统。而脑干网状结构形成非特异性投射系统的关键部分,称为**网状上行激动系统**（reticular ascending activating system）（图 6 - 41）。

网状上行系统是脊髓接受冲动,成为非特异性感觉传达到网状结构,和脑干各级感觉传入冲动在网状结构进一步汇聚,但是,这并不意味着参加上行网状系统的神经元全部都是非特异性的。如痛和其他原始刺激可以通过这个系统传导而维持其特异性。又网状上行与下行通路并非彼此独立的,网状结构的神经元,允许在上行与下行之间相互起作用。另外,网状上行系统不仅投射至皮质,而且还投射到皮质下中枢,如网状结构还发出纤维至未定带、视前区、隔区及下丘脑各区。

（2）网状下行通路

1）**网状脊髓束**　起自网状结构的内侧部。该部细胞轴突呈"T"字形分支,下行支组成脊髓束。根据所在位置网状脊髓束包含网状脊髓内侧束(脑桥网状脊髓束)和网状脊髓外侧束(延髓网状脊髓束)。脑桥网状脊髓束起自同侧的脑桥嘴侧网状核的后份和脑桥尾侧网状核,极少量来自对侧,它下降在脊髓全长的前索内侧部,纤维终止于灰质中间带的前内侧份（Rexed Ⅶ ～Ⅷ）,少数纤维经白质前连合交叉至对侧第Ⅶ ～Ⅷ层。延髓网状脊髓束起自巨细胞网状核,大部分纤维交叉下行于脊髓全长外侧索前份的深部,主要终止于中间带的中央份与背外侧部（Rexed Ⅶ层）。网状脊髓束经过中间神经元作用于 α 和 γ 运动神经元(图 6 - 42)。

2）**皮质网状纤维**　皮质运动前区发出纤维经锥体束分布于脑干下份双侧网状结构内侧区外,中脑网状结构也接受大量皮质投射纤维,还接受来自前脑边缘系统的下降纤维,如内侧前脑束、乳头被盖束、髓纹和缰核脚间束。

中脑网状结构发出直接的网状脊髓纤维,这在近几年我们实验结果已经证实。同时,也发纤维至脑桥和延髓的网状结构内侧区,形成间接的网状脊髓通路的链锁。

3) **顶核延髓束** 发自小脑顶核,交叉与不交叉的纤维下行终止于巨细胞网状核与延髓中央核(图6-42)。

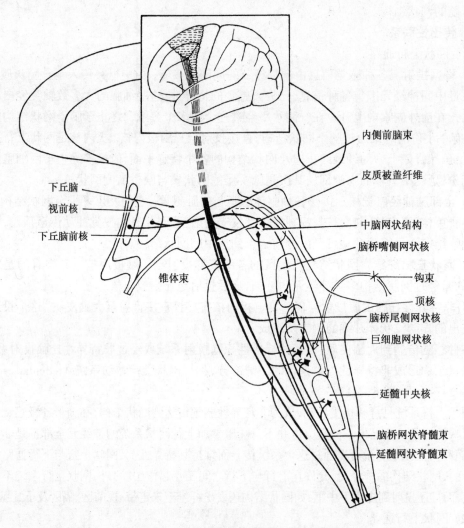

图 6-42 脑干网状结构内侧区的下行通路

(三) 外侧区的纤维联系

脚桥被盖网状核的密集部接受来自苍白球的纤维。外侧区的细胞接受某些脑神经的传入,小细胞发出短的上升与下降轴突,除与内侧区发生突触联系外,它们组成脑干固有纤维,分布到特殊内脏运动核与舌下神经核,构成各种反射弧。

皮质网状纤维、红核网状纤维是从对侧的皮质运动区和对侧红核发出的纤维,终止于网状结构的外侧区,Kuyers认为这两束纤维成分与网状结构外侧区中间神经元发生联系,再转接至脑干运动神经元,完成超脊髓节的功能,涉及控制精细、分化的运动(图6-43)。

四、脑干网状结构的功能

脑干网状结构过去认为是种系发生上、神经系统的古老的剩余物,但是网状结构和整个神经系统有着广泛的联系,因此,它有极其重要的功能。

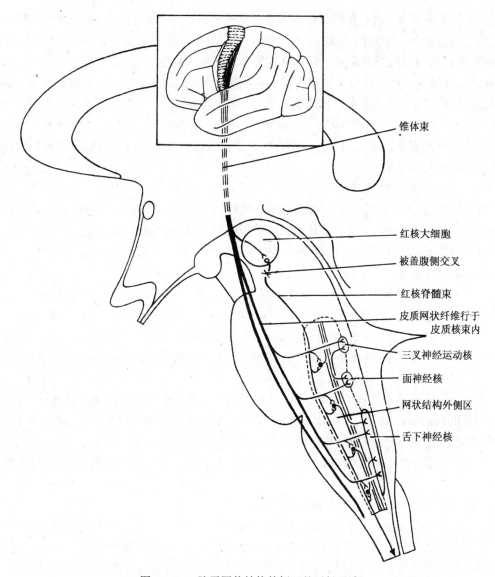

图 6-43　脑干网状结构外侧区的下行通路

右侧标注（从上到下）：
锥体束
红核大细胞
被盖腹侧交叉
红核脊髓束
皮质网状纤维行于皮质核束内
三叉神经运动核
面神经核
网状结构外侧区
舌下神经核

（一）调节脊髓的牵张反射和肌紧张

脑干发出许多下行通路影响脊髓中间神经元，有少数是直接影响脊髓的运动神经元。脑干网状结构对脊髓的运动有抑制与易化作用。电生理实验证明脑干网状结构内具有抑制肌紧张和肌运动的区域，称为抑制区，还有加强肌紧张和肌运动的易化区。由易化区发出网状脊髓束（部分脑桥网状脊髓束），其终末与脊髓前角 α 和 γ 运动神经元构成兴奋性突触，从而增强脊髓牵张反射和肌张力。从抑制区发出网状脊髓束（部分延髓网状脊髓束），与 γ 运动神经元构成抑制性突触。刺激此区，冲动传至前角，使牵张反射消失，肌张力减弱。网状结构抑制区不能自动发放神经冲动，而是受大脑皮质运动区和运动前区，小脑、纹状体等传入冲动所影响。如果没有上述结构的始动作用，脑干网状结构不能维持其对脊髓反射的抑制作用。

（二）对躯体感觉的控制

非特异性感觉投射系统，第二级感觉神经元纤维在脑干内上行时，发出侧支与网状结构内神经元发生突触联系,然后在网状结构内反复换元上行,至丘脑板内核,板内核发出纤维向大脑皮质弥散性投射。感觉传递过程中网状结构内有神经递质和调质,如 5 – HT、NE、脑啡肽、P 物质等,它们共同参与调节影响上行通路各种感觉和痛的感觉过程。

此外,在脑干网状结构中有镇痛区域。脑刺激镇痛(stimulation-produced analgesia, SPA)是在脑立体定向仪下,将刺激电极插入脑内结构,通过脉冲电流,可产生明显镇痛作用。与 SPA 有关结构有:中缝大核、外侧网状核、蓝斑等。另有中缝核群的 5 – HT 能下行投射纤维参与脑内痛觉下行抑制系统,蓝斑的下行纤维直接作用于后角神经元,通过 α 受体选择性抑制伤害性痛反应的痛行为反射。

(三) 对内脏运动的调节

脑干网状结构是内脏感觉上行束与调节内脏活动下行束的转换站。因此,在网状结构中有各种内脏活动调节中枢。心肌、血管和内脏平滑肌以及内分泌腺等,直接或间接地接受网状脊髓束纤维和网状延髓束纤维的控制。另外,控制内脏活动的边缘系统也与脑干网状结构之间有丰富的往返纤维联系。

延髓外侧网状结构中有心血管运动中枢,延髓上份网状结构的背外侧部称加压区。电刺激该区引起血压急骤上升;延髓下份网状结构的腹内侧部为减压区,电刺激此区则血压急骤下降。加压区可引起几乎全身交感神经的兴奋活动,心率增快,心肌收缩与加强等。而减压区是外周传入和高级中枢下传的冲动会聚的部位,若刺激该区能抑制交感神经的兴奋活动,使血压下降。

延髓上部腹外侧网状核为缩血管区,又称 C_1 区,延髓下部的腹外侧区为舒血管区。臂旁内侧核和 Kolliker-Fuse,KF 核,是呼吸神经元相对集中区,还有巨细胞网状核的 a 区,是呼吸中枢的化学感受敏感区,以上有关结构参与对心血管和呼吸活动的调节。

此外,在延髓背外侧网状结构内有呕吐中枢。在迷走神经背核附近的网状结构中有吞咽中枢。

(四) 参与内分泌神经活动的调节

下丘脑是神经系统对内分泌调节的高级中枢。下丘脑核团、网状结构的核团,它们的纤维终止于下丘脑神经内分泌大细胞和小细胞,纤维内包含有 ACh、单胺类等递质和神经肽类,它们直接或间接影响和调节下丘脑"释放"激素或释放"抑制"激素的合成、运输和释放,起着正常生理调节作用,从而影响垂体的功能活动。

(五) 网状上行激动系统

许多上行通路传导感觉信息到较高级中枢,它通过网状结构传导不同信息到大脑皮层的不同部位,以维持和改变大脑皮质的兴奋状态,但不产生特异性的感觉,故认为觉醒状态的维持是脑干网状结构上行激动系统的作用。

(李宽娅)

参 考 文 献

〔1〕 韩济生,等. 神经科学纲要. 北京:北京医科大学中国协和医科大学联合出版社,1993.
〔2〕 李光照,韩东日,金奎龙,等. 大鼠孤束核内降钙素基因相关肽能的分布及其与儿茶酚胺能神经元的关

系．神经解剖学杂志,1998,14：271

〔3〕 李继硕．初级传入中枢联系的形态学基础．上海：上海科技教育出版社,1997.

〔4〕 李云庆,饶志仁,施际武．大鼠中脑导水管周围灰质向三叉神经脊束核尾侧亚核的 5 – 羟色胺能投射．神经解剖学杂志,1990,6：158

〔5〕 曲伸,侍坚,何晓龙,等．脑源性神经营养因子基因治疗对大鼠脑内多巴胺含量的影响．中国神经科学杂志,1998,14：205

〔6〕 唐竹吾,等．中枢神经系统解剖．上海：上海科学技术出版社,1984.

〔7〕 王进堂,陶之理．大鼠臂旁核向岛皮质的直接投射——内脏性传入通路之二．神经解剖学杂志,1996,12：161

〔8〕 相鲲,李云庆,施际武．大鼠三叉神经脊束核尾侧亚核浅层内谷氨酸能、γ – 氨基丁酸能和甘氨酸能终末的中枢起源．神经解剖学杂志,1998,14：243

〔9〕 张镜如,等．生理学．北京：人民卫生出版社,1994.

〔10〕 章中春,等．临床神经解剖学．哈尔滨：黑龙江人民出版社,1979.

〔11〕 Billard JM, Danial H, Pumaain R. Sensitivity of subrospinal neurons to excitatory amine acids in the rat red nucleus in vivo. Neurosci Let, 1991,134: 49

〔12〕 Bolam PJ, Francis CM, Henderson Z. Cholinergic irysnt to dopaminergic neurons in the substantia nigra: a double immunocytochemical study. Neuroscience, 1991,41: 483

〔13〕 Bolam PJ, Smith Y. The GABA and substance P input to dopaminergic neurons in the substantia nigra of the rat. Brain Res, 1990,529: 57

〔14〕 Braak H, Braak E. Nuclear configuration and neuron types of nucleus niger in the brain of human adult. Hum Neurobiol, 1986,5: 71

〔15〕 Carpenter MB, Chang L, Pereira AB, et al. Vestibular and cochlear efferent neurons in the monkey identified by imunocytochemical methods. Brain Res, 1987,408: 275

〔16〕 Clark FM, Proudfit HK. The projection of locus coeruleus neurons to the spinal cord in the rat determined by anterograde tracing combined with immunocytochemistry. Brain Res, 1991,538: 231

〔17〕 Clements JR, Grants. Glictamate-likcug immunoreactivity in neurons of the laterodorsal tegmental and pedunculopontine nuclei in the rat. Neurosci Lett, 1990,120: 70

〔18〕 Fodor M, Gores TJ, Palkovits M. Immunohistochemical study on the distribution of neuropeptides within the pontine tegmentum-particulary the parabrachial nuclei and the locus coeruleus of the human brain. Neuroscience, 1992,46: 891

〔19〕 Fukushima K. The interetitial nucleus of Cajal and its role in the control of movements of head and eyes. Prog Neurobiol, 1987,29: 107

〔20〕 Fung SJ, Zhuo H, Manzoni D, et al. Coerulospinal cells contain neuropeptide Y in the cat. Peptides, 1991, 12: 379

〔21〕 Giuffrida R, Palmeri A, Raffacle R, et al. Covergence pattern of cortical and interposital influences on subrospinal neurons of the cat. Behav Brain Res, 1998,28: 113

〔22〕 Haber SN, Groenewegen HJ. The interrelationship of the distribution of neuropeptides and tyrosine hydroxylase immunoreactivity in the human substantia nigra. J Comp Neurol, 1989,290: 53

〔23〕 Heclreen JC, Delong MR. Organization of the striatopallidal, striatonigral and nigrostriatal projections in the macaque. J Comp Neurol, 1991,304: 569

〔24〕 Jones BE. Noradrenergic locus coeruleus neurons: their distant connections and their relationship to neighboring (including cholinergic and GABA ergic) neurons of central gray and reticular formation. Prog Brain Res, 1991,88: 15

〔25〕 Lavoie B, Parent A. The pedunculo pontine nucleus in the squirrel monkey. Cholinergic and glutamatergic projections to the substantia nigra. J Comp Neurol, 1994,344: 232

〔26〕 Lavoie B, Smith Y, Parent A. Dopominergic innervation of the basal ganglia in the squirrel monkey as revealed by tyrosine hydroxylase immunohistochemistry. J Comp Neurol, 1989,288: 36

〔27〕 Mesulam MM, Marsh D, Hersh L, et al. Cholinergic innervation of human striatum, globus pallidus, subthalamic nucleus, substantia nigra and red nucleus. J Comp Neurol, 1992,323: 252

〔28〕 Pickel VM, Chan J, Sesack SR. Cellular Substrates for interaction between dynorphin terminals and dopamine dendrites in rat ventral tegmental area and substantia nigra. Brain Res, 1993,602: 275

〔29〕 Parent A. Carpenter's human neuroanatomy. 9 th ed. Baltimore: Williams & Wilkins, 1996

〔30〕 Petrov T, Jhamandas JH, Krukoff TL. Characterization of peptidergic efferents from the lateral parabrachial nucleus to the identified neurons in the rat raphe nucleus. J Chem Neuroanat, 1992,5: 367

〔31〕 Ralston DD, Milroy AM. Inhibitory synaptic input to identified subrospinal neurons in Macaca bascicularis: an election microscopic study using a combined immuno-GABA-gold technique and retrograde transport of WGA-HRP. J Comp Neurol, 1992,320: 97

〔32〕 Reiner A, Albin RL, Anderson KD, et al. Differential loss of striatal projection neurons in Hunting's disease. Proc Nati Acad Sci USA, 1988,85: 5733

〔33〕 Sakai SST. Corticonigral projections from area 6 in the raccoon. Exp Brain Res, 1988,73: 498

〔34〕 Schmide A, Almaric M, Dormont JF, et al. GABA ergic mechanisms in the cat red nucleus: effects of intracerebral microinjections of muscimol and bicucullin on a conditioned motor task. Exp Brain Res, 1990, 81: 523

〔35〕 Williams PL. Gray's Anatomy. 38 th ed. Great Britain: Churchill Livingstong, 1995

〔36〕 Yun-Qing Li, Zhi-Ren Rao, Ji-Wu Shi. Midbrain periaquedutal gray neurons with substance Por enkephalin-like immunoreactivity send projection fibers to the nucleus accumbens in the rat. Nerosci Lett, 1990, 119: 268

〔37〕 Yun-Qing Li, Hong-Ge Jia, Zhi-Ren Rao, et al. Serotonin Substance P or Leucine-enkephalin-containing neurons in the midbrain periaqueductal gray and nucleus raphe dorealis send projection fibers to the central amydaloid nucleus in the rat. Neurosci Lett, 1990,120: 124

第七章 小 脑

小脑(cerebellum)位于颅后窝,以3对脚与前方的脑干相连;小脑中脚最粗大,起于脑桥基底部,位居外侧;在其内侧主要起自脊髓和下橄榄核的小脑下脚;小脑上脚位于最内侧,连于中脑。小脑上面较平坦,盖以小脑幕,与位于上方的大脑半球枕叶相邻。下面中间部凹陷,容纳延髓,第四脑室把后上方的小脑与前下方的脑桥、延髓分隔开。小脑与乙状窦和中耳的乳突小房、鼓室邻近,因而小脑脓肿可由中耳炎或乳突炎侵蚀骨质蔓延而成。

小脑虽然不在中枢神经的中轴上,但它与大脑、间脑、脑干和脊髓都有密切联系,是躯体运动的重要调节中枢,并对维持身体平衡有着重要作用。

第一节 小脑的外形和分叶

小脑可以分为缩窄的中间部和大而膨隆的两侧部, 中间部像卷曲的蚯蚓, 故称**蚓部**(vermis of cerebellum),蚓部的上面(上蚓)与两侧部的**小脑半球**(cerebellar hemisphere)之间,无明显分界;而蚓部的下面 (下蚓) 却以两条深沟与左右两个小脑半球分隔,并陷入两个半球之间。小脑的前、后缘凹陷,前凹陷称**小脑前切迹**,有三对小脑脚由此处深入小脑白质。小脑中脚居外侧,它与其内侧的小脑下脚界限不清。小脑上脚较薄,左右上脚之间有上(前)髓帆。小脑的后缘凹陷称**小脑后切迹**,小脑镰插入此切迹内(图7-1~3)。

小脑表面有许多大致平行的沟,两沟之间的隆起部分称为小脑叶片,若干个叶片可组成一个小脑小叶。由于脑沟和叶片在半球和蚓部是相互移行的,所以蚓部的每一个小叶是与半球相对应的小叶连续的。在小脑表面有些沟比较深,如**水平裂**(horizontale fissure),始自小脑中脚,以水平方向绕小脑的外侧缘和后缘,把小脑分成上面和下面。还有些裂, 如**原裂** (primary fissure)和**后外侧裂**(postero-lateral fissure)也较明显。小脑的上面和下面均可分成一些小叶,见小脑的分叶表和图7-3,这种纯形态学的分叶意义不大,但其中个别小叶的名称仍常见于临床书籍,如蚓垂两旁膨隆的小脑扁桃体,由于它靠近枕骨大孔,当颅脑外伤或颅内肿瘤等疾病导致颅内压过高时,小脑扁桃体可嵌入枕骨大孔形成小脑扁桃体疝,压迫延髓,危及生命。

目前多结合小脑的进化、功能和纤维联系,把小脑分为三个叶。

一、绒球小结叶

在小脑的下面,包括半球上的两个**绒球**(flocculus)和蚓部上的**小结**(nodulus)。绒球和小结之间以绒球脚相连。此叶以发生上最古老的后外侧裂与小脑的其余部分相分隔。小脑是随着动物运动方式的演变而发展。小脑最早出现在圆口类,这类水生脊椎动物在水中靠躯干运动向前游动。躯体在运动时的方位依靠前庭蜗器来感受并将冲动上传到前庭神经核,小脑就是在前庭系统的基础上发展起来的,成为圆口类动物调节躯体运动、维持平衡的整合中枢。这个原始小脑在哺乳动物和人仍然保留下来,相当于绒球小结叶,故此叶称为**古小脑**(archicerebellum) 又称**前庭小脑**。实验证明,猴切除绒球小结叶后,平衡就失调,动物不能站立,只能躲在墙角里依

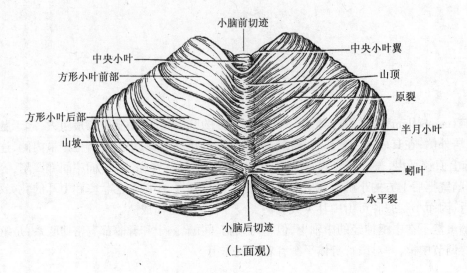

（上面观）

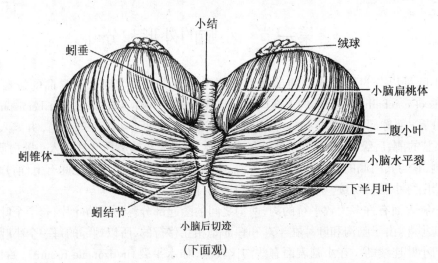

（下面观）

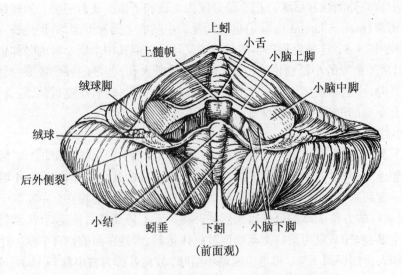

（前面观）

图 7-1　小脑外形(上面观、下面观、前面观)

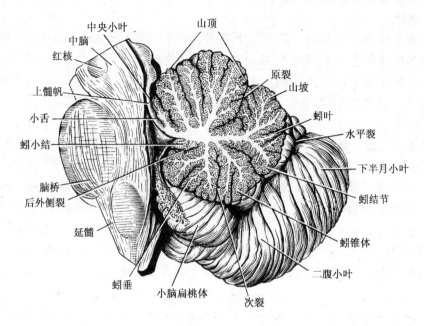

图 7 - 2　小脑和脑干正中矢状切面

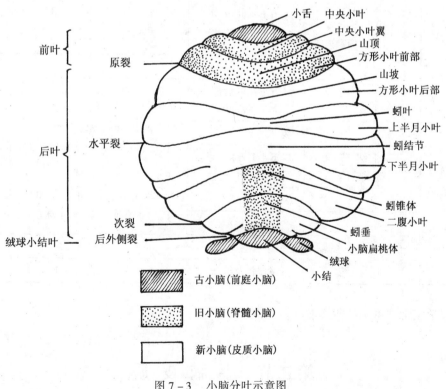

图 7 - 3　小脑分叶示意图

靠墙壁而站立，但其随意运动仍协调。

二、前叶

在小脑上面的前部，**原裂**以前的部分，在种系发生上属于**旧小脑**(paleocerebellum)。当水生动物依靠鳍向前推进时，或两栖类、爬行动物以肢体来推动躯干时，由于运动方式复杂化，作为运动调节中枢的小脑得到进一步的发展，此发展部分即相当于人小脑前叶，此叶主要接受脊髓小脑前、后束纤维传来的本体感觉冲动，故又有**脊髓小脑**之称，它与肌张力的调节、姿势的维持有关。

三、后叶

位于**原裂**与**后外侧裂**之间，在人类它占据了小脑的大部分。后叶下面的蚓部中，邻接小结处，有**蚓垂**(uvula)和**蚓锥体**(pyramis)，这两部分也接受脊髓小脑前、后束的纤维，故属于**旧小脑**。后叶的其余部分是进化中最新部分，哺乳动物才有，因此称为**新小脑**(neocerebellum)。哺乳动物靠四肢将躯干撑离地面，故能快速移动躯体，但地心引力的作用加强，复杂的运动方式和高度的平衡要求促使新小脑的产生。新小脑接受由大脑皮质广大区域传来的信息，故又称**皮质小脑**。人类的直立行走与上肢演变成为劳动器官，更加促使小脑随着大脑皮质的发展而发展。

成年人的小脑平均重量达到 150 g，小脑与大脑重量比例约为 1∶8。

小脑的分叶

<table>
<tr><td></td><td colspan="2">人体解剖学命名</td><td colspan="2">比较解剖学命名</td></tr>
<tr><td rowspan="4">上面 前→后</td><td>蚓部</td><td>半球</td><td colspan="2" rowspan="2">前叶</td></tr>
<tr><td>小舌
中央小叶
山顶</td><td>中央小叶翼
方形小叶前部</td></tr>
<tr><td colspan="2">原裂</td><td colspan="2"></td></tr>
<tr><td>山坡
蚓叶</td><td>方形小叶后部
上半月小叶</td><td>单小叶</td><td rowspan="5">后叶</td></tr>
<tr><td></td><td colspan="2">水平裂</td><td rowspan="2">正中小叶＋襻状小叶
(蚓部)　(半球)</td></tr>
<tr><td rowspan="3">下面 后→前</td><td>蚓结节
蚓锥体</td><td>下半月小叶
二腹小叶</td></tr>
<tr><td colspan="2">次裂</td><td rowspan="2">后正中小叶＋正中旁小叶
(蚓部)　(半球)</td></tr>
<tr><td>蚓垂</td><td>小脑扁桃体</td></tr>
<tr><td></td><td colspan="2">后外侧裂</td><td colspan="2"></td></tr>
<tr><td></td><td>小结</td><td>绒球脚及绒球</td><td colspan="2">绒球小结叶</td></tr>
</table>

生理学家常把单小叶归入前叶。

第二节 小脑皮质

小脑皮质与白质的分布与脊髓不同，而与大脑相近似，即神经细胞集中的部位形成灰质覆盖在整个小脑表面,称为**小脑皮质**。它与大脑皮质不同之处,即整个小脑皮质的组织结构,不论是在小叶或是蚓部,都规律地分为三层,不像大脑皮质因其分叶和分区的不同而有层次和结构的差异。皮质的深部为大量神经纤维束组成的白质,又称**小脑髓质**,髓质深入各叶和叶片,在切面上呈树叶状,故被称为**小脑活树**(cerebellar arbor vitae)。在髓质内有四对神经核团,总称为**小脑中央核**(图7-4)。

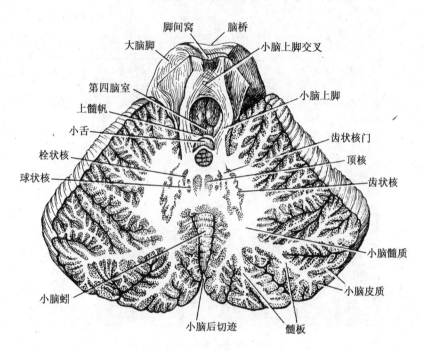

图7-4 小脑水平切面

一、小脑皮质的分层和神经元

小脑皮质(cerebellar cortex)的整个面积约有2 000 cm²,露于表面者只占1/6,其余隐于小脑的沟裂内。小脑皮质自深部向表面可分为颗粒层、浦肯野细胞层和分子层三层,主要有六种神经元:外星形细胞、篮细胞、浦肯野细胞、颗粒细胞、高尔基细胞和单树突细胞(图7-5)。

(一)颗粒层

颗粒层(granular layer)位于小脑皮质的最深部,是由密集的颗粒细胞和一些高尔基细胞以及单树突细胞组成。全层厚度不一,在沟底厚约100 μm,在叶片顶部厚400~500 μm。人小脑有颗粒细胞约4.6×10^{10}个,与浦肯野细胞之比为3 000∶1。

颗粒细胞(granular cell)胞体很小,细胞核呈圆或卵圆形,直径5~8 μm,胞质很少,无尼氏体,电镜下有少量线粒体、核糖体和微小的高尔基复合体。在高尔基染色切片中,可见每个颗粒细胞发出4~5个树突,长约10~30 μm,末端形成爪状分支,与进入小脑的苔藓纤维的盘曲状终末形成突触,称为**小脑小球**(cerebellar glomerulus)(图7-5),在一般染色切片中,为位于密集的颗粒细胞之间的淡染区。小脑小球呈圆或卵圆形,最大直径约10 μm,小球与颗粒细胞之比为1∶5。电镜下,小脑小球以苔藓纤维的末端膨大为中心,与颗粒细胞和高尔基细胞形成的突触,成玫瑰花样,故称**玫瑰花样突触**(mossy fiber rosette)[图7-6(c)],其中约有20个颗粒细胞的爪状终末与之组成的兴奋性突触;高尔基细胞的轴突终末与颗粒细胞的几个爪状终末构

— 261 —

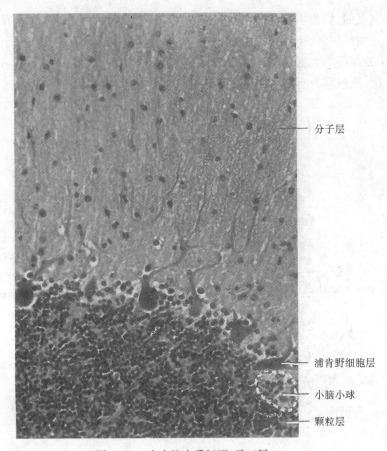

图7-5　人小脑皮质切面,示三层

分子层

浦肯野细胞层

小脑小球

颗粒层

成的抑制性突触;有时高尔基细胞的近端树突与苔藓终末构成兴奋性突触。突触内有许多突触囊泡、线粒体、微管和神经微丝。整个小脑小球外包有一层胶质膜。生理实验证明苔藓纤维对颗粒细胞有兴奋作用。

颗粒细胞发出的轴突,无髓鞘包裹,垂直向上进入分子层形成"T"字形分支,与叶片的长轴平行,故称为**平行纤维**(parallel fiber)(图7-6),其上有成串状的膨大,是构成突触的终末,一条平行纤维的总长度约为3.5 mm,可垂直地穿过约500个浦肯野细胞的树突野,一个浦肯野细胞的树突野有约25万条平行纤维跨过,虽然并非每条跨过的平行纤维都与之形成突触,但形成的突触数量也已十分可观,平行纤维还与外星形细胞和高尔基细胞的胞体、树突形成兴奋性突触。颗粒细胞含有一氧化氮合酶,是小脑皮质中惟一分泌谷氨酸的兴奋性神经元。

高尔基细胞(Golgi cell)　数量较少,约为浦肯野细胞的1/10,其中小部分细胞局限地位于颗粒层内,大部分位于颗粒层的浅部,与浦肯野细胞毗邻。胞体较小,直径为6~11 μm,核呈空泡状,胞质内有尼氏体。自胞体周围发出不同方向的树突,大部分呈放射状进入分子层,小部分参与形成小脑小球。树突野也很复杂,其分支不像浦肯野细胞那样呈扁柏状而是呈圆柱状,故在叶片的纵横面均可和几个浦肯野细胞及邻近的高尔基细胞相重叠。高尔基细胞的树突与平行纤维形成突触,其胞体和近端的树突则与攀缘纤维的侧支形成突触,高尔基细胞体还可与浦肯野细胞的返回侧支形成轴体突触。前两者对高尔基细胞发出兴奋性冲动,后者是抑制高尔基细胞。轴突自胞体或树突近端发出,立即分成许多分支(图7-6),分布于整个颗粒层,其分

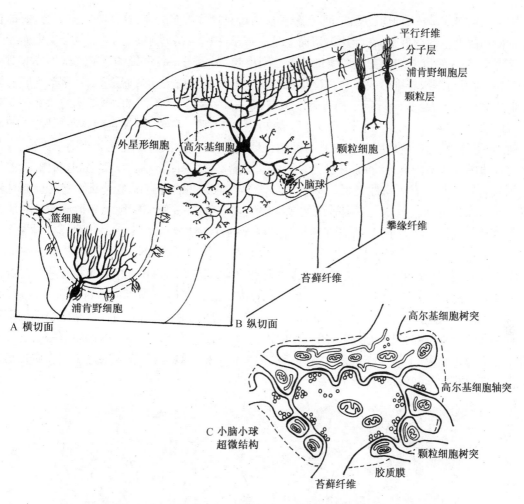

图 7-6　小脑叶片切面,示皮质五种细胞和两类传入纤维

A 横切面　B 纵切面　C 小脑小球超微结构

布范围与其树突在分子层的位置相当,也呈圆筒形,所以和邻近的高尔基细胞重叠,轴突在小脑小球内和颗粒细胞的树突形成抑制性突触。实验证明高尔基细胞是分泌 GABA 的抑制性神经元。

单树突细胞(monodendritic cell)又称**刷细胞**(brush cell),20 世纪 70 年代至今先后均有报道。单树突细胞位于颗粒层,胞核不太明显,胞体发出单个短树突,其末端呈刷状或簇状,与苔藓纤维终末形成较大的突触连接。由胞体发出一细小的轴突,但至今不知其终止的部位。免疫组化染色显示刷细胞含有 calretenen,在小脑绒球和小结中含量特别多。

(二) 浦肯野细胞层

浦肯野细胞层(Purkinje cell layer)　是由单列的**浦肯野细胞**(Purkinje cell)组成(图 7-7)。相邻浦肯野细胞在小脑叶片横切面上相距约 50 μm,在纵切面上相距约 50~100 μm。人约有 1 500 万个浦肯野细胞。胞体呈梨形或烧瓶形,高达 50~80 μm,横径 30~35 μm,核大而圆,染色质少,核仁明显。尼氏体位于核周呈同心圆排列。丰富的滑面内质网位于胞体和近树突的质膜下方,还可伸入小棘,并常和线粒体联系,内质网池为细胞内 Ca^{2+} 储存库。自胞体顶端分成 2~3 个

— 263 —

粗大的初级树突分支,伸向皮质表面,在分子层内反复形成许多分支,这些分支排列特殊,即在叶片横切面上呈扇形展开,在叶片纵切面上呈一窄条(图7-6)。树突的1~2级分支表面光滑有**芽型小棘**,3级以上的分支出现大量的**蘑菇型小棘**,后者与平行纤维的豆状终末形成非对称型突触,前者与攀缘纤维形成非对称型突触。浦肯野细胞的树突还与篮细胞、外星形细胞的轴突形成对称型突触。据统计每个浦肯野细胞有18万个小棘。猴单个浦肯野细胞的树突分支和小棘的总面积为20 mm²,与平行纤维可形成20万~30万个突触。轴突自胞体底部发出,起始段狭细,无髓鞘包裹,之后突然变大并有髓鞘包裹成有髓神经纤维,经髓质至小脑中央核,成为小脑皮质中惟一的传出神经元。有髓神经纤维发出侧支,多返回至小脑皮质,称返回侧支。浦肯野细胞胞体上很少有兴奋性突触,却有来自篮细胞轴突和浦肯野细胞返回侧支的抑制性突触。所有浦肯野细胞胞体及树突表面的无突触区被 Bergmann 胶质细胞突起形成的栅栏所覆盖。免疫细胞化学法显示,浦肯野细胞是含 GABA 的抑制性神经元,还表达多种多肽:如促胃动素、NGF 受体、胰岛素样生长因子-I、β-甲状腺素受体、28kD-calbindin、钙调素(calmodulin、caM)、小清蛋白(parvalbulin)。其中有些多肽对浦肯野细胞的成熟和维持起重要作用。另外有作为特异性标记用的 3',5'鸟苷-环化酶-依赖蛋白激酶 cyclic GMP-dependent protein kinase(cGK)。zebrin l 是用单抗 Q113 识别的一种多肽抗原,广泛地显示了豚鼠、猴和人小脑蚓部和小脑半球的浦肯野细胞均能形成一条典型的阳性旁矢状带,和相邻的阴性区交互存在,这种安排正和脊髓小脑束、下橄榄小脑束投射终末的旁矢状带一致。这些发现推定小脑皮质特别是浦肯野细胞在化学和解剖方面存在着广泛的异质性。

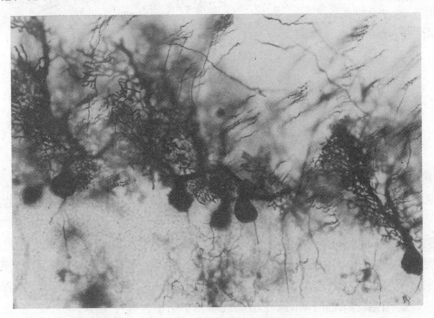

图7-7　人小脑皮质浦肯野细胞

（三）分子层

分子层(molecular layer)　位于小脑皮质的浅部。厚为300~400 μm,是由少量分散的神经元以及树突分支、无髓鞘轴突和 Bergmann 胶质细胞的放射状纤维共同组成。神经元有两种(图7-6):① **外星形细胞**(outer stllate cell),位于分子层浅部,胞体小,直径为5~9 μm,发出短而细小的几个树突和较细的轴突。② **篮细胞**(basket cell),位于分子层下1/3部位,胞体呈星形或多角形，向分子层发出几个分支的树突和较粗的长轴突。这两种细胞都是含 GABA 的抑制性神经元。它们的树突和轴突都分布在叶片横切面上，两者的树突均和平行纤维形成非对称型突触，接受颗粒细胞传来的兴奋性冲动。轴突则不同，外星形细胞的轴突细而较短，长约 40 μm，只与浦肯野细胞的树突干形成突触。篮细胞的轴突最长可达 1 mm，一般长为 500～550 μm，可跨越约 10～12 个浦肯野细胞胞体，随即可与胞体及其树突形成抑制性突触，轴突沿途发出侧支，向上的侧支沿浦肯野细胞的树突走行，向下的侧支网罩在浦肯野细胞体及起始段外面形似"网兜"或"篮"，而有篮细胞之称。每个篮细胞的轴突侧支在小脑叶片纵切面扩及 3～6 行浦肯野细胞，所以估计有 30～72 个浦肯野细胞可接受从单个篮细胞来的抑制性冲动，而每个浦肯野细胞则接受约 20 个篮细胞的抑制性冲动。篮细胞的胞体接受浦肯野细胞的轴突返回支、攀缘纤维、苔藓纤维和平行纤维的冲动。免疫组化研究表明两者都含有 parvalbumin、一氧化氮合酶(NOS)和 AMPA 型谷氨酸酯受体等，外星形细胞还含有牛磺酸。其中 AMPA 型谷氨酸酯受体在所有的小脑皮质神经元中都能显示。

二、小脑皮质的神经胶质细胞

小脑除有与中枢神经系统其他部位相似的三类基本神经胶质细胞外，还有三种特殊类型的神经胶质细胞。

Bergmann 胶质细胞(Bergmann glial cell) 简称 Bergmann 细胞，又称 Bergmann 纤维，或称 Golgi 上皮细胞(Golgi epithelial cell)，胞体较小，位于浦肯野细胞胞体附近(图 7－8)，是小脑浦肯野细胞层和分子层特有的胶质细胞。自胞体发出 2 或 2 个以上的突起垂直向上直至皮质表面，突起末端呈圆锥形膨大紧贴于软膜下面形成胶质界膜。这些突起可以散开或聚成一簇，插入浦肯野细胞的树突分支之间。Bergmann 细胞是胚胎时期引导颗粒细胞迁移到成体位置的胶质细胞 (图 7－9)。电镜下显示，除攀缘纤维与浦肯野细胞树突形成突触处外，相邻 Bergmann

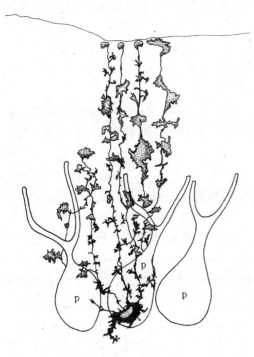

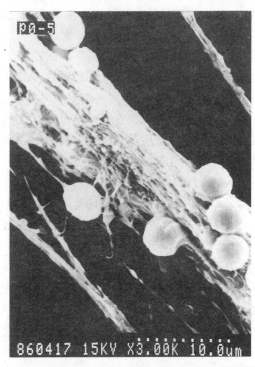

图 7－8　小脑 Bergmann 胶质细胞　　图 7－9　培养的大鼠小脑颗粒细胞沿着 Bergmann 纤维束迁移

细胞的突起彼此指状交错形成一个致密的栅栏，在浦肯野细胞的表面形成一个几乎完全的鞘包围着细胞。可以说是一个名副其实的浦肯野细胞的卫星细胞。栅栏对浦肯野细胞起绝缘作用，还有将递质物质局限在其特殊突触位置的作用。免疫组化显示，Bergmann 细胞含有多种与小脑信使物质有关的物质：① 细胞膜上有 5'-核苷酸酶；② 小脑皮质中鸟苷酸环(cyclic guanosine monophosphate, cGMP) 的主要来源；③ Homocysteic acid(被公认为氨基酸递质)；④ 激酶受体；⑤ 有将谷氨酸酯和谷氨酰胺系统相互转换的能力。Bergmann 细胞与原浆性星形胶质细胞属于同类的变异细胞。

层状星形胶质细胞(lamellar astrocyte)　多见于颗粒层，胞体大小和颗粒细胞相近似，有一个具有 1~2 个核仁的豆状核。这些细胞发出的层状胶质突起一方面将单个小脑小球和其余部分相分隔，同时也和小球周围的高尔基细胞的树突、轴突交织在一起。

平滑星形胶质细胞(smooth astsocyte)　位于分子层和颗粒层，具有很长的突起，突起反复分支并绞缠扭曲。

三、小脑皮质的纤维

传出纤维　浦肯野细胞的轴突是小脑皮质惟一的有髓鞘传出神经纤维。

联合纤维　指连接同侧邻近叶片或是不同区域间的纤维。

传入纤维　有苔藓纤维、攀缘纤维、单胺能纤维和胆碱能纤维，这些传入纤维的起源神经元的分布位置大致有两种：一是由同侧脊髓、网状结构和前庭束的上行纤维，二是对侧下橄榄核和脑桥核束的上行纤维。

(一) 苔藓纤维

苔藓纤维 (mossy fiber) 起源于前庭核、脊髓、延髓和脑桥的三叉小脑束、楔小脑束、网状小脑束等，占小脑内有髓鞘神经的 2/3，纤维较粗，反复分支。一条苔藓纤维可分支到几个邻近的小叶内，进入颗粒层脱去髓鞘成为轴突终末，还可再分成几支，末端呈苔藓状 (图 7-6)，电镜下，苔藓状终末有许多膨大，每个膨大成为一个小脑小球的玫瑰花样突触中心。估计单条苔藓纤维可与约 880 个颗粒细胞形成联系，通过颗粒细胞的平行纤维与外星形细胞、篮细胞和高尔基细胞的胞体、树突以及浦肯野细胞的突触联系，引起浦肯野细胞的兴奋性冲动外，苔藓纤维还直接与篮细胞的胞体、单树突细胞的树突形成突触联系。

免疫组化显示大多数苔藓纤维含有 L-谷氨酸(包括脊髓小脑束、脑桥小脑束和初级前庭小脑束)、促肾上腺皮质激素释放激素(CRH)、牛磺酸、脑啡肽和生长抑素等。起源于前庭核的次级脑桥小脑束含有乙酰胆碱。

(二) 攀缘纤维

攀缘纤维 (climbing fiber) 只起源于下橄榄核系的下橄榄小脑束。它们是有髓神经纤维经过白质与颗粒层后，脱去髓鞘分支形成攀缘纤维，每一条攀缘纤维可以分成许多支攀缘向上分布于多个浦肯野细胞的树突上环绕扭曲，但只有一条攀缘纤维的分支与一个浦肯野细胞近端树突的芽型小棘形成一对一的非对称性突触，突触多达 200~300 个(图 7-6)。或其余的分支并不与其他细胞的树突建立突触。攀缘纤维发出的侧支可和外星形细胞、篮细胞、高尔基细胞有接触，但电镜下未发现纤维之间有突触。侧支也可和颗粒细胞树突干以及高尔基细胞形成突触。

攀缘纤维含天冬氨酸、CRH、牛磺酸、脑啡肽和生长抑素等。

(三) 单胺能神经纤维

单胺能神经纤维主要为**去甲肾上腺素能纤维和 5-羟色胺能纤维**，前者起源于蓝斑核，后者起源于内侧网状结构,两种纤维经过小脑髓质进入皮质各层形成丛状。它们释放**去甲肾上腺素**和**5-羟色胺**不是通过突触,而是以旁分泌方式传递信息,称为**非突触传递**。这些纤维激活时,抑制浦肯野细胞的活动是通过 β-NE 受体在该细胞内的腺苷环化酶中介。**多巴胺能神经纤维**出现于小脑皮质各层,分子层也有其受体 D_2 和 D_3,但对其细胞是否起源于腹侧被盖区以及其作用都还不太清楚。

(四) 胆碱能神经纤维

可用胆碱乙酰转移酶(ChAT)免疫组化法显示这类纤维,发现包括人在内的多种动物的小脑皮质各层都有这类神经纤维,进一步通过逆行性标记研究表明:① 由前庭投射到小脑的纤维是胆碱能神经纤维;② 中脑被盖的脚间核可能是小脑胆碱能纤维传入的潜在性起源细胞。

四、小脑皮质的神经环路与功能意义

小脑皮质的**神经环路**是由攀缘纤维、苔藓纤维、平行纤维传入到浦肯野细胞,和浦肯野细胞的轴突传出到中央核。以上三种纤维的神经递质为 L-谷氨酸与天冬氨酸,是兴奋性递质。浦肯野细胞是以分泌 GABA 为主要递质的抑制性神经元。影响浦肯野细胞活动功能的尚有外星形细胞、篮细胞、高尔基细胞和颗粒细胞四种中间神经元。其中前三者是以含 GABA 为主要递质的抑制性神经元,后者为小脑皮质中含 L-谷氨酸递质的惟一兴奋性神经元,以上 5 种神经元和 3 种纤维的相互联系构成小脑皮质的神经环路。

电生理证明,一条攀缘纤维只与一个浦肯野细胞发生突触联系 (图 7-10),释放天冬氨

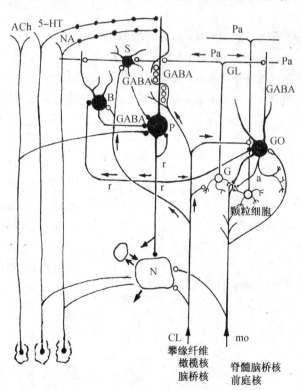

图 7-10　小脑皮质的神经环路

P 浦肯野细胞　B 篮细胞　GO 高尔基细胞　G 颗粒细胞　S 外星形细胞

CL 攀缘纤维　mo 苔藓纤维　NA 去甲肾上腺素能纤维　5-HT 五羟色胺能纤维　ACh 胆碱能纤维

GL 谷氨酸　GABA r 氨基丁酸　Pa 平行纤维　a 高尔基细胞轴突　r 浦肯野细胞轴突返回　N 小脑中央核

酸，产生兴奋性冲动非常强烈，引起小脑扩散性兴奋，与此同时，其侧支也刺激外星形细胞、篮细胞和高尔基细胞，但三者对浦肯野细胞的抑制作用较弱。一条**苔藓纤维**沿途有 44 个**小脑小球**，一个小球释放的谷氨酸可同时刺激约 20 个颗粒细胞产生兴奋，使其释放 L－谷氨酸，通过平行纤维刺激浦肯野细胞发生兴奋性冲动，同时也刺激篮细胞和外星形细胞释放 GABA 递质对浦肯野细胞产生抑制。苔藓纤维(在小球内)通过高尔基细胞间的轴树突触刺激高尔基细胞产生 GABA，直接抑制颗粒细胞释放谷氨酸，从而加强对浦肯野细胞的抑制。可见苔藓纤维产生的兴奋性冲动比攀缘纤维来得广泛而弥散。浦肯野细胞还接受去甲肾上腺素能（蓝斑）和 5－羟色胺能(内侧网状结构)两种纤维的抑制作用。在皮质内部，还通过浦肯野细胞的轴突返回侧支和篮细胞、高尔基细胞的突触连接，反过来也增加对浦肯野细胞自身的抑制作用。值得注意的是，一个浦肯野细胞与平行纤维的突触联系可多达 20 万个，加以从下橄榄核起源的神经元可各自发出 10 条攀缘纤维，由此可知攀缘纤维作用的广阔和巨大。从以上一系列的复杂环路中，可概括为：三条纤维对浦肯野细胞都起兴奋作用，颗粒细胞的兴奋性刺激给予其他三种中间神经元所产生的抑制效应都汇集到浦肯野细胞，所以浦肯野细胞既是收集小脑皮质所有兴奋和抑制信息的细胞，又是经过综合、调整和发出、执行信号传出的最后通路。

五、小脑皮质神经元内第二信使系统和调节

浦肯野细胞是小脑皮质惟一的传出神经元，其活动功能受两个方面的调节。一方面通过神经元之间构成突触组成的神经环路；另一方面通过细胞内第二信使和细胞间信使物质的作用。

第二信使系统包括**环腺苷酸**(cAMP)和**磷脂酰肌醇**(PI)系统。

磷脂酰肌醇(phosphatidylinositol, PI) 系统是浦肯野细胞的第二信使系统。当平行纤维释放 L－谷氨酸，作用于浦肯野细胞膜(外侧)的谷氨酸受体时，通过细胞膜(中间部)的 G 蛋白，激活细胞膜（内侧）的磷脂酶 C(phospholipase C, PLC)，催化膜内侧的磷脂酰肌醇 4, 5－二磷酸 (phosphatidylinositol 4, 5－biphosphate, PIP_2) 水解成 1, 4, 5－三磷酸磷脂酰肌醇 (phosphatidylinositol 1, 4, 5－triphosphate, IP_3) 和二酰甘油 (diacylglycerol, DG)，IP_3 和 DG 是两种第二信使物质，DG 可激活蛋白激酶 C, 促进胞质内蛋白质的磷酸化，引发细胞产生生理效应。此时留在胞质中的 IP_3 作用于内质网膜上的 IP_3 受体，促使其膜上储存的 Ca^{2+} 释放到胞质中，进一步调控浦肯野细胞的功能(图7－11)。

cAMP 系统是指由蓝斑核来的 NE，作用于浦肯野细胞膜上 β－NE 受体时，诱导受体分子发生构型变化，再通过细胞膜上 G 蛋白的偶联作用，激活细胞膜上内侧的腺苷酸环化酶 (CA)，促使细胞内 ATP 转

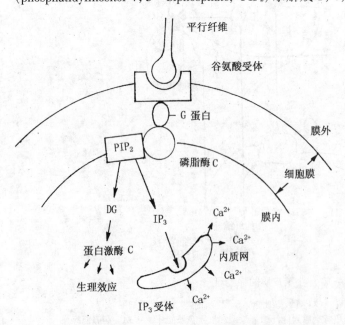

图 7－11　浦肯野细胞内第二信使——磷脂酰肌醇系统图解

化为 cAMP,cAMP 作为第二信使激活无活性的蛋白激酶 A,再激活蛋白质或酶的磷酸化,诱发浦肯野细胞产生生理效应(详见突触 NE 受体,图 3 – 13)。

小脑皮质的浦肯野细胞、颗粒细胞或 Bergmann 细胞能合成腺苷、牛磺酸和一氧化氮、内皮素等物质,通过旁分泌方式释放和扩散到细胞外,作为细胞间信使物质,以调节邻近神经元的活动。这种传递信息的方式不是通过突触,也不是通过血液,而是非突触传递。

(谷华运　周国民)

第三节　小脑中央核和小脑的纤维联系

一、小脑中央核

小脑的髓质内,每侧有 4 个核团,由中央向两侧,依次为**顶核**、**球状核**、**栓状核**和**齿状核**。绝大部分小脑传出纤维起自小脑中央核(图 7 – 4)。中央核内绝大部分神经元释放谷氨酸或天冬氨酸,它们都属于兴奋性递质。也存在一些属于 GABA 能神经元的小型细胞,它们的纤维主要投射到下橄榄核,能抑制该核的活动。

1. 顶核 (fastigial nucleus)　最古老,位于第四脑室顶壁内,小舌和中央小叶的腹侧,中线的两旁。顶核可分为内、外侧两部。外侧部比较古老,由大型多极细胞组成。内侧部比较新,含有小型细胞。每个顶核约有 5 000 个细胞,它们接受来自整个蚓部皮质浦肯野细胞的轴突以及来自前庭神经和前庭神经核的纤维。由顶核发出的纤维形成**顶核延髓束**,它们主要止于脑干各水平的网状结构和前庭神经核,可区分为交叉和不交叉两个纤维束。以交叉纤维为主的束,称为**钩束**(uncinate fasciculus),起自顶核后 1/3,环绕小脑上脚,然后进入旁绳状体到达延髓被盖部。以不交叉纤维为主的束,称为**顶核脑桥延髓直接束**,起自顶核前 2/3,经旁绳状体进入延髓。这两束的纤维主要终于前庭下核和前庭外侧核,至前庭外侧核的投射有躯体定位关系。终于网状结构的纤维大部分是交叉的。主要到达脑桥核、脑桥被盖网状核、脑桥嘴、尾侧网状核、延髓巨细胞网状核、延髓中央核、网状外侧核、旁正中网状核等。钩束还分出上升支至丘脑腹外侧核、上丘和中脑网状结构等区域。顶核还有少量交叉纤维直接投射到脊髓 $C_{2,3}$ 的运动神经元。

2. 球状核(global nucleus)　它位于顶核的外侧,为一个或数个圆形的灰质块,内含大型和小型多极细胞。

3. 栓状核(emboliform nucleus)　为楔形灰质块,紧靠齿状核内侧的门处,主要由大多极细胞构成。

低等哺乳动物的球状核和栓状核合成一个核,称为中间核。它接受新、旧小脑皮质的纤维,并发出纤维加入小脑上脚。

4. 齿状核(dentate nucleus)　呈皱褶袋状,形似下橄榄核,只见于哺乳动物,在人类特别发达,约有 284 000 个细胞。核分两部,后内侧部(较旧)和前外侧部(较新)。此核主要由大型多极细胞组成。来自新小脑皮质浦肯野细胞的轴突,汇集于齿状核的外侧面。由核发出的纤维出齿状核门组成小脑上脚进入中脑。

小脑中央核除接受小脑皮质来的纤维外,也接受小脑传入纤维的侧支。此外,小脑中央核也发纤维投射至小脑皮质,顶核投射到蚓部,中间核投射到旁蚓部,齿状核投射到半球,也有报道齿状核旧部投射至蚓部,其新部投射至小脑半球,这些投射纤维是小脑各核至小脑皮质的反馈径路。

齿状核和中间核的全部传出纤维都经小脑上脚进入脑干。小脑上脚纤维在下丘平面交叉,绝大部分纤维进入或包围对侧红核。投射至红核的纤维主要来自中间核,齿状核有少量纤维终于红核嘴侧1/3部分。齿状核和中间核的纤维还投射到对侧的中脑网状结构、上丘、动眼神经核和中脑中央灰质。两核的大量纤维上升经 Forel H 区,发出部分纤维至未定带和苍白球,最终止于丘脑腹前核、腹外侧核吻部和板内核。上述核团发纤维投射至大脑皮质躯体运动区。

小脑上脚还有经同侧和对侧下降的纤维。齿状核和中间核通过这些下降纤维联系脑桥嘴侧、尾侧网状核、脑桥被盖网状核、延髓巨细胞网状核、延髓中央核、网状外侧核和旁正中网状核,而这些核发的纤维均投射到小脑。人的齿状核还有部分纤维在下丘滑车神经核平面交叉后,加入被盖中央束,终于下橄榄核,而下橄榄核所发的纤维也投射到小脑。所以这些下降纤维构成了小脑与网状结构、下橄榄核之间的两个反馈环路,加上小脑与红核、小脑与大脑皮质的环路,可清楚看到小脑在运动调节中的重要作用。齿状核还发纤维至脑桥核和中缝脑桥核等处。

二、小脑的白质(髓质)

小脑白质由以下的纤维合成:

(1) 有小脑皮质浦肯野细胞发到中央核的纤维和中央核投射到小脑皮质的纤维。

(2) 有邻近叶片和小叶间联络的纤维,这种纤维的大部分不越过正中线,只有一小部分纤维联系左右两半球,称为连合纤维。

(3) 有传入纤维和传出纤维。传入纤维要比传出纤维多3倍以上,它们都由小脑三对脚出入(图7-12~14)。

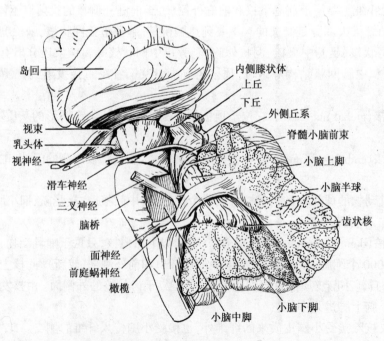

图7-12 小脑左侧半球剥离以显示小脑3个脚

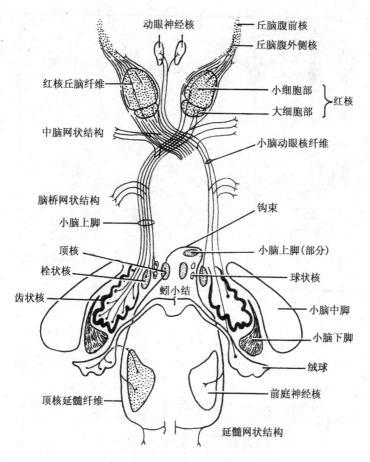

图 7-13　小脑传出纤维模式图

三、小脑的传入和传出纤维

（一）经小脑下脚的传入束

1. 前庭小脑束（vestibulocerebellar tract）　其中一部分纤维直接来自前庭神经,为一级前庭纤维;另一部分发自前庭核,为二级前庭纤维,它主要起于前庭内侧核和下核,少量纤维来自其他前庭核。一级前庭纤维终于同侧绒球小结叶、小舌、蚓垂。最新报道,这部分纤维可分布到整个蚓部和顶核。二级前庭纤维在小脑的分布区要小一些。至绒球的纤维经小脑下脚(绳状体)外侧部进入,其他的纤维经旁绳状体进入小脑。

通过前庭的投射纤维,小脑可获得有关头部加速运动及其空间位置的信息。

2. 脊髓小脑后束（posterior spinocerebellar tract）　主要是不交叉的纤维,经小脑下脚入小脑后,止于同侧前叶的小舌,中央小叶和山顶以及后叶的蚓锥体、蚓垂和两侧的正中旁小叶。脊髓小脑后束的纤维比较密集地止于与后肢有关的小舌和中央小叶,而止于山顶的纤维则较少。此束传导来自躯干下部和下肢的本体感觉和触觉到小脑。

3. 脊髓小脑嘴侧束（rostral spinocerebellar tract）　部分纤维经小脑下脚进入,另一部分纤维则经小脑上脚进入小脑,此束几乎全部终止于前叶蚓部,以同侧为主,传递上半身的本体感觉到小脑。在功能上类似脊髓小脑前束。

4. 楔小脑束（cuneocerebellar tract）　起自延髓楔外核,形成后外弓状纤维经同侧小脑下脚

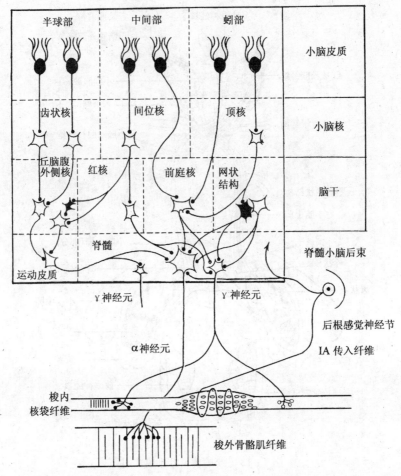

（图示小脑影响脊髓运动神经元和骨骼肌所通过的基本途径。为简便起见，没表示升降传导
路中的脊髓中间神经元，神经肌梭的许多细节也省略了。抑制性神经元用黑色表示）

图 7 - 14　小脑传出途径图解

终于前叶后部、单小叶前部和正中旁小叶。此束传导上半身的本体感觉和触觉到小脑。在功能
上类似脊髓小脑后束。

5. 网状小脑束（reticulocerebellar tract）　始自延髓网状外侧核和旁正中网状核，经同侧小
脑下脚投射到前叶、蚓锥体、蚓垂和正中旁小叶。这束纤维是间接地把脊髓上传的本体感觉和
触觉送达小脑。此外，延髓的巨细胞网状核、中央核也发纤维至小脑前叶、蚓锥体、蚓垂和正中
旁小叶。网状结构的冲动可经这些核传至小脑。上述核团均接受顶核与齿状核的纤维，因此，网
状小脑束对小脑有反馈作用。

6. 橄榄小脑束（olivocerebellar tract）　起自对侧下橄榄核的各部，经小脑下脚，有次序地
终于小脑皮质各部和小脑核，小脑内部的攀缘纤维主要就是发自下橄榄核。下橄榄核和小脑有
点对点的投射关系，即一定部位的下橄榄核神经元投射到一定部位的小脑皮质。下橄榄主核的
外侧部投射到对侧小脑半球的外侧部；下橄榄主核的内侧部、内侧副橄榄核的下半部和背侧副
橄榄核的背侧部投射到蚓部和半球内侧部，下橄榄主核背侧部的纤维投射到小脑的上面，而下
橄榄主核腹侧部的纤维则投射到小脑的下面。猫和兔有少量橄榄小脑纤维起自同侧下橄榄核。

下橄榄核接受来自大脑皮质,中脑水管周围灰质,中脑网状结构,红核以及小脑齿状核的信息,这些信息主要通过皮质脊髓束的侧支和被盖中央束的大量纤维传给下橄榄核。由脊髓发出的脊髓橄榄束,上升终于内侧副橄榄核和背侧副核。所以下橄榄核就成为大脑、脑干和脊髓与小脑之间的主要中继核,从而影响小脑的活动。

7. 三叉小脑束(trigeminocerebellar tract) 起自三叉神经脑桥核和脊束核,有交叉和不交叉的两种纤维,经旁绳状体进入小脑,终于山顶和山坡。

8. 弓状小脑束 发自延髓锥体前方的弓状核,沿延髓前外侧行走,构成前外弓状纤维,经小脑下脚而入小脑。发自弓状核的部分纤维行向内侧,沿正中缝至背侧形成对侧的髓纹终于绒球。弓状核可能是移位的脑桥核,所以弓状小脑束就成为皮质脑桥小脑系的一个组成部分。

舌下周核包括**舌下前置核、中介核、舌底核**,它们都发纤维经同侧或对侧小脑下脚终于小脑,可能是向小脑传递内脏、味和嗅觉信息。

(二) 经小脑下脚的传出束

小脑前庭束(cerebellovestibular tract) 直接起自绒球小结叶和前叶蚓部、蚓锥体以及蚓垂皮质内的部分浦肯野细胞,经旁绳状体止于前庭核和脑桥、延髓网状结构。此外,还有起自顶核前2/3的**顶核脑桥延髓直接束**,其终止部位已在小脑中央核内作了介绍。

(三) 经小脑中脚的传入束

1. 脑桥小脑束(pontocerebellar tract) 此束在人最发达,由脑桥核发出的大量纤维在脑桥基底部交叉,经对侧小脑中脚,主要终于小脑新皮质,也有部分纤维止于旧皮质。有少量不交叉的纤维止于同侧小脑皮质,蚓部受两侧纤维投射。新近的研究发现,只有小结不接受脑桥核的纤维。大脑皮质与脑桥核之间,以及通过脑桥核与小脑之间的关系,是按躯体定位安排的。如大脑皮质感觉运动区,通过脑桥核,投射到小脑前叶和单小叶,大脑皮质的下肢区投射到小脑中央小叶,上肢区投射到山顶,面区投射到单小叶。这些区域与小脑接受来自下肢、上肢和面部的触觉区是相同的。大脑皮质第二躯体感觉区投射到对侧的正中旁小叶。大脑皮质的视区和听区投射到单小叶、蚓小叶和蚓结节,这些区域也接受来自周围的视觉和听觉。

2. 脑桥被盖网状核 发纤维交叉后经小脑中脚投射到除蚓小结以外的全部小脑,少量不交叉的纤维终于蚓部。脑桥被盖网状核可能是脑桥核移位的部分,它接受大脑皮质的下行纤维。小脑中央核有部分传出纤维经小脑上脚下行终于此核,故此核也成为小脑反馈径路中的一个中继核。

3. 顶盖脑桥小脑束(tectopontocerebellar tract) 起自中脑顶盖的上丘和下丘,纤维在脑桥核中继后,经小脑中脚进入小脑,终于对侧的单小叶后部、蚓小叶和蚓结节。此束传递视、听觉冲动至小脑。

4. 脊髓脑桥小脑束 外感冲动由脊髓脑桥束传至脑桥,经脑桥核中继后传入小脑。

中缝脑桥核与中央上核发纤维经小脑中脚投射到小脑皮质广泛区域和小脑中央核。

(四) 经小脑上脚的传入束

1. 脊髓小脑前束(anterior spinocerebellar tract) 主要是交叉纤维,上升至小脑上脚的背外侧,绕小脑上脚进入小脑,已交叉的纤维则在小脑内再交叉,终止的区域基本上同脊髓小脑后束,但偏内侧。此束传递躯干下部和下肢的本体感觉和触觉到小脑。

2. 三叉神经中脑核 发纤维随同脊髓小脑前束横越上髓帆形成小脑前连合,止于蚓部的山顶和山坡,传递咀嚼肌的本体感觉,牙齿和牙龈的压觉,可能也传递面肌和眼外肌的本体感觉至小脑。

3. 顶盖小脑束（tectocerebellar tract） 起自中脑顶盖,经小脑上脚的内侧部进入小脑。这是传递视、听觉冲动至小脑的一条直接途径。

此外,蓝斑也发纤维经小脑上脚投射到小脑,其中大多数纤维投射到小脑皮质,少量纤维到小脑中央核。

（五）经小脑上脚的传出束

1. Russel 钩束 见小脑中央核的叙述。

2. 小脑上脚的纤维主要是**齿状核**和**中间核**的传出纤维 这些纤维的终止部位,详见小脑中央核的叙述。

经研究发现脑神经运动核,如舌下神经核、疑核、面神经核、三叉神经运动核、展神经核、滑车神经核和动眼神经核发纤维至小脑前叶和小脑中央核,其中舌下神经核、疑核和面神经核还发纤维至正中旁小叶。小脑从这些传入纤维中可获得头颈部运动的信息。孤束核也有少量纤维投射到小脑。红核有纤维止于中间核,这些纤维可能是红核脊髓束的侧支,对小脑起反馈作用。

第四节 小脑的功能和临床应用

小脑的作用主要表现在维持身体平衡、调节肌张力和协调肌肉的运动,而这些功能又分别与古小脑、旧小脑和新小脑部分相关联,因而当小脑的某一部分有病变时,就能产生相应的功能障碍。但人类小脑病变往往不易精确定位,因为小脑不像大脑那样具有任何直接的运动功能和有意识的感觉功能。而且小脑又处于一个被颅骨和小脑幕紧密包裹的幕下间隙内,一旦有了病变,很少有空间向周围扩张,故不仅病灶区发生功能障碍,远隔部位,甚至小脑全部都会受到压迫。

从小脑的大量和多方面的传入与传出纤维联系上也能明显看出小脑的上述功能。小脑对脊髓和脑干运动神经元的影响,是通过前庭核、网状结构、红核以及经丘脑和运动皮质等来实现的（图 7 – 14）。前庭脊髓束、网状脊髓束、红核脊髓束和皮质脊髓束等都与小脑维持平衡、姿势、行走和肢体精巧运动有关。小脑依靠这些传导束能直接或经中间神经元影响支配屈、伸肌的 α 和 γ 运动神经元。小脑对 γ 运动神经元有着重要影响,它可能是 α 运动神经元和 γ 运动神经元相互关系的主要调节中枢。α 和 γ 运动神经元至梭外和梭内肌纤维的运动冲动,通过 α 和 γ 链联结在一起。小脑能兴奋 γ 运动神经元来提高肌梭的敏感性,从而顺利完成随意运动。小脑患病时出现肌张力减弱,这是因为 γ 运动神经元活动低下的关系,由肌梭传入的牵张反应下降。也由于肌梭不能正常反映肌肉的准确长度和运动时长度的变化,造成中枢神经不能正确调节 α 运动神经元活动,以致运动在力量和速度等方面出现了紊乱。

小脑或其纤维束受损时,引起的功能障碍常在患侧。急性小脑病变引起的运动失调,随着时间逐渐减轻,这是大脑的代偿作用。小脑损伤所产生的症状,在一定程度上取决于损伤的部位。

绒球小结叶（古小脑）与保持身体平衡和正常姿势有关。它主要接受来自前庭器官的冲动,整合了这些冲动以后,通过传出纤维控制前庭神经核以维持身体的平衡,其反射途径是：前庭器官→前庭神经核→绒球小结叶→前庭神经核→脊髓前角运动神经元→肌肉。如果第四脑室附近出现肿瘤，此叶受压损伤，病人可出现平衡失调，站立不稳，发生摇摆，步态如醉酒，有后跌趋势，因伸肌活动过强，张眼、闭眼都一样。当病人躺着或被扶着时，没有肌张力减退或反射的改变，也没有上、下肢运动失调现象。如病损波及旧小脑的小舌和蚓垂时，由于这两个部分也接受前庭系的冲动，所以平衡失调的症状更重。

旧小脑（前叶和后叶的蚓锥体、蚓垂）主要功能是参与对骨骼肌张力的调节。旧小脑接受来自全身的触觉和本体感觉以及一部分的前庭冲动，经整合后，通过前庭神经核、红核和网状结构来影响 γ 运动神经元的活动，对肌张力进行调节，它既可抑制，又可易化。在进化过程中，旧小脑对肌张力的抑制作用逐渐减弱，而易化作用则逐步占主要地位。当旧小脑或其传入、传出通路受损时，都能发生肌张力的改变，小脑性肌张力减退是由于丧失前庭脊髓系统和红核脊髓系统分别对伸肌和屈肌 α、γ 运动神经元的易化作用。同时网状脊髓通路由于失去小脑的约束，也来抑制 γ 运动神经元的传出。所以旧小脑的损伤表现出肌张力低下、深反射减低和肌力减弱，容易疲劳。

新小脑参与随意运动的协调，大脑皮质和小脑皮质之间存在一条重要环路：大脑皮质→脑桥核→小脑皮质→齿状核→丘脑腹外侧核→大脑皮质，这条环路是小脑影响大脑皮质运动功能的反馈径路，它是与运动计划的形成及运动程序的编制有关。技巧动作是在学习中逐渐熟练起来的，在起初阶段，大脑皮质仅通过锥体系发动动作，小脑尚未建立一套程序，这个时候，新小脑的信息是经锥体束的侧支通过脑桥核、外侧网状核和下橄榄核等传入的，新小脑只能依据直接由脊髓等处传入的本体感觉和触觉不断地检验、纠正偏差，故动作是不协调和笨拙的。经过多次练习，大脑皮质与小脑不断地进行联合活动，运动渐渐协调起来。在这一过程中，新小脑参与了运动计划和运动程序的制订，随着技巧运动的逐渐熟练，新小脑就储存了一整套程序。每当大脑皮质要发动这一技巧运动时，指令先到达新小脑，小脑把储存的程序回输到大脑皮质躯体运动区，大、小脑之间的环路就此发挥重要作用。然后大脑皮质躯体运动区经锥体束下达运动指令，这时候所产生的动作就很协调和精细，甚至可快速进行而不需要多加思索，例如熟练的电脑操作、演奏、游泳等。

新小脑病变后，一般可出现下列症状：

(1) 运动的共济失调　表现为协调运动严重紊乱，随意运动的力量、速度、方向、幅度和稳定性等方面都失常。运动的发动和终止都较正常延迟。病人可发生辨距不良和轮替运动困难。**辨距不良**是指不能精确地估计到达目标所需的运动量和方向，动作未能达到目标为辨距不足，超越目标则为辨距过度。辨距不良时，指鼻试验手指往往超过目标，或未达到时即停止。**轮替运动困难**是指完成快速交替性的相反动作有困难，如让病人快速的前臂旋前、旋后（即复手反掌运动）动作，病人就会显得十分笨拙和不灵活。辨距不良和轮替运动困难都是因为小脑对大脑皮质发动的随意运动丧失了校正性质的影响所造成。也由于辨距不良，运动过度，所以病人写的字一般均偏大，字迹不规则。由于各肌群的活动不协调，特别是拮抗肌群不能适当配合，病人可有协同不能，回弹现象和意向性或运动性震颤等症状。**协同不能**可表现于身体各个部分不能协同配合，如直立头后仰时，正常时，一定伴有屈膝、屈踝等动作，以调节重心，保持直立平衡，当新小脑受损时，病人由于丧失这种协同动作而向后跌倒。**回弹现象**是指当病人用力屈肘以对抗阻力时，而阻力突然消失，病人不能及时停止屈曲，导致回击自己的面部，这是由于屈肘的拮抗肌——肱三头肌缺乏正常的姿势性紧张和不能及时收缩的缘故。

（2）运动性震颤又称意向性震颤　是指病人做随意运动时，有肢体的震颤，越近目的物，震颤越明显，所以震颤是出现在精细动作的终末，在安静时震颤减轻或消失。这种震颤是因屈、伸肌交替兴奋所造成，越接近目标，越心切，病人明白此时需要更精确的动作，但由于小脑病变，拮抗肌群配合失灵，代偿过度，肢体出现往返摆动。眼球震颤也是小脑损伤常见体征，通常较前庭性眼球震颤为慢而不规则，绝大多数为水平性震颤，一般只在眼球朝向注视时出现，眼球静止时不发生，因而相当于眼球的意向性震颤。

（3）肌张力减弱　系由于来自小脑的正常易化作用缺失，小脑发送至大脑皮质的信号不足，病人表现为动作迟缓、无力和易疲劳，一侧小脑半球病变，同侧肢体肌张力低下。

新小脑受损后的最显著表现是运动的共济失调。共济失调也存在于讲话和写字上，病人说话迟缓含糊，但又会突然爆发出几个字音。因为肌张力减退和屈伸肌的控制不当，病人不得不持续注意其动作以求运动协调，导致精力消耗过多，故易疲劳。

小脑除对躯体运动有重要作用外，也参与脑干网状结构上行系统的活动而影响大脑皮质，它的上传途径可能有下列两条：

1）通过延髓和脑桥网状结构的上行纤维→间脑的板内核等→大脑皮质的广泛区域。

2）直接经小脑上脚到间脑的板内核等，再投射到大脑皮质的广泛区域。

小脑对内脏的活动也有一定的影响，如刺激小脑前叶时，颈动脉窦区的血压与呼吸反射受到明显的抑制。小脑对内脏活动的调节可能是通过下丘脑和网状结构来实现。

小脑还接受视觉与听觉信息，刺激清醒猴的蚓部皮质，可引起眼球的扫视运动或目随运动。蚓部病变可出现眼球运动障碍，听力减退等症状。

（钱佩德）

参 考 文 献

〔1〕　Braak E, Braak H. The new monodendrite type within the adults human cerebellar granule cell layer shows calretinin immunoreactivity. Neurosci Lett, 1993,154: 199

〔2〕　Cuenod M, Do KQ, Grandes P, et al. Localization and release of homocysteic acid, and excitatory sulphur-containing amino acid. J Histochem Cytochem, 1990,38: 1713

〔3〕　Fredetted BJ, Mugnaini E. The GABAergic cerebello-olivary projection in the rat. Anat Embryo （Berl）, 1991,184: 225

〔4〕　Hawkes R, Leclerc N. Antigenic map of the rat cerebellar cortex: The distribution of sagittal bands as revealed by monoclonal anti-purkinje cell antibody mab Q113. J Comp Neurol, 1987,256: 29

〔5〕　Iacopino AM, Rhoten WB, Christakos S. Calcium binding protein （calbindin-D28k） gene expression in the developing and aging mouse cerebellum. Mol Brain Res, 1990,8: 283

〔6〕　Mugnaini E, Flors A. A unipolar brush-cell. A neglected neuron of the cerebellar cortex. J Comp Neurol, 1994,339: 174

〔7〕　Ottersen OP, Zhang N, Walberg F. Metabolic compartmentation of glutamine and glutamine morphological evidence obtained by quantitative immunocytochemistry in rat cerebellum. Neuroscience, 1992,46: 519

〔8〕　Orioli PJ, Strick Pl. Cerebellar connections with the mortor cortex and the arcuate premotor area an analysis employing retrograde transneuronal transport of WGA-HRP. J Comp Neurol, 1989,288: 612

〔9〕 Yaginuma H, Matsushita M. Spinocerebellar projections from the upper lumbar segments in the cat, as studied by transport of wheat germ agglutinin horseradish peroxidase. J Comp Neurol, 1989,281: 298

〔10〕 Yamada J, Shirao K, Kitamura t, et al. Trajectory of spinocerebellar fibers passing through the inferior and superior cerebellar peduncles in the rat spinal cord: a study using horseradish peroxidase with pedunculo-tomy. J Comp Neurol, 1991,304: 147

第八章　间　脑

间脑(diencephalon)位于脑干的吻部、中脑的前上方。后起自后连合区,前至室间孔和终板。外侧壁与大脑半球的内囊、尾状核以及终纹相愈合。腹侧壁以视交叉、视束以及位于两侧大脑脚之间的灰结节、漏斗和乳头体为界。**第三脑室**(third ventricle)为垂直扁腔,将间脑分成左、右两半,第三脑室顶有第三脑室脉络膜及其突向管腔的U形脉络丛(图8-1~4)。

间脑根据其位置与功能可区分为5个主要部分:**背侧丘脑**(dorsal thalamus)又称丘脑(thalamus)、**后丘脑**(metathalamus)、**上丘脑**(epithalamus)、**下丘脑**(hypothalamus)和**底丘脑**(subthalamus)。现将后丘脑归属背侧丘脑内叙述。

第一节　背　侧　丘　脑

一、外形与毗邻

背侧丘脑(dorsal thalamus)是一对卵圆形灰质块,斜位于大脑脚的吻端。前端狭窄,微显隆起,是为**前结节**(anterior tubercle),它作为室间孔的后壁。两侧前端相互靠近,向后岔开,中容四叠体。丘脑后端隆凸是为**枕**(pulvinar)。在丘脑枕的下方有小卵圆形的隆起,为**内侧膝状体**(medial geniculate body),外侧与视束相连的卵圆形隆起为**外侧膝状体**(lateral geniculate body)。内侧膝状体以**下丘臂**(brachium of inferior colliculus)连于下丘。外侧膝状体借**上丘臂**(brachium of superior colliculus)连于上丘(图8-2)。内、外侧膝状体属后丘脑。

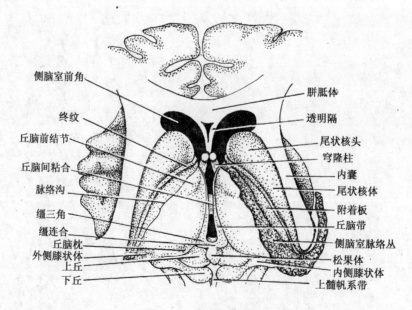

图8-1　间脑背面观

背侧丘脑背面微凸,有对斜形浅沟,浅沟是侧脑室脉络丛的附着缘称**脉络沟**,它将背面分成外侧部与内侧部。外侧部作为侧脑室体部的底,上面覆盖室管膜上皮称**附着板**(lamina affixa),内侧部暴露在大脑两半球之间作为大脑横裂的底。裂中有蛛网膜与软膜的皱褶称**中介帆**。横裂的顶是穹隆和胼胝体。背面的外侧缘有一沟邻接尾状核,沟内有纵行的白质纤维束称**终纹**,以及和终纹相并行的**终静脉**。背面的内侧缘上有锐嵴称**丘脑带**,是由软膜与室管膜上皮组成的**第三脑室脉络膜**(tela choroidea of third ventricle)的附着缘,在它的深部有白质纤维束称**丘脑髓纹**(striae medullaris of thalamus),髓纹向后终于扩大的**缰三角**(habenular trigone)(图 8 - 1,2)。

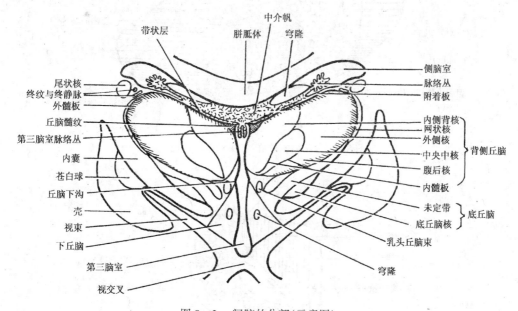

图 8 - 2　间脑的分部(示意图)

从冠状切面观察(图 8 - 2),背侧丘脑内侧壁作为第三脑室侧壁,有室管膜上皮覆盖,室管膜上皮的外侧有室周灰质,是中脑水管周围中央灰质的连续。在 70% 人脑内侧面的中央存有小灰质块称**中间块**或**丘脑间粘合**(interthalamic adhesion),连接左、右侧丘脑。背侧丘脑外侧壁被覆厚层白质称**内囊**(internal capsule)。丘脑与大脑皮质间往返的纤维统称**丘脑辐射**(thalamic radiation)是组成内囊的主要成分。

背侧丘脑腹侧面:内侧份与下丘脑连接,两者间以**丘脑下沟**(hypothalamic sulcus)为界,外侧份与**底丘脑**(subthalamus)相邻,底丘脑是中脑被盖的延续。

二、内部结构

背侧丘脑背面覆盖一薄层白质纤维称**带状层**(stratum zonale)。外侧面覆盖的薄层白质为**外髓板**(external medullary lamina)。由带状层向腹侧以 Y 形的白质板插入丘脑,是为**内髓板**(internal medullary lamina),内髓板将丘脑分成**前核群**(anterior nuclear group),占内髓板 Y 形分支内,**内侧核群**(medial nuclear group)占 Y 形干的内侧,**外侧核群**(lateral nuclear group),占 Y 形干的外侧。外侧核群又分背侧核群与腹侧核群,背侧核群通常称外侧核群。腹侧核群自前向后伸展核之全长,依次可分为**腹前核**(ventral anterior nucleus,VA)、**腹中间核**(通称**腹外侧核**)(ventral lateral nucleus, VL)与**腹后核**(ventral posterior nucleus, VP)。外(背)侧核群自前向后亦可依次分为 3 部分：即**外侧背核**(lateral dorsal nucleus, LD)、**外侧后核**(lateral posterior nucleus, LP) 与**枕核** (pulvinar，P)。外髓板与内囊后肢之间有一薄层灰质，是为**丘脑网状核** (thalamic reticular nucleus)，它向腹内侧与底丘脑的**未定带**(zona incerta)相连续(图 8 – 3,4)。

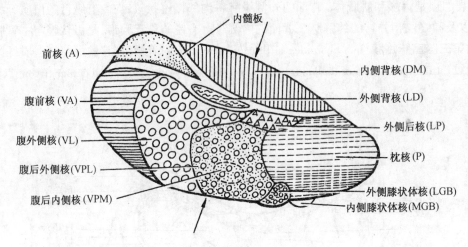

前核 (A)　　　　　　　内髓板
　　　　　　　　　　　　　内侧背核(DM)
腹前核 (VA)　　　　　　外侧背核(LD)
　　　　　　　　　　　　　外侧后核(LP)
腹外侧核 (VL)　　　　　枕核(P)
腹后外侧核(VPL)
腹后内侧核(VPM)　　　外侧膝状体核(LGB)
　　　　　　　　　　　　　内侧膝状体核(MGB)

图 8 – 3　丘脑的核群(箭头示冠状切面处)

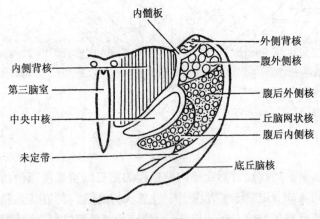

　　　　　　　　内髓板
　　　　　　　　　　　　外侧背核
内侧背核　　　　　　　腹外侧核
第三脑室　　　　　　　腹后外侧核
中央中核　　　　　　　丘脑网状核
　　　　　　　　　　　　腹后内侧核
未定带　　　　　　　　底丘脑核

图 8 – 4　丘脑的冠状切面

　　此外,位于丘脑内侧壁的第三脑室室周灰质和中间块内的灰质核团统称**中线核群**(midline nuclear group)。散在于内髓板中的核团称**板内核群**(intralaminar nuclear group)。

　　根据功能及纤维联系,以往将背侧丘脑核团分属 3 类,其分类根据如下:

　　1. 特异性中继核团 (specific relay nuclei)　接受感觉上行纤维或来自与运动有关核团发出的上行纤维,然后发投射纤维至皮质的特定边缘区、感觉区或运动区。每个特定的皮质区又发出下行纤维返回至该核团。这种反馈性的联系可发挥皮质对其传入冲动的调制作用。特异性中继核团包括:前核(A)和腹侧核群的腹前核(VA)、腹外侧核(VL)、腹后核(VP)、后丘脑的内侧膝状体核(MGB)和外侧膝状体核(LGB)。种系发生上随皮质出现而出现,属旧丘脑。

　　2. 联络性核团(association nuclei)　它们很少直接接受上行感觉纤维,但与其他丘脑核团间有丰富的核间联系,整合各种冲动,再发出投射纤维,终止于联络区皮质。联络性核团包括:内侧背核(DM)、外侧背核(LD)、外侧后核(LP)和枕核(P)。联络性核团随大脑联络区的皮质发育而发育,在种系发生上称**新丘脑**。

3. 非特异性核团(nonspecific thalamic nuclei)或皮质下核(subcortical nuclei)　主要接受网状结构的传入,因各种感觉上行纤维经网状结构中继后,已失掉其特异性故名非特异性核团。在种系发生上,此类核团比较古老与皮质下中枢如纹状体、下丘脑以及其他丘脑核团广泛联系故又名皮质下核。种系发生上最早出现属**古丘脑**。它包括中线核群、板内核群和丘脑网状核(RN)。在哺乳动物特别是板内核可能通过它的传出纤维的侧支,弥散性地投射至大脑皮质各部,无严格的皮质定位,这些核给予皮质有力的影响,可改变皮质的兴奋状态作为神经活动的基础(图8-5,6)。

现在由于方法学的进展,对丘脑核的纤维联系有新的发现,所谓联络性核团与非特异性核团都接受皮质与皮质下核的传入投射,联络性核团不存在接受丘脑其他核团的核间联系。联络性核团是投射到皮质联络区,根据它的传出投射,故有的作者仍沿用联络性核团。非特异性核团如板内核接受多种传入包括网状结构且可直接发纤维至广大皮质区,投射也有区域优势而

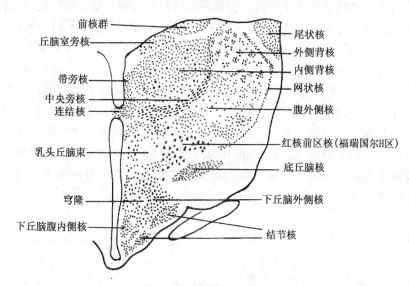

图8-5　间脑冠状切面经过灰结节—中间块水平(尼氏染色)

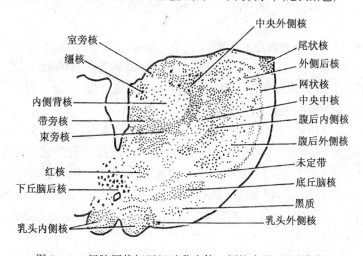

图8-6　间脑冠状切面经过乳头体—缰核水平(尼氏染色)

不是完全弥散性投射到大脑皮质各部。丘脑很多核群的亚核也有弥散投射至大脑皮质。丘脑网状核不发纤维投射到大脑皮质。由此 Jones(1985)认为根据以往的观点将丘脑分为 3 类是不正确的，丘脑每一个核都可作为中继核。

（一）前核群(anterior nuclear group)

位于前结节据"Y"形内髓板分叉内。在人的丘脑前核可分辨出 3 个亚核：前腹侧核、前内侧核与前背侧核。前腹侧核最大，前内侧核亦显著，前背侧核很小，但尚能清楚见到一个半月形的细胞紧贴在第三脑室室管膜的深面。

前核成自中型细胞，细胞内尼氏体很少，而有中等数量黄色素颗粒，人前核内约 25% ~ 30% 为中间神经元。

丘脑前核接受乳头丘脑束(mamillothalamic tract, MT)与穹隆(fornix)纤维的终止。乳头体接受自海马(主要是下托)发出的穹隆纤维终止。内侧乳头体核发出纤维至同侧前腹侧核与前内侧核，外侧乳头核投射至双侧前背侧核。在人脑内侧乳头体核发达，所以前腹侧核也发达。有些穹隆纤维绕过乳头体直接终止于前核。前核还接受基底前脑与脑干脚桥被盖网状核及被盖外侧背核的胆碱能投射以及 5 - 羟色胺能的中缝背核的投射。前核的传出纤维经内囊前肢至半球内侧面，前腹侧核投射至扣带回中部与后部(24, 23 区)，前背侧核投射至扣带回后部包括压后部(23,29 区)；前内侧核投射至扣带回前部(32 区)，并弥散投射至全部边缘皮质以及眶额区。这些皮质区有反馈投射至前核。根据前核的纤维投射与部分内侧背核常作为边缘丘脑核。前核的功能不十分肯定，似与内脏及边缘系统功能有关。在实验动物刺激与损伤前核的结果，显示前核能调节警觉与进攻状态并涉及学习与记忆。在人对前核的功能知之甚少，通过间脑损伤与行为缺陷的分析，提示乳头丘脑束与前核可能是维持注意力与编码记忆的最关键。有兴趣的是：前核群在患阿尔茨海默病(Alzheimer 症)者有显著的细胞退行性变化，这是记忆丧失的重要特征(图 8 - 5,7,9)。

（二）内侧核群

内侧背核(mediodorsal nucleus, MD)在人很大，位于内髓板与室周灰质之间。根据细胞构筑可分为大细胞部、小细胞部与板旁部。**大细胞部**(magnocellular portion)位于核的前部及背内侧，由大的多极深染细胞组成。**小细胞部**(parvicellular portion)位于核的背外侧与后部，此部较大，有小的、浅染细胞成簇分布。**板旁部**(paralaminar portion)邻近内髓板的狭条，由很大的细胞组成。

纤维联系　内侧背核大细胞部的主要传入是从基底前脑与嗅觉结构。嗅传入主要来自梨状皮质与邻近区如嗅结节到达大细胞部，此部亦是基底外侧杏仁核的靶区。腹侧苍白球是基底前脑的主要结构，发纤维至内侧背核大细胞部。黑质网状部亦发(GABA 能)纤维至板旁部。非特异性脑干胆碱能与单胺能系统亦分布纤维到达内侧背核。

内侧背核的传出主要到额前叶颗粒皮质，在灵长类，小细胞向 6 区、32 区以前的整个额叶皮质有大量的投射，广泛的额前皮质损伤(额前皮质切除)或损伤阻断这个区的纤维(额前白质切断术)后，几乎全部内侧背核的小细胞溃变。轴浆运输研究指出：内侧背核投射到全部额前皮质(运动前区—6 区以前)包括半球内侧的皮质与眶额皮质。比较特异的是：小细胞部投射额前皮质背外侧区与内侧区，大细胞部投射至眶额皮质及扣带回，而板旁部投射到邻近运动前区包括额眼区(图 8 - 7 ~ 9)。

Giguere 与 Goldman(1988)指出，内侧背核与前额皮质的联系是主要的但不是惟一的，因

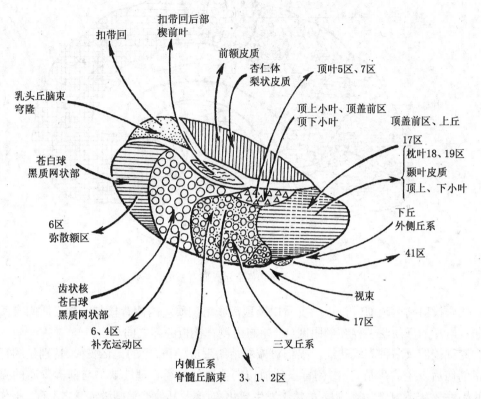

图 8-7　丘脑各核的主要纤维联系

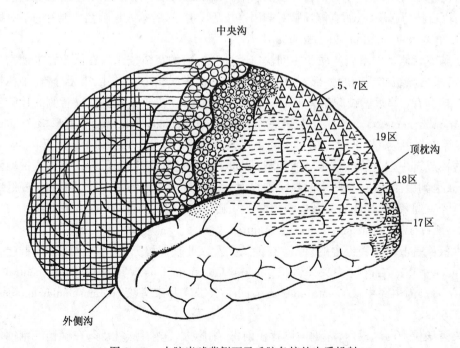

图 8-8　大脑半球背侧面示丘脑各核的皮质投射

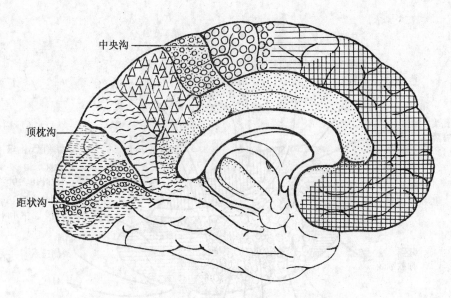

图 8 - 9　大脑半球内侧面示丘脑各核的皮质投射

内侧背核亦投射到运动前区、边缘皮质以及顶额联络皮质。内侧背核与前额皮质间有反馈联系。非常丰富的反馈联系存在额眼区(8 区)与内侧背核板旁部之间。

内侧背核涉及多种高级功能。损伤可减弱情绪反应,有短暂的记忆丧失,特别是顺行性遗忘（指创伤后发生的事情）。内侧背核的损伤产生许多神经心理性缺陷与前额皮质的损伤相似。在人,手术破坏内侧背核,病人的情绪发生变化,对痛及其他严重刺激常置之不理。损伤局限在内侧背核左侧,显示缺乏学习语言词句的缺陷。Ojeman(1981)用丘脑内电刺激的研究,获知左侧丘脑对语言技巧起反应,而右侧丘脑对非语言技巧反应,这展示人丘脑在功能上的不对称性。

（三）中线核群(midline nuclear group)

位于脑室背侧半的室周灰质和中间块(丘脑间粘合)的灰质核团。在低等脊椎动物中线核很大,它与板内核组成丘脑的大部,总称古丘脑。在人,中线核小,且界限难于分辨。中线核中比较明确的核群有:邻近髓纹的**带旁核** (paratenial nucleus), 位于第三脑室壁背侧的丘脑**室旁核**(paraventricular nucleus)。若存在中间块,则**连接核** (nucleus reuniens)、**菱形核** (rhomboidal nucleus) 等参与组成 (图 8 - 5, 6)。中间块在人有一定的变异, 约28%的男性和 14%女性缺如。中线核成自小型,梭形,较深染的细胞,形如交感神经节前神经元,它发出纤维投射到杏仁体和海马,也到腹侧纹体,有些中线核可能投射到前扣带皮质和眶额皮质。细的有髓纤维和无髓纤维行经室周灰质,被认为联系中线核与下丘脑,参与内脏活动(图 8 - 5, 6)。

（四）板内核群(intralaminar nuclear group)

板内核群是散在内髓板中的核团。在灵长类及人此核群可分为前、后两群。前群包括**中央旁核** (paracentral nucleus)、**中央外侧核** (central lateral nucleus) 与**中央内侧核** (central medial nucleus)。后群为**中央中核** (centro-median nucleus, CM) 和**束旁核** (parafascicular nucleus, PF) (图 8 - 5, 6)。

中央旁核位于内髓板内,邻近内侧背核前份。细胞大、深染且多极形,在髓鞘纤维内成簇分布。**中央外侧核**是中央旁核的后端延续,作为内侧背核的外侧界,组成的细胞与中央旁核相似,但占有的区域较中央旁核宽。**中央内侧核**邻近于中央旁核内侧。

中央中核是板内核中最大、界限最清楚的核团，位于丘脑后 1/3 处，界于内侧背核与腹后核之间。除核的内侧缘与**束旁核**细胞相交错外，几乎全部被内髓板所包围。核成自稀疏排列的卵圆形或圆形小细胞，胞质含有黄色素颗粒。在低等哺乳动物中央中核与束旁核不能分辨，称中央－束旁复合体（CM-PF nuclear complex）。在灵长类，中央中核是由束旁核向外侧分化而来。中央中核在人达到高度的发展。Mehler(1966)将人的中央中核分成腹外侧小细胞区与背内侧大细胞区，并认为在种系发生上，体积增大的是小细胞外侧区。因此，只有小细胞区才是真正的中央中核(图 8 - 6)。

纤维联系：

传入纤维来自： ① 大脑皮质主要是由第 V 层小锥体细胞发出，有些细胞有侧支至纹体。皮质投射有定位：内侧额前颗粒皮质与边缘皮质投射至中央旁核与中央内侧核，运动前区（6区）皮质投射至中央外侧核与束旁核；运动皮质（4 区）投射至中央中核和邻近的中央外侧核；躯体感觉与顶前区皮质投射至中央外侧核后部。少量视觉皮质与外侧颞区皮质投射至板内核。② 皮质下结构包括来自基底核、小脑、脊髓与脑干网状结构的传入。中央中核接受丰富的苍白球终于丘脑腹侧核群纤维的侧支传入，又接受前庭核的传入。小脑核的靶区是中央外侧核与束旁核。大部分板内核主要是中央外侧核与束旁核接受从脊髓与三叉神经脊束核尾核的上升纤维，这些纤维有终止于腹后核群纤维的分支，其他来自脑干网状结构、上丘深层和顶盖前区的纤维，弥散分布于板内核内。从脑干网状结构的传入显示胆碱能通路。

传出纤维： ① Sadikot 等（1992）在灵长类的研究显示丘脑板内核—纹体投射有局部定位，中央中核投射到感觉运动皮质终止的壳核部分，束旁核投射到联络皮质终止的尾核大部，束旁核稀疏投射至伏隔核与嗅结节(边缘纹体的部分)。所以，从中央中核与束旁核的投射覆盖整个纹体，中央束旁复合体还投射到基底核的其他部分如苍白球、底丘脑核与黑质。② 板内核向广大皮质区的投射，每个核有一个特定区。如中央中核与束旁核较局限地投射至运动区、运动前区与补充运动区。中央内侧核至额前皮质、眶额回与边缘皮质。基本上，板内核与广大皮质区是交互联系，有区域优势。所以板内核至皮质的投射不能认为完全是弥散的，仅有少量细胞群存在弥散投射。以往认为丘脑板内核纹体纤维有侧支投射到广大皮质区。但电生理研究与荧光双标方法都否定板内核存在这种双分支的投射，且板内核投射到纹状体与投射到皮质存在两条平行通路，它们的传导速度各不相同。它们投射到皮质或纹状体途中，均发侧支至网状核。

板内核在人与非人灵长类的惊人发育与丘脑主要核团发育有关，提示它们组成一个涉及各种功能的、复杂的丘脑内调节机制。它与网状结构的联系，可视作丘脑的起搏器以控制皮质的电活动，如板内核前群在觉醒与去同步睡眠中起重要作用。中央－束旁复合体(CM－PF)接受输入从皮质运动区、运动前区和苍白球，再依次投射到纹状体，显示与运动整合功能密切有关。板内核亦被认为涉及弥散感觉传入的加工。

在我国针刺镇痛原理的研究中，从生理上发现 CM－PF 复合体与痛及镇痛功能有关。张香桐用微电极在束旁核、中央外侧核记录到一种由伤害性刺激引起的特殊形式的放电反应。电针足三里和上巨虚穴，可以抑制这种痛敏细胞放电。而电脉冲刺激中央中核，也明显地抑制这种痛敏细胞放电。因此，张香桐认为中央中核不是产生痛觉的中枢而是与痛的调节有关。

（五）外侧核群(lateral nuclear group)

位于内髓板外侧面，从丘脑前核后端开始为一狭条灰质块，向后扩大合并于丘脑枕。自前向后,依次为**外侧背核**(lateral dosal nucleus, LD)、**外侧后核**(laterall posterior nucleus, LP)和**枕核**(pulvinar, P)。

1. 外侧背核(LD) 位于腹外侧核的背侧,紧靠内髓板。它与前核相似被髓鞘囊包围。一般认为它接受的传入相似于投射至丘脑前核的传入,如穹隆。它发纤维至扣带回后部以及楔前叶。它与海马结构的下托以及顶叶皮质相联系亦有提及(图8-5,7,9)。

2. 外侧后核(LP) 位于腹后外侧核的背侧。由中等大小细胞均一分布。后端与丘脑枕逐渐合并,两者分界不清,故有些作者将此核与枕核一并叙述。外侧后核接受上丘浅层、顶盖前区和顶上、下小叶的输入。逆行运输研究显示后外侧核投射至顶叶(5区与7区),和涉及视信息加工的各种皮质,与识别符号功能有关(图8-6~9)。

3. 枕核(P) 是一个大的核团,形成丘脑后份。它的前部与外侧后核无明显分界,后端突出于内、外侧膝状体和中脑的背外侧面(图8-7)。枕核在种系发生上较晚出现,见于高等哺乳类,在灵长类包括人得到高度的发展,它随顶叶、颞叶和枕叶联络皮质的发展而发展。枕核根据它的部位可分**吻部、下部、内侧部**与**外侧部**。吻部位于腹后外侧核与中央中核之间,由小型、浅染、稀疏分布的细胞组成。下部位于枕核的腹侧,居内、外侧膝状体之间,由上丘臂将它与枕核其他部分分开,含有大型深染的细胞分散于中型细胞之间。外侧部沿外髓板伸展,被外髓板伸展来的斜行纤维横过,小细胞散在其中。内侧部占枕核的内侧半,含均一分布的中型细胞,很少纤维。

纤维联系 在猴,枕核的下部及其邻近的外侧部包含一个或多个对侧视野代表区,明显地传入来自上丘浅层的输入以及发自视初级皮质的皮质丘脑投射。它们发纤维投射到纹状皮质周围18区与19区。枕核的其他部分接受来自上丘中间层的多种感觉神经元或不定性质的神经元的传入。外侧部的余部与颞叶联络皮质有双向联系,且与顶上、下小叶后部有联系。枕核吻部投射到顶上、下小叶的前份,可能与体感区有重叠。枕核内侧部投射到颞上回,向上可至顶下小叶,还投射到扣带回的后部与海马旁回,延续至眶额回(图8-8,9)。

根据纤维的复杂联系,枕核不但与视觉整合有关,其他多种感觉形式的反应亦能被记录。特别存在投射到颞顶皮质联络区,对感觉、认知与记忆功能起复杂的调节作用。Bechtereva等电刺激枕核治疗对侧幻肢痛,镇痛效果可维持多年。埋藏电极于枕核内侧部也可缓解顽痛。

(六) 腹侧核群(ventral nuclear group)

丘脑腹侧核群由3个核组成,自前向后为**腹前核**(ventral anterior nucleus, VA)、**腹外侧核**(ventral lateral nucleus, VL)和**腹后核**(ventral posterior nucleus, VP)。腹前核位于前部,是此群中最小的核,腹后核位于此群后部,是最大的核,又分为**腹后外侧核**(VPL)、**腹后内侧核**(VPM)与**腹后下核**。**内、外侧膝状体核**(medial and lateral geniculate nuclei)虽属后丘脑,但可作为腹侧核群的后端延续,故在此一并叙述(图8-3,4)。

1. 腹前核(VA) 占外侧核腹侧核群的最前端,位于前核群的外侧,两者间隔以内髓板,腹前核的前缘与腹外侧缘以丘脑网状核为界,乳头丘脑束通过此核,但不作其内侧边界。根据其细胞构筑与纤维联系可分**大细胞部**(VAmc)与**小细胞部**或称主部(VApc)。邻近乳头丘脑束与核的腹侧缘由大型、深染、密集的细胞组成,称大细胞部。核的其余部分成自中型细胞,称小细胞部。小细胞部接受苍白球内侧份的纤维传入,发出投射至补充运动区。而大细胞部接受黑质网状部的传入,发出投射至额前皮质。在非人类的灵长类,大多数分布在腹侧核群(包括腹前核与腹外侧核)的苍白球纤维是苍白球投射到中央中核与脑干脚桥被盖网状核的侧支。有

20%的苍白球丘脑纤维跨过中线核至对侧腹前核。皮质6区投射主要至小细胞部而从8区的纤维投射至大细胞部，初级运动皮质没有投射到此核。此核的传出广泛分布至额叶。大细胞部的吻侧投射终止于尾侧与内侧眶额皮质(图8-7~9)。

2. 腹外侧核(VL) 位于腹前核与腹后核之间，故又称**腹中间核**，它与腹前核与腹后核间缺少明确的界限。腹外侧核基于细胞大小与分布以及纤维联系与功能的不同可将此核分为吻部、内侧部和尾部。吻部最大，含有无数深染的大神经元排列成簇。尾部细胞较少，有分散的大细胞。内侧部在腹前核的腹侧，并向尾侧伸展至底丘脑部，细胞以密集小细胞为主。

Ohye(1990)认为吻部接受来自苍白球的传入，发出投射至运动前区与补充运动区，当对侧身体随意运动时，吻部内的细胞活动。

尾部接受对侧小脑核经小脑上脚发来的纤维，有定位。此外从脊髓丘脑束与前庭核也发纤维至腹外侧核尾部。尾部与皮质中央前回(4区为主，6区少量)有双向投射，且有定位：即核的内侧部与皮质的面区有投射，核的外侧部与皮质的下肢区有投射，核的中间部与皮质的上肢与躯干区有投射。在对侧身体作被动与主动运动时，核内能记录到反应，也存在以上所述的定位。立体定向外科手术破坏腹外侧核尾部，有时用以治疗震颤麻痹(帕金森症)，特别可改善震颤。

内侧部从黑质网状部接受纤维。它发出纤维有些弥散投射至额叶背外侧面与内侧面 (图8-7~9)。

3. 腹后核(VP) 又称腹基底复合体，是丘脑中最大的躯体感觉中继核。根据其部位与纤维联系，又可分为**腹后内侧核(VPM)**与**腹后外侧核(VPL)**及较小的**腹后下核(VPI)**(图8-7~9)。

(1) **腹后内侧核 (VPM)** 位于腹后外侧核的内侧，中央中核弯曲的边缘作为它的背内侧界，故此核形如半月或弓状，又名半月核或弓状核(图8-4)。VPM由大型和小型细胞组成，神经元较浅染，有别于色深的腹后外侧核。在半月核的内侧尖部，由密集、小型、浅染的细胞组成，称小细胞部，又称副半月核。

腹后内侧核接受来自头部、面部和眶内结构的传入——三叉丘系的终末，包括交叉的三叉二级中央前束与不交叉的三叉二级中央后束。从头面部肌肉来的本体感觉也到达腹后内侧核，具体通路李继硕等已有研究。在猴传导味觉的孤束丘脑纤维可经同侧被盖中央束，直接终止于副半月核。在鼠孤束核发出的上行纤维，在脑桥臂旁核中继后，再双侧投射至副半月核。腹后内侧核发出纤维组成丘脑中央辐射经内囊后肢，至中央后回(3、1、2区)的下份，邻近外侧沟处。味觉的皮质区在顶叶岛盖(43区)。

(2) **腹后外侧核(VPL)** 位于腹后内侧核的外侧。在灵长类和人，内侧丘系和脊髓丘脑束的纤维都终止于丘脑腹后外侧核。内侧丘系在脑干内没有发侧支或终支至网状结构，而直奔腹后外侧核，与核内神经元建立轴树突触。运用HRP法注入腹后外侧核的尾份(VPLc)逆行标记细胞在薄束核与楔束核。溃变法与放射自显影法显示对侧薄束核纤维终止于VPLc的外侧，楔束核纤维终于VPLc的内侧，由此存在着上肢及胸中部以上区域的投射终止于核的内侧，下肢及胸中部以下区域的投射终止于核的外侧的躯体定位关系。VPLc接受对侧小脑齿状核的投射，由此发出纤维终于大脑皮质运动区。

脊髓丘脑束的纤维不均匀的分布于整个核内，以轴体和轴树突触终止。脊髓丘脑束提供大量的纤维与侧支至延髓网状结构，亦发上升纤维双侧投射至板内核的中央外侧核与束旁核。有些纤维分布在 VPL 与 VL 交界处,以及丘脑后核(后述)的内侧份,但以同侧为主。在人,约 5%～6% 的核内神经元对伤害性刺激起反应,用微电极引起痛感觉。

在多种动物的单细胞记录结果显示腹后核有躯体定位,对侧肢体、躯干与尾部代表在 VPL,面头眶内结构在 VPM。每一个大的身体部分,神经元组成一个弯曲的板片,邻接的板片代表邻近的身体部分。这样身体的代表区在腹后核是连续的,但整个图像是一个弯曲的身体,因为不同身体的周围感受器支配的密度不同,如肢体与口区,两者所占的板层较宽大。这样颈脊髓节代表在 VPL 的最内侧,骶节最外侧,胸节与腰节仅代表背部。肢体远端有关的部分伸展在腹侧。头面部占 VPM 以舌部位置最大(图 8 - 10)。在单一板层内,神经元在核的前背部对深刺激包括关节运动、肌腱伸展与肌肉的控制有反应,最腹侧,可能包括腹后下核细胞,亦对深刺激,特别对叩击起反应,在这两者之中,单一板层内的细胞仅对皮肤刺激起反应。Lenz 等 (1988)指出这个组合用电刺激记录在人腹后核也被肯定。每一板层细胞群接受特定区域的传入,继而投射到躯体感觉皮质相应区。总的来讲,腹后外侧核(VPL)发纤维组成丘脑中央辐射,经内囊后肢投射至中央后回(3、1、2 区)的上 2/3 处(图 8 - 7～10)。

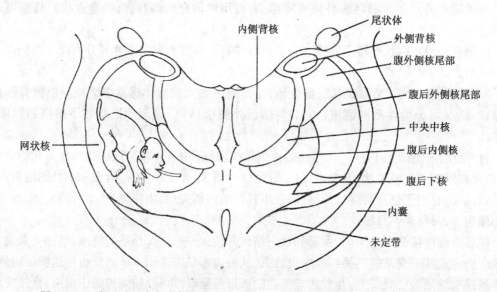

图 8 - 10　猴丘脑基底复合体的分群及其躯体定位(示意图)(采自 Cayeentar, 1996)

(3) **腹后下核(VPI)**　位于腹后内侧核与腹后外侧核之间的腹侧,它的腹侧缘邻近网状核与未定带,是腹后核中最小的核,核由中等大小与浅染的细胞组成。它接受前庭核与丘系纤维包括伤害性刺激的传入,发纤维投射到次级躯体感觉区 (SII) 位于顶叶岛盖。Cusick 和 Gould (1990)提出,在猴这个核也有一个完整的身体包括面部代表区。

附:丘脑后区(posterior nuclear zone)位于腹后外侧核的尾侧,枕核吻部的内侧和内侧膝状体的背侧。此区实为中脑与间脑过渡区。它包含数个小核,如膝上核、界核和后核。丘脑后区不是单一功能实体,而是由于局部位置与其他丘脑核相关且都投射到岛叶皮质内或其周围,故给予这个命名。这些核是多形式的整合视、听与躯体感觉,膝上－界核复合体对视觉的影响占优势,而后核对视听觉影响较多。后核内侧份接受脊丘束、内侧丘系纤维,其中部分纤维与伤害刺激有关,内侧份亦接受躯体感觉区 (SI) 的投射,发纤维至后岛叶皮质,故后核亦与躯体感觉整合有关。丘脑后区核不像典型丘脑中继核那样有特殊的组合。

（七）膝状体核群（geniculate nuclear group）

属后丘脑（metathalamus）。

1. 内侧膝状体核（medial geniculate nucleus, MGN）　外形上是一个圆形隆起，位于丘脑腹侧面的后端，外侧膝状体内侧，以上丘臂与丘脑枕分隔（图6－2）。根据细胞构筑与纤维联系，Morest（1964）在猫的研究中将其分为3个部分：**内侧份、背侧份**与**腹侧份**（图8－11）。

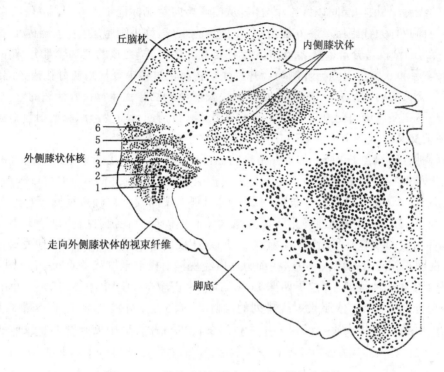

图8－11　间脑后端冠状切面示内、外侧膝状体

腹侧份占核的吻尾全长，内侧以下丘臂为界。细胞的形状与大小十分恒定。Golgi法示神经元有丛状树突，丛状树突与顺序接触的下丘臂纤维共同组成螺旋形或弯曲的垂直板层。从下丘中央核相应板层发来的下丘臂纤维和少量来自对侧下丘的纤维均终止于腹侧份，从此处发出听辐射经内囊，在人投射到听觉皮质颞横回（transverse gyri of Heschl, 41区）。听觉皮质发出反馈皮质膝体纤维终止于内侧膝状体腹侧份，膝体皮质与皮质膝体纤维都是同侧的。在猫、猴，腹侧份的生理图像有音频定位：高音频位于内侧，低音频在外侧，在猴，颞横回也有音频定位：高音位于后内侧区，低音位于前外侧区。腹侧份是丘脑听觉中继核。

背侧份在腹侧份的背外侧。它由小至中等大小、浅染较分散分布的细胞组成。它接受传入来自下丘中央周核与听觉通路的其他脑干核。此份无音频定位而对宽广范围的频率有反应。背侧份投射至围绕初级听觉皮质周围的听区。

内侧份位于腹侧份的背内侧，含极大的细胞，故又称大细胞部（macrocellular subdivision），它接受下丘与上丘深层发出的纤维，对除声音以外的多种形式冲动起反应。许多细胞对有宽广范围频率声音起反应。许多单位显示对侧耳蜗的刺激引起双耳交互作用。大细胞分投射至初级听皮质周围的皮质区及邻近的岛叶与岛盖。大细胞的尾侧部分也有纤维投射至初级听皮质区，终止于Ⅰ层。而腹侧份投射至初级听皮质Ⅳ层或Ⅲ层（图8－11）。

2. 外侧膝状体核（lateral geniculate nucleus, LGN） 位于丘脑腹侧核群的后端，丘脑枕的腹侧与内侧膝状体的吻外侧，紧接视束。在多数哺乳动物中，它由**背核**与**腹核**两部分组成。背核是丘脑视觉中继核投射至大脑视皮质。腹核在发生上仅是腹侧丘脑的一部分，不投向皮质。由于在发育中背核的下降与旋转，将腹核推向背侧又称膝前核。在人腹核不存在。

背核在冠状切面（图8-11），呈马蹄铁形的分层团块。门朝腹内侧。自腹侧向背侧有6层同心排列的细胞层，层与层间以纤维束分隔。从门开始向背侧标记1至6层。第1、2层较窄，细胞大而排列稀疏称大细胞层。3～6层由中、小型细胞组成，称小细胞层。在人脑内小细胞层3、4、5、6在核的后份较易分辨，4、6层与3、5层各自在外侧合并。在核的前端较难分辨，因3层不伸入前端，4层和6层在内侧与外侧均合并。在动物演化过程中背核最初分化成3层细胞，视束存在部分交叉的动物具有6层结构。从视网膜投射至外侧膝状体背核有精确的定位，视束内交叉纤维与不交叉纤维自门进入分别终于不同层。顺行与逆行溃变追踪和放射自显影研究在猴发现，视束交叉纤维终于1、4、6层，不交叉纤维终于2、3、5层。

视网膜神经节细胞投射到LGN有精确的局部定位，在人，接受单眼视野的视网膜神经节细胞位于鼻侧视网膜最内侧份，发出交叉的投射纤维至对侧外侧膝状体（LGN）4与6层的外侧合并处。双眼视野对侧半投射到双眼的同侧半视网膜，再经过视网膜神经节细胞发出的交叉与不交叉的视束纤维终止于外侧膝状体的不同层。在视野中的每一个小区可在背核6层中有相应的细胞柱平行于"投射线"。所以在投射线内的细胞柱接受有关双眼视野在每只眼的视网膜相应点的传入。由这些细胞柱再经视辐射投射至纹状皮质同一区（图8-12）。黄斑的视网膜投射区是楔形，位于两侧LGN的尾份，占全部LGN体积的12%。小的视网膜损伤产生跨神经元溃变，依照投射线排列的同侧2、3、5层，对侧1、4、6层外侧膝状体的局部细胞柱的溃变。纹状皮质小的损伤用逆行溃变法也可在背核中见到视网膜投射线的细胞溃变。

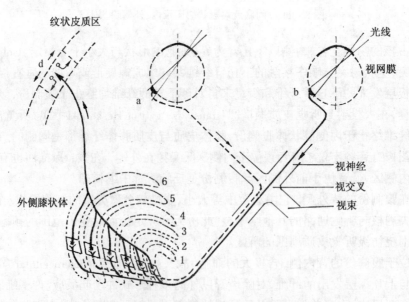

图8-12 视觉传导道示双侧视网膜相应区投射至同一纹状皮质区

图示 两侧视网膜对应点的投射情况在外侧膝状体视网膜交叉纤维 a 终止于1、4、6层，不交叉纤维 b 终止于2、3、5层，由6层发出的纤维终止于纹状皮质同一区 d。

LGN 的板层内亦含有很多 Golgi II 型细胞，这些细胞在视信息传导过程起重要作用。电镜显示一个视网膜神经节细胞轴突同时与 LGN 中继核神经元树突和 Golgi II 型中间神经元树突形成"三联体式突触"安排，外面有胶质囊包围称作突触小球(glomeruli)(图 8－13)。在小球内的中间神经元轴突与中继核神经元树突形成突触。这种突触安排作为 LGN 中继核自身的抑制机制。当视轴突兴奋 LGN 中继核神经元与中间神经元两者，以此中间神经元突触前抑制兴奋的中继核神经元。这些中间神经元发 γ－氨基丁酸(GABA)能抑制作用于这些树突，这样一个复杂的突触组合，以及 2 倍于膝状体皮质纤维的皮质膝状体纤维与源自网状核纤维亦终于 LGN 核。这些终末结构在视信息多方面的传导过程发挥重要作用。因此，LGN 不是简单的皮质中继站，而是个重要的视信息转换站。外侧膝状体核是视束的主要终末站，从此核发出大量投射经膝距束(geniculocalcarine tract)或称视辐射(visual radiation)主要到视觉皮质(纹状区 striate areav，17 区)，有视觉定位。纹状区与外侧膝状体核有反馈联系，纹状区亦投射到上丘与顶盖前区，调控视觉的反射活动(图 8－13)。

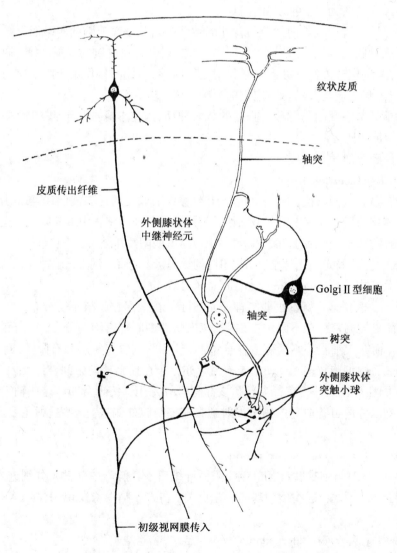

图 8－13　外侧膝状体内突触小球的组成(电镜观察示意图)

(八) 丘脑网状核(thalamic reticular nucleus, RN)

丘脑网状核(网状核)在发育上来自腹侧丘脑,是一薄片细胞层,位于外髓板与内囊之间,围绕丘脑的前上方、前下方和外侧,似丘脑的壳,主要由大的、梭形或三角形细胞组成,其树突平行于丘脑表面且与出入丘脑的纤维成直角。它的轴突很长常分出多个侧支丰富分布在近侧丘脑核,轴突继续向前行至较远的丘脑核再分支分布。在两个终末区之间,轴突分支较少。

网状核接受全部皮质丘脑、丘脑皮质纤维的侧支,亦可能接受丘脑纹体与苍白球丘脑纤维发出的侧支分布。丘脑的一个核发出纤维终于一个特定的皮质区,给予侧支终于网状核的特定区。皮质丘脑纤维终于丘脑特定核,发侧支止于网状核的相同部分。网状核也接受丘脑中继核与板内核的传入,有投射返回此丘脑核。从皮质与丘脑的传入在网状核有定位。网状核示视觉、听觉与躯体感觉区,每个区有一个粗略的感觉局部定位。在各区的连接处是多种感觉的汇聚处。在这核内对视、听、躯体刺激起反应有一个潜伏期,提示这些冲动是由于丘脑皮质与皮质丘脑纤维的侧支传导的结果。网状核作为丘脑与大脑皮质之间一个重要的功能接触面,它可能行使整合丘脑神经元的活动,也可能起闸门作用。

网状核接受脑干脚桥被盖网状核与背外侧被盖核以及基底前脑的胆碱能纤维支配。它发纤维下降至中脑网状结构、上丘及导水管周围灰质。它没有向皮质的投射纤维。通过束—束研究,黑质网状部与苍白球外侧份亦有少量投射至网状核,由此间接作用于腹前核与腹外侧核的丘脑神经元,以加强黑质与苍白球对它们的影响。

网状核又能调节在睡眠与觉醒时丘脑的传入冲动,因它本身被脑干胆碱能、去甲肾上腺素与5-羟色胺能传入所控制。

三、化学神经解剖学

(一) 乙酰胆碱(acetylcholine)

在人,有些板内核、网状核、中线核以及与边缘系统有联系的丘脑核(前核与部分内侧背核),以及外侧膝状体核都显示高密度的胆碱阳性轴突终末。其他的感觉中继核以及与运动或联络皮质相联系的丘脑核则含较稀少的胆碱能阳性终末。胆碱能阳性纤维大量来自脑干网状结构以及少量来自基底前脑。这个特定的化学投射依据不同的觉醒状态能直接调节丘脑神经元的神经活动。

(二) γ-氨基丁酸(gamma-aminobutyric acid, GABA)

在非人类的灵长类γ-氨基丁酸能神经元实际上在全部丘脑核都有分布,但在各个核内的分布部位、稀疏与稠密都有不同,如在网状核内阳性细胞稠密均匀分布,在内侧背核的小细胞部成簇分布,而在大细胞部则稀疏散在分布,在外侧膝状体核每层都有阳性细胞分布,但在1、2层(大细胞层)则细胞较多。GABA能神经元亦分布在丘脑核的中间神经元内。

除GABA阳性神经元外,在各个丘脑核都有GABA阳性终末分布,这些轴突终末主要来自网状核。丘脑以外源自苍白球内侧份投射到腹前核与腹外侧核。这些投射主要起抑制作用,影响运动活动。

(三) 神经活性肽类(neuroactive peptides)

在人,P物质(SP)与脑啡肽(ENK)免疫阳性纤维自下丘脑与中脑被盖分别进入丘脑,主要终止于丘脑后区与板内核,这些结构都与痛觉有关。在人丘脑中未发现SP与ENK-免疫阳性细胞体。

(四) 兴奋性氨基酸(excitatory amino acids)

药理学与生理学研究发现兴奋性氨基酸起决定性作用于丘脑的功能组合。免疫组化研究显示极大多数的丘脑传入与传出联系都以谷氨酸或天冬氨酸作为神经传递物质，皮质丘脑神经元与丘脑皮质神经元亦用谷氨酸和(或)天冬氨酸作为神经传递物质。CM－PF核中也含有谷氨酸传出神经元。谷氨酸亦存在于各种丘脑传入系统的终末，包括内侧丘系终止于腹后外侧核，三叉丘系终止于腹后内侧核，视网膜膝体纤维终止于外侧膝体核等。

（五）单胺类(monoamines)

丘脑接受丰富的单胺能支配主要来自蓝斑的去甲肾上腺素（NE）能神经元与中缝背核的5－羟色胺(5－HT)能神经元。去甲肾上腺素终末在前腹核最稠密，在其他前核群、外侧膝状体核与板内核分布中等量。5－HT终末分布最稠密处是中线核、板内核前群与网状核，此处有稠密的单根轴突曲张。在板内核后群的中央束旁复合体(CM－PF)5－HT终末的分布是由内侧向外侧逐渐增多，在其他丘脑核内的分布也有稀密不同。在丘脑水平5－HT对痛的调制起作用，有很多生理学的证明，如将5－HT离子透入至束旁核可减弱对痛刺激的反应。5－HT发挥特定的兴奋作用于丘脑神经元，亦与其他递质特别是去甲肾上腺素及乙酰胆碱相互作用。

此外，NOS存在于丘脑外侧膝状体核和内侧膝状体核的部分细胞内。

四、功能与临床

身体内、外一切感觉，除嗅觉外，到达大脑皮质之前，都在丘脑中继，丘脑还接受大脑皮质发出的下行纤维的抑制作用，所以它不但承担简单的感觉中继站的作用，更重要的是丘脑将感觉进行繁简不等的综合，是一个极复杂的感觉性整合中枢。丘脑损伤时，引起感受机能的严重失调，产生感觉过敏或感觉异常，有时经过短期的对侧感觉缺失后，痛、轻触觉和温度感觉能恢复，但恢复的感觉难以定位，并伴随情绪反应的提高，外界任何对皮肤刺激引起的感觉，病人都感到不愉快，或不能忍受，也不能说出这个刺激的性质。对精细的辨别触觉、本体感觉的丧失或严重障碍不能恢复，产生感觉性共济失调。以上这种情况称丘脑综合征。

丘脑对感觉的性质和情感两个侧面都有初步粗略感知，皮质感觉区和联络区对感觉性质进行进一步辨别，边缘系统对感觉的情感成分进行进一步辨认。临床上对顽痛病人进行了丘脑的各种手术。破坏中央中核－束旁复合体、枕核或丘脑后区的界核，常可获得顽痛的缓解，正常感觉基本保留，两侧性手术的效果更为持久。破坏内侧背核后，顽痛并无显著改变，但患者对之不再感到痛苦，病人情绪发生显著改变，对病痛或其他严重刺激常不予重视。

丘脑还接受小脑、苍白球内侧份与黑质的传入，通过腹前核和腹外侧核而影响运动皮质的功能，皮质丘脑纤维又对上述两核神经元起易化作用或抑制作用。丘脑的腹前核与腹外侧核以及CM－PF复合体在锥体系发动运动中，起着重要的调整作用。在人，刺激腹前核前部引起对侧上臂举起，双眼或头转向对侧，与刺激额叶内侧面的补充运动区其效应相同。在震颤病人刺激腹前核，使患肢的震颤和强直加重，手术破坏此核后则症状缓解。刺激腹外侧核前部可引起颈肌、胸锁乳突肌的收缩或对侧肢体的紧张性屈曲、瞳孔扩大和双眼向对侧偏斜，也可引起呼吸抑制。破坏腹外侧核可减轻震颤麻痹病人的强直或震颤，对手足徐动症、扭转痉挛和痉挛性斜颈也有效。对小脑性运动障碍，手术破坏对侧腹外侧核，症状可得到改善。Sano为顽痛病人手术时高频刺激CM－PF核，引起对侧肢体的震颤和强直或肢体抖动。

丘脑内的各种感觉经过复杂的整合以后，又与以往的感觉经验相结合而形成语言和记忆。通过临床观察，发现内侧背核、枕核、前核都与记忆和语言机制有关。Korsakoff综合征病人有严重的近事记忆障碍，Victor等曾对82例Korsakoff精神病患者进行了病理解剖的研究，发现记忆障碍与内侧背核大细胞部的变性有关。McEntee等报道一例严重健忘患者的病理解剖，发现转移癌破坏两侧丘脑的内侧背核,中央中核和枕核。Brown 提到 1 例女性 68 岁的病人,突然发生右侧偏瘫、感觉减退和右侧视野障碍,意识清楚但不能理解他人的语言,也无自发语言,病理解剖为左侧丘脑(枕核、内侧背核、腹后核、中央中核)出血,累及内囊后肢。

所谓非特异性丘脑中继核,特别是板内核,是网状上行激动系统的组成部分,对维持动物和人的觉醒状态是不可缺少的形态基础。

第二节 上 丘 脑

上丘脑(epithalamus)在外形上包括髓纹(stria medullaris)、缰三角(habenular trigone)和松果体(pineal body)(图 8 - 1)。

髓纹是一个复杂的纤维束。起自丘脑前核、隔核(septal nucleus)、下丘脑外侧区、外侧视前区(latesal preoptic region)和苍白球(globus pallidus)内侧份,终于缰核。髓纹纤维可交叉组成缰连合(habenular commissure)终于对侧缰核。

缰三角内含缰核(habenular nucleus)。在人,缰核可分较大的外侧核和较小的内侧核。内侧核成自小型深染的圆细胞,密集排列。外侧核以排列疏松的中、大型浅染的多极细胞为主。一般认为髓纹起自丘脑前核和隔区的纤维,终止于内侧缰核,起自外侧视前区、下丘脑外侧区与苍白球(哺乳动物为脚内核)的纤维终于外侧缰核。缰核发出缰核脚间束(后屈束)(habenular interpeduncular tract or fasciculus retroflexus)终止于中脑脚间核和某些中缝核(中缝背核、中央上核),以及中脑网状结构。

根据林银国(1988)的研究,大白鼠的内侧缰核经后屈束主要投射至中脑脚间核。而外侧缰核根据细胞构筑又可以分为小细胞密集的内侧份,中、大型细胞密集的外侧份,以及居两者之间的过渡区为中间份,它们的投射纤维也组成后屈束,内侧份主要投射至中缝背核,中间份主要投射至中央上核,外侧份主要投射至脑桥嘴侧网状核。

因此,髓纹、缰核和缰核脚间束,可作为间脑至中脑的内脏传出通路之一。缰核是联系边缘前脑和边缘中脑的重要中继站,在边缘系统的内脏与躯体活动中起积极的调控作用。

内侧缰核含胆碱能神经元以及来自隔区的胆碱能纤维及其终末。内侧缰核含去甲肾上腺素能纤维,这些纤维来自蓝斑核经髓纹终止于此,少量也可能起自外周颈上神经节的交感纤维。少量 5 - HT 投射来自中脑中缝核到内侧缰核。外侧缰核含大量来自苍白球内侧份的 GABA 能纤维,这 GABA 能递质可能对外侧缰核到中缝核通路起抑制性作用。被盖腹侧区的多巴胺能神经元发纤维终止于外侧缰核,称中缰核多巴胺通路(mesohabenular dopaminergic pathway)。内侧缰核有 P 物质阳性细胞,外侧缰核内侧部含神经肽 Y 阳性细胞。

松果体是一个扁锥形小体,位于两上丘之间,以柄借缰连合与后连合附着于第三脑室顶。第三脑室突入上述连合之间,形成松果体隐窝。

松果体由富有血管的结缔组织小束交织成网,网孔中散有松果体细胞和神经胶质细胞。

哺乳类松果体作为一个间接光敏感的神经内分泌器官,来自胚胎神经上皮。松果体细胞大小不一,核浅染,胞质有嗜银颗粒,有一个或多个不同长度的突起。从电镜观察棍棒样的突起终端紧密终止于有窗孔的毛细血管的血管周围间隙,显示适合于分泌功能。髓纹、缰核和后连合的纤维成丛终止于松果体细胞间,来自颈上神经节的交感纤维含去甲肾上腺素亦终止于此。松果体细胞分泌 5 – HT, NE 与褪黑色素(melatonin)。腺体亦含有效浓度的下丘脑肽类如促甲状腺释放激素、黄体生成素释放激素和生长抑素。5 – HT 是在松果体细胞内合成且释放到细胞外,去甲肾上腺素(NE)是由交感神经元合成终末于松果体细胞。松果体从 5 – HT 合成褪黑色素需要 N – 乙酰基转移酶(N-acetyltransferase)与羟基吲哚氧位甲基转移酶(hydroxyindole-o-methyltransferase)的作用,这两个酶对每日光线的输入起反应,如晚上 N – 乙酰基转移酶上升,而在白昼光线下酶的活动关闭。把鼠放在恒定光中 30 d,结果羟基吲哚氧位甲基转移酶减弱,而 N – 乙酰基转移酶失掉它的活动节律。由此可知褪黑色素的合成受昼夜节律的波动,至于光线通过什么途径进入松果体尚未得到阐明,已知下丘脑交叉上核也能影响两个酶合成褪黑色素的活动。可能是交叉上核接受视网膜的投射,经中继后传入至松果体,其具体传导路尚不完全清楚。也可能是由交叉上核的内源性影响所致。松果体的分泌进入一般循环或脑脊液中可以改变下丘脑的功能。由于松果体合成褪黑色素活动有昼夜节律性变化,提示它的功能像一个生物钟,提供信号以调控生理与行为活动。

松果体细胞的分泌能抑制生殖腺功能与延缓性早熟。当损伤而破坏松果体,则引起性早熟。

松果体内结缔组织随年龄而增加。16 岁以后在结缔组织中有松果体细胞分泌的基质钙化物沉淀而形成脑砂。在 X 颅片上以此为界标,以助诊断颅内占位性病变的位置。

第三节　底丘脑(腹侧丘脑)

底丘脑(subthalamus)实质上是中脑被盖向吻端的延续,红核与黑质伸入它的尾侧。它的背侧是背侧丘脑,内侧和吻侧是下丘脑,外侧和腹侧是大脑脚底移行于内囊的部分(图 8 – 2,14)。

底丘脑的灰质核团:最大的是**底丘脑核**(subthalamic nucleus),其他属底丘脑网状结构的有**未定带**(zone incerta),以及**红核前区核**或称 Forel H 区被盖核(nuclei of tegmental field of Forel's field H)。经过此区显著的纤维束有**豆核襻**(Lenticular ansa)、**豆核束**(lenticular fasci-culus) 占 Forel's field H_2 区、**丘脑束** (thalamic fasciculus) 占 Forel's field H_1 区以及**底丘脑束**(subthalamic fasciculus)。

底丘脑核:未见于哺乳类以下的动物,在多数哺乳动物中是小的核团,仅在灵长类变得显著。在人,位于丘脑底部尾侧,可伸展至间脑与中脑交界处。在冠状切面呈双凸晶体形,斜卧于脚底的背侧,它的内侧是下丘脑。

底丘脑核的主要传入来自:① 中央前回运动皮质;② 苍白球外侧份;③ 脚桥被盖网状核,其他较少但显著的传入来自中脑中缝核与丘脑 CM – PF 核。在猴放射自显影研究发现中央前回运动皮质向底丘脑核投射有定位。苍白球外侧份是底丘脑核最大的皮质下投射也有局部定位。脚桥被盖网状核接受来自大脑皮质、苍白球内侧份与黑质网状部的投射,它发出纤维终于全部底丘脑核。在人脑,底丘脑核内有许多胆碱能纤维,脚桥被盖网状核的胆碱能神经元参与这个投射。底丘脑核内有许多由中缝背核发出的 5 – HT 阳性纤维与终末。在猴、猫和鼠都见到来自丘脑 CM – PF 核的谷氨酸阳性纤维终止于底丘脑核,起兴奋效应于底丘脑核。

传出纤维至苍白球全部和黑质网状部。在猴投射至苍白球与黑质的纤维来源于底丘脑核

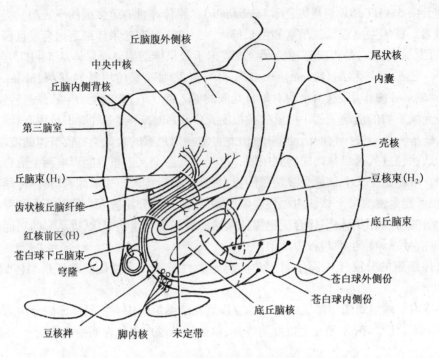

图 8－14 苍白球与底丘脑的投射束位置(示意图)

内不同神经元群。底丘脑核的传出纤维及终末显示谷氨酸免疫反应阳性,发挥兴奋性效应,能调控黑质与苍白球神经元的启动活动。底丘脑核与苍白球外侧份间的交互环路可能涉及中间神经元的存在。底丘脑核的传出和传入纤维都穿过邻近大脑脚的内囊后肢,组成底丘脑束。

底丘脑核接受丰富的血管供应,在人,常因出血而损伤底丘脑核,可产生对侧肢体舞蹈样运动,尤以上肢为显著,表现为损伤对侧上肢作连续不断的,猛烈的,不能控制的投掷运动称为半身舞蹈病(hemiballism)。

未定带是一条由小细胞集合的灰质带, 位于底丘脑核背侧的豆核束与丘脑腹侧的丘脑束之间,它向背外侧与丘脑网状核相连接。未定带接受感觉运动皮质、小脑核、三叉神经核群与脊髓发来的纤维,它投射到脊髓与顶盖前区,其功能不明。

与未定带邻近的分散核团有**红核前区核**与**脚内核**。红核前区核位于未定带的尾内侧缘。脚内核分散于豆核袢纤维束之间,实为苍白球的分离部分,在灵长类无此核。以上这些细胞群被认为是底丘脑的网状结构核群,是苍白球至中脑被盖网状结构的中继站,有些下降纤维与被盖中央束伴行远及下橄榄核。

经过底丘脑部的纤维束有**豆核束**、**豆核袢**和**丘脑束**。**豆核束**发自苍白球内侧份的内侧段,从豆状核的背内侧缘起形成许多小束, 横过内囊, 在底丘脑核的背内侧与未定带之间集中成束,称豆核束。此束再向内侧与尾侧,在红核前区(H区)与豆核袢会合。豆核束所占的区域称福瑞尔 H_2 区。

豆核袢发自苍白球内侧份的外侧段,纤维在豆状核的腹侧成束,绕过脚底或内囊后肢的腹内侧,再弯向背侧,进入**红核前区**。

丘脑束是一个复合束,除包含集合在红核前区的**苍白球丘脑纤维**(豆核袢,豆核束)外,还含有红核前区来的**齿状核丘脑纤维**。从丘脑发出的丘脑纹体纤维亦经丘脑束。丘脑束行于未定带的背侧,陆续终止于丘脑腹外侧核和腹前核。丘脑束所占的区域又称福瑞尔 H₁ 区。

第四节 下 丘 脑

一、外形

下丘脑(hypothalamus)位于丘脑的腹侧,从底面观察,自前向后有**视交叉**(optic chiasma)、**灰结节**(tuber cinereum)、**漏斗**(infundibulum)和**乳头体**(mammillary bodies)。漏斗在灰结节处附着成球状隆起称**正中隆起**(median eminence),由于漏斗的附着将正中隆起分为前、后两部分,后正中隆起在人较好发育。从正中矢状面观察,下丘脑在丘脑下沟的腹侧,前起自终板,后至乳头体后端平面,作为第三脑室的侧壁与底的结构。第三脑室斜向前下方,室腔向下伸入视交叉上方形成**视隐窝**(optic recess),伸入漏斗形成**漏斗隐窝**(infundibular recess)。实质上,终板以后,视交叉前缘至背侧的前连合连线以前的部分称视前区,在发生上属两侧大脑半球间的端脑部位称中间端脑,因它在功能与结构上与下丘脑有关,所以归属下丘脑(图 6-3)。

二、内部结构

整个下丘脑以尼氏染色是一个弥散的、以小细胞为基质的室周中央灰质。除位于第三脑室室管膜下的灰质属室周区外,其中有比较明确的核团。

从矢状切面观察以**穹隆前柱**(anterior pillar of fornix)为界,分下丘脑为**外侧区**与**内侧区**。内侧区包括室周区。

1. 下丘脑外侧区 这个区内侧以乳头丘脑束与穹隆为界, 它的外侧为底丘脑和内囊的内侧缘,这个区的前部和后部较狭,而中间结节部较扩大。自前向后包含:① **外侧视前核**(lateral preoptic nucleus);② **视上核**(supraoptic nucleus);③ **外侧核**(lateral hypothalamic nucleus);④ **结节乳头核**(tuberomammillary nucleus);⑤ **结节核**(tuber nucleus)(图 8-15,16)。

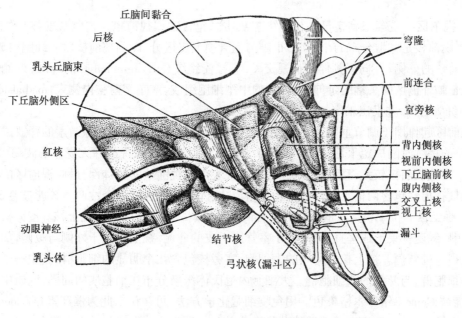

图 8-15   下丘脑内侧各核模式图

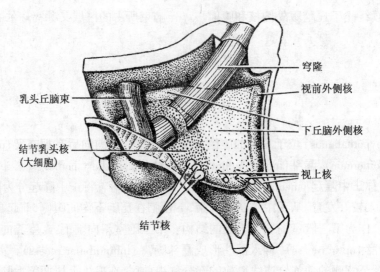

穹隆
视前外侧核
下丘脑外侧核
视上核
乳头丘脑束
结节乳头核
（大细胞）
结节核

图8-16　下丘脑外侧各核模式图

2. 下丘脑内侧区　自前向后包含：① **内侧视前核**（medial preoptic nucleus）；② **下丘脑前核**（anterior hypothalamic nucleus）；③ 小的**交叉上核**（suprachiasmatic nucleus）；④ 大的**室旁核**（paraventricular nucleus）；⑤ **背内侧核**（dorsomedial nucleus）；⑥ **腹内侧核**（ventromedial nucleus）；⑦ **弓状核**（arcuate nucleus）或称**漏斗核**（infundibular nucleus）；⑧ **下丘脑后核**（posterior hypothalamic nucleus）；⑨ 乳头体包含大的**内侧乳头体核**（medial mammillary nucleus），小的**中间乳头体核**（intermediate mammillary nucleus）与**外侧乳头体核**（lateral mammillary nucleus）3部分，实际上它们占有外侧区与内侧区，彼此间相互掩盖（图8-15,16）。

从冠状切面观察，将下丘脑分成自前至后的4个区：① **视前区**（preoptic region）；② **视上区**（supraoptic region）；③ **结节区**（tuber region）；④ **乳头体区**（mammillary region）（图8-17）。现分述如下：

1. 视前区　是第三脑室最前份的中央灰质，包含**室周视前核、内侧视前核与外侧视前核**。室周视前核是弥散分布的小细胞，很难与室管膜上皮区分。内侧视前核由小细胞组成，位于室周视前核的外侧，并向腹侧伸展达视交叉，它接受**终纹**（stria terminalis）的纤维，外侧视前核似为下丘脑外侧区向头端的延伸，由弥散的中型细胞组成，散布于**前脑内侧束**（medial forebrain bundle）纤维之间，并发出轴突加入此束。

视前区起作用于调节垂体前叶促性腺激素的释放。在人，女性促性腺激素的释放成环路形式，环路的持续时间决定于月经周期的长短。在男性促性腺激素释放并无规律的波动。在鼠的视前区，雄性视前核较大，且细胞深染。这个核代表内侧视前核的特殊部分称"视前区的性两型核"，此核在男性包含两倍于女性的神经元组成，在人视前区也有一个性两型核能被鉴定。

2. 视上区　位于视交叉的上方。包含两个明显的核团：**室旁核与视上核**。室旁核位于内侧与背侧，细胞密集形成垂直板片，位于室管膜上皮的外侧。视上核位于外侧与腹侧，如双腿叉开跨在视束的背侧。视上核含均一的大细胞，室旁核包含几个明显的细胞群，其中一个内侧显著的小细胞群，与外侧的大细胞群。大细胞内尼氏体深染分布在细胞质的周围，胞质中有胶状物质，能被 Gomeri 铬苏木精染色。用免疫细胞化学方法，可辨认出此为**催产素**（oxytocin）或**加压素**（vasopressin）及其相应的**运载蛋白**（neurophysin）Ⅰ、Ⅱ共同形成的蛋白激素复合物，顺轴突

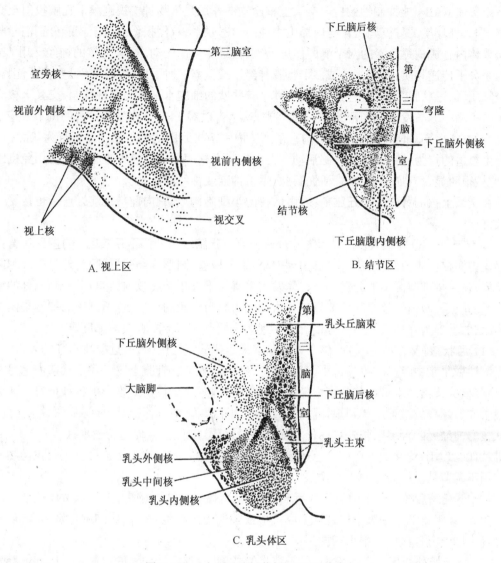

图 8-17　人下丘脑冠状切面(尼氏染色)

的微管输送到垂体后叶。室旁核与视上核的大细胞成分是典型的神经内分泌换能器的例子,它变神经信息为激素信息,刺激细胞体产生动作电位,在轴突中输送到末梢,触发激素释放。

在小细胞部分的室旁核内含许多神经肽如促肾上腺皮质激素释放激素、脑啡肽、神经降压素、胆囊收缩素、生长抑素、血管活性肠肽。每一种肽类单独存在或不同组合存在于单个小细胞神经元内。在室旁核的小细胞发出下降纤维至脑干及脊髓全长。这些投射传递下丘脑的影响于低位自主神经中枢。室旁核内有接触脑脊液的神经元,如加压素神经元和胆囊收缩素神经元,它们有树突伸入第三脑室,向第三脑室释放加压素和胆囊收缩素,以影响其他脑区的活动。脑脊液内浓度变化,又可以调节这些神经元的分泌能力,故两者间存在局部调节环路。

在视上区较少分化的中央灰质内,是一群小圆细胞,紧位于视交叉的背侧,邻近第三脑室的腹侧,这个小神经核接受视网膜的双侧投射,同时接受经外侧膝状体下丘脑通路的间接视网膜传入。直接视网膜传入冲动作用于交叉上核发挥一个传递谷氨酸能兴奋效应,而间接通路发挥一个传递 GABA 能抑制性效应。交叉上核已知的作用是生物钟。视网膜下丘脑投射至交叉上核,作为外环境的昼夜光变化与内部生物钟的形态联系,双侧损伤交叉上核能分别消除与减弱松果体内合成褪黑色素的两个酶的作用,影响松果体节律活动。交叉上核的神经元用 GABA 作为小分子传递物质,亦含一个或多个特殊神经肽或激素:加压素、生长抑素、血管活性肠肽、神经降压素、甲状腺激素、血管紧张素 II。其中有些肽的细胞水平被光刺激控制,交叉上核亦接受来自中脑中缝核发出的稠密的 5 - HT 终末,这个投射对 24 h 节律发挥显著的调节效应。这个复杂的 24 h 节律时间系统可以协调一系列体内平衡机制的活动与控制短暂行为状况,以利于产生合适的行为与生殖腺的分泌活动。在人交叉上核用尼氏染色很难分辨,但用免疫组化法,此核很明显含有加压素、血管活性肠肽、生长抑素或神经降压素。

在交叉上核的背侧为**下丘脑前核**,由散在的小细胞构成,它向前与视前区连续也接受一些终纹纤维。

3. 结节区 范围最大。它以穹隆柱分成**内侧下丘脑区**与**外侧下丘脑区**。内侧区有**背内侧核**和**腹内侧核**。腹内侧核较大,成自中等大小、染色极差、圆形或卵圆形细胞,外有少细胞区帮助定界,在人少细胞区不能分辨。杏仁体发出丰富纤维终止于此核内,它与下丘脑以外的结构有广泛的联系。腹内侧核参与调节胃口与饮食等内脏与情感的反应。背内侧核的细胞集团不易分辨,它的上界为伸出其上的室旁核所限。刺激此核产生若干内脏与情感反应。

(1) **弓状核**(又称漏斗核) 位于第三脑室最腹侧的室周区内,邻近漏斗隐窝的入口,并向前腹侧伸展至正中隆起。核成自小、深染细胞,贴第三脑室室管膜上皮。在冠状切面呈弓形故名。弓状核的传出纤维可追踪到正中隆起毛细血管周隙。这个投射纤维产生各种神经肽作为释放激素或抑制释放激素释放到垂体门脉系统,作用于腺垂体(垂体前叶)分泌不同激素。此外,弓状核的神经元除含多巴胺外对促肾上腺皮质激素(ACTH)、β - 促脂肪激素(β - LPH)与 β - 内啡肽(β - END)均起免疫反应。上述激素在垂体前叶亦存在,这些来自弓状核的化学物质主要作用于调节从垂体前叶的激素输出。

(2) **下丘脑后核** 位于内侧区的后部,核的后缘毗邻乳头丘脑束,前端以背内侧核与腹内侧核为界。在密集的小细胞中散在许多卵圆形或圆形的大细胞。在人,大细胞特别多,向后伸展越过乳头体上方连接中脑中央灰质。

(3) **下丘脑外侧区** 在人极大,位于穹隆的外侧,豆核襻和内囊的内侧。此区向前与外侧视前区连续,向后连续于中脑被盖腹侧区。由小细胞组成基质,大、深染、多极细胞成群分散在其中形成**下丘脑外侧核**。前脑内侧束穿越此区,有些纤维在此中继,再参加前脑内侧束随之升降。有人认为外侧区与下丘脑后核的大细胞发出纤维至脑干低级部位。

下丘脑外侧区亦含某些能界限的细胞群,最大的是**结节乳头核**,这个核在结节区特别发育,它向后外侧与后腹侧伸展达乳头体。

结节核常包含 2 个或 3 个明确界限的细胞群。在人,核很大可突出至灰结节的表面。此核由小、多极细胞组成。被细纤维形成的囊包围,囊的周围有大而深染的下丘脑外侧核细胞作边界,故易被辨认。

在啮齿类,结节核含多种神经肽、γ - 氨基丁酸(GABA)与胆碱乙酰转移酶(ChAT),它们都投射到大脑皮质。在人,胆碱乙酰转移酶阳性神经元亦存在于结节核,投射到大脑皮质,由此与鼠相比较,可设想人的大脑皮质如此发育,当然结节核亦发达。在 Huntington 舞蹈病患者,结节核的细胞呈显著萎缩。结节乳头核含丰富的**组胺**(histamine),在人一个很好组合的组胺免疫阳性纤维网覆盖在额颞皮质。

4. 乳头体区　这区包含：① **乳头体前核**(premammillary nucleus)；② **乳头体核**；③ **下丘脑后核**自结节区伸向乳头体背侧。

乳头体前核分背、腹核，在人很小。在低等动物从杏仁体经终纹至此，有丰富的传入，它们可能作为边缘系统的联系。

乳头体在人几乎全部由大的球形内侧核所占，**内侧核**成自比较小的细胞，外被以有髓纤维组成的被囊。在内侧核的外侧是小的**乳头中间核**，成自小细胞。**乳头外侧核**位于外侧区的底，由一群深染的大细胞组成，在人不明显，它似与从中脑被盖上升的乳头脚有关，亦可能接受某些穹隆纤维，但不了解其真正的功能。

在人，后核与外侧区有大细胞的广泛分布，结节核的边界分明，乳头体内侧核特别大，这些都是人下丘脑的特点。

三、纤维联系

下丘脑有复杂和广泛的纤维联系，有些纤维组成明确的束，有些纤维弥散而难以追踪，现叙述如下(图 8 - 18)：

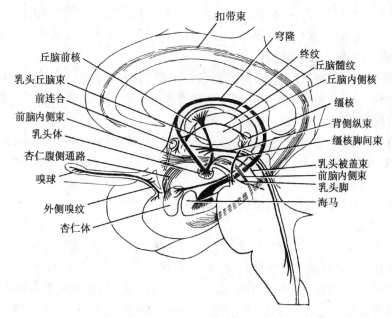

图 8 - 18　边缘系统的纤维联系

（一）传入纤维

1. 前脑内侧束　是一个复合的纤维群，包含无髓或薄髓的疏松联络纤维。在人脑髓鞘染色较难追踪全貌。前起自基底嗅区、隔区，又接受杏仁周区与梨状皮质发的纤维，自前向后直至中脑被盖，穿越下丘脑外侧区，发纤维终于此区。

2. 海马下丘脑纤维　起自海马结构及下托，组成穹隆，在前连合处分成连合前纤维，止于隔核、外侧视前核与下丘脑外侧区，成束的连合后纤维又称穹隆前柱，终于下丘脑腹内侧核和乳头体内侧核。

3. 杏仁下丘脑纤维　起自杏仁体的不同核组成终纹与杏仁腹侧通路 (ventral amygdaloid pathway)终于下丘脑的核团。

终纹起自杏仁皮质内侧核,伴随尾状核,行于丘脑与尾状核间,再弓曲向腹侧,终止于下丘脑内侧区的内侧视前核、下丘脑前核内侧份、腹内侧核和弓状核。这个通路在动物与嗅觉影响生殖行为有关。

杏仁腹侧通路起自梨状皮质与杏仁基底外侧核,弥散投射于下丘脑外侧区。这与杏仁体影响自主神经系统有关。

4. 脑干下丘脑纤维 ① 上升的内脏感觉与躯体感觉的侧支在脑干网状结构接替后,到达中脑导水管周围灰质和被盖背核或腹核。由导水管周围灰质发纤维参加**背侧纵束**(dorsal longitudinal fasciculus)上升至下丘脑内侧份及室周区。由被盖背核与腹核发出的纤维,组成**乳头脚**(mammillary peduncle),这是一个比较稀疏的有髓束,纤维显示进入乳头体。在人此束较难鉴别;② 中缝背核与中央上核发出的 5 - HT 能纤维上升在前脑内侧束内经下丘脑外侧区。这些纤维的终末分布于视前区、下丘脑外侧区、室旁核和交叉上核。自蓝斑发出的去甲肾上腺素能上升纤维经中脑被盖背侧,再借道前脑内侧束分布到下丘脑背内侧核、视上核和室旁核。脑干单胺类传入被认为发挥一个强的调整效应于下丘脑不同核群的活动;③ 孤束核的不同部分投射到内侧与外侧臂旁核,内、外侧臂旁核属胆碱能神经元,外侧臂旁核投射到内侧视前区、室旁核与下丘脑背内侧核与下丘脑外侧区。孤束核头端接受味觉传入投射到内侧臂旁核,内侧臂旁核投射到岛叶、无名质、杏仁中央核与下丘脑后外侧区。孤束核也发直接纤维投射到下丘脑视前核、室旁核、背内侧核及弓状核。

5. 视网膜下丘脑纤维 这些纤维来自视网膜神经节细胞经过视束,双侧投射到交叉上核。视网膜神经节细胞的轴突主要终于交叉上核细胞的树突,交叉上核也接受外侧膝状体核与丘脑室旁核的投射,交叉上核是昼夜节律的起搏器。

6. 皮质下丘脑纤维 皮质下丘脑纤维主要起自部分额、顶与枕叶皮质,在猴,额前内侧区损伤,溃变终末遍布于整个下丘脑外侧区与外侧乳头核。间接的皮质下丘脑纤维可以经过丘脑中线核中继发出的薄髓或无髓纤维,沿第三脑室室管膜上皮的深面垂直下降,然后斜行经下丘脑视前区与结节区,续于背侧纵束,沿途发纤维终于下丘脑内侧区。

(二) 传出纤维

下丘脑的传出纤维部分是传入纤维的反馈,如前脑内侧束、终纹与杏仁腹侧通路,背侧纵束。也有些下丘脑传出纤维无传入伴行(图 8 - 18,19)。

1. 前脑内侧束 内含下丘脑传出纤维。由下丘脑外侧区向前至内侧隔核与斜角带核,由此再发纤维经穹隆至海马结构。向后的下降纤维经中脑腹侧被盖区至中央上核、被盖前核与导水管周围灰质部分。前脑内侧束是下丘脑连结前脑边缘系统和下丘脑连接脑干的纤维群。

2. 下丘脑传出纤维经终纹与杏仁腹侧通路,至杏仁体。从下丘脑外侧区发出的纤维随杏仁腹侧通路至杏仁体,从内侧区细胞发出纤维经终纹至杏仁体。

3. 背侧纵束 与前脑内侧束同样是联结下丘脑与脑干的主要通路。它含有薄髓纤维主要起自下丘脑室周灰质与内侧份细胞,投射至中脑导水管周围灰质与顶盖,少量下降纤维也达被盖后核。背侧纵束的纤维是否下降到脑桥、延髓意见不一致,据人脑干髓鞘染色切片观察,此稀疏小束可下降到脑桥与延髓。

4. 乳头体传出纤维 乳头主束主要起自乳头体内侧核,少量纤维起自中间核与外侧核。主束向背侧行很短路程即分成两束:**乳头丘脑束**和**乳头被盖束**,乳头丘脑束包含从内侧乳头体发出的纤维投射至同侧丘脑前腹核与前内核,以及从外侧乳头体发出的纤维,终于双侧前背

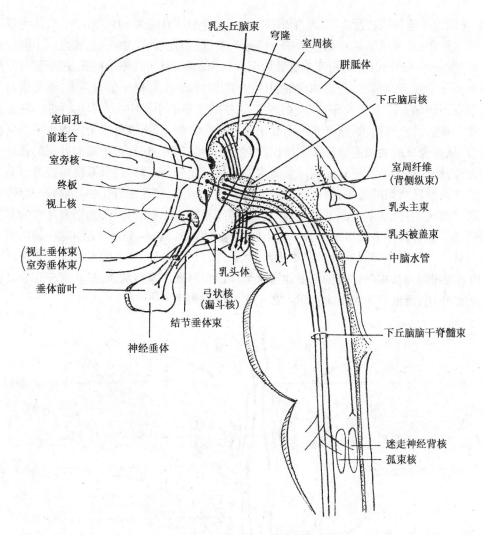

图 8 - 19　下丘脑的部分传出纤维示意图

核。乳头被盖束弯向尾侧,进入中脑被盖,终于被盖后核与前核。

5. 下丘脑下降纤维　下丘脑下降至脑干与脊髓的纤维对中枢自主性神经元发挥调节作用。室旁核的小细胞部分、下丘脑外侧区的细胞与下丘脑后核的细胞发出投射纤维直接到迷走背核、孤束内侧核与部分疑核,以及延髓腹外侧区。纤维发自相同的下丘脑核下行于脊髓侧束内,终于全长的中间外侧核。这些直接的下丘脑纤维可以影响低位脑干与全部脊髓水平的自主神经功能。在人,若下丘脑、脑干外侧被盖或脊髓侧索损伤,则产生同侧交感缺陷,这样可推测这些通路的存在。

从室旁核大细胞发出的下降纤维含催产素与加压素分布至孤束核、迷走背核与脊髓。其他发自下丘脑背内侧核的多巴胺能神经元的纤维亦投射至脊髓。

6. 下丘脑皮质纤维　在鼠与猴运用逆行追踪技术发现下丘脑投射到大脑皮质。在鼠,结节核与下丘脑后核投射到整个大脑皮质。在猴,逆行标记细胞在结节核与下丘脑后核也能观察到。

7. 视上(室旁)垂体束(supraopticohypophysial tract)　自视上核与室旁核的大细胞成分发

纤维,集合成视上垂体束,经漏斗柄终于垂体后叶(神经垂体)(图8-19,20)。一般认为视上核分泌血管加压素(抗利尿激素),而室旁核分泌催产素,现知视上核与室旁核核内的不同细胞群合成催产素(oxytocin)与载体蛋白Ⅰ或血管加压素(vasopressin)与载体蛋白Ⅱ。视上核与室旁核细胞是神经分泌细胞,它们的分泌物在细胞体内合成沿轴浆流运输至轴突终末。催产素与加压素是储存在不同轴突终末的致密核心小泡中,这些致密核心小泡中的含有物释放到神经垂体的有窗孔毛细血管周围间隙。催产素可引起泌乳和子宫收缩,加压素可维持体内水平衡又称抗利尿激素。从室旁核的大细胞成分又发传出投射至正中隆起外层。在正中隆起外层的催产素作用不清楚,可能作用于调节促肾上腺皮质激素的释放。此外,在垂体门脉系统中能显示高水平的催产素。在哺乳动物的资料,加压素神经元对渗透压敏感,接受来自正中视前核与穹隆下器渗透压敏感的传入,又从来自脑干去甲肾上腺素神经元接受心血管传入,加压素神经元被谷氨酸、乙酰胆碱,血管紧张素Ⅱ与 α_2-去甲肾上腺素输入激活,被 γ-氨基丁酸抑制。催产素神经元接受从乳头、子宫颈与阴道的多突触传入激活,催产素神经元被谷氨酸与催产素激活,被 γ-氨基丁酸和阿片肽抑制。紧张可使加压素分泌但抑制催产素释放,加压素对于正常动物则有增强记忆作用,而催产素表现出对学习和记忆的抑制作用。

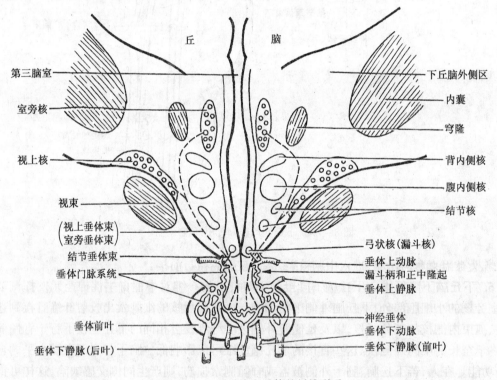

图8-20　下丘脑和垂体的纤维联系

8. 结节垂体束(tuberohypophysial tract)　主要起自内侧室旁核小细胞部分与弓状核,弓状核的神经元在冠状切面也是小与圆的,所以都属小神经分泌细胞。它们发纤维仅能追踪到正中隆起与漏斗柄,因此这些纤维应称为结节漏斗束(图8-20)。纤维终于此处的垂体门脉系统的血窦,输送"释放"或"释放-抑制"激素至垂体前叶(腺垂体),以调控前叶激素的合成与释放。在功能上结节漏斗束与垂体门脉系统建立垂体前叶与下丘脑间的神经激素联结。正中隆起作为神经中枢内分泌的转换站,可将神经纤维终末的生物电活动转变为"释放"或"释放-抑制"

激素至有窗孔的门静脉毛细血管窦,以血液携带至垂体前叶。

四、小细胞的神经分泌激素及对垂体前叶的控制

1. 生长激素释放激素(growth hormone releasing hormone, GRH) 产生该激素的神经元主要是弓状核,有些向背侧伸展入室周核向外侧入交叉上核后区。它们的纤维经室周区至正中隆起的神经血管区。产生 GRH 的神经元接受在腹内侧核内葡萄糖受体的传入信息以及从海马/杏仁/隔综合的传入,以此说明在应激情况下 GRH 促进腺垂体释放生长激素(GH)。在人中线缺陷如隔 - 视前区发育不良则生长激素分泌不足。部分侏儒症患者 GRH 浓度则低下。

2. 生长激素释放抑制激素(growth hormone release-inhibiting hormone, GIH) 又称**生长抑素**(somatostatin),目前已知它的作用不仅参与腺垂体分泌生长激素(GH)的调控作用,而且在神经系统内外也广泛分布,起着神经递质、神经调质或局部激素的作用。

产生生长抑素的神经元位于室周核、室旁核小细胞神经元,临床研究证明生长抑素有强的抑制作用于生长激素以及胰岛素与高血糖素。生长激素释放激素与生长抑素间歇性(3～5 h)反馈搏动分泌,在慢波睡眠期间大量生长激素搏动分泌。生长激素的主要功能是促进蛋白质的合成,以利于机体的生长与修补。生长抑素抑制腺垂体促甲状腺素(TSH)的分泌。

3. 促肾上腺皮质激素释放激素(corticotrophin-releasing hormone, CRH) 产生 CRH 的细胞主要位于室旁核小细胞神经元。它们能促进腺垂体分泌促肾上腺皮质激素(ACTH)。而 CRH 的促 ACTH 分泌作用可被神经元性(边缘输入)与低血糖的(腹内侧核)应激反应所刺激,亦可被可的松(cortisol)负反馈所控制。加压素有利于 ACTH 的释放。在鼠,特别在血浆可的松缺乏时, CRH 与加压素一起从室旁核分泌。乙酰胆碱促进中枢释放 ACTH,而去甲肾上腺素、5 - HT、GABA、生长抑素 - 28 与阿片肽可抑制 ACTH 的释放。

4. 促性腺激素释放激素(gonadotropin releasing hormone, GnRH) 产生 GnRH 的细胞位于室周核与弓状核,发纤维投射至正中隆起,它们能促腺垂体分泌黄体生成素(LH)与卵泡刺激素(FSH),下丘脑阵发性地释放 GnRH 作用于垂体引起血中 LH 和 FSH 浓度阵发性波动,排卵需要 LH 与 FSH,它们又受中枢单胺类、GABA 的影响,也受雌激素与孕激素的间接作用于其他神经元的影响。又受促肾上腺皮质激素释放激素与内源性阿片肽的影响。神经肽 Y 作用在正中隆起能刺激释放 LH。

5. 促甲状腺素释放激素(thyrotropin releasing hormone, TRH) 产生 TRH 的细胞分布比较广泛,在下丘脑的室周核、腹内侧核与背内侧核内。TRH 的释放受温度的影响和甲状腺素的负反馈。刺激 TRH 可使垂体前叶释放促甲状腺素(TSH),亦促使在视前区内的冷敏细胞兴奋而温热敏细胞抑制。

此外,哺乳动物下丘脑对腺垂体分泌**生乳素**(PRL)有抑制和促进两种作用,平时以抑制为主。但目前对它们的化学结构尚不清楚,故称**生乳素释放因子**(PRF)和**生乳素释放抑制因子**(PIF)。弓状核内的多巴胺能神经元轴突至正中隆起外层,由此多巴胺进入垂体门脉系统能抑制垂体前叶释放生乳素,垂体生乳素又通过短的反馈路径抑制正中隆起释放多巴胺。在怀孕与假孕以及授乳期生乳素释放抑制因子释放较少。生理刺激如雌激素与吮吸能促使前叶释放生乳素。

在垂体中间部有促黑激素(MSH),而在下丘脑中有促黑激素释放因子(MRF)和促黑激素释放抑制因子(MIF),这两种不同性质的因子,在平时以 MIF 的作用为主。

五、功能

从动物模型的实验与临床观察,下丘脑是边缘系统的一个关键结构,它在新皮质的控制下

与行为、内脏活动以及对体内外环境变化保持平衡有关。帮助调节摄食与水平衡,控制体温,调节垂体的内分泌活动,并与边缘机制相关,涉及到情绪行为与性行为等重要生理过程。

(一) 协调自主神经系统

下丘脑是主要的控制交感与副交感活动的皮质下中枢。这个双重活动综合成协调反应以维持合适的体内情况。不可能每一个自主神经活动在下丘脑有它单独的中心。除视上核与室旁核有特殊功能外,下丘脑存在两个局限的自主神经系统分部:控制副交感活动的在下丘脑前区与内侧区(视前区与视上区)与灰结节脑室部。刺激这个区产生迷走与骶髓副交感反应,如心率减慢,外周血管扩张,消化道与囊壁的张力与运动增加。

下丘脑外侧区及后区和控制交感反应有关。特别是后区发出许多下降纤维激活胸腰部交感的输出,其结果是引起代谢与躯体运动的增加。特别在感情的压力,搏斗或逃跑情况下,表现的反应是瞳孔扩大、竖毛、心率增速、血压升高、呼吸的幅度与频率增加、躯体挣扎运动以及肠道与膀胱抑制。这些生理性表现与感情激动有关。另一方面破坏下丘脑后部产生嗜睡。由于内脏与躯体活动的减少引起体温下降。解剖学研究发现孤束核的内脏感觉神经元以及脊髓中间外侧核都与下丘脑有密切联系。血管加压素亦有终末于脊髓后角 I、II 层与中间外侧核和孤束核,这些通路说明存在内脏感受区递质与内脏运动区的信息传导。有关心血管控制机制的报道表明,刺激下丘脑前区与室旁核能降低血压,刺激下丘脑外侧区也有相同效应,但主要影响冠状循环。认为下丘脑后部为加压区,但 Loewy(1991) 实验显示小的降压反应。Atkns 和 Bealer(1993)提出刺激结节乳头体核可升血压和增加心率。因此有关心血管的控制机制,有待研究阐明。

(二) 体温调节

恒温动物的体温调节是一项十分重要的功能,下丘脑在控制体温恒定中占有重要地位,一般认为下丘脑前区和视前区是中枢温度感受器的存在部位,有驱散多余热量的机制。它发投射经前脑内侧束下降转而接替至脑干与脊髓的自主神经中枢执行散热。在人包括大量出汗与皮肤血管扩张。在动物则以喘气散热。垂体肿瘤伸展到蝶鞍上部而损伤了下丘脑前部,则产生不能控制的高热。刺激下丘脑后部则引起交感的血管收缩、竖毛、颤抖以及增加心脏的代谢,以保存热量。双侧损伤下丘脑后部常产生体温随外界温度的变化而变化。因为这个损伤破坏了有关热量保存与释放的下降通路。实验认为在下丘脑后区无温度感受器,所以热量的释放与保存都是被下丘脑前部的温度感受器控制。

中枢的儿茶酚胺类递质显示刺激热量的散失,而中枢的 5 – HT 递质刺激热量的产生与保存。

(三) 水平衡的调节

视上核与室旁核特别与维持机体水平衡有关。破坏这些核或损伤它们与垂体后叶的联系,产生不同程度的尿崩症(diabetes insipidus)。已知视上核与室旁核的大细胞分泌抗利尿激素(血管加压素),经轴突运输至末梢,在垂体后叶(神经垂体)内储存。这些大细胞核团有丰富的血管供应,当血液内渗透压增高时,这些神经元增加活动与释放抗利尿激素。在脱水情况下,后叶中的抗利尿激素排空,引起抗利尿激素神经元分泌增加。当水的平衡到达时,则此激素再积聚在垂体后叶,抗利尿激素被认为特别作用于肾脏,其再吸收肾脏水分的确切机制尚不明了。

体液渗透压的增加可能是摄水的有效刺激,渗透压感受器可能位于视上核细胞附近,那里有丰富的血管供应,局部损伤鼠的下丘脑外侧区在腹内侧核水平,引起摄水减少而不影响摄食。下丘脑外侧区能刺激视上核细胞,依次视上核细胞抑制下丘脑外侧区,形成负反馈环路,以调节水的平衡。

(四) 摄食行为与代谢的调节

刺激与损伤实验以及在人的病例研究,提示下丘脑腹内侧核是饱食中枢。双侧腹内侧核损伤促进摄食过多,如限制摄食则引起愤怒样爆发。实验损伤下丘脑外侧区促使少食与不食,因此下丘脑外侧区为摄食中枢。腹内侧核包含对血浆葡萄糖水平和其他营养物质感受的神经元,它还接受从孤束核发出的内脏感觉传入。下丘脑外侧核接受嗅觉传入作为重要食物信号。以上两核区都接受边缘结构的广泛输入。此后的研究认为除以上两核区外,室旁核亦控制摄食。

神经递质 5 - HT、胆囊收缩素(CCK)与促肾上腺皮质激素释放激素(CRH)显示减弱食物、糖类(碳水化合物)的摄取,而 α_2 - 去甲肾上腺素与神经肽 Y(NPY)增加食物、碳水化合物的摄取。高热量的食物引起促甲状腺释放激素的分泌,从而增加甲状腺素的作用,导致基础代谢的升高。关于能量的摄取与消耗之间的复杂平衡涉及许多因素:摄食行为、自主神经控制消化道与胰腺的分泌和内分泌控制生长激素、甲状腺素与糖皮质激素,以上这些因素都受下丘脑的影响。

(五) 情绪反应

下丘脑参与发动伴随情绪活动而出现的一系列生理活动变化,包括自主神经活动、躯体活动及内分泌活动。刺激未麻醉动物的外侧区与后区,产生竖毛、瞳孔放大。有时有排尿与排便反应、肠蠕动停止。血压升高:释放去甲肾上腺素、血糖增加、脑电觉醒型,以上情况是攻击性愤怒反应的综合图像。发怒引起的攻击是一种目的明确的定向性攻击,在去除大脑皮质的猫或狗中,发怒更容易出现,但定向攻击却不出现,因为这种发怒在大脑皮质并不健全是无情绪体验中引起的,故称"假怒"。

人设计出一种称为自我刺激的实验以研究情绪反应。如将刺激电极插入下丘脑外侧区,动物学习压杆以接受冲击。如动物重复压杆,说明这个冲击,能获得愉快的感觉。在人植入电极后亦有同样情况发生,但描绘不出其反应,也不能说明为什么压杆。这种酬赏反应是训练学习的强烈动力,有利于心理学的研究。

(六) 生殖与性行为

下丘脑对建立与协调生殖功能有重要作用。在结节区示维持促性腺激素释放激素(GnRH)的基本水平。对 GnRH 在排卵前的周期性波动,需要视前区的整合。已知下丘脑内侧视前区与结节区有纤维联系。涉及下丘脑的肿瘤或其他病理过程,这些损伤可能与青春期早熟或性功能减弱有关系。大多数脑肿瘤引起青春期早熟常破坏下丘脑后部,而下丘脑前部未涉及,这说明下丘脑前部的功能因失掉后部的抑制而使垂体功能增加。

视前区在女性与男性对调节 GnRH 的释放不同,女性有周期性波动而男性无。故在雄性鼠与人视前区有"性两型核"。在男性相当于黄体生成素能促进睾丸间质细胞的生长与发育发展,睾丸间质细胞能使类固醇前体变成睾丸酮(testosterone)。至于生殖激素在精子形成中的作用是复杂的且不了解,但知高水平的睾丸酮对精子的生成很重要。

性激素和 GnRH 都可能通过下丘脑影响动物的性行为。在大鼠、猫、猴等动物中刺激内侧视前区,雌性或雄性动物均会出现性行为,破坏该部位则出现对异性的冷漠与性行为丧失等。用放射自显影法研究表明,内侧视前区的雌激素受体结合点最多,且存在着性激素敏感神经元。

（七）睡眠与生理节奏

睡眠可分为两种状态：慢波睡眠与异相睡眠。虽然睡眠的机制涉及脑干内许多结构如脑桥网状结构与中缝核，对触发异相睡眠有关，丘脑的网状核与板内核可调节不眠症。但下丘脑亦参与睡眠及觉醒的环路也被药理及电生理实验研究所认同。在清醒猫下丘脑后部包括结节乳头核对觉醒机制起重要作用，主要涉及含组胺神经元广泛投射至大脑皮质，这些神经元接受从前脑及脑干被盖的显著传入。下丘脑前部是睡眠中枢，其作用为抑制网状上行激动系统，引起脑电同步化与慢波睡眠有关。

哺乳类的各种生理活动具有明显的昼夜节律，昼夜节律的控制与下丘脑活动有关。完全破坏交叉上核，在啮齿动物，各种生理节奏包括垂体的激素分泌完全丧失。在灵长类则睡眠觉醒周期丧失，而体温调节节奏尚可以保持。

（八）控制生长

生长激素释放激素作用于垂体前叶的嗜酸性细胞产生生长激素。生长激素与甲状腺素协同作用，且受血液水平波动影响很大。生长激素每天的大量释放是在睡眠开始，紧张的锻炼、低血糖与睾丸酮也显示刺激生长激素的分泌。生长抑素在下丘脑以及体内各种组织内，可抑制生长激素的释放。慢性的生长激素高度释放，引起骨与软组织的过度生长，则产生肢端肥大综合征，一般认为垂体腺瘤是产生生长激素分泌过多的原因。在正常人多巴胺和多巴胺激动剂促使生长激素释放增加，而在肢端肥大症和巨人症反常地抑制生长激素的释放。因此在肢端肥大症病人前叶的生长激素生成细胞上可能含有多巴胺受体，受体激活后，生长激素的释放就减少。所以临床上 Wass 等用多巴胺激动剂（嗅隐亭）每日 $10\sim60$ mg 对 73 例肢端肥大症病人进行治疗 $3\sim25$ 个月，71 例获得一定的临床疗效。

（九）调控垂体前叶

如前所述下丘脑的重要作用是维持与调节垂体前叶的活动，通过结节漏斗束与垂体门脉系统将下丘脑合成的各种"释放激素"与"释放抑制激素"输送到垂体前叶。以调控垂体前叶激素的合成与释放。

下丘脑产生的释放激素与释放抑制激素是被各种下丘脑传入与靶器官的激素或垂体激素所调节。例如血液中甲状腺素浓度升高，下丘脑的促甲状腺素释放激素（TRH）则被抑制。相反，如甲状腺素水平低下，则下丘脑产生较多的 TRH。它刺激垂体前叶增加促甲状腺素输出，依次诱发甲状腺合成与释放更多的甲状腺素。这个激素的负反馈起着控制下丘脑产生释放或释放抑制激素的关键性作用。

六、室周器（官）

在脑室系统中线位置上，由特殊组织构成的器官总称室周器官（circumventricular organ），它包括：① 松果体；② 连合下器；③ 穹隆下器；④ 终板血管器；⑤ 正中隆起；⑥ 神经垂体；⑦ 最后区。最后区成对位于延髓（见脑干外形）。这些器官除连合下器（中脑节述）外，都含有变形的室管膜细胞及丰富的毛细血管，包含有窗孔的毛细血管襻，襻外被周围结缔组织间隙围绕，故缺乏血脑屏障。它们都不成对。现叙述与部分间脑有关的（图 8-21）穹隆下器与终板血管器。

终板血管器（organum vasculosum laminae terminalis, OVLT）位于前连合与视交叉之间的终板内，它的外层包含一个丰富有窗孔血管丛，丛的深面是胶质细胞与神经纤维网。它的室管膜上皮与其他室周器官一样是扁平有纤毛的细胞。主要输入似来自穹隆下器，蓝斑与若干下丘脑核，有些含 GnRH、血管紧张素Ⅱ、生长抑素、心纳素或称心房利钠多肽（ANP），OVLT 紧密结合

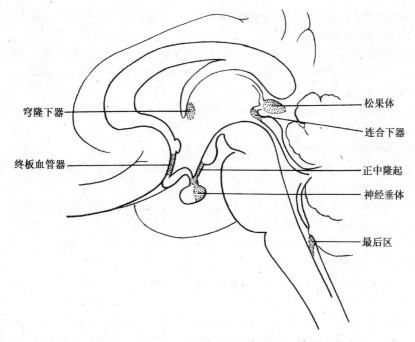

穷隆下器

终板血管器

松果体

连合下器

正中隆起

神经垂体

最后区

图 8 - 21　室周器官示意图

血管紧张素 Ⅱ, 以调节体液平衡。Nakamura 等(1993) 报道终板血管器涉及产生白细胞介素 (interleukin－1)。当中枢循环中存在致热原时,它能引起发热反应。

穷隆下器(subfornical organ, SFO)位于正中线两侧室间孔之间与脉络丛相连,它含有许多神经元,胶质细胞以及一个致密的有窗孔毛细血管丛,被扁平室管膜上皮所覆盖。在鼠它与下丘脑有广泛连结。与终板血管器一样,它与血管紧张素 Ⅱ 结合,并包含全部自下丘脑外侧区来的神经支配,诱发饮水与加压素的分泌。

(蒋文华)

参 考 文 献

〔1〕 韩中胜, 鞠躬. 下丘脑下行通路及其功能. 生理科学进展, 1988,19: 222

〔2〕 林银国. 大鼠缰核的细胞分区及其至边缘中脑的投射. 神经解剖学杂志, 1988,4: 233

〔3〕 秦震. 临床神经生理学. 上海: 上海科学技术出版社, 1984.

〔4〕 Atkins VP, Bealer SL. Hypothalamic histamine release. Neuroendocrine and cardiovascular responses during tubermammillary nucleus stimulation in the conscious rat. Neuroendocrinology, 1993, 57: 849

〔5〕 Cusick CG, Gould HJ. Connections between area 3b of the somatosensory cortex and subdwisions of the ventroposterior nuclear complex and anterior pulvrnar nucleus in squcirel monkey. J Comp Neurol, 1990, 292: 83

〔6〕 Giguere M, Goldman-Rakie PS. Mediodorsal nucleus: areal laminar and tangential distribution of afferents and afferents in the frontal lobe of rhesus monkey. J Comp Neurol, 1988, 277: 195

〔7〕 Giovannelli L, Shiromani PJ, Jirikowski GF, et al. Expression of C-fos protein by immunohistochemically identified oxytoxin neurons in the rat hypothalamus upon osmotic stimulation. Brain Res, 1992, 588: 41

〔8〕 Goldman-Rakie PS, Porrino LJ. The primate mediodorsal (MD) nucleus and its projections to the frontal lobe. J Comp Neurol, 1985, 242: 535

〔9〕 Grays Loewy AD. Forebrain nuclei involved in autonomic control. Prg Brain Res, 1991, 87: 253

〔10〕 Hazrati LN, Parant A. A projection from external pallidum to the reticular thalamic nucleus in the squirrel monkey. Brain Res, 1991, 550: 212

〔11〕 Heckers S, Geula C, Mesulam MM. Cholinergic innervation of the human thalamus: dual origin and differential nuclear distribution. J Comp Neurol, 1992, 325: 68

〔12〕 Jones EG. The thalamus. New York: plenum, 1985

〔13〕 Lavoie B, Parent A. Serotoninergic innervations of the thalamus in the primate: an immunohistochemical study. J Comp Neurol, 1991, 312: 1

〔14〕 Lenz FA, Dostrovsky JO, Tasker RR, et al. Single unit analysis of the human ventral thalamic nuclear group somatosensory responses. J Neurophysiol, 1988, 59(2): 299

〔15〕 Lenz FA, Seike M, Lin YC, et al. Neurons in the area of human thalamic nucleus ventralis caudalis respond in pain heat stimuli. Brain Res, 1993, 623: 235

〔16〕 Lin Js, Sakai K, Jouvet M. Evidence for histaminergic arousal mechanism in the hypothalamus of cat. Neuropharmacology, 1988, 27: 111

〔17〕 Lin JS, Sakai K, Vannier-Mercier G, et al. A critical role of the posterior hypothalamus in the mechanisms of wakefulness determined by microinjection of muscimol in freely moving cats. Brain Res, 1989, 479: 225

〔18〕 Mckinley MJ, Badoer E, Oldfield BJ. Intravenous angiotensin II induces Fos-immunoreactivity in circumventricular organ of the lamina terminalis. Brain Res, 1992, 594: 295

〔19〕 Moore RY, Speh JC. GABA in the principal neurotransmitter of the circadian system. Neurosci Lett, 1993, 150: 112

〔20〕 Morin LP, Michel KM, Smale L, et al. Serotonin regulation of circadian rkythmicity. Ann NY Acad Sci, 1990, 600: 418

〔21〕 Nakamori T, Morimoto A, Yamaguchi K, et al. Organum vasculosum laminae terminalis (ovu LT) is a brain site to produce interlaukin IB during fever. Brain Res, 1993, 618: 155

〔22〕 Ohye C. Thalamus. In: Paxinos G ed. The human nervous system. New York: Academic Press, 1990, 439

〔23〕 Pare D, Hazrati LN, Parent A, et al. Substantia nigra pars reticulata projects to the reticular thalamic nucleus of the cat: a morphological and electrophysiological study. Brain Res, 1990, 535: 139

〔24〕 Parent A. Carpenter's human neuroanatomy. 9th ed. Baltimore: Williams & Wilkins, 1996

〔25〕 Ray JP, Price JC. The organization of projections from mediodorsal nucleus of the thalamus to orbital and medial prefrontal cortex in macaque monkeys. J Comp Neurol, 1993, 337: 1

〔26〕 Renaud LP, Allen AM, Cunningham JT, et al. Synaptic and neurotransmitter regulation of activity in mammalian hypothalamic magnocellular neurosecretory cells. Prog Brain Res, 1992, 92: 277

〔27〕 Sadikot AF, Parent A, Smith Y, et al. Efferent connections of the centromedian and parafascicular thalamic nuclei in the squirrel Monkey: a light and election miscopic study of the thalamostriatal projection in relation heterogensity. J Comp Neurol, 1992, 320: 228

〔28〕 Sadikot AT, Parent A, Francois C. Efferent connections of the centromedian and parafascicular thalamic nuclei in primates A PHA-L study of subcortical projections. J Comp Neurol, 1992, 315: 137

〔29〕 Sakai ST, Inase M, Tanji J. Comparison of cerebellothalamic and pallidothalamic projections in the monkey (Macaca fuscata): a double anterograde labeling study. J Comp Neurol, 1996, 368: 215

〔30〕 Saper CB. Hypothalamus. In: Paxinos G, (ed). The human nervous system. New York: Academic press, 1990. 389

〔31〕 Swaab DF, Hofman MA, Lucassen PJ, et al. Functional Neuroanatomy and Neuropathlogy of the human hypothalamus. Anat Embryol, 1993, 187: 317

〔32〕 Van den pol AN, Tsujimoto KL: Neurotranemittere of the hypothalamic suprachiasrnatic neuronal antigens. Neuroscience, 1985, 15: 1049

〔33〕 Williams PL. Gray's Anatomy. 38th ed. Great Britain : Churchill Livingstong, 1995

第九章 端　脑

端脑 (telencephalon) 是脑的最大部分，被大脑纵裂分为两个**大脑半球** (cerebral hemispheres)，大脑纵裂的底有连接两半球的巨大纤维束即**胼胝体**，两侧半球的外形和内部构造大致相似。

脑皮质按其演化顺序分为古皮质、旧皮质和新皮质。鱼类和两栖类的端脑主要接受嗅觉。自高级爬行类开始，出现了非嗅性皮质，成为新皮质的前身。新皮质在高等哺乳类动物获得很大的发展，至人类新皮质约占全部皮质的 96%，占据大脑半球表面的绝大部分，并出现起伏的皱褶，形成沟和回。与嗅觉有关的古、旧皮质仅占 4%，且位于大脑半球的腹内侧部。人类的端脑高度发展，遮盖着间脑和中脑，并把小脑推向后下方。

大脑半球的表面有一层灰质称为**大脑皮质**，深部的白质称为**大脑髓质**，埋在髓质内的灰质核团称为**基底核**。左、右大脑半球内部各有一腔隙称为**侧脑室**。

第一节　大脑半球的外部形态

大脑半球表面有许多皱褶，极大地增加大脑皮质表面积和体积。皱褶的隆起部分称为**回** (gyrus)，凹陷部分称为**沟** (sulcus)。外侧沟和顶枕沟早在胎儿发育时出现，尤其在成年脑更加深陷。大约皮质的 2/3 形成沟和裂的壁，因此从表面观察，该部分的皮质被隐藏起来。虽然大脑表面多数脑回具有恒定的特征，但在脑与脑之间，甚至同一脑的两个半球之间也有差异 (图 9-1,2)。

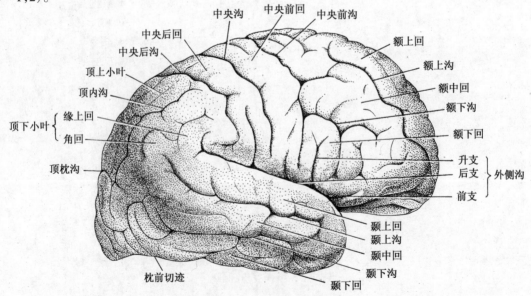

图 9-1　大脑半球外侧面

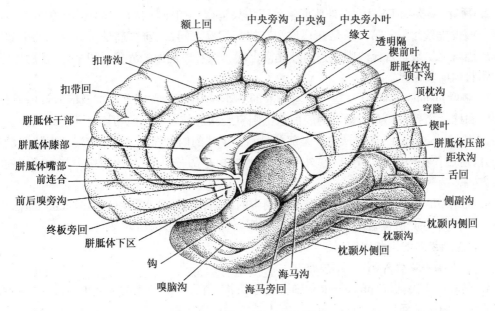

图 9 – 2 大脑半球内侧面

一、主要的沟和裂

外侧沟和顶枕沟以及中央沟和距状沟,将大脑半球分为额、顶、颞、枕叶和岛叶。

1. 外侧沟(lateral sulcus or sulcus of Sylvius) 起始于半球底面前穿质外侧,为一条深沟。此为外侧沟的干。行向背外侧面,伸展在额叶和颞叶之间。到达半球外侧面上外侧沟分为三支,短的**前支和升支**(anterior and ascending rami)以及长的**后支**(posterior ramus)。后支行于半球外侧面上实为此沟的直接延续,伸入额叶下部。由于岛叶的皮质区域位于外侧沟的底,所以,从表面看已被额、顶、颞叶所掩盖。

2. 中央沟(central sulcus) 约深 2 cm 是分隔躯体感觉与运动皮质的重要标志,躯体感觉区直接位于沟的后方,运动区位于沟的前方。中央沟跨过半球上缘额极和枕极之间中点后方约 1 cm 处,并稍伸向内侧半球。该沟与垂直方向呈 70°角向前下方斜行,恰在外侧沟上方终止,行径中常有两个弯曲。

3. 距状沟(calcarine sulcus) 在半球的内侧面上,起始于胼胝体压部的下面,随后弓形行向枕极。某些脑该沟继续越过枕极行向外侧面,走行一短距离。由于距状沟中央稍前方与顶枕沟连接,故被顶枕沟分为前、后两段,后段距状沟是视觉皮质的重要标志,多数视觉皮质位于沟壁内。

4. 顶枕沟(parieto-occipital sulcus) 是位于半球内侧面后部的一条深沟,它早在胎儿脑发育时就显露出来。起自距状沟中份,向后上方斜行到达半球上缘,相交处约距枕极 4 cm,继续在外侧面上走行一短距离。

二、大脑半球的叶

每个大脑半球具有**背外侧面、内侧面**和**底面**(图 9 – 1 ~ 4)。

1. 额叶(frontal lobe) 在外侧面上占据中央沟前方和外侧沟上方的区域。额叶的内侧面包围胼胝体前部,向后方以在中央沟和胼胝体之间的虚线为界。额叶的底面贴在额骨的眶板上。

2. 顶叶(parietal lobe)　在外侧面上位于中央沟后方和外侧沟上方的区域。顶叶的界限是由两条假设虚线组成：第一条是在顶枕沟与枕前切迹之间(枕前切迹是由颞骨岩部引起的脑的浅压迹)；第二条是自该线中点连向外侧沟末端。顶叶内侧面的界限是以额叶、胼胝体、顶枕沟和距状沟前段为界。

3. 颞叶(temporal lobe)　在外侧面的范围是外侧沟以下，并以前已提及的假设虚线(作为与顶叶和枕叶之界线)为界。颞叶的底面范围则自距状沟前段与枕前切迹之间连线至颞极止。

4. 枕叶(occipital lobe)　枕叶大部分显示在半球的内侧面上，它以前述的虚线与颞叶底面分开，通过顶枕沟与顶叶分开。在外侧面上，枕叶由小部分组成，位于顶枕沟与枕前切迹的连线后方。

5. 岛叶(insular lobe)　岛叶埋藏于外侧沟的深面，被额、顶、颞叶岛盖(frontal, parietal and temporal operculum)所覆盖。切去岛盖部皮质可暴露出三角形的岛叶。

三、大脑半球的沟和回

（一）大脑半球背外侧面的沟、回

1. 额叶　**中央前沟**(precentral sulcus)与中央沟平行，常断裂为两部或更多部。中央前沟与中央沟间是**中央前回**(precentral gyrus)，标志着大脑皮质运动区。额叶外侧面的其余部分，自中央前沟有两条向前的横行沟，称**额上沟**、**额下沟**(superior and inferior frontal sulci)，分为**额上、中和下回**(superior、middle and inferior frontal gyri)。额上回扩展到半球内侧面。额下回被外侧沟的前支和升支自前向后划分为**眶部、三角部和岛盖部**(orbital, triangular and opercular portions)。眶部延至半球的底面。额叶与半球其余叶相似，沟和回在不同脑部具有变异性(图9-1)。

2. 顶叶　**中央后沟**(postcentral sulcus)与中央沟平行，两沟之间为**中央后回**(postcentral gyrus)，它标志着皮质躯体感觉区。自中央后沟中间向后，横而曲的沟为**顶内沟**(intraparietal sulcus)将中央后回未占据的其余部分分为**顶上和顶下小叶**(superior and inferior parietal lobules)。顶下小叶内有外侧沟及颞上沟的后端伸入，围绕外侧沟的后端称为**缘上回**(supramarginal gyrus)，围绕颞上沟的后端称为**角回**(angular gyrus)。

3. 颞叶　**颞上、下沟**(superior and inferior temporal sulci)与外侧沟平行，划分颞叶外侧面为**颞上、中和下回**(superior, middle and inferior temporal gyri)。颞上沟较恒定，颞上沟与外侧沟之间为颞上回，颞下沟常断续不定，颞下沟上、下分别为颞中回与颞下回。颞上回的上面部分深入外侧沟之底，在此表面有2~3条横行小回称**颞横回**(transverse temporal gyri)。其前部的颞横回称为**颞横前回**，又称为(Heschl's回)。颞横前回标志着皮质听区的定位。颞横回后部称为**颞平面**。

4. 枕叶　与人脑不同的灵长类脑和某些人脑，距状沟在枕极上继续行一段距离。枕叶的沟回不规则，常见的**枕横沟**(transverse occipital sulcus)与顶内沟的后端几成直角。此外，枕极之前往往有一条不恒定的弯曲的**月状沟**(lunate sulcus)围绕距状沟末端。在外侧面上枕叶小区域内有一些无特殊意义的小沟和回。

5. 岛叶　岛叶略呈三角形，周围被**岛环状沟**划出轮廓，岛叶被斜向前下方的**岛中央沟**分成前后两部。前部由几个**岛短回**位于岛中央沟前方，后部较长的一或两个**岛长回**位于岛中央沟后方。岛叶的三角形尖端朝向脑底面的前穿质部分称为**岛阈**(limen of insula)(图9-3)。

（二）大脑半球内侧面和底面的沟、回

扣带沟(cingular sulcus)把扣带回与半球内侧面上额上回的延伸部分隔开。**扣带回**

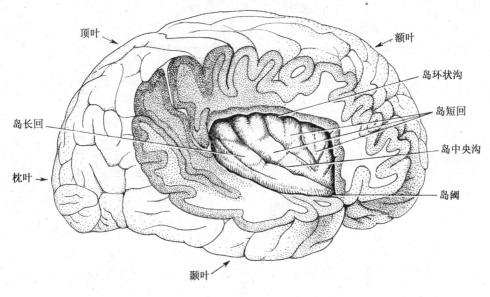

图9-3 左半球岛叶

顶叶 额叶 岛环状沟 岛短回 岛中央沟 岛阈 岛长回 枕叶 颞叶

(cingular gyrus) 起始于胼胝体的下方, 继续在胼胝体上方, 远至压部背面, 位于扣带沟与胼胝体沟之间。该回通过**胼胝体沟**(callossal sulcus)与胼胝体分开。扣带沟在额叶内发出短升支称**中央旁沟**(paracentral sulcus), 然后继续在顶叶内发一升支称为**缘支**(marginal ramus)其本干终末支称**顶下沟**(subparietal sulcus)。中央旁沟和缘支之间, 围绕半球上缘中央沟周围的皮质称为**中央旁小叶**(paracentral lobule)。中央旁小叶的前、后部分, 分别为半球外侧面中央前、后回在内侧面的延伸部分。在顶下沟上方的区域, 缘支与顶枕沟之间的皮质称为顶叶的**楔前叶**(precuneus), 并与外侧面的顶上小叶相连续。顶枕沟与距状沟之间的三角形区域为枕叶的**楔叶**(cuneus)(图9-2,4)。

在半球底面 (图9-4), 脑回伸展于枕极, 几乎达颞极。脑回的后部构成**舌回** (lingual gyrus); 脑回前部形成**海马旁回**(parahippocampal gyrus), 海马旁回末端向后内侧弯成钩状称为**钩**(uncus)。在颞叶内有一前后纵行于距状沟与枕颞沟之间的深沟称**侧副沟**(collateral sulcus), 位于海马旁回和舌回的外侧缘, 其前端为短的**嗅脑沟**(rhinal sulcus), 两者有时相连, 位于海马旁回外侧缘前方。**枕颞内侧回**(medial occipitotemporal gyrus), 又称梭状回, 位于侧副沟的外侧, 该回在形态上很不恒定, 为不规则的沟所中断。**枕颞沟**(occipitotemporal sulcus)与侧副沟平行介于枕颞内侧回和**枕颞外侧回**(lateral occipitotemporal gyrus)之间。枕颞外侧回即为背外侧面颞下回的移行部分。

在额叶的眶面 (图9-4), **嗅球和嗅束**(olfactory bulb and olfactory tract)隐藏在**嗅束沟**(olfactory tract sulcus)内。**直回**(gyrus rectus)在嗅束沟的内侧, 嗅束沟外侧的大部分区域由"H"形眶沟分界出的**眶回**(orbital gyri)所组成。

位于大脑半球的内侧面, 围绕胼胝体边缘的脑回称**边缘叶** (limbic lobe), 由扣带回和海马旁回、钩以及连接这两回的**扣带回峡**组成。这几个结构又称为边缘叶的**外环**。它的外界为扣带沟、顶下沟、距状沟前段、侧副沟和嗅脑沟。内界以胼胝体沟和海马沟与内环分隔。边缘叶的**内环**包括海马、齿状回、束状回、灰被(胼胝体上回)、胼胝体下区、终板旁回和斜角带。海马和齿状

— 315 —

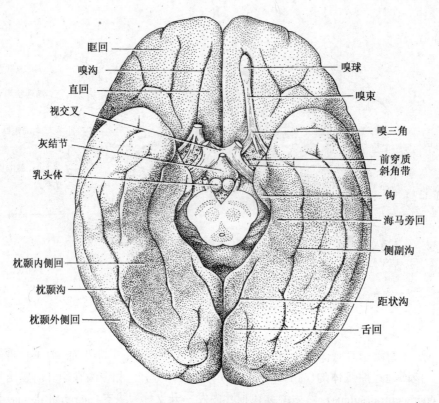

图 9 - 4 大脑半球底面

左侧标注（从上到下）：眶回、嗅沟、直回、视交叉、灰结节、乳头体、枕颞内侧回、枕颞沟、枕颞外侧回

右侧标注（从上到下）：嗅球、嗅束、嗅三角、前穿质、斜角带、钩、海马旁回、侧副沟、距状沟、舌回

回经海马沟卷入侧脑室下角底，**海马**（hippocampus）前端膨大，后端狭细。**齿状回**（dentate gyrus）是一窄条皮质，由于血管进入形成横沟而呈齿状，位于海马内侧。**束状回**位于齿状回后端，绕压部与灰被相连。**灰被**（indusium griseum）为位于胼胝体背面的薄层灰质，在胼胝体沟底移行于扣带回。灰被向前绕到胼胝体嘴的下方，移行于**胼胝体下区**（subcallosal area）。此区的后界为**后嗅旁沟**，与其平行的短沟为**前嗅旁沟**，两沟之间的皮质即为胼胝体下区。后嗅旁沟与终板前方的短回称**终板旁回**（paraterminal gyrus）。**斜角带**（diagonal band）呈斜带状，自终板旁回向下移行至底面，位于前穿质的后部，恰与后方的视束平行，向后连于钩（图 9 - 2,4,图 10 - 1）。

（刘才栋）

第二节 大 脑 皮 质

大脑半球表面覆以薄层灰质，称为大脑皮质，深部是髓质，内含基底核。因其表面有沟回，使皮质的表面积扩大。人脑皮质的体积约 300 cm³，其表面积为 2 200 ~ 2 850 cm²，约 2/3 埋在沟内。神经细胞有 220 亿。中央前回皮质最厚约 4.5 mm，枕部皮质最薄约 1.5 mm。大脑皮质也像小脑皮质一样分层，但远比小脑复杂，并且随着皮质的分区而有不同。一般可将大脑皮质分为 6 层。组成大脑皮质的神经细胞可分为锥体细胞和非锥体细胞两大类（图 9 - 5,6）。

一、大脑皮质中的细胞类型

大脑皮质中的细胞类型很多，分类也很不统一。例如传统上分为锥体细胞、颗粒细胞与梭形细胞三类,其中颗粒细胞将所有皮质内轴突较短的细胞,如水平细胞、马氏细胞等均包括在内。Weiss 等将皮质神经元分为锥体细胞和非锥体细胞两大类,并认为所有的非锥体细胞也可称为颗粒细胞或星形细胞。可以说,至今还缺少一种完美的分类方法。早年 Golgi 从轴突的长短分为两类,如锥体细胞和梭形细胞的轴突超出皮质以外的为投射或传出神经元,属 Golgi I 型细胞,反之,其轴突限于皮质内的为中间神经元或联络神经元属 Golgi II 型细胞。

局部回路神经元(local circuit neuron, LCN)　　LCN 是指短轴突或无轴突的神经元,其树突和轴突及与之相连接的神经元都局限在同一个特定的结构范围(如神经核)内的神经元以及上述皮质内的各种联络神经元均属 LCN。LCN 的命名是在 1975 年召开的神经科学研究计划小组会上确定的,这是因为使用联络神经元、中间神经元、内在神经元或核内神经元等种种名称,都觉得不够确切。LCN 的名称现已广泛应用。LCN 分布很广,数量也多,估计这类细胞与投射神经元之比为 3:1,有些部位更多,如尾核的 LCN 占神经元总量 95% 左右。LCN 与投射神经元显然不同,后者的轴突很长,其终末与胞体不在同一个结构内,它是起远距离联系作用的,如大脑的中、大型锥体细胞和 Betz 细胞,小脑的浦肯野细胞等。由几个 LCN 和一个投射神经元的胞体及其树突共同参加组成的功能活动环路,称为**局部神经元回路**(local neuronal circuit, LNC),大脑皮质和小脑皮质内均有不少 LNC 参加调节人体的基本生理活动以及学习、记忆、思维等高级神经活动。

(一) 锥体细胞

锥体细胞(pyramidal cell)是大脑皮质中特有的也是最多的一种神经元,约占 60%,广泛存在于除第 1 层外的其余各层。胞体三角形或圆锥体形。根据胞体直径大小可分为大、中、小三种,最小的胞体约为 8 μm × 7 μm(高×宽),中型的约为 (12 ~ 35) μm × (10 ~ 20) μm,大型约为 (50 ~ 60) μm × 25 μm,中央前回第 V 层的锥体细胞最大,一般约 120 μm × 60 μm,特称 **Betz 细胞**。锥体细胞的树突有两种,一种称**顶树突**(apical dendrite),较粗,从锥形胞体尖顶伸向皮质表面,沿途可发出分支,末端伸达第 I 层时,呈"T"字形分支终止。另一种称**基树突**(basal dendrite),是从胞体两侧底角发出的几个比顶树突短小而有分支的突起,其走向或与表面平行,或向上、下斜向伸展。所有这些树突及其分支上都有形状不一和密度不同的小棘,一般来说,在离胞体起始的一段往往没有小棘,这段距离可长可短,然后小棘沿着主干伸向末梢,愈向远端则愈趋于减少。小棘里面有 1 ~ 3 个棘器。树突由于含有丰富的小棘而使其与相关神经元建立的突触联系大大地增加。从树突分布的范围来说,存在三个**树突野**:① 顶树突的终末支所在范围;② 顶树突分支所在范围;③ 基树突所在范围。轴突由基底部发出,其长度一般按胞体大小和位置深浅而定,它们或止于皮质不同层次;或止于皮质下不同平面构成投射纤维或联络纤维,沿途还可发出侧支或返回支重新回到浅部皮质中。轴突及其分支所在的整个部位称为**轴突野**。Betz 细胞与锥体细胞的区别除了大小以外,主要的差别还在于 Betz 细胞除了顶树突外,其他树突可从胞体侧面的任何部位随意发出许多左右两侧不对称的具有分支的树突,称为周围胞突,轴突很长构成锥体束的主要组成。大型和位于深部的中型锥体细胞是大脑皮质的投射神经元。锥体细胞可与多种神经元或是传入纤维形成突触。一般来说,胞体及近端树突上的为对称型突触,小棘以及轴突上的均为非对称型突触,树突干有对称和非对称型两种。锥体细胞释放谷氨酸,为兴奋性神经元。

(二) 非锥体细胞

非锥体细胞(nonpyramidal cell)包括颗粒细胞和梭形细胞。

1. 颗粒细胞 (granular cell) 是新皮质神经元中数量占第二类的细胞,广泛分布于各层,尤以第Ⅳ层最多,细胞体积很小,直径为 6～10 μm,胞体四周均可发出几个放射状的初级树突,树突可以分支,树突及分支上有许多小棘,圆形的胞体常因发出突起的多少而呈三角形或星形,故又称**星形细胞** (stellate cell)。轴突可分支,走行于皮质内。还有一种**较大的星形细胞**,位于第Ⅳ层,树突少而短小,轴突较长可分支垂直走行于皮质内,多见于视区皮质。颗粒细胞又可分为篮细胞、神经胶质样细胞、水平细胞、马氏细胞、双刷细胞、吊灯样细胞、多形细胞、抓状细胞等,所有这些细胞均属于含 GABA 递质的抑制性神经元。

1) **篮细胞** (basket cell):胞体大小不一,自胞体发出几个短小的树突,无棘或有很少的棘。发出较短而垂直的轴突,在离胞体不远处立即分出水平方向的侧支,可长达 800 μm,末梢分支成簇,包围在邻近锥体细胞的胞体和树突的近端围成"周围篮"样突触结构。这种细胞位于第Ⅱ～Ⅴ层,其中第Ⅱ层的为小篮细胞或称短篮细胞,第Ⅲ～Ⅴ层中的为大篮细胞或称长篮细胞,位于第Ⅳ层呈柱形的称柱形篮细胞(columnar basket cell)。根据 Szentagothai (1975)的报道,篮细胞为分泌 GABA 的抑制性中间神经元(图 9－5,6)。

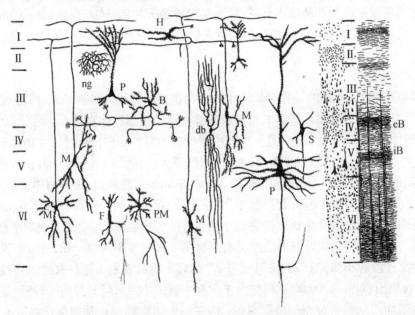

图 9－5　人大脑皮质的组织结构

(左:Golgi 染色,示皮质各层中的神经元类型; 中:Nissl 染色,示细胞分层; 右:Weigert 染色,示纤维分布)
P 锥体细胞　H 水平细胞　M 马氏细胞　ng 神经胶质样细胞　db 双刷细胞
F 梭形细胞　B 篮细胞　S 星形细胞　eB 柏氏外线　iB 柏氏内线

2) **神经胶质样细胞** (neurogliaform cell):主要位于第Ⅱ～Ⅳ层,胞体很小,自胞体发出 7～10 个放射状树突,其中有的可分支 1～2 次,大部分分支形成一个直径为 50～100 μm 的树突野,轴突细长,自胞体或树突近端发出,立即分支,充填在整个树突野,甚至超过形成一个直径约 350 μm 的以轴突为中心的圆形区域。多见于人视皮质和躯体感觉皮质。

3) **水平细胞** (horizontal cell of Cajal):小梭形细胞,仅见于分子层,其位置与皮质表面平行。胞体向两端发出树突,走行于本层里面,树突可与马氏细胞联系。轴突较长常自树突发出,然后分为两支,在同层内行走一段距离后终止,沿途可与锥体细胞顶树突的终末分支形成突触。

4) **马氏细胞**(Martinotti cell)：除第Ⅰ层外几乎各层都有。是一种小多角形细胞,有一个局限的树突野,轴突垂直向上伸达分子层,并发出几个短的水平侧支,与邻近锥体细胞、水平细胞和篮细胞等细胞的树突形成突触。

5) **双刷细胞**(double bouquet cell)：见于人类大脑皮质,胞体卵圆形或梭形,直径为 8～14 μm,多位于第Ⅱ～Ⅳ层,树突自胞体两端发出,有的稍稍散开呈刷状,故名。有的稍许靠近呈束状,轴突发自胞体中部或下部,有的轴突垂直向上走行,有的轴突发出不久即分支,形似马尾垂直向下,两种轴突经过皮质各层时,往往与锥体细胞的顶树突平行,并与其小棘形成轴棘突触(图 9-5,6)。

6) **吊灯样细胞**(candlier cell)：这也是一种短轴突的星形细胞。于 20 世纪 70 年代才开始有报道,相继在多种哺乳动物的许多皮质区发现。吊灯样神经元一般分布于第Ⅱ、Ⅲ层,胞体梭形,大小不一((10～20)μm × (8～12)μm)。树突较细,多在胞体附近分支。轴突从胞体或树突近端发出,向下与皮质表面垂直地走行一段距离后发出一些侧支,有的侧支不再分支,有的广泛分支,这些分支斜行向下或返回至胞体水平,所有分支的最后走向,总与皮质表面垂直,其长度为 10～20 μm,沿途有 7～8 个结节状膨大,每个膨大之间相隔 1～2 μm,这种细胞由于大量的轴突终末出现在其周围,而使整个细胞状如枝形吊灯而被命名。吊灯样神经元是分泌 GABA 的抑制性神经元,其轴突终末和锥体细胞的轴突起始段形成轴轴突触,可能对锥体细胞起调节和抑制作用。

7) **多形细胞**(pleomorphic cell)：是一种变形的锥体细胞。位于第Ⅵ层,胞体和树突形状多样化,树突分布于皮质,轴突进入髓质。有人解释这种细胞是位于第Ⅴ、Ⅵ层内的锥体细胞,在受大脑沟回凹凸弯曲的影响下形成的。

8) **抓状细胞**(clutch cell)：胞体卵圆形,直径为 8～14 μm,位于第Ⅱ～Ⅳ层。发出几个短小可分支的放射状树突,轴突自胞体发出后可以分支,其终末分支主要在Ⅳ层内,向两侧伸展可达 100～300 μm,终末分支形如抓状,上有许多膨体,它与大星形细胞以及小锥体细胞形成对称型突触,抓状细胞分泌 GABA,为抑制性神经元(图 9-6)。Kisvarday 等(1985),在猴视区皮质发现,它接受来自外侧膝状体的传入纤维,两者之间形成单突触连接,可能起抑制性闸门(inhibitory gating)的作用。

2. 梭形细胞(fusiform cell)　位于Ⅲ～Ⅵ层胞体呈梭形,其长轴与皮质表面呈垂直或是呈一定角度排列。树突自胞体两端发出,分别垂直伸向皮质表面和皮质深部,轴突起自胞体下端或下端树突基部,向下直达深层,与锥体细胞形成突触。位于第Ⅵ层的梭形细胞,其轴突很长伸入髓质,组成投射纤维或联合纤维或连合纤维,这类投射神经元属 Golgi Ⅰ型。

二、大脑皮质的分层

大脑皮质从种系发生上来说,可分为:

1. 古皮质(archicortex)　又称原皮质,由海马和齿状回组成。

2. 旧皮质(plaeocorter)　由梨状叶的嗅皮质及部分海马旁回组成。两者属于异形皮质(allocortex)或异型皮质(heterotype cortex),即这类区域的皮质在发生过程中及成年期均不显示 6 层或只有 3 层。这种皮质占大脑皮质的 10%,有人将古皮质和旧皮质又统称为旧皮质。

3. 新皮质(neocortex)　又称同形皮质(isocortex)或同型皮质(homotype cortex),占大脑皮质 90%,一般均可分为 6 层。

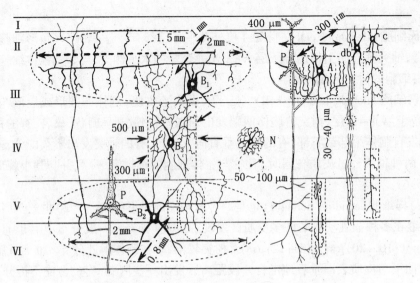

图 9-6 大脑皮质内 GABA 能神经元和锥体细胞

P 锥体细胞 　 B_1 小篮细胞 　 B_2 大篮细胞 　 B_3 柱形篮细胞
A 轴-轴细胞 　 db 双刷细胞 　 C 抓状细胞 　 N 神经胶质样细胞
其中箭头和虚线表示神经元突起的分支范围

4. 中间皮质(mesocortex) 　是指在细胞构筑上接近新皮质，但在机能上属于旧皮质的部分，如扣带回及部分海马旁回和钩。

大脑皮质典型的 6 层结构

第 I 层　分子层(molecular layer)(图 9-7)较薄，约占皮质厚度的 10%，细胞较少，以水平细胞为主，而水平纤维较多。这些纤维系由水平细胞的突起、深层马氏细胞的轴突终末、各层锥体细胞顶树突的终末以及传入纤维的终末分支组成，故又称丛状层。

第 II 层　外颗粒层(external granular layer)也很薄，主要由颗粒细胞的胞体排列密集而命名。也有些小锥体细胞的顶树突和上升的传入纤维之间所形成的广泛而又多样的突触联系。该层占皮质厚度约 9%。

第 III 层　外锥体细胞层(external pyramidal layer)又可分深、浅两个亚层，以小型(浅部)及中、大型(深部)的锥体细胞为主，其顶树突到达第 I 层，还有水平向的篮细胞和垂直向的梭形细胞。它们的轴突和树突都超出本层以外，其中深部锥体细胞的轴突往往还可以伸入髓质，作为连合纤维或联络纤维，轴突还可发出返回支，向上到达第 III 层或第 II 层。此层占皮质厚度1/3。在本层的最表面，有些有髓神经纤维组成 K-B 线(band of Kase-Bechterew)。

第 IV 层　内颗粒层(inner granular layer)主要为颗粒细胞的胞体密集组成，其胞体和突起限于本层或皮质以内，也有小锥体细胞。在视区有大星形细胞。另有丘脑来的特异传入纤维所组成的柏氏外线(external band of Baillarger)。此层在各区的厚度变化较大，如运动皮质缺乏此层，而感觉皮质和视区皮质则较发达。视区皮质还可分三个亚层。一般来说，该层占皮质厚度10%。

第 V 层　内锥体细胞层(internal pyramidal layer)又称**节细胞层**(ganglion layer)，以大型锥体细胞为主，也有小锥体细胞和非锥体细胞。在某些区域还有巨大的锥体细胞，如运动皮质的 Betz 细胞。大锥体细胞和 Betz 细胞的顶树突终止于分子层，它们的基树突也分布于本层，轴突向下进入髓质组成投射纤维和连合纤维。小锥体细胞的顶树突可以在Ⅳ层终止,部分就在本层内分支,轴突伸入髓质组成连合纤维或联络纤维。所有轴突均可发出侧支或返回支到达皮质浅层。深部横行的水平纤维组成柏氏内线(internal band of Baillarger),它是由本层细胞和其他层细胞发出的水平支以及传入的联络纤维的水平向纤维共同组成的。此层约占皮质厚度20%。

第Ⅵ层　多形层(multiform layer) 此层因含有多种类型的细胞而被命名。细胞大小不一,其中尤以梭形细胞居多,故又称梭形层,梭形细胞的排列与表面相垂直。其他还有呈三角形和卵圆形等形状的多形细胞,大、中、小锥体细胞的树突各自分别到达第Ⅰ、Ⅳ、Ⅴ层,梭形和大、中锥体细胞的轴突均可进入髓质构成投射纤维或联络纤维,有些形成短环路。本层也可分为深、浅两个亚区,上层细胞大而排列致密,下层细胞较小而疏松,以致和髓质分界难以分清,此层约占皮质总厚度的20%。

综上所述归纳两个特点,第一,第Ⅳ层主要是接受特异性丘脑传入纤维,是初级感觉区中发育好的层次。但在运动皮质中缺如。第二,锥体细胞数量最多,分布也最广泛,它们在皮质分层中的分布位置及传出纤维的终止点,可以看到它们具有共同的模式,即:① 第Ⅱ～Ⅳ层锥体细胞的顶树突到第Ⅰ层,基树突及其分支均在同层,下行轴突中部分纤维终止于皮质深层,部分继续伸出皮质,其中来自浅部细胞的轴突组成联络纤维、来自深部细胞的轴突组成连合纤维,发出少数的返回侧支到其胞体所在层(多数是第Ⅱ、Ⅲ层),发出水平侧支到第Ⅴ层组成水平丛(柏氏内线);② 第Ⅴ和第Ⅵ层的锥体细胞和梭形细胞的特殊模式是:所有第Ⅴ层锥体细胞发出的基树突到本层,顶树突到第Ⅰ层,中锥体细胞的顶树突到第Ⅳ层,小锥体细胞的树突均在同层,第Ⅵ层锥体细胞和梭形细胞的分支基本相似,树突及其分支限于本层或伸入第Ⅴ层,轴突伸出皮质,组成投射纤维,发出的水平侧支参与组成柏氏内线。其中1个或1个以上的返回侧支在上升途中均不再分支,其末梢分支可到达第Ⅱ和Ⅲ层;③ 在投射纤维中,根据发出轴突的起源细胞的深浅位置,可知第Ⅴ层表浅部细胞的下行轴突组成皮质红核束、皮质脑桥束、皮质延髓束。第Ⅴ层深部细胞的下行轴突组成皮质脊髓束。第Ⅵ层细胞发出的轴突组成皮质丘脑束。

三、大脑皮质的纤维与神经元之间的联系

在皮质细胞构筑中,有皮质神经元间构成局部回路的皮质－皮质纤维,还有垂直走行于大脑皮质内的传出与传入纤维(图9－7)。

(一) 皮质传出纤维

是以第Ⅴ和第Ⅵ层锥体细胞和梭形细胞的轴突组成的皮质下各种纤维束。

(二) 皮质传入纤维

包括特异性和非特异性两种纤维。① **特异性传入纤维**(specific afferent fiber)起源细胞位于**丘脑腹后核**(至感觉皮质)或**腹外侧核**(至运动皮质),核内神经元发出长的轴突伸入皮质,经过第Ⅵ与Ⅴ层时没有分支,直达第Ⅳ层与颗粒细胞或大星形细胞等局部回路神经元形成非对称型突触;② **非特异性传入纤维**(nonspecific efferent fiber)起源细胞,包括**丘脑中线核群、板内核群**,神经元发出的轴突上升至皮质中,其终末分支可与皮质各层建立轴树突触,但其主要生理效应表现在浅表层。最后由该处的锥体细胞直接传出或借其侧支和第Ⅴ层锥体细胞联合后传出冲动。

(三) 皮质－皮质纤维

包括联络纤维和连合纤维两种。① **联络纤维**(assosiation fiber)起自同侧皮质第Ⅲ层表浅

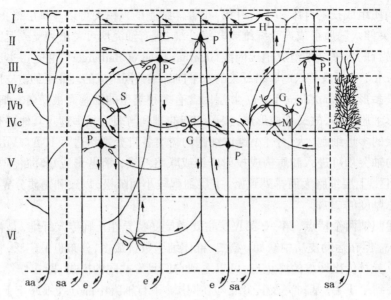

图 9-7　大脑皮质内纤维和神经元之间的联系

P 锥体细胞　S 大星形细胞　G 颗粒细胞　H 水平细胞　e 传出纤维　aa 联络或连合纤维
sa 丘脑特异性传入纤维　Ⅰ、Ⅱ、Ⅲ、Ⅳₐ、Ⅳᵦ、Ⅳ꜀、Ⅴ、Ⅵ皮质 6 层

部和部分第Ⅱ层的神经元,形成皮质-皮质纤维,其终末分支主要分布于同侧皮质第Ⅲ与Ⅳ层。② **连合纤维**(commissural fiber)起自对侧同型皮质第Ⅲ层的深部锥体细胞,发出的轴突通过胼胝体传至皮质第Ⅰ~Ⅵ层,并充填在 200~300 μm 的垂直柱中。

从皮质各种神经元与出入皮质外、内纤维联系中,可见非特异性传入纤维组成的环路比较简单,特异性和非特异性传入纤维组成的环路可简要地总结如下:

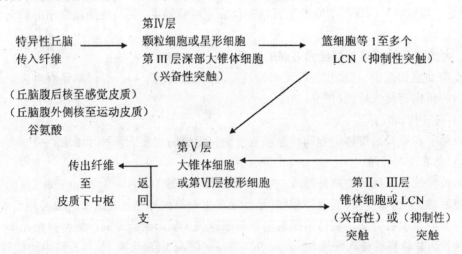

从以上环路中,可见大脑皮质将特异性和非特异性传入纤维的兴奋性冲动,经过几个 LCN,最后由于有的 LCN 是兴奋性,有的是抑制性,所以对传入的信息进行综合、调整,从而使传出神经元产生兴奋或抑制的不同效应。因此大脑皮质各层细胞与传入、传出纤维之间的联系为大脑皮质的复杂功能提供了形态学的物质基础。垂直柱就在此基础上发展形成的。它是大脑皮质结构和功能的基本单位。

（四）垂直柱

Mountcastle (1957) 将一根微电极插入清醒动物躯体感觉皮质内，在不损伤脑组织的情况下记录皮质深部单个神经元的活动，发现具有相似特性的神经元在灰质一定柱形范围内沿着放射纤维的方向集合成群，于是提出这群组织为"皮质感觉柱"，从此确立了"柱（column）"的概念。"柱"是与软膜面垂直并贯穿整个皮质厚度的一个小区。而后相继提出**垂直柱**（vertical column）、**皮质柱**（cortical column）、**功能柱**（functional column）等不同名称。并对其结构的认识也随之加深。每个柱的直径约 500 μm，其中由约 $10^3 \sim 10^4$ 个互相联系的神经元组成。柱可根据由丘脑来的特异性传入纤维及其分支在皮质终止的分布范围来确定大小，也可以其功能型式确定。如视皮质，由 Hubel 和 Weisel 提出的"朝向柱"和"眼优势柱"，即以纤维终止的大小确定柱的范围为 300 ~ 400 μm。运动皮质的运动柱是以功能形式确定其大小，其直径约 500 μm。同一运动柱内的 Betz 细胞常投射到不同的运动神经元群，同一运动柱的锥体细胞都与同一关节的运动肌群有关，因此运动柱代表的是某类运动，而不是某块肌肉。还有人指出皮质有大柱和小柱之分，大柱约 1 mm 大小，每个大柱有 2 个或几个小柱合成。垂直柱是皮质结构和功能的基本单位(图 9 - 8)。

1978 年 Szentagothai 较明确地提出：大脑皮质是具有非常相似的内在结构——**柱单位**（columnar unit）组成的一个嵌合体。除了丘脑 - 皮质垂直柱外，还有大量的**皮质 - 皮质柱**参与，这些柱是由联络纤维或连合纤维为终止的一种模式。这两种柱的大小基本相似，彼此相互重叠。其模式如图 9 - 8 所见。**丘脑皮质垂直柱**是以丘脑特异性传入纤维进入第Ⅳ层内分支的范围 200 ~ 500 μm 为柱的直径。分支终末与相接触的星形细胞的树突及其小棘形成兴奋性突触，再通过和

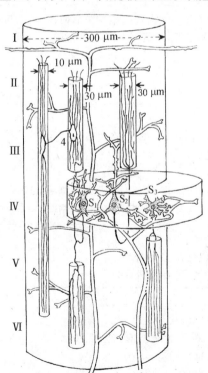

高圆柱体：示联络或连合纤维为中心，分支伸达皮质各层。

扁圆柱体：为丘脑特异性传入纤维终止第Ⅳ层的终末空间，示传入纤维终末与三种兴奋性星形神经元(S_{1-3})建立突触，以及其轴突分支的分布范围，其中 S_1 的上行纤维分支又与双刷细胞(4)建立兴奋性突触。

图中两个圆柱体的直径约为 300 μm，高度与皮质厚度相当，它们在立体空间上彼此重合

联合或连合纤维　　丘脑特异性传入纤维

图 9 - 8　皮质 - 皮质垂直柱(高圆柱体)和丘脑 - 皮质垂直柱(扁圆柱体)相互关系示意图

其他篮细胞等局部回路神经元的突触联系受到抑制，最后由第Ⅴ层的锥体细胞或第Ⅵ层梭形细胞传出，至皮质下相关单位。**皮质－皮质垂直柱**是以连合纤维传至大脑皮质的第Ⅰ~Ⅵ层，柱的范围为 200~300 μm。但表现出生理效应的是第Ⅲ与Ⅳ层或更表浅层，与其中的局部回路神经元形成突触联系，最后由第Ⅴ层锥体细胞或Ⅵ层梭形细胞传出，在这两种柱中，局部回路神经元起皮质内联络和调整信息的作用，锥体细胞接受信息并经过综合分析、调整发出信号传至皮质下区。这两种柱的大小相近，形态上相互重叠，结构和功能上彼此互补，在数量上，皮质－皮质垂直柱远远超过丘脑皮质垂直柱，足见皮质－皮质间联系在皮质信息传递活动中起着很重要的作用。

四、大脑皮质的分区和分型

大脑皮质各部分的结构并不一致，有些区域的结构差异很大。新皮质具有基本相同的 6 层结构，称为同型皮质。而古皮质和旧皮质的分层不一致，有的只分为 3 层，称为异型皮质。

（一）皮质分区

根据各部分皮质细胞的类型和排列，各层的厚度以及纤维的疏密，可把大脑皮质划分成若干区域（表 9－1）。已有不少大脑皮质区域划分的图式，各人的分法不同，少的只划分成 20 个

表 9－1　皮　质　分　区

额　叶	中央前回：4 区和 6 区后部
	额　上　回：6 区前部、8 区、9 区、10 区、12 区一部分
	额　中　回：46 区
	额　下　回：47 区、44 区（盖部）、45 区（三角部）
	眶　　　回：11 区、12 区一部分
顶　叶	中央后回：3 区（在中央沟内）、1 区（中央后回顶部）、2 区（中央后回后缘）、43 区（中央后回下部）
	顶　上　回：5 区、7 区
	缘　上　回：40 区
	角　　　回：39 区
颞　叶	颞　上　回：22 区
	颞　横　回：41 区（在深部）、42 区（在浅部）
	颞　　　极：38 区
	颞　中　回：21 区
	颞　下　回：20 区（即为半球外侧面的枕颞外侧回）、37 区
	梭　状　回：36 区（即为半球内侧面的枕颞内侧回）
枕　叶	距状沟两旁：17 区
	18 区（在 17 区外周）
	19 区（在 18 区外周）
边缘叶	扣　带　回：24 区、31 区、23 区、32 区、33 区
	胼胝体下区：25 区
	扣　带　回峡：26 区（紧贴压部）、29 区、30 区
	海马旁回钩：34 区
	海马旁回前部：28 区
	海马旁回后部：27 区
	侧　副　沟处：35 区

区，多的可达 200 个区，其中 Brodmann 把大脑皮质分为 52 区。一般认为 Brodmann 分区法比较合理，它在基础和临床方面得到广泛应用（图 9 – 9）。

（二）皮质分型

Economo（1929）根据细胞层次的发生和细胞类型与密度的不同，将大脑皮质组织结构归纳为五种基本类型（图 9 – 10），并划分出它们在大脑半球的分布（图 9 – 11）。

1. 无颗粒型（agranular type）　皮质最厚。第 Ⅱ、Ⅳ 层几乎没有颗粒细胞，而由较小的锥体细胞所替代，故与第 Ⅲ、Ⅴ 层缺乏明显的区分，也不具备典型的 6 层结构，第 Ⅴ 层锥体细胞很大，特别在中央前回有 Betz 细胞。典型代表区为中央前回运动皮质。此外边缘系统的皮质（如海马旁回钩等）也属于此型。

2. 额叶型（frontal type）　皮质也较厚，第 Ⅱ、Ⅳ 层很狭窄，不显著，但仍能分辨，第 Ⅲ、Ⅴ 层含有众多的小型和中型的锥体细胞，所以此型皮质具有 6 层，主要分布于中央前回前方的额叶皮质。

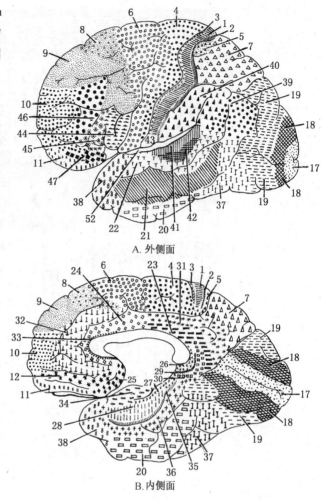

图 9 – 9　大脑皮质示 Brodmann 分区

3. 顶叶型（parietal type）　皮质较第 2 型薄，第 Ⅱ、Ⅳ 层富于颗粒细胞，排列致密而易区分，第 Ⅲ、Ⅴ 层与额叶型相比，锥体细胞稍小而少，所以具有典型 6 层结构，主要分布于顶叶和颞叶。

4. 颗粒型（granular type）　皮质较薄，第 Ⅱ 和 Ⅳ 层有大量颗粒细胞和小锥体细胞，第 Ⅳ 层常常又分亚层，第 Ⅴ 层锥体细胞相对稀少。如中央后回的感觉皮质、距状沟两侧的视皮质、听皮质以及海马旁回的背侧壁。

5. 脑极型（polar type）　皮质最薄，富于颗粒细胞，各层细胞密度较大，近额极部分，第 Ⅴ 层内有许多大锥体细胞。而在枕极处，此层锥体细胞较小。此型皮质范围局限于额极和枕极附近。

以上第 1 型与第 4 型属于异型皮质，因其基本的 6 层在成体时期不清楚。相反，第 2、3、5 型的 6 层清楚，属于同型皮质。

五、大脑皮质的化学神经解剖学

由于定量化学、细胞化学、免疫组织化学和生理学、药理学等多学科间知识和技术的相互渗透，使大脑皮质在经典的细胞层次（Nissl 法）、纤维走向（Weigert 法）、细胞类型及其微细结构（Golgi – 电镜法）的基础上，进一步阐明各类细胞所含的化学成分、含量以及神经递质等，从

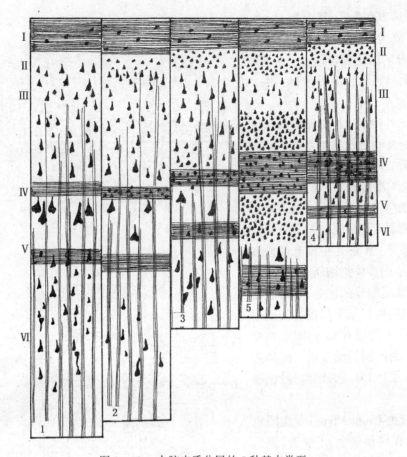

图 9-10　大脑皮质分层的 5 种基本类型

1. 无颗粒型　2. 额叶型　3. 顶叶型　4. 颗粒型　5. 脑极型

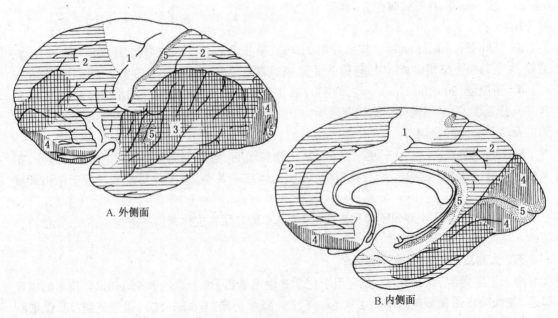

A. 外侧面

B. 内侧面

图 9-11　大脑皮质 5 种基本类型分布图

而建立了大脑皮质的化学解剖。简介如下:

1. 核糖核酸(核糖体)、**细胞色素氧化酶和镁离子激活的腺苷三磷酸酶**(线粒体)、**组织蛋白酶D**(溶酶体)　在新皮质第Ⅰ～Ⅳ层含量最高,第Ⅴ层开始下降,至白质降至最低水平。神经元胞体和近端树突是富含核糖体、线粒体和溶酶体的主要部位,这些化学物质的分布正与神经元胞体在皮质的位置相一致。

2. 总脑苷脂　以总脑苷脂表示髓鞘中髓磷脂的含量,Ⅱ～Ⅲ层含量低,自第Ⅳ～Ⅵ层逐渐提高,白质中最高,但在邻接第Ⅱ与Ⅲ层、第Ⅳ与Ⅵ层、第Ⅴ与Ⅵ层的交界处也特别高,这种表现模式不仅是同皮质内有髓纤维传入与传出的轴突数呈平行,也与K－B线以及柏氏内、外线相当。

3. 氨基酸　**谷氨酸和天冬氨酸**是中枢神经系统中两种主要的神经递质,也是新皮质大部分投射神经元的神经递质,由其形成皮质脊髓束、皮质纹体束、皮质丘脑束和皮质脑桥束。谷氨酸能突触都是非对称型的,它们大部分是在树突干和小棘上接触。锥体细胞的轴突侧支似乎也是皮质谷氨酸能系统的一部分,谷氨酸在突触水平的活动是通过 NMDA(N-methy-D-aspartate),kainate, AMPA(a-amino-3hydroxy-5methyl-4 isoxazole propionic acid) 等受体,其中 kainate 受体在第Ⅴ～Ⅵ层中最密,而 NMDA 和 AMPA 受体在第Ⅰ和第Ⅲ层最多。以上结果反映了这些受体的分布在新皮质中是不同的。

锥体细胞是新皮质所有兴奋性神经元类型中的总开关,所有皮质的输出通过锥体细胞中介,按此来说,内在的皮质活动意味着能够调节锥体细胞的活动。谷氨酸/天冬氨酸兴奋性输入到锥体细胞可分为内在的传入和外在的传入两种:前者指从另外的锥体细胞返回侧支和兴奋性局部回路神经元发出的纤维;后者指来自丘脑和其他皮质区的纤维传入。锥体细胞发出的垂直支和水平支都是兴奋性的,在此,正好又和以 GABA 为神经递质(抑制性)的局部回路神经元的垂直支、水平支相平行,引起相互的作用。返回侧支的主要终止位置之一是第Ⅲ和Ⅴ层另外的锥体细胞的树突小棘上,而这两层也是皮质的两个输出层,其返回垂直支在局部兴奋性传出途径中起加强作用,其返回水平支在"皮质柱"活动中起汇集作用。

4. γ－氨基丁酸　γ－氨基丁酸(GABA)是 LCN 的抑制性递质,这些神经元称为 GABA 能神经元,其特点是:① 树突形成垂直的或水平的分支;② 它们与锥体细胞的胞体以及树突形成广泛的突触(对称型),它们对锥体细胞任何来源的兴奋性输出均可起抑制性作用。它们还含Ca－结合蛋白、小清蛋白(parvalbumin)以及胆囊收缩素(CCK)、血管活性肠肽(VIP)、生长抑素、神经肽Y、P物质和促肾上腺皮质激素释放因子。新皮质的 GABA 活动是受 GABA$_a$ 和GABA$_b$ 两种受体中介。

5. 神经活性肽　中枢皮质的肽包括胆囊收缩素、血管活性肠肽、神经肽Y、生长抑素、P物质和促肾上腺皮质激素释放因子。这些肽的大部分均和 GABA 共存,在皮质 LCN 中,神经活性肽被推断为兴奋性氨基酸、GABA 和(或)单胺类效应的调制者,含神经肽Y和VIP的神经元在大脑皮质中起控制局部代谢和血流的作用。其中 VIP 是血管舒张药,神经肽Y是血管收缩药。

6. 单胺类　大脑皮质的**单胺能神经纤维**有去甲肾上腺素能、5－羟色胺能和多巴胺能三种。这些单胺能投射都和胆碱能投射在一起。三种单胺能神经元共同组成一个很重要的丘脑外在的传入系统,并推定它们在丘脑有专一的突触可直接到大脑皮质。

(1) **去甲肾上腺素能神经的分布**　起自蓝斑神经元的轴突分支进入大脑皮质很多区的皮质各层,在各层的纤维走向自浅及深是由水平面逐渐移行为纵行。去甲肾上腺素能神经在大脑

皮质内有 α 和 β 两种受体,它们通过突触后 α 受体促进皮质内的兴奋性递质 ACh 的传递,通过突触后 β 受体可提高抑制性递质 GABA 的合成。电生理研究指出,去甲肾上腺素能提高引起和自发活动如"增强对噪音信号特性的皮质神经元"有关的活动。

(2) **5 - 羟色胺能神经的分布**　以灵长类初级视皮质的研究表明,5 - 羟色胺能神经起自背侧和内侧中缝核,分布于第 Ⅳ 层(丘脑皮质传入的初级接受区)特别致密,有两种纤维:其一细小弯曲有小膨体;其二粗大有豆状膨体。在初级视皮质内,5 - 羟色胺能终末主要和锥体细胞以及非锥体细胞的远端树突形成突触联系,使这两种神经元在促进时空分析方面起调整作用。

(3) **多巴胺能神经的分布**　多巴胺能神经起自中脑黑质和被盖腹侧区、用 TH 抗血清免疫组织化学法标记猴大脑多巴胺能神经分布,发现 TH 阳性纤维在初级运动皮质最密,到躯体感觉区阳性减少,在顶叶尾端和颞叶皮质阳性再度增加,至初级视皮质密度最低,皮质各层中阳性纤维在第 Ⅰ、Ⅱ层、第 Ⅲ 层浅层和第 Ⅴ ~ Ⅵ 层最多,第 Ⅳ 层最少。多巴胺是锥体系统中的主要递质,多巴胺在运动皮质以及第 Ⅴ 和第 Ⅵ 层最多的结果,说明多巴胺调节躯体运动。多巴胺在中脑到大脑皮质和中枢到边缘叶的环路中,积极参与调节精神和情绪活动。

7. 乙酰胆碱能神经的分布　在免疫组织化学中可用乙酰胆碱酯酶 (acetylcholinesterase, AChE)和胆碱乙酰转移酶(choline acetyltransferase, ChAT)来表达乙酰胆碱(acetylcholine, ACh)作标记。灵长类大脑皮质 ACh 能神经束自基底前脑的大细胞核团,包括斜角带核、大细胞基底核和内侧隔核。起自后者的 ChAT 神经元是投射到海马结构。ChAT 能纤维像去甲肾上腺素能、5 - 羟色胺能纤维一样分布于整个大脑皮质,并且显示出其特殊的模式,即皮质最密,初级躯体感觉区和运动皮质次之,联合皮质很少。ACh 纤维在皮质各层的分布,以初级感觉区(视和听区)为例,第 Ⅰ、Ⅳ 层最密,第 Ⅱ 与 Ⅲ 层次之,第 Ⅴ 与 Ⅵ 层显得稀疏。从初级感觉区的层次模式中,推测胆碱能神经元调整同层的活动或是调整直接接受丘脑输入的相同神经元的活动。大脑皮质的 ACh 受体主要是 M_1 和 M_2 两种,它们在不同皮质区的分布基本是一致的,在最密的第 Ⅳ 层中 M_1 结合最密,M_2 在深层比浅层密。免疫组化表达受体结合的位置是第 Ⅱ、Ⅲ 和 Ⅴ 层锥体细胞的胞体及其树突上。从受体的数据推测,锥体细胞是乙酰胆碱能纤维的靶细胞。电生理记录,乙酰胆碱对皮质的兴奋作用主要通过 M 受体,特别是第 Ⅲ 层以下的锥体细胞。有报道认为皮质浅层的乙酰胆碱是抑制性的。大脑皮质内乙酰胆碱的作用与学习和记忆有关。有研究报道 Alzheimer 病患者的大脑皮质和海马内乙酰胆碱酯酶和胆碱乙酰转移酶减少 60% ~ 90%,基底核丧失乙酰胆碱能神经元 75% ~ 95%,导致患者的记忆和认识能力严重毁损。必须认识胆碱能功能失调只是这种疾患的一种表现,伴随而来的还有一些神经递质和神经调质——特别是去甲肾上腺素、5 - 羟色胺、生长抑素和神经肽 Y 也同样耗尽。

六、大脑皮质的功能

大脑皮质的功能是随着种族的进化而渐趋复杂,人的大脑皮质功能除了管理感觉和运动以外,还有学习、记忆、思维和意识的作用。在生理学上解释"学习"是"神经系统储存记忆的能力"。记忆是指至少一个或反复多次能够回想起某种思维的能力。而思维、意识和记忆又是和学习密切联系。Guyton(1977) 曾用神经活动简述思维的定义是:一个思维可能是由于神经系统的不同部分可能包括主要的大脑皮质以及丘脑、嗅脑和头端脑干网状结构等发生瞬间"型式"的刺激所形成。大脑皮质可能是决定精细性质的思维过程,而嗅脑、丘脑和脑干网状结构则可能是决定粗糙性质的思维过程。还指出记忆机制必定和思维机制具有同样的复杂性。从记忆过程来说,是指从脑中形成初级感觉信息开始,一直到脑中有着深刻的记忆痕迹的活动过程。也就是说将感觉信息予以储存,并不断地使储存的信息随时被应用,从而使记忆痕迹得以加强。长期记忆不是依靠神经系统的持续性活动来实现。因通过缺血、普通麻醉或其他手段使脑完全丧失活动,但是一旦当脑再一次重新开始活动时,原来储存的记忆可以重现。因此认为长期记忆必定是由于突触前终末产生了某种物理或化学的变化所造成的。这从电镜对长期受强刺激的突触前终末产生变化的事实已广泛地使神经生理学家相信和接受,即脑中记忆的固定是由于突触本身的物理学变化所引起。这些变化可能是突触前终末的数目与大小,也可能是树突的大小和传导性,或许是它们的化学组成等几方面的因素。此外,还认为突触后神经元的兴奋性也可能产生持久的变化,这些物理变化可引起突触易化程度的持久或半持久性的增高,从而使得信息更容易通过突触,而且记忆痕迹被用的次数愈多,就愈容易通过。有人还从递质的角度提出乙酰胆碱在学习和记忆中起主要作用。认为:在学习技能过程中,信息不断的传到该神经元,使之不断释放乙酰胆碱,如此反复作用,信息得以储存。由此可见,信息的建立和储存也就是突触产生兴奋和传递的活动过程,这样,遇到相同的信息时,就很容易通过突触并使之产生变化,即储存相同的信息,这也就是记忆建立的过程。据有人估计,一个人一生中可储存1千万亿信息单位。能储存这么多信息的物质基础是什么? 这就提出了RNA在记忆中的假定作用。由于发现DNA和RNA是控制生殖过程的密码,而生殖本身就是一种由这一代传到下一代的记忆,再加上这种物质一旦在细胞内形成,便将持续存在细胞的整个生命过程中,从而引出核酸可能与神经元的记忆变化有关的理论。有关的实验:① 训练小鼠在一根铁丝上掌握平衡技巧,待其熟练后,立即杀死,分析前庭神经外侧核神经元中RNA的含量,比在通常生活下的一般小鼠提高12%;② 已知嘌呤霉素能干扰RNA形成蛋白质的过程。有人给已学会走迷宫的小鼠注射嘌呤霉素后,发现小鼠立即不会走迷宫了。分析小鼠,发现虽然仍有RNA,但已不能形成特殊的蛋白质,所以认为担负学习所得“记忆”的是这种特殊蛋白质。这种特殊蛋白质正是小鼠在学习过程中不断产生“新的RNA”的指导下合成的,嘌呤霉素干扰了新的RNA的形成,从而阻碍特殊蛋白质的形成。因此,目前解释长期记忆的最可能理论是:在突触前终末或突触后神经元发生了某种具体的物理或化学变化,这些变化能够使突触的冲动传递发生持久的易化作用。如果在一个设想环路模式中,所有突触都发生了这种易化作用,则该环路就可以被新进入的相同信息再一次引起兴奋,从而产生记忆。整个的易化环路被称为记忆痕迹。

(谷华运　周国民)

第三节　大脑皮质的功能定位

100多年以来,临床病理研究和动物实验已经提出大脑皮质的不同区域具有功能特异性差异。例如有几个主要**感觉区**,如躯体感觉区、视区和听区以及味觉区和前庭区,还有被电刺激诱出骨骼肌收缩反应的几个**运动区**,和余下的属于新皮质的**联络区**,它们可能与感觉区有密切联系,或在行为和智力更复杂水平上产生某种影响。

低等哺乳类动物的皮质功能定位各代表区都比较分散,缺少明确界限,感觉与运动皮质浑然不分,感觉与运动区也有很大重叠。随着动物进化,高等哺乳类动物感觉与运动区逐渐集中并精确分化,出现该投射区的中心区和周边区,更发展为各代表区之间的联络区,在人脑尤为显著。皮质功能定位存在是客观事实，但是，大脑皮质在结构和功能上都不是均一的，故功能定位存在着相对恒定性，皮质内神经冲动复杂联系也不是固有的，有其相互影响和整体活动，因此，皮质功能定位还存在着相对灵活性。

皮质定位概念的发展

首先应当指出皮质功能定位来自于临床的观察。Broca(1861) 解剖检查了语言缺陷患者（运动性失语症 motor aphasia)的脑，发现损伤在额下回，故该部被称为 Broca 运动性语言区。在临床病理研究基础上，Jackson(1864) 确定局限性癫痫（现称为 Jackson 癫痫）是由于中央前回局灶性刺激所引起。这一发现使人们注意到中央前回是运动区的可能性，然后实验学家 Fritsch 和 Hitzig(1870) 在狗内，Ferrier(1875)、Horsley 和 Beevor(1894) 以及 Sherrington 和 Grunbum (1901)等学者在猴和黑猩猩内，证实该部位在弱电刺激下能诱发出运动反应。

对感觉区的调查证实也有某些相似的历史。在 1870 年 Gudden 证实了切除年幼动物的眼，妨碍枕叶的完全发育。Ferrier(1873) 发现当刺激颞叶的特定部位，动物的耳朵将会竖起，并引起动物对声音的正常反应，该部位包含了听区。Dusser de Berenne(1916)同样证实，敷用士的宁到猴的中央后回某个小区域，可导致在一处或另一处的皮肤瘙痒，利用这一技术可绘制出猴的感觉皮质图。在第一次世界大战中获得的脑外伤病人头部的详细资料，极大地增加了人们对大脑皮质功能的认识。

著名神经外科医师 Cushing、Foerster 以及 Penfield 等进行了从灵长目到人脑的研究。在神经外科某些手术中，鉴别运动区、感觉区或在该区内的特定部位是相当重要的。鉴别感觉区需在局麻下病人意识清醒时作手术，在这种情况下，电刺激脑部可提供有关大脑皮质功能定位的重要信息。

为了学习方便起见，现将新皮质的描述分为两个主要部分：① **顶、枕和颞叶皮质**；② **额叶皮质**。简而言之，前者与接受感觉和阐明概念有关，后者与运动反应、判断、预见以及与行为相联系的情绪有关。由于大脑皮质的复杂性，功能区的描述和术语使用，各个作者极不相同，特别是确定位于感觉区附近的联络皮质以及通过电刺激诱发出运动反应的区域存在着差别。

一、顶、枕和颞叶皮质

（一）感觉区（sensory areas）

1. 躯体感觉区（somesthetic area）或**初级躯体感觉区**（primary somatic sensory area） 由中央后回和内侧面上中央旁小叶后部组成（图 9－12），相当于 Brodmann 3、1、2 区。3 区是中心区多在中央沟后壁内，是颗粒性异型皮质。1、2 区是周边区，属同型皮质，较 3 区稍厚。通过躯体感觉区刺激可诱发出运动反应，同样，刺激中央前回运动区也可诱发出感觉反应，这可能是由于两区之间的联系和功能有某种重叠，所以它们亦可被认为是围绕中央沟的**感觉运动带**(sensorimotor strip)（图 9－12）。

背侧丘脑的腹后核是躯体感觉区传入纤维的主要来源，这些纤维的大部分终止于此区。皮肤感觉纤维优先终止在该区前部，深部感觉纤维则终止于后部。该代表区在皮质上分布呈倒置的躯体定位方式，并代表人体的对侧半，躯体感觉区的最腹侧部分代表咽、舌和下颌，随后为面、手、臂、躯干和大腿，余下的小腿和会阴区则在半球内侧面躯体感觉区延续部分上，即中央旁小叶后部。对于人体特定部位皮质区的大小分布主要取决于该部功能重要性和敏感性，所以，面区尤其唇就相对较大，手特别是拇指和食指占据较大的区域（图 9－13）。对于触觉，除主要为对侧代表区外，尚有某些同侧面部代表区。切除中央后回，引起对侧躯体感觉障碍，起初各

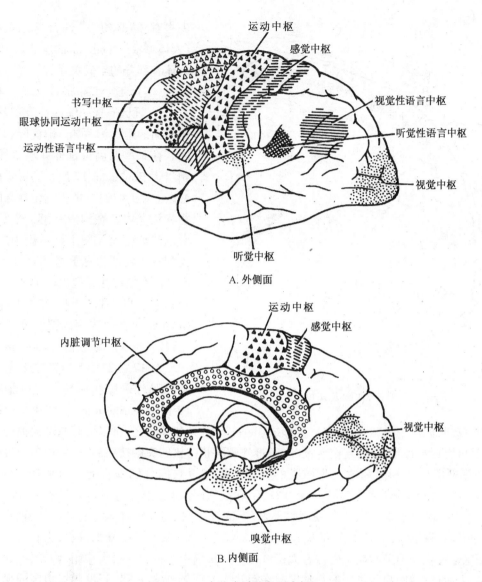

图 9 - 12　大脑皮质的主要中枢(A, B)

种感觉都消失,但痛觉很快恢复,恢复较少则是轻触觉和辨别触觉。

2. 次级躯体感觉区(secondary somatic sensory area)　次级躯体感觉区的存在已在灵长类,包括人类也被证实,这个小区位于初级躯体感觉区和运动区的腹侧,可延伸到顶叶岛盖上面,在电刺激下,在猴显示有一个完整的包括面部代表区的身体。

3. 躯体感觉联络皮质(somesthetic association cortex)　主要位于半球外侧面的顶上小叶和内侧面的楔前叶。该区大部分与 Brodmann 5、7 区相一致(图 9 - 9)。该联络皮质接受来自躯体感觉区的纤维,并与背侧丘脑外侧核群的背侧核团相互联系。有关普通感觉以及触觉和视觉的资料被整合,使人能认识、记忆物体的大小形状、纹理质地以及轻重等实物感。当此部联络皮质损伤时,引起**失认症**(agnosia)。患者不能认识常见的物体(例如不识粉笔,只见白色圆柱体)、不能辨别物体纹理质地、轻重等。如闭眼时,不能认识握在手中的一把剪刀,它不能相互联系物体表面的结构、形状、大小和重量,或把感觉与以往的经验相比较。患者可出现立体感觉丧失包括

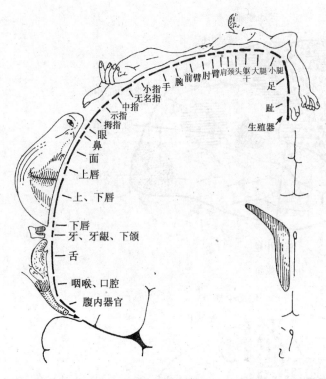

失去对"人体组合"(body scheme)或"人体形象"(body image)的认识(即人体各部分的空间关系)。

(二)视觉(vision)

1. 视区(visual area) 围绕枕叶内侧面的距状沟两侧,即楔叶和舌回内,在某些脑尚可延伸并超过枕极,相当于 Brodmann 17 区,为视觉的中心区(图9-12)。由于它位在深陷的距状沟壁内,在沟内有第二个皱褶,所以该区范围比图上显示更为广大。视觉皮质较别的皮质薄,仅为1.5 mm厚,它为颗粒性异型皮质(图9-10,11)。因17区皮质中含有明显的Gennari线,此线用肉眼观察相当清楚,故该区又称**纹状区**(striate area)。

至17区的传入纤维主要来自背侧丘脑外侧膝状体核,经过膝距束(geniculocarine tract)。该束部分纤维

图9-13 躯体感觉皮质定位示意图

向前通过颞叶髓质中央,然后转向后方形成 Meyer's 祥,到达纹状区。所以引起视野缺损的大脑损伤,有可能远离视觉皮质,定位于颞叶。经过外侧膝状体核的突触接替后,一侧视皮质接受来自同侧视网膜的颞侧半和对侧视网膜的鼻侧半纤维,它们分别垂直地经过**黄斑**(macula lutea)。因此,视野左侧半投射至右侧半球视区。在纹状区内有立体模式,下部视网膜象限(上部视野)投射至距状沟的下壁,上部视网膜象限(下部视野)投射至距状沟的上壁;另一种模式是与中心和周边视觉有关,17区后部代表黄斑,因黄斑含有密集的视锥细胞,故与它有关连的神经节细胞轴突在视神经和视束内占有大量纤维,对辨别中心视力起很大作用(参阅视觉传导道)。如上所述,视网膜黄斑区的视觉皮质在距状沟的后部,靠近枕极,视网膜周边区的视觉皮质位于距状沟的前部。

视觉皮质的损伤引起对侧视野的偏盲,它的大小和定位取决于损伤的位置和范围。但枕叶的单侧损伤,其中心视力在视野检查上可能完整无损(例如由大脑后动脉血栓引起的梗塞),这一临床结果被称为**黄斑回避现象**(macular sparing),一种可能的解释认为随着大脑后动脉的闭塞,来自大脑中动脉分支的侧支循环,部分地维持与中心视力有关的17区血供,也有认为黄斑回避现象,可能是在检查中心视野时,病人轻度移动固定点引起的人为现象。

2. 视觉联络皮质(visual association cortex) 在半球内、外侧面上围绕视区,相当于Brodmann18和19区(图9-9,12)。这些区域接受来自17区纤维,还与其他皮质区和丘脑枕有交互联系。联络皮质的作用包括视觉的许多复杂功能,现在与过去视觉经验的联系,认识见到的东西以及鉴别它的意义等。因此,涉及18和19区的实质性损伤,可导致视觉失认症,不能认识对侧视野的物体。

皮质顶盖纤维联系中脑上丘与顶盖前区,依次通过中脑Cajal间位核或脑干网状结构,发出纤

维至动眼、滑车和展神经核相联系。这是起自视网膜对视觉刺激作出反应的自主扫描运动的部分反射通路。皮质顶盖纤维随之与供应眼肌的核团联系,可在注视近物的会聚调节反应中发挥其作用。

（三）听觉(hearing)

1. 听区(auditory area or acoustic area)　是隐藏的,因它在外侧沟的底(图 9 - 9,12),位于颞上回表面几条横行小回,称**颞横回**。前部称**颞横前回**(Heschl's 回),是听区的明显标志区,中心区相当 Brodmann 41 区。41 区是颗粒性异型皮质;颞横前回后方隆起的周边区是 42 区,42 区是同型皮质,可能部分地起着听觉联络皮质的作用。

背侧丘脑内侧膝状体核是终止于听觉皮质的主要纤维来源,这些纤维组成髓质中央的听辐射。听区具有与声音音频有关的局部定位,低频冲动在该区前外侧部,高频冲动在后内侧部。尽管内侧膝状体核主要起自对侧 Corti 器的信息,但也有来自同侧耳的冲动。听区的单侧损伤可引起双耳听觉敏感度减少,但对侧听觉丧失更大。由于听觉为双侧投射到皮质,故听觉损害仍然是轻微的。

2. 听觉联络皮质(auditory association cortex)　包括占据听区后方外侧沟底的**颞平面**(planum temporale)以及在颞上回外侧面上 Brodmann 22 区后部(图 9 - 9,12)。这些局部皮质又称为 **Wernicke 区**,它们在语言功能中具有重要作用。

（四）味觉(taste)和 嗅觉(olfactory sense)

味觉区(taste area or gustatory area)位于外侧沟的背侧壁内,扩大到脑岛上面皮质,相当于 Brodmann 43 区(图 9 - 9)。这一定位与次级躯体感觉区相似,它的位置近舌和咽部的普通感觉皮质区。来自味蕾的神经冲动到达脑干味觉核,即孤束核的吻侧部。自味觉核发出的纤维越过中线,近内侧丘系和三叉丘系上升。它们终止于背侧丘脑腹后内侧核,并通过丘脑皮质纤维投射来完成这一味觉通路。

嗅觉区(olfactory area)位于旧皮质的前梨区皮质(详见边缘系统的嗅觉传导路)。

（五）前庭区(vestibular area)

前庭区(vestibular area)定位不明,最好的证据来自猴的实验,猴的前庭代表区在中央后回后份邻近 2 区与 5 区交界处。人脑前庭区以前认为位于颞上回听觉联络皮质前方的 22 区,这是根据电刺激颞叶时,颞叶癫痫先兆感觉发生眩晕的偶然报告得出的。另有报道前庭区位于次级躯体感觉区(详见传导路章)。

（六）联络皮质(association cortex)

在区别邻近感觉区的联络皮质后,其余的联络皮质存在于顶下小叶和颞叶后部。在顶、枕和颞叶内（与额叶联络皮质一起）广泛区域的联络皮质对人脑的许多独特的性质和电位起作用。几年内印象或记忆痕迹被保留,这可能是形成智力水平的学习基础。皮质的复杂神经回路,允许记忆痕迹的融合,形成观念和概念以及抽象的思考。颞叶前部显示出与脑功能最高级水平有关的特殊功能,被称为**心理皮质**(psychic cortex)。在神志清醒的病人中,该部的电刺激可诱发回忆见过的物体、听过的音乐或近期或远期的其他经历。患有颞叶肿瘤的病人,可有听或视幻觉,有时产生回忆较早期的经历。

二、额叶皮质

额叶新皮质在运动活动、判断和预见以及决定某种情绪或感觉情调中具有特殊的作用。

（一）运动区(motor area)

1. 运动区或**初级运动区**(motor area or primary motor area)　是根据组织学和电刺激诱出

的运动反应来确定。该区位在中央前回，包括中央沟前壁，半球内侧面上中央旁小叶前部（图9-9,12），相当于 Brodmann 4 区，厚 4.5 mm，具有无颗粒型异型皮质的组织学特征，该区 Betz 巨锥体细胞位在节细胞层或 V 层内。

至 4 区的冲动主要来源有 6 区运动前区皮质、躯体感觉皮质和背侧丘脑腹前核和腹外侧核。虽然 4 区有纤维至锥体外系通路，但特别重要的传出纤维包含在锥体系中（皮质核束和皮质脊髓束）。在锥体系中起自 4 区约占 40%，其余纤维起自额叶 6 区和顶叶（包括躯体感觉区）。

每侧大脑半球 4 区 Betz 细胞有 34 000 个左右，发出纤维至皮质脊髓束，并与束内厚髓鞘纤维（直径约 10 μm）相关。

皮质运动区电刺激诱发的肌收缩主要为人体对侧，所以骨骼肌的皮质控制主要在对侧，但人体多数头部肌和中轴肌则为同侧控制。皮质运动区的人体代表区也是颠倒的，与躯体感觉区皮质代表区模式相似。自下而上为咽、喉、舌和面部，头部肌占整个 4 区的 1/3，随后为颈肌，一个大区则为手肌，这与手的灵活运动相一致。继而为臂、肩、躯干和大腿部。在半球内侧面为小腿、足、肛门以及膀胱括约肌（图 9-14）。

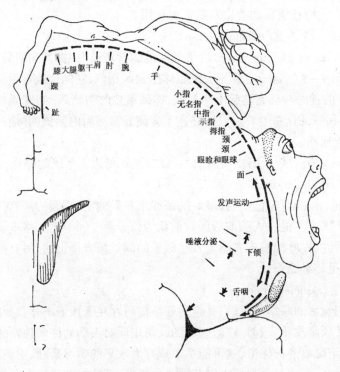

图 9-14　躯体运动皮质定位示意图

4 区的破坏性损伤可导致身体损害部分的肌肉瘫痪，累及的肌群出现弛缓性瘫痪；随着损伤扩散到 4 区以外的运动前区或阻断髓质中央运动投射纤维（包括锥体外系）或内囊损伤，则出现随意运动痉挛性瘫痪的特征。随着时间推移有相当大的恢复，遗留的缺陷最为明显是四肢远端运动减弱。对 4 区损伤的推断是在灵长类动物实验和在人癫痫治疗过程中切除 4 区后个别病例上获得的。

2. 次级运动区和补充运动区（secondary and supplementary motor area）　是通过灵长类包

括人类的皮质刺激被认识。**次级运动区**在外侧沟的背侧壁内，**感觉运动带**(sensorimotor strip)的腹侧，与次级躯体感觉区相重叠。**补充运动区**是在半球内侧面中央旁小叶的前方。在该两区内，通过电刺激可诱出人体不同部位的肌肉收缩，它们发出的纤维也加入锥体束。

（二）运动前区(premotor area)

1. 运动前区　相当于 Brodmann 6 区，位于半球外侧面和内侧面上运动区的前方。6 区的细胞构筑，除 Betz 细胞缺如外，类似 4 区构筑。运动前区除与其他皮质区联系外，还接受来自背侧丘脑腹前核和腹外侧核的纤维(图 9 - 9,12)。

6 区的刺激使肌肉收缩，它需要比 4 区更强的刺激。通过刺激 6 区前部或运动前区的任何部分(假如已与运动区分离)诱出的运动有特征性和方向性。这些运动包括转头、弯曲躯干，或四肢大幅度运动等。这些观察表明，运动前区的功能部分是通过运动区和通过独立的运动投射纤维(锥体系和锥体外系)来传递。

6 区可能与复杂的、连续性学习运动有关，**失用症** (apraxia) 是由于大脑皮质损伤的结果，尽管无随意运动瘫痪，但具有执行学习运动减弱的特征。失用症的一种伴有运动前区的损伤，可见于额中回后部(6 区)肿瘤病人，其症状是不能完成技巧性动作如穿针线或打字等。

2. 头眼协同运动中枢　位于额中回后部，相当于 Brodmann 8、6 区下部，管理两眼向同侧凝视，即两眼同时向一侧转动(眼的随意扫视运动)。由于此区与头部的运动区相邻，刺激该区可出现头和双眼转向对侧，如破坏此区，则头和双眼转向患侧。

（三）额前皮质(prefrontal cortex)

额叶皮质的广大区域列入联络皮质，刺激该区时未能诱发运动反应，它占额叶大部分和眶回，相当于 Brodmann 9、10、11 和 12 区，在灵长类，特别在人类额前区有良好发育，通过髓质中央的纤维束与顶、枕和颞叶有广泛的往返纤维联系，这样达到现时的感觉经验和过去的经验信息储存。它还与背侧丘脑的内侧背核有交互联系形成一个系统，在过去经验的基础上，对目前的处境，决定情感反应。额前皮质也与控制行为和才能以及判断和远见有关。此区受损常产生额叶性精神障碍症状，主要表现为情感减退，智力迟钝，判断力差，近期记忆丧失，人格衰退和不知羞耻等(图 9 - 9)。

三、语言区

使用语言是人类特有的技能，需要大脑皮质联络区内特殊的神经机制，语言区可通过对与语言有关的皮质区病人血管阻塞的研究中被确定，最可靠的信息是来自对患有语言缺损病人的长期研究，以及病人脑的尸体解剖检查。两个特别重要的语言区已被证实。一个是在颞叶和顶叶与感觉性语言有关；一个是在额叶与运动性语言(说话)有关。语言区多位于左侧半球(少数除外)，因此，该半球常被称为**优势半球**(dominant hemisphere)(图 9 - 12)。

1. 听感觉性语言中枢　位于颞上回 22 区后部听觉联络皮质或 Wernicke 区。儿童学习语言首先是通过听别人的谈话，稍晚学习读和写，这可能因为 Wernicke 区在语言感觉方面具有特殊作用。它接受来自感觉区的有关语言资料，综合这些资料使其成为语言感觉的整体。如此区受损，患者听觉虽正常，但听不懂别人讲话的意思。在理解语言、命名物体和检查者重复讲解句子方面均存在缺陷。由于阅读和写字都是在听懂语言以后获得的，所以**听感觉性失语症**(Wernicke's aphasia)常伴有阅读和书写障碍。

2. 视感觉性语言中枢(阅读中枢)　位于顶叶角回即 39 区，近枕叶视觉中枢，因为阅读要依赖视觉。此区受损时，视觉无障碍，但患者丧失阅读能力，不能理解曾已认识的文字意义，临床上称为**失读症**(alexia)。

3. 运动性语言中枢(motor speech area or Broca area) 占据额下回的岛盖和三角部后份，相当于 44 和 45 区后份。此区邻近中央前回下部的唇、舌和咽喉肌的运动代表区，因为语言运动（说话）时需要这些肌的配合。如优势半球的 Broca 区受损，临床称为**运动性失语症**(motor aphasia or Broca aphasia)。患者与发音有关的唇、舌、咽喉肌并不瘫痪，但却丧失了说话能力。虽能很好地理解语言，但有说话含糊不清、失真的讲话特征。

4. 书写中枢 位于额中回的后部相当于 8、6 区，在头眼协同运动中枢的后上方，紧靠中央前回管理手肌运动的代表区。书写时头眼要随写字而移动，而写字又必须使用上肢，特别是手的配合。如此区受损，则产生**失写症**。失写症患者虽无肌瘫痪，但不能运用书写技巧性动作。

四、大脑优势半球

记忆痕迹在一侧半球的建立是通过胼胝体传递到另一侧半球的皮质（例如涉及左手的某部分活动结果反映在右半球）。因此，对某个人以往经历来说，具有双侧皮质记忆模式。但这并不适合于语言，因为在右利手人(right-handed persons)和部分左利手人来说，语言是左半球的一种功能。"说话"半球与"非说话"半球相比较被认为具有优势。因此，左侧半球损伤时语言功能丧失，远比右侧半球损伤更为严重。对于极少数人，右半球是优势半球，这种相反情况也确实存在。

决定大脑优势半球和用手的因素，目前不详。虽然在某种程度上与遗传有关。有报告指出颞上回背侧听区后方的颞平面（构成 Wernicke 区的大部分），约 65% 脑中，左半球较右半球大，仅 11% 脑右侧较大。这是有关语言优势在大脑不对称现象中的反映例证。人类大脑皮质的构造及功能相当复杂，左、右大脑半球上的构造有不对称(asymmetrical)的现象。我们研究组曾用 Golgi 银浸染法结合图像分析，计数了人脑 Broca 区和右侧对应区以及左、右侧颞平面锥体细胞基树突的各级分支和长度，研究结果表明，左侧的分支数与总长度比右侧数目大，且具有统计学的意义，这从细胞学构筑上证实优势半球锥体细胞形态的不对称性。非优势半球在某些非语言功能上仍占有优势，如感知非语言信息、音乐、图形和时空概念以及对立体或空间感觉活动发挥作用。例如对发作性癫痫以切断胼胝体作为治疗措施的病人研究中，随着连合部切开术，这些病人在绘图和搭积木时，使用左手比使用右手结果更好。因此，即使被称为非优势半球的右侧半球，在执行这种活动时却具有更好的效果。另有报告指出，音乐的功能区亦位于右侧半球。由此可知，左、右大脑半球各具优势，它们相互协调、配合完成各种高级神经活动。

（刘才栋）

第四节 大脑半球的内部构造

大脑两半球皮质的深部为白质纤维叫**髓质**(medullary substance)。在髓质中，位于半球底部的一些灰质团块，总称**基底核**(basal nuclei)。半球的内腔，即侧脑室(lateral ventricle)。

基底核的形态位置和侧脑室的毗邻关系，以及诸弓形结构（侧脑室、脉络丛、尾状核等）的由来，都与皮质发育有关。因此成体的形态必须追溯到个体发育。

一、基底核的形态与位置

基底核包含尾状核、豆状核（壳和苍白球）、屏状核、杏仁体。杏仁体在功能上与边缘系统有关(见边缘系统章)。由于黑质与底丘脑核在纤维联系和功能与疾病发生上与纹状体密切相关，故生理学和临床医生将这两个结构亦归属于基底核(又称基底神经节)。根据形态位置与发生本书分别在中脑与间脑章节中叙述。

壳(putamen)与**苍白球**(globus pallidus)合在一起，在外形上近似双凸透镜，故称**豆状核**(lentiform nucleus)。豆状核位于脑岛的深部，丘脑的外侧。壳的前端腹侧与**前穿质**相接。在水平切面上，豆状核呈尖向内侧的楔形，核被内、外两个髓板分隔成三部分，**外侧部**最大称**壳**，内侧两部因有大量有髓纤维穿行，新鲜时颜色苍白，故称**苍白球**(图9–15)。

尾状核(caudate nucleus)呈弓形，像条弯曲的尾巴，全长都与侧脑室相邻，可分为**头、体、尾**三部。头部膨大突入侧脑室的前角内，成为前角的外侧壁。头的前端也与前穿质相接，并与壳连结在一起。头部向后逐渐变细，称**体**，体沿着丘脑的背侧缘延伸，与丘脑背侧

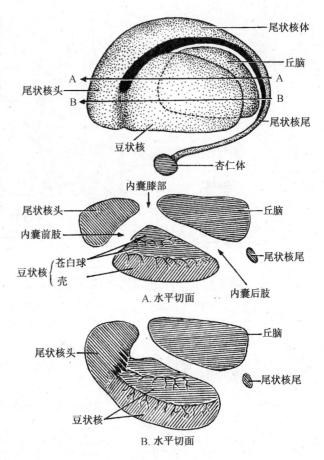

图 9 – 15　基底核与丘脑的位置关系

面之间以**终纹**为界。到丘脑后端转向腹侧，形成**尾部**。尾部沿着侧脑室下角的顶部前行，到下角前端连接**杏仁体**。基底核在大脑半球外侧面的投影，大部分位于外侧沟上方，中央后沟前方(图9–16,17)。

由于尾状核和壳原为侧脑室底的一块灰质块，在皮质发育过程中有出入皮质的**内囊**纤维穿过，将此灰质块不完全分割成**背内侧份**与**腹外侧份**两块。背内侧份灰质随侧脑室向前、向下发育而形成**尾状核**，腹外侧份灰质块演变为**壳**。两者前端仍相连，余部仍有灰质保留(图9–15,16，图2–7,8)。**苍白球**在发生上来自间脑的结构。在胚胎早期**底丘脑核**与**苍白球**排成一直线，苍白球较近吻侧，底丘脑核较近尾侧，胚胎第3周苍白球向吻外侧移动，移至壳的内侧，与壳合并在一起形成豆状核。**尾状核**与**豆状核**传统称为**纹状体**(corpus striatum)。在种系发生上，**苍白球**在鱼类已存在，又称**旧纹状体**；尾状核和壳出现在爬行类和鸟类，故又称**新纹状体**，在临床上简称**纹体**(striatum)。

屏状核(claustrum)是一薄层灰质板，位于**壳**与**岛叶**皮质之间，屏状核与壳之间为**外囊**(external capsule)。屏状核与岛叶皮质之间为**最外囊**(extreme capsule)。从动物实验获知屏状核与感觉皮质之间有交互联系，且有定位。屏状核有躯体、视觉与听觉区的组成，它可能汇集从感觉皮质的多型传入，与躯体、视觉与听觉的整合有关。屏状核亦接受下丘脑外侧、丘脑中央中核和蓝斑的投射，至于在人脑，屏状核的纤维联系及功能尚不清楚。

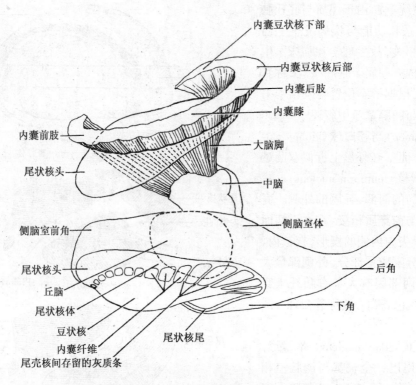

图 9-16　纹状体与侧脑室、内囊的位置关系

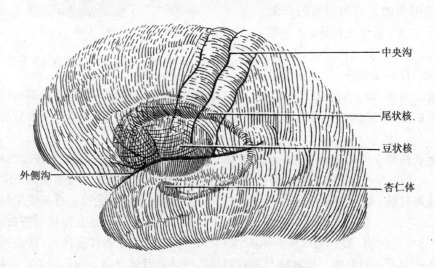

图 9-17　基底核在半球上的投影

（一）纹体的细胞构筑及其纤维联系

1. 细胞构筑　尾状核和壳来源相同,其细胞形态相似。由尼氏染色将其分为三类:直径在 20 μm 以上的多角形或梭形**大神经元**,细胞质中尼氏体很多,呈块状分布;直径在 20 μm 以下的**中等神经元**,染色苍白的细胞核及一条狭窄的苍白胞质,有少量尼氏体;在 8 μm 以下的**小神经元**,细胞外形不规则,胞质中没有尼氏体。中等神经元占全部纹状体神经元的 98%,大、小神经元占 2%。Schroeder(1975)等对 13 个正常人脑纹体细胞计数测定:中小细胞约 1.1 亿而

大细胞为 67 万。两者比例为 170：1。在人用 Golgi 镀银法与电镜观察指出纹体细胞分两类：有棘神经元与树突光滑的无棘神经元。**有棘神经元** (spiny neuron) 是最多的纹体神经元，它们是圆或卵圆形中等大和稍大的细胞，伸出复杂的有棘覆盖的初级树突且有长的轴突。有棘神经元是纹体的投射神经元，它的棘突接受不同来源的大多数传入纤维的终止。实际上全部中等有棘神经元以 γ–氨基丁酸 (GABA) 作为它们的主要递质，但也有若干神经肽共存如 P 物质 (SP)、脑啡肽 (ENK)、强啡肽 (DYN) 与神经降压素 (NT)，不是全部这些神经肽在每个纹体棘细胞都能找到。GABA 能神经元和何种神经肽共存与其投射的靶区有关。GABA 是抑制性递质，而与其共存的不同神经肽的生理作用尚需研究，关于纹体阿片肽的作用已有研究。**无棘神经元** (aspiny neuron) 树突上无棘，轴突很短，是纹体的内在成份，属中间神经元。无棘神经元又可分为大无棘中间神经元与中等大小中间神经元。这些大细胞，显示胆碱能神经元。以前认为它是投射神经元，但以后用逆行追踪技术，证明它没有发支到纹体以外的区域。中等大小中间神经元根据所含递质不同又可分为两类：一类显示 GABA 能免疫阳性反应；另一类含生长抑素 (SST) 和与神经肽 Y。有价值的是：全部中等有棘投射神经元都含钙结合蛋白 (Calbindin D – 28K)，而无棘中间神经元多数含另一种钙结合蛋白 (Parvalbumin)。金福滋 (1991) 曾对大鼠尾壳核头部的 ChAT 阳性神经元，用图像分析仪进行测量计数。认为 ChAT 阳性神经元，有大型与中型神经元，分别占 78% 和 22%。SST 阳性神经元为中型与小型神经元，中型占 43%，小型占 57%，它们的分布各有区域性的差异。

2. 纤维联系

(1) **传入纤维**　主要来自**大脑皮质、丘脑板内核和黑质致密部**。此外纹体或其组成部分接受杏仁与中缝背核的投射(图 9 – 18)。

1) **皮质纹体纤维**(cortico striatal fibers)：在纹体的不同传入中，来自皮质的最显著。整个

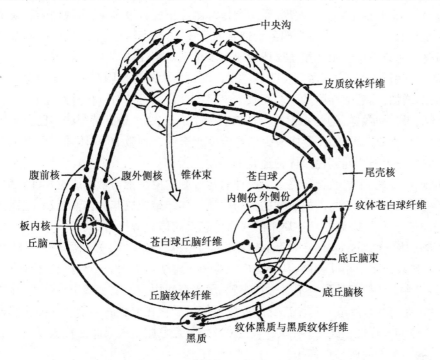

图 9 – 18　基底核的纤维联系示意图

大脑皮质投射至纹体有定位。在猴用放射自显影法发现：感觉运动皮质投射主要在壳核，有一个躯体代表区，腿、臂与面示斜形条状安排；皮质联络区（额前、颞、顶与扣带前回）投射几乎全部在尾核。这些结果提示在灵长类，尾核比较复杂与联络性行为有关，而壳核涉及前脑的感觉运动方面。基于皮质的传入机制，纹体能被分为三个功能区，名为联络区、感觉运动区与边缘区（腹侧纹体），边缘皮质投射至腹侧纹体（腹侧纹体后述）。皮质纹体投射纤维终止于棘细胞的树突棘头部，与它们形成不对称性突触，大多可能用谷氨酸作为神经递质，施兴奋性影响于纹体投射神经元。

2）丘脑纹体纤维（thalamostriatal fibers）：丘脑纹体投射是第二个显著的传入。顺行标记研究发现，从中央中核发出的投射纤维主要终止于纹体感觉运动区，那些来自束旁核的终止于纹体联络区。从板内核到这两个区的纤维也是形成斑块或长纵条，它们与皮质纹体纤维的终止成镶嵌式的安排。单标或双标研究证实，中央束旁复合体（CM－PF）是投射到纹体主要的丘脑来源。这些研究进一步显示丘脑纹体投射有局部定位，即板内核的吻尾投射至纹体的背腹部。除板内核的显著投射外，纹体又接受其他丘脑核的投射如腹前核、腹外侧（中间）核与腹后外侧核。丘脑纹体纤维终止于纹体棘细胞的树突干，形成不对称性突触，可能以谷氨酸为递质，施兴奋性影响于纹体。

3）黑质纹体纤维（nigrostriatal fibers）是纹体的重要传入，无数来自不同来源的神经解剖学资料表明，黑质致密部发出纤维横过内囊而终于尾、壳核，其分布有局部定位。在猴，起自黑质致密部的吻侧 2/3，终止于尾状核头部。起自致密部的尾侧，终止于壳核，显示一个吻尾局部定位。且有背腹倒置与内、外侧关系一致的叙述（见中脑黑质纹体纤维）。相反，Parent（1983）用逆行双标法研究，在灵长类发现投射至尾核的与那些投射至壳核的黑质神经元，分布在整个致密部，形成大小不同紧密混杂的细胞簇，呈一个复杂的镶嵌形式。这种镶嵌组合的机能重要性尚需进一步研究。放射自显影研究发现，黑质纹体纤维终止成斑块，这些斑块与丘脑纹体的斑块相混杂。多巴胺（DA）是在黑质致密部色素细胞内合成，由轴突输送至终末，终末纤维呈细的曲张，密集围绕纹体有棘神经元。黑质纹体投射有少量至对侧纹体。

黑质的损伤引起同侧纹体多巴胺明显减少，而纹体大的损伤则产生明显的黑质致密部细胞内多巴胺的增加，然后随细胞的降解而减少。目前公认多巴胺对纹体神经元起抑制性作用，但多巴胺的效果各种各样，因为多巴胺受体族有 5 个成员，2 个最有特征的多巴胺受体在纹体内称为 D_1 与 D_2 亚型，兴奋 D_1 受体减少细胞膜的兴奋性，刺激 D_2 受体减弱黑质末梢释放递质，这些受体的作用能协同调控纹体神经元的活动。

从电镜观察发现，多巴胺神经终末与纹体有棘细胞的树突干与棘形成对称性突触。大部分多巴胺突触位于树突棘的颈，而树突棘的头与皮质纹体纤维构成非对称性突触。这样多巴胺终末占据一个理想的位置来调控从皮质来的兴奋信息至纹体有棘投射细胞。

4）中缝纹体纤维（raphostriatal fibers）主要起自中缝背核用 5－羟色胺（5－HT）作为神经递质。中缝纹体投射主要是同侧的，其分支广泛分布于整个纹体内。5－羟色胺纤维终末与中等有棘细胞的树突干或树突棘形成不对称性突触，示兴奋作用。但电刺激中缝背核，在纹体有棘细胞可产生抑制与兴奋反应。这个广泛的反应可能由于存在突触的连结与非突触的连结以及 5－羟色胺受体的多样性。此外，在纹体内还存在 5－羟色胺与多巴胺能传入以及与胆碱能系统的重要功能与解剖间的相互作用。

5）杏仁纹体纤维（amygdalostriatal fibers）从实验资料提示，从杏仁基底外侧核投射大量纤维终末在腹侧纹体相当于边缘纹区。少量终末于尾核头与壳的吻部,边缘纹体的神经元被认为主要与控制情绪与触发各种运动行为有关。

(2) 传出纤维　不同群体的纹体有棘神经元包含不同组合的神经递质 (GABA、SP 与 ENK)投射到**苍白球与黑质网状部**(图 9 – 18)。

1) **纹体苍白球纤维** (striatopallidal fibers)起自纹体联络区的纤维经过内囊,穿苍白球的背侧表面,在此分支成致密丛,分布在苍白球外侧份的吻极,再向尾侧在苍白球内侧份与外侧份的背侧 2/3 成丛分布。起自纹体感觉运动区的纤维形成几个明显的束(称 Wilson pencils)穿外髓板到苍白球,壳苍白球纤维在苍白球内、外侧份分支成纵长带与髓板平行。这些纵带局限在内、外两份的腹外侧 2/3,它们与尾核苍白球纤维形成的丛的区域相互分离。这些结果说明,纹体苍白球投射是一个高度组合的神经元系统,信息从纹体能被输送与整合在一个显著的正确有序状态。

全部纹体有棘神经元以 GABA 作为抑制性递质,但纹体神经元投射到苍白球内侧份的除 GABA 外富含 P 物质(SP)与强啡肽(DYN),投射到苍白球外侧份的富含脑啡肽(ENK),两个神经肽的浓度在分布上也有区域的差别,如 P 物质活性纤维特别致密的分布在苍白球内侧份的顶区,而脑啡肽则在苍白球外侧份尾侧的腹侧区特别多。这些不同的肽类,不同的分布,起不同修正作用于这些传出系统,患舞蹈症病人脑与正常人脑比较,苍白球与黑质内的 P 物质与脑啡肽都减弱。

2) **纹体黑质纤维** (striatonigral fibers)发自纹体有棘细胞,纤维穿过苍白球和内囊后肢,经大脑脚进入黑质网状部,投射有局部定位,从尾状核头的纤维至黑质吻部,壳核的纤维至黑质的尾部,而壳核的背份投射到黑质外侧部,腹份至黑质内侧部。纹体黑质纤维与纹体苍白纤维起自纹体有棘细胞的不同群体,但它们含有同样递质 GABA、SP、ENK 和 DYN。另有神经降压素(NT)。全部纹体黑质纤维终止于黑质网状部,但 P 物质纤维也见于黑质致密部。黑质网状部的细胞属 GABA 能,故在黑质网状部除有 GABA 能细胞外且有 GABA 能纤维及终末。这些纹体黑质 GABA 能纤维与黑质网状部 GABA 能神经元的树突或与黑质致密部多巴胺能细胞的树突形成对称性突触。在猴顺行标记研究显示纹体黑质纤维终止成簇的形式,均匀分布于全部黑质网状部,这些簇常位于多巴胺细胞柱的基底。纹体黑质纤维的分布依据一个十分精确的吻尾次序,说明这个投射的有序性。

(二) 苍白球的细胞构筑及其纤维联系

1. **细胞构筑**　苍白球在个体发育上来自间脑。主要由较大的梭形细胞散在分布。Golgi 镀银法显示:细胞为大、卵圆形或多角形,具有较少、较粗的光滑树突。苍白球尾端与黑质网状部相连续,两者在电镜下观察有相似的神经毡,在光镜下观察组织学染色,苍白球、黑质网状部与红核的细胞内都含有大量铁的成分。苍白球被有髓纤维分为较大的外侧份与较小的内侧份。人的苍白球外侧份占整个苍白球体积的 70%。苍白球细胞总数:外侧份为 540 000 个,内侧份为 170 000 个。在灵长类苍白球大细胞的盘状分支的树突野,在外侧邻近髓板较多,而较内侧的苍白球神经元显示卵圆树突野,这些树突平行于苍白球的边界,这样具有最大的面积垂直于纹体的传入轴突,占有理想的位置去接受纹体苍白球轴突的全部近侧分支,其终末形成对称性突触。苍白球内侧份与外侧份细胞形态相同,均含 GABA 能递质。

2. 纤维联系

(1) 传入纤维　主要来自纹体与底丘脑核(图 9 - 18)。

1) 纹体苍白球纤维：见上述。

2) 底丘脑苍白球纤维 (subthalamopallidal fibers) 起自底丘脑核外侧 2/3 区投射至苍白球外侧份，纤维排列平行于苍白球髓板，其终末紧密围绕苍白球神经元，这些神经元返回投射至底丘脑核，在底丘脑核的内侧区有较小数目的细胞投射到苍白球内侧份。在猴，顺行双标研究指出，底丘脑苍白球纤维的带状终末区与纹体苍白球纤维带的终末，两者的冲动集中在一个苍白球神经元上，纹体苍白球纤维含 GABA 起抑制性作用，而底丘脑苍白球纤维是谷氨酸能非对称性突触，发挥兴奋性影响。这样苍白球的点燃形式取决于两种不同功能输入的复杂相互作用。

其他苍白球的传入：在猴，苍白球内侧份接受致密的多巴胺能纤维的分支分布，这些多巴胺能纤维来自黑质致密部，苍白球内侧份也接受自脑干的 5 - 羟色胺能上升纤维的传入，虽然苍白球的神经元是 GABA 能阳性，但每个部分受不同化学递质传入的调控。

(2) 传出纤维　苍白球两个部分发出的投射不同，内侧份细胞投射至**丘脑核、外侧缰核**与**脚桥核**。外侧份细胞投射至**底丘脑核、黑质**。逆行与顺行标记还发现外侧份还投射到纹体、丘脑网状核与苍白球内侧份，这些结果说明苍白球外侧份不只是苍白球 - 底丘脑核 - 苍白球环路的一个中继站，而是处在一个理想的位置去调控与分流苍白球内侧份的输出活动。

苍白球的传出纤维通常可分成四束：**豆状襻、豆状束、苍白球被盖纤维、苍白球底丘脑束**。前三束均起自苍白球内侧份；后者起自外侧份。它们自吻侧向尾侧安排：豆状襻居吻侧、豆状束居中间位、苍白球底丘脑束最靠尾侧。豆状襻与豆状束实质上是苍白球丘脑束(图 8 - 14,9 - 18)。

1) **苍白球丘脑纤维**(pallidothalamic fibers)

① **豆状襻** (lenticular ansa) 起自苍白球内侧份的尾侧份，纤维从苍白球腹侧面离开并转向内侧，然后绕过内囊后肢的前内侧缘，再折向背侧到达底丘脑的红核前区 (Forel H 区) 在此与豆状束汇合。

② **豆状束** (lenticular fasciculus) 起自苍白球内侧份的内侧，从苍白球的背内侧发出，稍尾侧于豆状襻，成小束经内囊进入底丘脑，在此与豆状襻汇合，豆状束被称为 Forel H_2 区。

当豆状束与豆状襻的纤维在底丘脑汇合后，折向背侧到达未定带的背侧形成**丘脑束** (thalamic fasciculus) 或称 (Forel H_1 区)，止于丘脑腹外侧 (中间) 核和腹前核，丘脑束的部分纤维向后内侧进入中央中核。苍白球与中央中核的联系被看作是接通了纹体 - 苍白球 - 中央中核 - 纹体的环路。此环路的活动可受中央前回至中央中核的投射所调节。丘脑的腹外侧核和腹前核也是小脑丘脑纤维终止之处，这两个核可将小脑与纹体的冲动，传送到中央前回的运动皮质。

在猴逆行标记的研究肯定，苍白球的大部分纤维投射至腹前核与腹外侧核的细胞发侧支至中央中核。用顺行标记研究，苍白球内侧部传出纤维中有 10% ~ 20% 跨过中线到达对侧丘脑腹前核与腹外侧核。

2) **苍白球缰纤维** (pallidohabenular fibers) 纤维起自苍白球内侧份周边的一群细胞，含 GABA 能纤维投射到外侧缰核。在灵长类苍白球缰核投射没有在猫与鼠中这样明显。

3) **苍白球被盖纤维** (pallidotegmental fibers) 纤维起自苍白球内侧份，是分离的一束，沿底丘脑核背内侧下降，经红核的腹外侧下行直至中脑被盖的尾侧，纤维向背外侧经过，终止于脚桥被盖网状核,又称脚桥核(pedunculopontine nucleus,PPN)。小脑核也有直接投射至脚桥核,故脚桥核涉及控制运动行为。电刺激脚桥核区可产生运动活动。

4) **苍白球黑质纤维**(pallidonigral fibers) 在许多动物中运用逆行追踪法证实,苍白球外侧份的 GABA 能细胞发支终于黑质网状部细胞与近侧树突区。

5) **苍白球底丘脑束**(pallidosubthalamic fibers) 主要起自苍白球外侧份,纤维横过内囊腹内侧与尾侧,终于底丘脑核细胞。其投射有定位,苍白球外侧份的吻部投射到底丘脑核的吻侧与内侧,苍白球外侧份的中部细胞投射到底丘脑核的外侧 1/3 遍及大部分吻尾范围。苍白球细胞投射到底丘脑核是含 GABA 能纤维及终末。底丘脑核又发出返回纤维分布到苍白球内、外侧份。这些往返纤维总称底丘脑束。

(三) 腹侧纹体苍白球复合体及其纤维联系

1. 组成与位置 它包括**腹侧纹体**(ventral striatum)与**腹侧苍白球**(ventral pallidum)两部分,腹侧纹体包括**伏隔核与嗅结节**,两者有相似的细胞学、组织化学与神经传导,且与纹体相同,故 Lennart Heimer 与同事们(1982)提出这两个结构作为腹侧纹体,纹体的腹内侧部分即尾状核头与壳连接处称纹体底,亦包括在腹侧纹体的概念内。**伏隔核**(nucleus accumbens)位于纹体底的内侧。从个体发育来看,它与尾核和壳的关系比隔核与终纹床核更为密切。前穿质内的灰质块为**嗅结节**(olfactory tubercle)位于伏隔核的腹外侧(图 9-29),在人脑嗅结节不明显。

腹侧苍白球位于前连合下方,占一个较广泛区域,此区一般称为**无名质**(substantia innominate)。它位于豆状核的腹侧,包含不均一的细胞群与白质纤维束。组织化学与免疫组化研究结果,在鼠明确显示苍白球向吻侧与腹侧伸展,在无名质区朝向脑的表面。这样纹体伴行于苍白球向腹侧伸展,合称**纹体苍白球复合体**。这个复合体虽在鼠脑观察与实验,但在全部哺乳类包括灵长类与人亦存在。无名质区总称基底前脑,在此区中含有胆碱能神经元簇包括含大细胞的胆碱能基底核(nucleus basalis of Meynert)(图 9-30)。

2. 纤维联系 从**大脑皮质、丘脑与中脑**的输入集中到**腹侧纹体**。腹侧纹体相当于边缘纹体区。

皮质投射主要来自额前皮质、岛叶、下托与海马皮质。嗅结节与伏隔核亦接受基底外侧杏仁核的投射。丘脑投射至腹侧纹体主要起自束旁核以及各种中线核。中脑投射至腹侧纹体起自中脑被盖腹侧区(A10)多巴胺能神经元,导水管周围灰质含 P 物质与脑啡呔投射至伏隔核。

依次,腹侧纹体大量投射至腹侧苍白球、黑质、中脑被盖腹侧区以及脑桥中部被盖。伏隔核的投射终于黑质被盖腹侧区。

腹侧苍白球接受广大投射来自**腹侧纹体**。腹侧苍白球投射到丘脑的内侧背核,由内侧背核投射至额前皮质与扣带回等边缘皮质。此外,腹侧苍白球也有下降投射,相似于苍白球被盖系统,到达位于中脑脚桥核区,这个投射支持这样假设:海马结构能影响躯体活动,经伏隔核及其传出至腹侧苍白球区。

3. 化学递质 腹侧纹体苍白球复合体的概念得到学者们的强烈支持,因为它们有高含量的神经化学物质。如腹侧纹体在全部前脑内显示最高水平的乙酰胆碱脂酶(AChE)与多巴胺(DA)。另外,高水平的胆碱乙酰转移酶(ChAT)与谷氨酸脱羧酶(GAD),胆囊收缩素(CCK)与神经降压素(NT),神经降压素与胆囊收缩素与被盖腹侧区的上升纤维系统有关。腹侧苍白球的特点是含高价铁,且存在致密的谷氨酸脱羧酶(GAD 是 GABA 的合成酶)。P 物质与脑啡肽免疫阳性反应亦大,这些免疫反应纤维据认为来自腹侧纹体。由药理及电生理事实都支持 GABA

能的投射来自腹侧纹体至腹侧苍白球与黑质。Meynert 基底核的胆碱能投射分布于部分杏仁核和广泛分布于全部大脑皮质。

4. 功能 腹侧纹体苍白球复合体与丘脑内侧背核的皮质下皮质环路，与嗅结节和边缘系统有关，而其他纹体苍白球系统紧密连结感觉运动皮质与联络皮质。这是两条平行的通路且与发动运动有关。背侧纹体苍白球系统体现发动运动行为起源于认别活动，而腹侧纹体苍白球系统发动运动以响应与感情、动力有意义刺激，但背、腹侧纹体苍白球仍为一个实体，均与发动运动行为有关。

二、基底核的功能及损伤后的临床表现

20 世纪 80 年代，通过针刺镇痛的研究，发现尾状核的头部可以对各种感觉刺激（视、听、躯体和内脏感觉）进行整合，产生特异性反应。对晚期肿瘤病人，在尾状核头部埋藏电极，电极通电后可以缓解恶痛。

纹状体是锥体外系皮质下的一个重要结构。在鸟类以下的动物，纹状体是中枢神经系统的高级部位，在这里进行着运动功能的最高级整合。在哺乳动物，由于大脑皮质的高度发展，纹状体退居皮质下中枢的地位，但对运动仍起着重要的调节作用，如与随意运动的稳定、肌张力的调节和躯体运动的协调都有密切关系。

逐级抑制被认为是纹状体表现的基本机制。中等有棘神经元是纹体主要传出神经元，是GABA 能的，抑制苍白球与黑质的传出神经元，后者也是 GABA 能抑制性的，这个逐级抑制的组成活动，能产生去抑制在丘脑、上丘与被盖神经元。

基底核（包括纹状体、黑质与底丘脑核）损害，根据临床观察，可产生两种不同的症状，一是肌张力增高与运动减少；另一种是肌张力降低与运动增多。前者的典型病例为**震颤麻痹**（paralysis agitans）即帕金森病（Parkinson disease, PD）。主要表现是静止性震颤，肌张力过高，随意运动减少，动作缓慢，改变姿势困难，面部表情缺乏，联合运动也减少，如行走时手不摆动。震颤是一个有节奏、交替的、不正常的不随意运动，有一个比较规则的频率与幅度，在静止时出现、情绪激动时增强，随意运动时停止或减少，睡眠与一般麻醉中未见。震颤首先见于上肢尤其是手部，其次是下肢及头部。肌张力降低常与不自主的动作增多相伴随，其实例是**舞蹈病**（chorea）、**手足徐动症**（athetosis）和**半身舞蹈病**又称半身投掷症（hemiballism）。舞蹈病是一个快速、跳跃式和十分复杂多变的不随意运动，可侵犯面肌、躯干肌和四肢肌。首先表现肢体远侧的动作，随之面部常有挤眉弄眼、扭嘴吐舌等动作。风湿性舞蹈症发生在小孩，与风湿性心脏病有关系，有许多病人在一个比较短的时间可以自行恢复。Huntington 舞蹈病（HD）又称慢性进行性舞蹈病，是遗传性疾病，症状直到成年才出现，是渐进的，以面和手有舞蹈样动作为特征，有严重的行为障碍和痴呆。手足徐动症是指慢的、扭动蠕虫样不随意运动，特别涉及肢体肌。半身舞蹈症（见间脑章底丘脑节），它亦常与显著的肌张力低下联系在一起。

通过神经递质的研究发现，正常纹体的活动要求其内部神经递质－多巴胺（DA）与乙酰胆碱（ACh）的含量保持平衡，在震颤麻痹其病理改变是黑质致密部合成与运输多巴胺的细胞受损害。含多巴胺的终末与纹体有棘神经元的树突或树突棘形成突触，且其效果决定于 D_1 与 D_2 受体亚型。内在的胆碱能中间神经元的轴突与纹体有棘神经元的细胞与近端树突区形成对称性轴突，它们能调控纹体黑质的投射。多巴胺可抑制纹体内乙酰胆碱的释放，而在另一方面乙酰胆碱或乙酰胆碱类药物能加强纹体内有棘神经元的 GABA 释放。在震颤麻痹，黑质多巴胺细胞的伤失，引起乙酰胆碱的释放，导致多巴胺与乙酰胆碱之间的不平衡，才出现一系列的症

状。因此在临床上应用左旋多巴(L - Dopa)即多巴胺前体治疗震颤麻痹有一定的疗效。左旋多巴能通过血脑屏障以补脑中所丧失的多巴胺,重建纹体的抑制功能。或给予抗乙酰胆碱的药物(如颠茄生物碱或安坦等)以抑制乙酰胆碱的兴奋作用,对症状的缓解也有效。已有一些临床和动物实验资料表明,震颤麻痹患者纹体内 5 - 羟色胺 (5 - HT) 的含量亦下降,应用 5 - 羟色胺酸(5 - HT 前体)来治疗,可以改善静止性震颤,但不能缓解肌肉僵直与动作缓慢等症状。

慢性进行性舞蹈病(HD)主要侵犯大脑皮质和纹体,尾状核与壳核受累最严重。尾核皱缩并发生脱髓鞘情况,且常伴有明显的胶质细胞增生。尾核头部因严重的萎缩,导致侧脑室前角下外侧缘变成扁平或凹陷,尾状核形状的如此明显变化,作 CT 检查时,可明确辨认。大脑皮质(特别是额叶)也有严重损害,其突出的变化是皮质萎缩,特别涉及第 3、5 和 6 层的锥体细胞和梭形细胞丧失及反应性胶质细胞增生。在死于 HD 的病人脑中,显示纹体神经元 GABA(抑制性递质)含量降低,谷氨酸脱羧酶(GAD)、GABA 的合成酶活性降低。显示乙酰胆碱神经元的胆碱乙酰转移酶 (ChAT) 的活性也下降,在这些相同的病人中酪氨酸羟化酶 (TH) 及多巴胺的浓度在纹体中正常。这样引起 GABA 与多巴胺在纹体内的不平衡。多巴胺又抑制乙酰胆碱的释放,乙酰胆碱本来可促进 GABA 的释放,这样更导致了 GABA 的缺乏。患 HD 的病人 GABA 不足,可引起多动症。若大量 L - Dopa 给予震颤麻痹病人,可能引起舞蹈病样运动。L - Dopa 亦倾向于加重 HD 病人的舞蹈样动作。临床上试用 GABA 及乙酰胆碱激动剂都未见效,给予耗竭儿茶酚胺 (CA) 的药物如利血平, 或 DA 受体拮抗剂的药物如氯丙嗪及氟哌啶醇,对改善舞蹈病的功能障碍较有效。故正常多巴胺的存在与 GABA 及 ACh 有效性的降低,可能是慢性进行性舞蹈病的药理学关键。痴呆则与大脑皮质病变有关。另据 Reiner 等(1988)对 17 例 HD 患者标本分析, 指出在 HD 早期和中期是纹体投射到苍白球外侧份的脑啡肽神经元比投射到苍白球内侧份的 P 物质神经元丧失严重。纹体 P 物质投射神经元至黑质网状部比投射至黑质致密部受损严重。HD 后期患者除投射至黑质致密部的神经元尚存在外,全部纹体投射神经元都丧失。

手足徐动症常为先天性,出生后不久即起病。病理特点是基底核特别是尾状核与壳核呈大理石样变性。半身手足徐动症可能在偏瘫后产生。由于脑血管的损伤破坏了一部分内囊与纹状体所致。半身手足徐动症的活动出现在损伤的对侧。

半身舞蹈症是局限于底丘脑核或与它联系纤维小的损伤,常常是血管性的,主要出现在老年高血压患者。损伤的对侧上、下肢同时出现投掷样不自主运动,症状是突然出现的。以往认为底丘脑核对苍白球起抑制作用,故底丘脑核损伤起去抑制作用于苍白球而引起半身舞蹈症。现在根据生理和免疫组化方法显示,底丘脑核的传出是兴奋性的,有比较复杂的神经机制。一般都同意底丘脑核细胞不含 GABA 而含谷氨酸(兴奋性递质)。但是苍白球的投射细胞含 GABA 能终末紧密围绕底丘脑核的细胞,故如何阐明其病变机制尚待研究。

近期用神经毒素 MPTP(1 - 甲基 - 4 - 甲基 - 1、2、3、6 - 四氢吡啶),此为盐酸哌替啶(镇定药)的类似物,当给予静注 2.5% ~3% 浓度时,在非人灵长类可产生一个慢性典型的震颤麻痹症。在猴主要损伤在黑质致密部腹层的色素细胞存在处, 较少影响于背层及腹侧被盖区(VTA)处色素细胞。有趣的是存在酪氨酸羟化酶(TH)与钙结合蛋白(albindin D - 28k)的细胞较少严重影响,而退行性变化厉害的是单纯含酪氨酸羟化酶的细胞。此实验性震颤麻痹模型的建立,可为阐明关于动作过少(与运动过多)不正常的一些病理生理机制提供依据,也为进一步研究治疗此病的更有效途径作贡献。

Parent(1996)用基底核→丘脑→皮质环路与实验资料相结合来解释这些不正常。简述如下：

直接环路

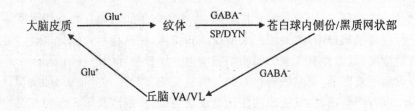

间接环路

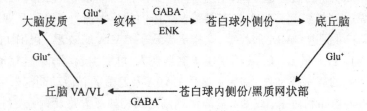

在 DA→纹体投射存在时，对直接环路和间接环路两者起调节作用后，最后由大脑皮质运动区发出指令到脑干和脊髓产生适当的运动活动。

当 DA 缺乏时，间接环路起作用，存在 GABA–GABA 两个抑制神经元，产生去抑制于底丘脑核，促使苍白球内侧份兴奋增加，随之抑制丘脑 Glu 神经元的活动，最终使皮质运动神经元呈显著的兴奋性下降，涉及发动与执行运动。临床上引起运动不能或运动过缓。

三、大脑半球的髓质

髓质由神经纤维组成，充满于大脑皮质与基底核之间。若经胼胝体的背侧作水平切面，可见白质呈半卵圆形，称**半卵圆中心**(semiovale center)，白质由此四向放射投至各回。根据纤维的行径和联系，可分成 3 种：① **联络纤维**：联系同一半球的叶与叶或回与回；② **连合纤维**：联系左、右两半球的纤维；③ **投射纤维**：联系大脑皮质和皮质下中枢的上行和下行的纤维(图 9 – 19)。

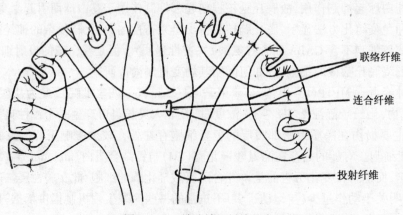

图 9 – 19　端脑神经纤维的类型

(一) 联络纤维(association fibers)

大脑皮质的联络纤维特别发达,有位于皮质下浅部者,连接相邻的脑回,纤维比较短,呈弓形,称为**弓状纤维**(arcuate fibers)。有的位于髓质深部,纤维比较长,联系着相隔较远的皮质区,多聚合成束,它们的中段往往聚集较紧密,两端呈扇形分散。**长纤维束**主要有以下几束(图9 – 20 ~ 22):

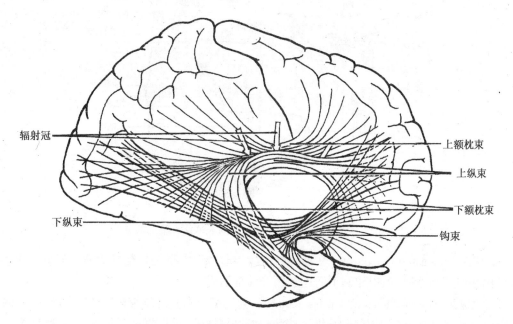

辐射冠
上额枕束
上纵束
下额枕束
下纵束
钩束

图9 – 20　右侧大脑半球外侧面示长联络纤维束

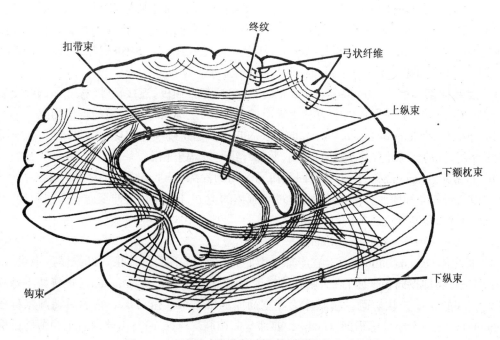

终纹
扣带束
弓状纤维
上纵束
下额枕束
下纵束
钩束

图9 –21　大脑半球内侧面联络纤维束综合示意图

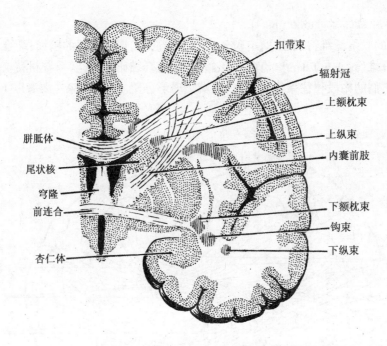

图 9-22　大脑半球冠状切面示浅、深长联络纤维束的位置

1. 钩束（uncinate fasciculus）　在岛阈的深面,起自额极,呈钩状绕过大脑外侧沟底到达颞极,把额叶前部的眶回、额中和额下回连到颞叶前部的皮质。

2. 上纵束（superior longitudinal fasciculus）　前后纵行的长纤维束。起自额叶前部,弓曲向后,位于豆状核和岛叶的上方,发纤维至枕叶(18、19区)后,再弯曲向下向前,在岛叶后方分散至颞叶,它连接额、顶、枕、颞叶皮质,包括运动性和听感觉性语言中枢。

3. 下纵束（inferior longitudinal fasciculus）　起自枕极,纤维主要来自18区、19区,向前行,沿侧脑室下角和后角的外侧壁到达颞极,它与侧脑室下角间隔以视辐射和胼胝体毯。此束较薄,被上纵束跨越后,分布至全部颞叶皮质,其中混有视辐射纤维、颞桥束纤维,以及丘脑枕至枕叶皮质的纤维和枕叶至中脑的纤维,故甚难剥离显示。

4. 上额枕束（superior fronto-occipital fasciculus）　起自额极,连接额叶、枕叶和颞叶皮质。位于尾状核的背外侧、胼胝体的下方和上纵束的深面,与上纵束以辐射冠的下份相隔。

5. 下额枕束（inferior fronto – occipital fasciculus）　是连接额叶和枕叶的纤维束,位于豆状核的腹外侧,其前部纤维位在钩束的背侧,后部纤维与视辐射相混。

6. 扣带束（cingulum）　位于扣带回和海马旁回的深部,是半球内侧的弓状纤维束。前起自额叶底面的嗅三角和胼胝体嘴的腹侧,绕过胼胝体的上方,再弯向下,伸至海马旁回和钩,此束纤维长短不一,是连接边缘叶的纤维束。

（二）连合纤维（commissural fibers）

1. 胼胝体（corpus callosum）　在半球间裂底,是最大的连合纤维束。纤维横过中线,加入半卵圆中心,随即投向各个回,成为胼胝体辐射（radiation of corpus callosum）,连接两半球相对应区。在脑的正中矢状切面,胼胝体为一宽而厚的纤维板,呈弓形。它的后端圆胀称**压部**（splenium）,中间大部分称**干部**（body）,前部弯曲称**膝部**（genu）,由此向后下为薄层的**嘴部**（rostrum）。嘴部向下连于第三脑室前壁的**终板**（terminal lamina）。膝部的纤维连接两侧额叶,成

— 348 —

剪状,称**额钳**(frontal forceps)(又称小钳)。压部的纤维向后,也成剪状,进入两侧枕叶,称**枕钳**(occipital forceps)。枕钳纤维宽阔故又称大钳(图9-23)。胼胝体干的后部和压部的纤维被视辐射分为背侧和腹侧两部分,背侧部的纤维终止于枕叶和颞叶的背外侧面皮质,而腹侧部的纤维向外向下,经过侧脑室,组成后角的顶,然后又转向下,成为后角和下角的侧壁,这厚层纤维称作**毯**(tapetum),纤维终于枕叶和颞叶底面。若在胼胝体压部作一冠状切面,可见侧脑室后角侧壁有内、外两层纤维;外层为视辐射(称外矢状层),内层为毯(片)(称内矢状层)(图9-33)。

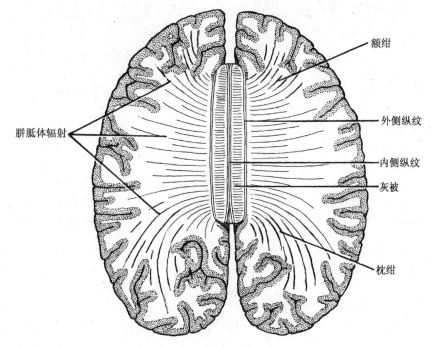

图9-23 端脑水平切面经过胼胝体背面

2. 前连合(anterior commissure) 由前后两个弓状纤维束组成。两束中间彼此紧聚成卵圆形束,在脑正中矢状切面上此束位于**穹隆**的前方与**终板**的后方。前连合前部较小,弯向前,进入前穿质和嗅束,连接左、右嗅球。前连合后部较粗,连接两侧颞叶海马旁回等皮质(图9-22)。

3. 海马连合(hippocampal commissure) 由海马发出的纤维,在海马内侧形成**海马伞**(fimbria hippocampus),向后至胼胝体压部下方弯曲成**穹隆脚**(crus of the fornix),再向前方,左右两个穹隆脚靠近,在中线两侧并行前进称为**穹隆体**(body of the fornix)。在穹隆脚与穹隆体起始这一段,其中一部穹隆纤维越至对边,连接两侧的海马,称为**海马连合**。海马连合呈三角形薄片,此连合在人类并不发达。穹隆体到丘脑前端,左右又复分开成为**穹隆柱**(column of the fornix),它向前下绕过**室间孔**的前方,沉入下丘脑止于**乳头体**(图9-24)。

(三)投射纤维(projection fibers)

投射纤维是大脑皮质和皮质下中枢的联系纤维,其中有传导冲动到大脑皮质的上行纤维束和从皮质传导冲动到皮质下中枢的下行纤维束。投射纤维穿行于背侧丘脑、尾状核和豆状核之间的白质纤维板称**内囊**(internal capsule)。投射纤维离开内囊,四向放射与皮质联系,称**辐射冠**(corona radiata)。辐射冠的纤维常与胼胝体纤维相交叉混杂。

内囊是上、下行纤维在端脑内的集中部分,下连中脑,上通皮质各部。在背侧丘脑处作一水

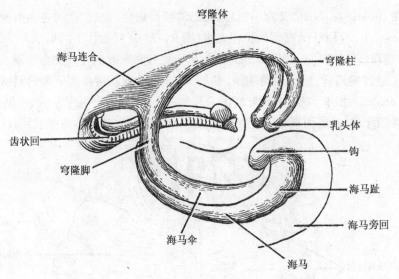

图 9-24　穹隆与海马连合

平切面,内囊呈"<"形,尖向内侧,位于尾状核、丘脑和豆状核之间,称**膝部**(genu);位于豆状核和尾状核头部之间,称**前肢**(anterior limb),较短;位于豆状核与丘脑之间,称**后肢**(posterior limb),较长。后肢又可划分为三部分:在豆状核与丘脑之间的部分为**丘脑豆状核部**(thalamo-lentiform part);纤维经豆状核下方,连到颞叶的部分为**豆状核下部**(sublentiform part);纤维经豆状核后方,连到枕叶与部分顶叶的为**豆状核后部**(retrolentiform part)(图 9-25,26)。

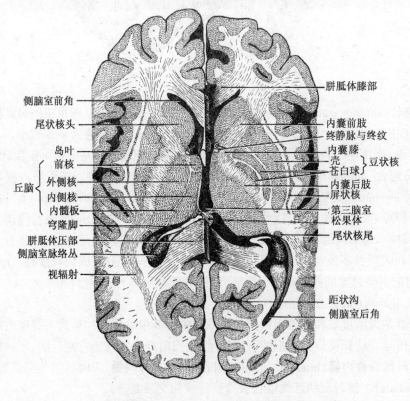

图 9-25　端脑水平切面示内囊的位置(右侧切面较左侧切面低 1.5 cm)

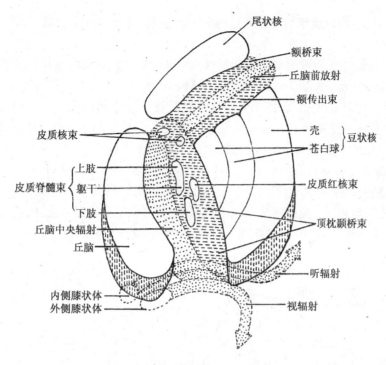

图 9 – 26 右侧内囊组成模式图

1. 通过内囊前肢的纤维束 有**额桥束**（frontopontine tract）、**丘脑前辐射**（anterior thalamic radiation）和**额传出束**，其中含眶回到下丘脑的纤维。丘脑前辐射主要是从内侧背核投射到前额皮质和眶额皮质的纤维，以及丘脑前核和扣带回间的纤维。

2. 通过内囊膝部的纤维束 有**皮质核束**（corticonuclear tract），此束主要起自中央前回下部，到达脑干的一般躯体运动核与特殊内脏运动核。其中的排列有一定的顺序：控制眼外肌的纤维在最前方，至舌肌和面肌的纤维在最后方，且扩展到内囊后肢。同行还有**皮质网状束**，终止于脑干网状结构。

3. 通过内囊后肢的纤维束

（1）通过**丘脑豆状核部**的纤维束 有**皮质脊髓束**（corticospinal tract）、**皮质红核束**（corticoruber tract）与**丘脑中央辐射**（central thalamic radiation）。**皮质脊髓束**主要起自中央前回上、中部和中央后回、中央旁小叶，其中的纤维排列自前向后为控制颈、手、前臂、臂、胸腹、大腿、小腿和足的纤维。**皮质红核束**起自额叶至红核。**丘脑中央辐射**分散在邻近丘脑处，内含丘脑皮质与皮质丘脑间的往返纤维，其中位于前方的是丘脑腹外侧核和额叶后部之间的投射纤维，位于后方的是腹后内、外侧核与顶叶前部之间的投射纤维。

（2）通过**豆状核后部**的纤维束 有**枕桥束**与**顶桥束**以及枕叶皮质至上丘与顶盖前区的纤维，此外尚有**丘脑后辐射**（posterior thalamic radiation）。**丘脑后辐射**包括**视辐射**（optic radiation）和丘脑枕与顶叶、枕叶皮质间的联系纤维。视辐射起自外侧膝状体核，纤维经侧脑室中央部与下角交界处弯绕向后，沿侧脑室下角的上面和外面以及后角的外侧面，终止于距状沟上、下的皮质。

（3）通过**豆状核下部**的纤维束 有**颞桥束**及**顶枕桥束**和**丘脑下辐射**（inferior thalamic radiation）包括**听辐射**（auditory radiation）和一些起自杏仁体、颞叶和无名质投射到丘脑内侧背核的纤维。听辐射起自内侧膝状体核，纤维向前、向外侧，行经豆状核下方及后方，到达颞叶颞横回。

皮质纹体束、皮质黑质束也主要通过内囊下行，但具体位置尚不明确，可能靠近皮质脊髓束下行。

另有一些纤维，如皮质投射到壳核的纤维及一部分皮质网状束纤维经外囊下行。

由上述可知，内囊是大脑半球内部的重要结构，含有大量上行和下行纤维束。脑血管病变发生在内囊可损害其中的传导束。当一侧**内囊后肢**受损范围较小时，可以引起**对侧偏瘫**（hemiplegia）和偏身感觉障碍（hemianesthesia）。当损害范围较大时，则除了**对侧偏瘫**和**偏身感觉障碍**外，还可有**对侧偏盲**（hemianopia），即出现三偏综合征。

四、侧脑室（lateral ventricle）

侧脑室是脑室系统中最大者，位于大脑半球内。每侧侧脑室以**室间孔**（interventricular foramen）与第三脑室相通。侧脑室形状很不规则，大致与半球的外形一致，内腔的大小，因人而异，有的较宽，有的较小，腔内含**脑脊液**。通常可把侧脑室分为**中央部、前角、后角**和**下角**四部（图9-27,28）。

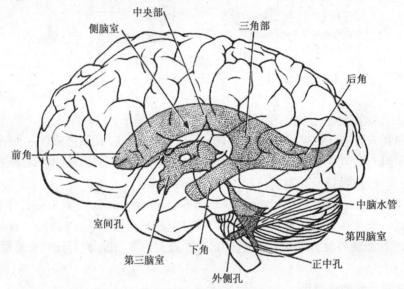

图9-27 脑室投影图

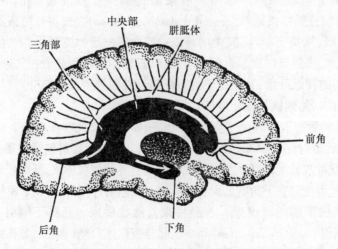

图9-28 左半球侧脑室各部（距正中切面稍外侧的矢状切面）

1. 中央部或称体部(central portion or body)　是从室间孔到胼胝体压部下方的部分。体的后部与后角和下角之间的三角形区域称为**三角部**。中央部除前部在额叶内,中部和三角部均在顶叶内,因而顶叶占位性病变可使中央部的位置和形态发生改变。中央部的上壁为胼胝体,内侧壁是透明隔,透明隔的下外侧为脉络裂,下壁由内侧向外侧依次为穹隆、脉络丛、丘脑背侧面、终纹和尾状核。

2. 前角(anterior horn)　自室间孔向前伸入额叶,在冠状切面上呈三角形。其上壁和前壁由胼胝体构成,内侧壁为透明隔,腹外侧壁为尾状核头(图9-29,30)。

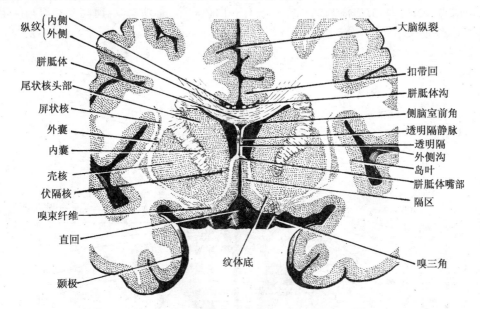

图9-29　大脑冠状切面经过胼胝体嘴部

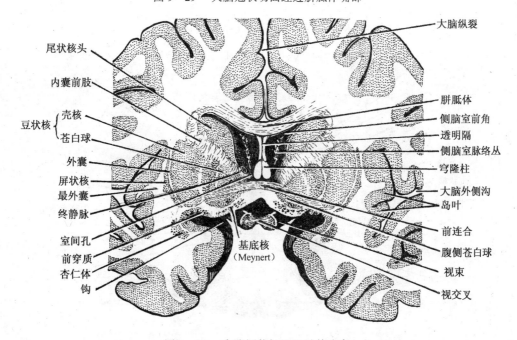

图9-30　大脑冠状切面经过前连合

胼胝体和透明隔为侧脑室前角和中央部的上壁和内侧壁，所以胼胝体和透明隔的占位性病变，可使前角和中央部分隔，或使侧脑室向下移位。

　　3. 下角(inferior born)　很长，呈弓形，自三角部向前下方伸入颞叶，其尖端距颞极约 2.5 cm。下角的投影位置约与颞上沟相当。下角的腔呈裂隙状，颞叶的占位性病变可使下角变形、移位。下角的顶(上壁)大部分由胼胝体的毯所构成，顶的内侧部分为尾状核的尾部和终纹所在。底的外侧部有**侧副隆起**(collateral eminence)，此隆起是由侧副沟深陷的皮质突入下角所成。侧副隆起的后端扩大，形成**侧副三角**(collateral trigone)。底的内侧部由**海马**(hippocampus)构成，海马的前端宽大，称**海马足**。海马的背内侧壁有一白色扁带，称**海马伞**，海马伞和海马的上面覆以侧脑室脉络丛。下角内侧壁为脉络丛伸入的脉络裂(choroid fissure)(图 9-31,32,33)。

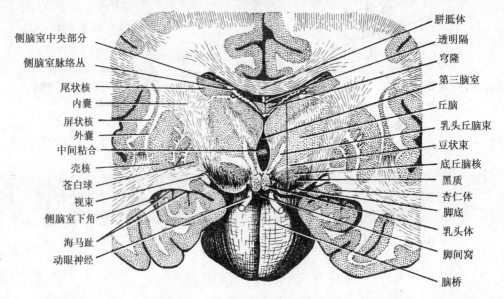

图 9-31　大脑冠状切面经过乳头体

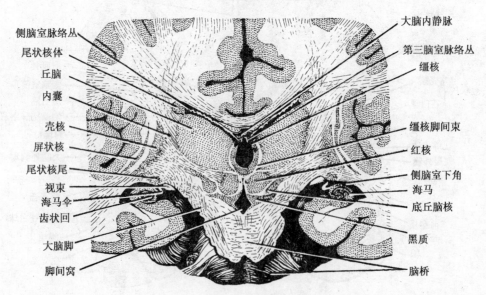

图 9-32　大脑冠状切面经过脑桥上部

4. 后角（posterior horn） 自三角部向后伸入枕叶，一般比较短小，常有变异，两侧常不对称。后角的上壁和外侧壁有胼胝体毯构成，称为内矢状层。内矢状层的外侧是由视辐射组成的外矢状层。邻近三角部的后角内侧壁上有两个纵行隆起，上方的叫**后角球**（bulb of posterior horn），由胼胝体压部到枕叶的纤维组成。下方的隆起较大，称为**禽距**（calcar avis），由距状沟内陷而成（图 9 - 33）。

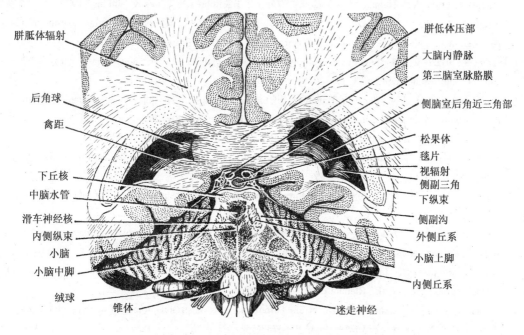

图 9 - 33 大脑冠状切面经过胼胝体压部

5. 侧脑室脉络丛 位于侧脑室下角与中央部，自半球内侧面的脉络裂伸入，从下角弓形伸展到中央部，至室间孔与第三脑室脉络丛相连续。

（蒋文华）

参 考 文 献

〔1〕 金福滋．鼠尾壳核头部的胆碱能神经元的分布 - 免疫组织化学研究．神经解剖学杂志，1991，7：74

〔2〕 史玉泉主编．实用神经病学．第二版．上海：上海科学技术出版社，1994

〔3〕 Agid Y. Parkison's disease pathophysiology. Lancet, 1991, 337: 1321

〔4〕 Coyle JT, Price DL, Delong MR. Alzheimer's disease: a disorder of cortical cholinergic innervation. Science, 1983, 219: 1184

〔5〕 Giuffrida R, Rustioni A. Glutamate and aspartate immunoreactivity in corticospinal neurons of rat. J Comp Neurol, 1989, 288: 154

〔6〕 Gimenez-Amaya JM, Graybiel AM. Compartment origins of the striatopallidal projection in the primate. Neuroscience, 1990, 34: 111

〔7〕 Graybiel AM. Neurotransmitters and neuromodulators in the basal ganglia. Trends Neurosci, 1990, 13: 244

〔8〕 Gredal O, Pakenberg H. Karlsborg M, et al. Unchanged total number of neurons in motor cortex and neocortex in amyotrophic lateral sclerosis: a stereological study. J Neurosci Methods, 2000, 95: 171

〔9〕 Mecorrick DA. Neurotransmitter action in the thalamic and cerebral cortex and their role in neuromodulation of thalamocortical activity. Prog Neurobiol, 1992, 39: 337

〔10〕 Morrison JH, Hof PR. The organization of the cerebral cortex: from molecules to circuits. In: Magistretic PJ. Eds. Discussions in neuroscience. Vol. 9, Amsterdam: Elsevier, 1992

〔11〕 Parent A. Carpenter's Human Neuroanatomy. 9 th ed. Baltimore: Williams & Wilkins, 1996

〔12〕 Parent A, Csonka C, Etienne P. The occurrence of large acetylcholinesterase-containing neurons in human neostriatum as disclosed in normal and Aizheimer diseased brain. Brain Res, 1984, 291: 154

〔13〕 Parent A, Hazratic LN. Functional anatomy of the basal ganglia. I. The cortico-basal ganglia-thalamo-cortical loop. Brain Res Rev, 1995, 20: 91

〔14〕 Parent A, Hazratic LN. Functional anatomy of the basal ganglia. The place of subthalamic nucleus and external pallidum in basal ganglia circuitry. Brain Res Rev, 1995, 20: 128

〔15〕 Parent A. Extrinsic connection of the basal ganglia. Trends Neurosic, 1990, 13: 254

〔16〕 Parent A. Hazrati LN. Anatomical aspect of information processing in Primate Basal ganglia. Trends Neurosci, 1993, 16: 111

〔17〕 Parent A, Hazrati LN. Multiple striatal representation in primate substantia nigra. J Comp Neurol, 1994, 344: 305

〔18〕 Parent A. Smith Y, Filion M, et al. Distinct afferents to internal and external pallidal segments in the squirrel monkey. Neurosci Lett, 1989, 96: 140

〔19〕 Peters A. Bipolar cell. In: Peters A, Jones EG, eds. Ceretral cortex. Vol 1. Cellular components of the cerebral cortex. New York: Rlenum press, 1984, 381

〔20〕 Reiner A, Albin RL, Anderson KD, et al. Differential loss of striatal projection neurons in Huntington's disease. Proc Natl Acad Sci USA, 1988, 85: 5733

〔21〕 Scheneider JS, Yuwiler A, Markam CH. Selective loss of subpopulations of ventral mesencephalic dopaminergic neurons in the monkey following expsure to MPTP. Brain Res, 1987, 411: 144

〔22〕 Szentagothai J. The architecture of neural centres and understanding neural organization. In: Molennen H, Ledsome JR, Melntosh CHS, Jones DR eds. Advences in physiological research. New York: Plenum Press, 1987

〔23〕 Williams PL. Gray's Anatomy. 38 th ed. Great Britain : Churchill Livingstong, 1995

第十章 边缘系统

边缘系统 (limbic system) 这个名词是从法国解剖学家 Broca 于 1878 年所提出边缘叶的概念衍生出来的。Broca 观察到各类哺乳动物都有此环绕脑干边缘的恒定结构,且有嗅束的终止,因此他认为边缘叶同嗅觉有密切的关系,称它为嗅脑。1937 年 Papez 对边缘叶进行研究。他发现海马→乳头体→丘脑前核→扣带回→海马旁回→海马的环路,是情感行为的解剖基础,他首先提出嗅脑的大部分是非嗅觉性的。自此以后随着神经生理、神经心理的研究和发展,许多学者把兴趣集中到边缘叶与嗅觉、边缘叶与新皮质、丘脑、下丘脑的联系与功能,他们发现一些皮质和皮质下核团在功能和形态上与边缘叶密切相关。1952 年 Maclean 根据许多生理学与心理学的材料,并结合了种系发生和细胞结构等方面的研究,第一次提出了边缘系统的概念。属于边缘系统的结构:除边缘叶的内环与外环外,又加上**眶额后回、岛叶和颞极**;皮质下核有**杏仁体、隔核、视前区、上丘脑的缰核、下丘脑、丘脑前核、丘脑内侧背核以及基底核**的一部分。20世纪 60 年代 Nauta 根据神经解剖学的材料,提出中脑的**旁正中被盖区**(包括中央上核、被盖后核、被盖前核、脚间核)和**导水管周围灰质**等与海马、杏仁体、隔核、下丘脑都有密切的上下联系,完成边缘中脑环路。因此中脑被盖的这些部分,称为**边缘中脑区**,也归入边缘系统(图10 – 1)。

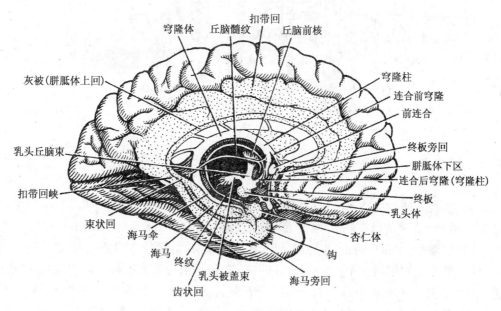

图 10 – 1 边缘系统结构模式图

分子生物学研究发现属于边缘系统的结构,在早期胚胎发育过程中,这些神经元都包含一个明显相同的化学表型,即边缘相关膜蛋白 (limbic system-associated membrane protein, LAMP),这是一种细胞表面的糖蛋白,在早期发育中表现出来。关于海马结构发育中形态的建立与细胞分化是受 LIM Homeobox Gene 转录调节基因 Lhx 5 的控制。

第一节 嗅　脑

目前对**嗅脑**(rhinencephalon)的确切定义是与嗅觉纤维有直接联系的脑部，在进化过程中相当于旧皮质的部分，包括嗅球、嗅束、嗅结节、嗅前核、前穿质、前梨区皮质和部分杏仁体。

一、嗅球

嗅球(olfactory bulb)是一个扁平圆形实体，位于筛骨筛板上，是嗅神经纤维的终核。在发生上，嗅球是原始大脑底面的前内侧份的向前突起，随着该突起的生长，其前端为膨大的嗅球，基部为细长的嗅束。由于相邻壁的愈合，原来的腔成为神经胶质的团块。在许多哺乳动物及人胚，嗅球呈分层结构，但在发育成熟的人脑，分层结构不清楚。一般最浅层为**嗅神经纤维层，**由进入嗅球无髓鞘的嗅神经根丝组成。最深层即位于胶质团块外面的是**嗅束纤维层，**由有髓鞘的轴突组成。上述两层之间是灰质层，有数层细胞(图 10 - 2)。

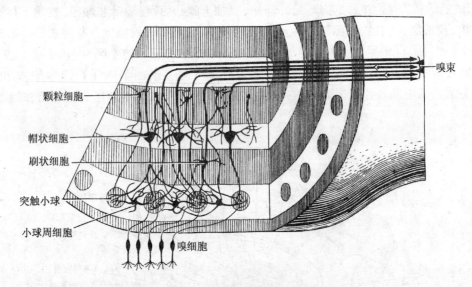

图 10 - 2　哺乳类嗅球的构筑与嗅束

嗅球的灰质有四种神经元：① **帽状细胞**(mitral cells) 形体巨大，有尖树突和两侧基树突，形如僧帽，故名。在嗅球内排列成单行。② **刷状细胞**(tufted cells) 形如帽状细胞，但较小，位置较浅。③ **颗粒细胞**(granule cells)小圆或星形，无真正轴突。数量较多，遍布于嗅球各层，比较集中于深层。④ **小球周细胞**(periglomerular cells)有各种形状，分布在突触小球的周围。帽状细胞和刷状细胞的尖树突伸向浅纤维层，树突末端反复分支，和嗅神经根丝的末端分支紧密环抱，组成**突触小球**(glomerulus)。帽状细胞和刷状细胞的轴突，组成**嗅束**。颗粒细胞与小球周细胞都是中间神经元。

在兔每侧嗅球中约有 2 000 个突触小球，每个小球接受约 25 000 条嗅神经纤维，几乎 24 个帽状细胞和 68 个刷状细胞的树突分支至每个小球。颗粒细胞的树突反复分支，有的伸入到浅层与帽状细胞和刷状细胞的树突建立交互性树树突触。颗粒细胞的树突还接受帽状细胞和刷状细胞轴突的侧副返支形成轴树突触，它还接受嗅束中传入纤维的轴突终末。小球周细胞的树突终末亦穿进突触小球和嗅神经纤维发生轴树突触，它的树突与帽状细胞和刷状细胞的树突亦在小球内形成交互性树树突触。根据免疫组化研究，小球周细胞大部分含多巴胺，有些含 γ – 氨基丁酸递质，但亦富于各种神经肽（如 P 物质、神经肽 Y、血管活性肠肽和生长抑素），嗅球中含如此多的神经肽，其功能不明。颗粒细胞以 γ – 氨基丁酸作为抑制性递质，帽状细胞与刷状细胞以谷氨酸(glutamate)兴奋性递质作用于它们接触的细胞。帽状细胞/刷状细胞与颗粒细胞建立交互性突触，颗粒细胞抑制帽状细胞、刷状细胞。反之，帽状细胞/刷状细胞又兴奋颗粒细胞，这个复杂的环路，以及突触小球内的突触立体构型，都提示嗅觉信息的传入，部分分析与调控在嗅球内。根据动物实验证实，对不同气味的辨认，一部分可能依靠嗅球。

嗅球又有发自中枢的传入纤维：除来自嗅前核外，又有来自蓝斑的去甲肾上腺素能纤维，来自中缝背核的 5 – 羟色胺能纤维，以及来自基底前脑的大神经元发出的胆碱能纤维，它们都终止于颗粒细胞或直接进入突触小球内。这些传入纤维至嗅球发挥着脑控制嗅觉传入的功能。

二、嗅束

嗅束 (olfactory tract) 位于嗅球后方，是白色纤维束，横切面呈三角形，三角的尖位于嗅沟内。它包含由帽状细胞和刷状细胞发出的轴突，也含由对侧嗅球、嗅前核或前穿质发出的传出纤维经前连合至嗅束，终于嗅球。

嗅束邻近前穿质处，变扁平，且展开成平滑的**嗅三角** (olfactory trigone)。嗅束纤维在嗅三角底的两侧，分成**外侧嗅纹**与**内侧嗅纹**，有时从嗅三角中央分出小束为中间嗅纹，没入前穿质或嗅结节。

1. 外侧嗅纹 (lateral olfactory stria)　是一小束白质纤维，行于前穿质的前外侧缘，至岛阈 (limen of insula) 呈锐角向后拐弯，终于海马旁回钩头端的**杏仁周区** (periamygdaloid area) 或称半月回 (semilunar gyrus)。回的深部为皮质内侧杏仁核。薄层灰质覆盖外侧嗅纹称为**外侧嗅回**，它向外侧移行于**环周回** (ambient gyrus) 灰质。环周回为岛阈的一部分(图 10 – 3)。

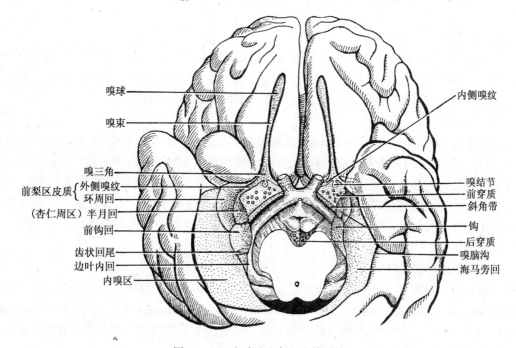

图 10 – 3　人嗅脑和邻近边缘系统

2. 内侧嗅纹(medial olfactory stria)　也是一小束白质纤维,被薄层灰质覆盖称**内侧嗅回**,内侧嗅纹沿前穿质的前内缘走向内侧,在此与**斜角带**(diagonal band)的内侧延续段相会合,两者一起弯曲向上至大脑半球的内侧面终板的前方。斜角带续于**终板旁回**(parateminal gyrus),而内侧嗅回逐渐从表面消失于**胼胝体下区**(subcallosal area)(图 10 - 4)。

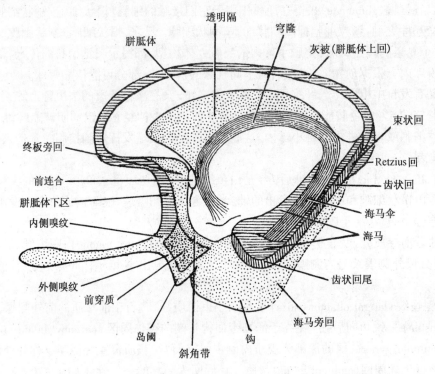

图 10 - 4　嗅脑和海马结构示意图

三、嗅前核

嗅前核(anterior olfactory nucleus)在嗅球的后端,嗅束全长有分散的、中等大小的多极神经元分布,它们组成嗅前核。嗅前核在嗅束中接受帽状细胞和刷状细胞的轴突或侧支传来的冲动,然后发出轴突参加嗅纹,或经前连合前份进入对侧嗅前核与嗅球。

四、前穿质

前穿质(anterior perforated substance)是脑底的界标,位于嗅三角与内、外侧嗅纹的尾侧,视交叉、视束与海马旁回钩交界处的吻侧。大脑中动脉的中央支穿过此区脑表面,供应深部结构,当解剖时去除这些血管细支,此处呈许多小孔,故名前穿质。紧邻嗅三角尾部的前穿质处,在敏嗅动物有一小隆起称**嗅结节**,中间嗅纹有时没入其内或终于前穿质。前穿质的后内侧邻近视束处,有一光滑的斜角形带称**斜角带**,前穿质的深部与无名质的灰质与白质相连接(图 10 - 3,4)。

五、前梨区与梨状叶

外侧嗅回与环周回一起组成**前梨区皮质**(prepiriform area)。前梨区皮质向后为海马旁回的**内嗅区**(entorhinal area)。前梨区皮质,杏仁周区和内嗅区(Brodmann 28 区)一起组成端脑的**梨状叶**(piriform lobe)。梨状叶外侧以嗅脑沟为界。嗅脑沟为旧皮质与新皮质的分界沟。在敏嗅动物和人胚早期梨状叶比较显著(图 10 - 3,5)。

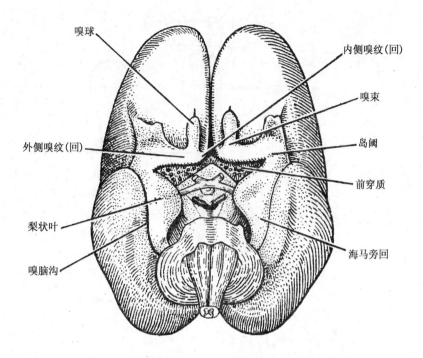

图 10 − 5　胎儿脑底面示嗅脑

六、嗅觉传导路

嗅觉传导路(olfactory pathway)为传导由气味刺激而产生的嗅觉冲动至中枢的通路。

鼻腔嗅黏膜内的**嗅细胞**，兼有感受嗅刺激和传导冲动的双重作用，所以它既是感受细胞，又是神经节细胞。嗅细胞是双极神经元，其周围突末端膨大突出于嗅上皮的表面，自膨大的顶端分出 6～8 根嗅纤毛，以感受刺激。中枢突为细而长的无髓纤维，直径仅 0.1～0.5 μm，是神经纤维中最细者。许多无髓纤维集合在一起，包以神经膜细胞膜而成嗅丝，20 多条嗅丝即**嗅神经**，传导嗅觉冲动，穿筛板的筛孔入颅腔，终于**嗅球**(图 10 − 6)。

嗅球内的帽状细胞和刷状细胞的树突与嗅神经的末端分支形成突触小球，它们的轴突组成**嗅束**。嗅束纤维分别形成**内侧嗅纹**与**外侧嗅纹**，有时存在小束的中间嗅纹；有些嗅束纤维可以终止于前穿质前份，有的可在嗅前核中继后再参加嗅纹。

外侧嗅纹如上所述终于杏仁周区，且可深入至杏仁皮质内侧核群，而外侧嗅回则移行于环周回 (图 10 − 3,6)。**内侧嗅纹**行至半球内侧面可能终于胼胝体下区及其邻近区域 (图 10 − 4,6)。内侧嗅纹的纤维可经前连合终止于对侧嗅前核和嗅球。多变的中间嗅纹终止于前穿质或嗅结节。由此前穿质、嗅结节、胼胝体下区、杏仁核周区与前梨区皮质都属**初级嗅皮质中枢**。

内嗅区接受从初级嗅皮质来的极丰富的纤维联系，此区可称为**次级嗅皮质中枢**。人的内嗅区比嗅球大 10 倍，而狗的内嗅区比嗅球大 1.5 倍。狗是敏嗅动物而内嗅区不如人的大，可见内嗅区不只是与嗅觉有关。内嗅区皮质不仅从前梨区皮质、杏仁周区等接受嗅觉信息，而且还通过扣带束、钩束的联络纤维，接受从额、顶、枕、颞联络区及从岛叶和额叶眶回来的多种感觉输入。因此内嗅区作为嗅联络皮质，有整合嗅冲动与来自新皮质各种冲动进入海马结构的作用。

初级嗅皮质中枢亦发纤维至杏仁基底外侧核、隔区、丘脑内侧背核，亦至许多下丘脑核。嗅

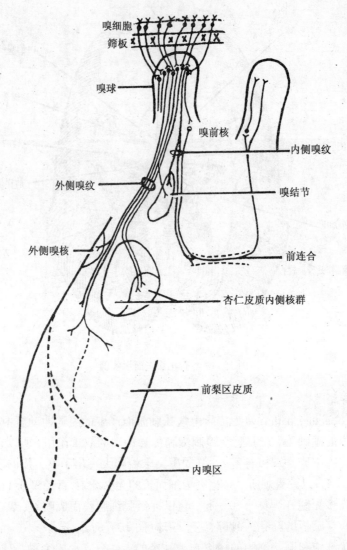

图 10-6 嗅觉传导路

觉冲动经前梨区皮质至丘脑内侧背核大细胞部,再由此投射到额叶的眶额皮质。一向认为嗅觉的传导不经丘脑的接替投射到大脑皮质,以上为唯一的例外。在人丧失眶额皮质,较大的影响嗅觉的鉴定与分辨。用正电子发射扫描装置(PET)观察嗅觉过程皮质代表区的血流图像,亦指出眶额皮质的重要性。嗅觉冲动强烈的触发双侧颞叶前梨区皮质,这是初级嗅皮质中枢。然而,仅在右侧大脑半球眶额回也有显著血流增加的一个区。这说明来自初级嗅皮质的双侧嗅觉冲动,进入次级嗅皮质的单侧性,提示嗅刺激在皮质上的特殊性与功能上的不对称性存在于人脑的**右侧眶额皮质**。

第二节 隔 区

隔区(septal area)位于大脑半球内侧面,在终板和前连合的前方与上方。在低等哺乳动物隔区很好地发育,可分为连合上部与连合前部。在高等灵长类,特别在人脑,由于新皮质与胼胝体的发育与扩展,将隔区的连合上部拉成含少量灰质与纤维的薄片称**透明隔**。而连合前部相当于终板前方的**终板旁回**(paraterminal gyrus),许多作者都同意此处为隔区。隔区指皮质,它的深面为隔核。隔核可分成**内侧隔核**(medial septal nucleus)与**外侧隔核**(lateral septal nucleus),内侧隔核与斜角带核相连续,两者呈强胆碱能阳性神经元。外侧隔核与前连合上方透明隔的分散神经元相连续。

一、纤维联系

发自海马与下托的纤维经穹隆终止于外侧隔核。内侧隔核与斜角带核的胆碱能和少量GABA能神经元发纤维经穹隆投射至海马各部,最显著的至齿状回和 CA₃ 区,还发纤维至扣带回。

发自下丘脑各核的纤维终止于隔核,特别发自室旁核的纤维含神经肽、加压素以及不同性别依据周期变化的类固醇。在隔区有雌激素与雄激素的受体。在外侧隔核也接受丰富的单胺类支配,包括从蓝斑的去甲肾上腺素能传入、中缝背核的 5 - 羟色胺能传入与中脑被盖腹侧区的多巴胺能传入,这些纤维参加前脑内侧束终止于外侧隔核。自隔核发纤维经前脑内侧束分布于下丘脑外侧区,有些纤维向尾侧伸展终于中脑旁正中被盖网状结构。发自杏仁体的纤维经斜角带或终纹终止于隔核,自隔核发纤维至丘脑前腹侧核与内侧背核,又经髓纹至内侧缰核(图10 - 7)。

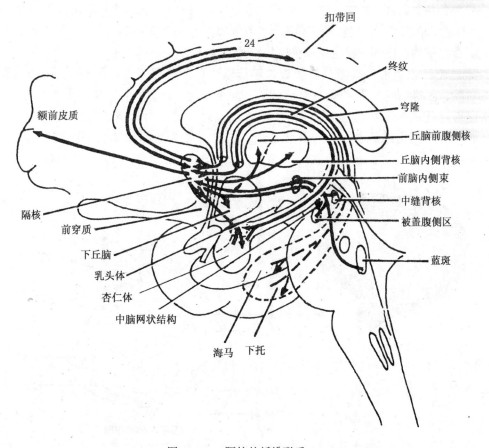

图 10 - 7　隔核的纤维联系

二、功能

隔核与海马结构有交互联系,杏仁体有投射至隔核,隔核又与下丘脑与中脑各结构紧密连结,且对类固醇激素敏感,故与情绪反应、内分泌活动的调节和自主神经功能有关。

第三节 杏 仁 体

杏仁体(amygdaloid body)是一个大核团,形如杏仁,故名(图 10 - 8)。它位于颞叶海马旁回钩、半月回和环周回的深面, 侧脑室下角尖的前方, 部分形成侧脑室下角尖的内侧壁与背侧壁。局部位置较为复杂,内侧与基底前脑有关,背侧被豆状核掩盖一部分,尾侧与尾状核相连接。杏仁体在哺乳动物中都能见到。在哺乳类以下动物称嗅纹体,属古纹体。

一、分群

在人,杏仁体分皮质内侧核、基底外侧核两大核群和其突出部与过渡区。

1. 皮质内侧核群(corticomedial nuclear group)位于杏仁体的背内侧,此核的背外侧份称杏仁周区。核分为 4 个亚核: ① **外侧嗅束核**; ② **内侧杏仁核**; ③ **皮质杏仁核**; ④ **中央杏仁核**。外侧嗅束核在人不发达。皮质内侧核群位置最靠近壳核与尾状核尾部。

2. 基底外侧核群(basolateral nuclear group) 是在人最大与最分化的部分,可分为 3 个亚核: ① **外侧杏仁核**; ② **基底杏仁核**,它可分成小细胞部与大细胞部; ③ **副基底杏仁核**。杏仁体的尾侧与尾状核尾相接。尾状核尾向吻侧弯曲形成侧脑室下角的顶。

3. 杏仁体的突出部主要包括中央杏仁核与终纹床核。

4. 过渡区包括**杏仁前区**与**皮质杏仁移行区**杏仁前区位于杏仁体的最前端,分化最差也难划界,它的背侧与无名质和壳核相邻。此区主要由出入杏仁体的纤维组成,皮质内侧核群通过此区与前穿质、斜角带相联系。皮质杏仁体移行区含有锥体细胞和颗粒细胞集合而成的不规则细胞群,它与梨状皮质、皮质杏仁核和部分基底外侧核群有联系 (图 10 - 8)。

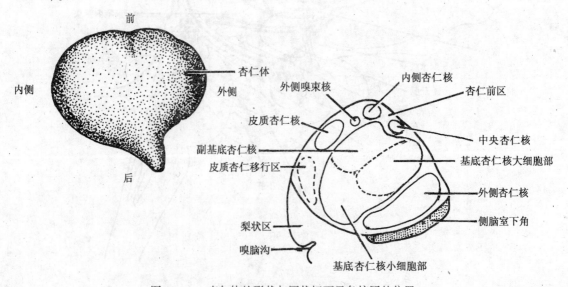

图 10 - 8 杏仁体的形状与冠状切面示各核团的位置

二、纤维联系

(一) 传入纤维

1. 嗅觉传入　来自**嗅球**与**嗅前核**的纤维,经外侧嗅纹终止于皮质内侧核群。基底外侧核群不直接接受来自嗅球的纤维投射,而是经过前梨区皮质中继后发来的许多传入纤维,所以杏仁体除中央杏仁核外,都直接或间接接受嗅觉冲动。

2. 基底前脑杏仁投射　基底前脑的大细胞核包括 Meynert 基底核与斜角带 (Broca) 核发胆碱能投射,大量终止于基底杏仁核的大细胞部分,少量终于副基底杏仁核。

3. 海马杏仁投射　主要起自 CA$_1$ 区、下托与内嗅区的投射,终止于基底杏仁核小细胞部分,这部分纤维比杏仁海马投射要少得多。

4. 丘脑杏仁投射　丘脑中线核有反馈投射至中央杏仁核及其邻近的部分基底杏仁核。在鼠与猫,围绕内侧膝状体的细胞发投射纤维终止于外侧杏仁核、副基底杏仁核、内侧杏仁核与中央杏仁核。内侧膝状体细胞接受下丘听觉的输入,它们投射至杏仁,显示对听刺激的条件应答。

5. 下丘脑杏仁投射　少量起自下丘脑腹内侧核、下丘脑外侧区较尾侧部,借道终纹或杏仁腹侧通路与杏仁下丘脑纤维同行,终止于中央杏仁核、内侧杏仁核与副基底杏仁核。

6. 脑干杏仁投射　中央杏仁核及其他杏仁核除接受中脑被盖腹侧区与黑质致密部的多巴胺能纤维的输入外,又有来自延髓下份神经元的肾上腺素能投射,来自蓝斑的去甲肾上腺素能纤维的终止,以及中缝背核的 5 - 羟色胺能纤维的投射。中脑导水管周围灰质,臂旁核、迷走神经背核与网状结构也发上升纤维,借道杏仁被盖束终止于中央杏仁核。孤束核接受味觉传入,在臂旁核换元后再投射至中央杏仁核。

7. 皮质杏仁投射　现知大量皮质传入至杏仁。它们起自内侧眶额皮质以及扣带回、岛叶与颞叶皮质(图 10 - 9)。

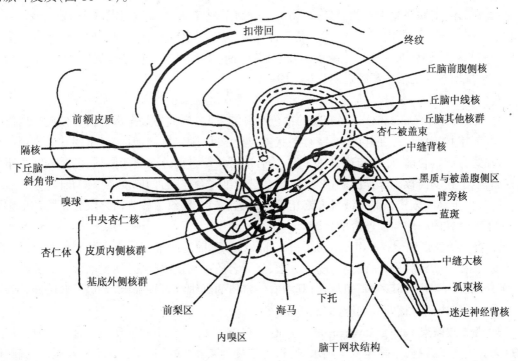

图 10 - 9　杏仁体的传入纤维

（二）传出纤维

1. 杏仁纹体投射 在灵长类，杏仁纹体投射应该认为是杏仁最丰富的传出之一。丰富的投射至腹侧纹体，特别是到伏隔核和嗅结节的深层。该投射主要起自基底杏仁核，基底杏仁核的小细胞部分投射至伏隔核的内侧份，其大细胞部分投射十分广泛至尾状核体与尾和腹侧壳核。

2. 杏仁海马投射 杏仁与海马之间有显著的交互联系。杏仁海马投射主要起自外侧杏仁核，终止于吻侧内嗅皮质，再中继至海马结构。但也有许多纤维直接投射至海马及下托。杏仁海马投射比海马杏仁投射显著，提示杏仁发挥较有力的影响作用于海马结构，起调控海马的记忆功能。

3. 杏仁丘脑投射 杏仁投射至丘脑内侧背核大细胞部分，依次内侧背核大细胞部分投射至眶额皮质，此外，从中央杏仁核与内侧杏仁核发纤维终止于丘脑中线核及板内核尾侧份。

4. 杏仁下丘脑投射 杏仁皮质内侧核群发纤维经终纹，终止于内侧视前区、下丘脑前区和丰富的投射至下丘脑腹内侧核，有些中央杏仁核的纤维分支分布到下丘脑外侧区吻尾全长。终纹床核是杏仁投射到下丘脑的中继核。

5. 杏仁脑干投射 中央杏仁核的主要传出到脑干。发自中央杏仁核的下降纤维，组成杏仁被盖束，下降经中脑、脑干与延髓，有些纤维可远达脊髓。在中脑，下降纤维分布在腹侧被盖区、黑质致密部的外侧份和中脑导水管周围灰质。在脑桥，大量纤维终止于臂旁核和蓝斑。在延髓，有很稠密的纤维终止于孤束核和迷走神经背核，并发纤维至网状结构。有些纤维可远达脊髓。

6. 杏仁皮质投射 在灵长类，杏仁体与新皮质间有大量连结，如杏仁不接受视皮质的输入，而接受主要来自颞下皮质的传入，其反馈投射至单型感觉皮质即视皮质。这类杏仁皮质投射比皮质杏仁投射的数量多得多。由此可知，杏仁能调控在皮质的感觉过程。有兴趣的是杏仁与皮质间的相互联系不是点对点的，如有关视输入经过枕叶、颞叶皮质多次中继，然后由颞下皮质至杏仁体，主要终止于外侧杏仁核；而反馈投射至视皮质，主要起自基底杏仁核。这样，必然在杏仁体的核内进行内部联系，才能完成杏仁→皮质→杏仁环路。起自基底外侧核群的杏仁皮质投射与额叶、颞叶、枕叶及边缘皮质（包括扣带回、颞极、岛叶、前梨区皮质）均有丰富的联系。杏仁皮质相互连结大多经过内囊（图10-10）。

杏仁体的纤维联系（核外联系）主要通过3个外在纤维束：

1. 终纹（stria terminalis） 为密集的白色小纤维束，主要而不是全部起自杏仁皮质内侧核群，全程与尾状核伴行并在其内侧，绕行尾状核与丘脑间，随终静脉向前，经室间孔下方至前连合区，在此分成连合前、连合与连合后3束。连合前纤维绕过前连合终于隔核，向尾侧终止于内侧视前核、下丘脑前核和下丘脑腹内侧核。连合份纤维连合左、右两侧皮质内侧核群。连合后纤维主要终止于终纹床核，部分纤维亦终止于下丘脑前核。**终纹床核**为沿终纹分布的长形细胞群，位于穹隆柱的外侧与前连合的背侧。

2. 杏仁腹侧通路（ventral amygdaloid pathway） 弥散的纤维起自杏仁基底外侧核群和梨状叶皮质，在豆状核腹侧，向内侧与吻侧分散，经无名质进入伏隔核、外侧视前区与下丘脑外侧区、下丘脑腹内侧核、隔区和斜角带核。其中有一定量的纤维绕过视前区与下丘脑区，经丘脑下脚终止于丘脑内侧背核的大细胞部分。

3. 杏仁被盖束（amygdalo-tegmental tract） 在猫、鼠、猕猴中都发现中央杏仁核发出纤维横过无名质与下丘脑，下降至脑干闩水平，称杏仁被盖束。沿途终止于下丘脑外侧区、中脑腹侧被盖区，黑质、导水管周围灰质，臂旁核、蓝斑以及脑干网状结构，也可至迷走神经背核。

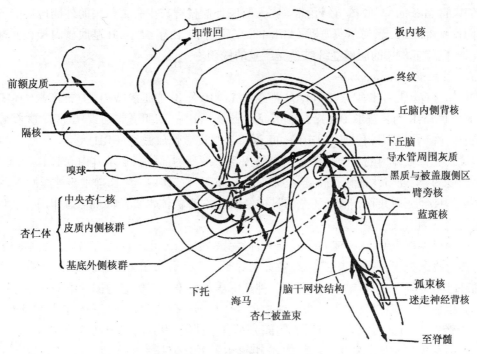

图 10 – 10　杏仁体的部分传出纤维

内部联系　杏仁体除以上的核外联系外,又存在核内与核间的联系。在猴,主要的杏仁内部联系,起源于外侧杏仁核与基底杏仁核,且终止于比较内侧位的神经核。基底副核也投射至中央、内侧与皮质核。而皮质内侧核群与中央核投射返回至基底外侧核群的纤维极弱。这个连结形式提示,在杏仁核间的信息传导,基本是由外侧向内侧单方向的传递。这个内部联系,对杏仁体功能的复杂性起很大影响。

三、化学神经解剖学

（一）γ-氨基丁酸（GABA）

在灵长类,杏仁体含高水平的抑制性递质 GABA 阳性终末与 GABA 阳性反应的神经元,很多 GABA 阳性终末与 GABA 阳性细胞体及树突发生突触,且存在 benzodiazepine/ GABA_A 受体,苯二氮䓬类（benzodiazepines）是最广泛应用的抗焦虑药。杏仁体存在这个受体结构与其涉及情绪行为的功能相一致。

（二）谷氨酸（glutamate）与天冬氨酸（aspartate）

在猴,杏仁体亦含高浓度的兴奋性递质：谷氨酸与天冬氨酸。它们来自额叶、扣带回、岛叶与颞叶皮质的Ⅲ层与Ⅴ层神经元的投射以及海马 CA_1 区与内嗅区皮质。这些结果提示存在许多外部兴奋输入至杏仁体。

（三）单胺类（monoamines）

在灵长类,杏仁体含中等水平的来自蓝斑的去甲肾上腺素能纤维。来自中脑导水管周围灰质与中缝背核的 5-羟色胺能纤维,比较稠密分布于全部杏仁体。在猴,杏仁体的多巴胺支配主要来自黑质致密部与被盖腹侧区的神经元。

（四）乙酰胆碱（acetylcholine）

在猴,高水平的乙酰胆碱酯酶（AChE）与胆碱乙酰转移酶（ChAT）的纤维在杏仁体内能找到，它们来自 Meynert 基底核与斜角带。在人基底外侧核群与中央杏仁核的外侧份接受稠密的 ChAT 阳性纤维终末，患阿尔茨海默 (Alzheimer) 病例中，由于 Meynert 基底核内神经元选择性退化，以致供应杏仁体的胆碱能纤维遭受严重的侵袭。

（五）神经肽 (neuropeptides)

杏仁体含有：① 生长抑素 (SST)；② 神经肽 Y(NPY)；③ 加压素 (VP)；④ 催产素 (OT)；⑤ 阿片肽 (脑啡肽 ENK 与强啡肽 Dyn)；⑥ 血管活性肠肽 (VIP)；⑦ 胆囊收缩素 (CCK)；⑧ 神经降压素 (NT)；⑨ 降钙素基因相关肽 (CGRP)；⑩ 促肾上腺皮质释放激素 (CRH) 等。

在灵长类杏仁体内的生长抑素水平是脑内含量最高的部位，显示其内在起源。神经肽 Y 亦是高浓度的，免疫阳性细胞、纤维与终末广泛分布于杏仁体内。生长抑素与神经肽 Y 可能在某些杏仁体神经元内共存，值得注意的是神经肽 Y 在杏仁体水平发挥抗焦虑作用，这与杏仁体控制情绪行为有关。

加压素免疫反应纤维，多来自下丘脑大神经分泌细胞，终止于内侧杏仁核。而脑啡肽免疫反应纤维与终末充满在中央杏仁核。在猕猴阿片受体广泛分布于杏仁体。无数神经降压素免疫反应的纤维与终末在人杏仁体内也存在，神经降压素免疫反应突起与阳性细胞体大量分布在中央杏仁核和内侧杏仁核，很少分布于副基底杏仁核与外侧杏仁核。这种选择性的区域分布，提供一个解剖学基础，可以解释杏仁不同部分对自主神经、内分泌与记忆活动的不同神经调控作用。特别有兴趣的是阿尔茨海默病的许多病例中，神经降压素的免疫反应显著减少。

（六）其他物质

在人与猴的杏仁体内含无数尼克酰胺腺嘌呤二核苷酸脱氢酶 (NADPH-d 酶或 NOS) 的细胞与纤维。NADPH-d 细胞与突起在基底外侧核群数量最多，在皮质内侧核群中等，在中央杏仁核最少。在人，许多杏仁体内神经元含 NADPH-d 酶亦与神经肽或生长抑素共存。NADPH-d 酶是一个一氧化氮合成酶，它产生高毒性的一氧化氮分子以应答细胞间游离的钙水平的变化。在人的杏仁体，钙显示被两种钙结合蛋白 (calbindin D-28K 与 parvalbumin) 所控制。患阿尔茨海默病人中，含 NADPH-d 神经元不受侵袭。

四、功能与临床

杏仁与嗅觉的关系并不密切，如破坏两侧杏仁体并不损害对气味的识别。电刺激或切除杏仁体，可产生行为、内脏、躯体与内分泌多种功能的变化。在人刺激杏仁体可以产生恐惧、知觉搅乱及记忆缺失。

（一）感情行为反应

在未麻醉的动物刺激杏仁核群，显著的行为改变为"停顿反应"。动物停止了原来的自发活动，表现为唤醒的注意态度，显出恐惧、退缩或发怒、攻击反应。前者是逃避反应而后者为防御反应。两者是刺激不同杏仁核群出现的不同反应。刺激的强度决定反应的大小，停止刺激则反应逐渐减弱至消失。双侧杏仁体损伤，动物经常产生情绪行为的变化，动物变得安静、驯服，对别的动物的威胁与干扰不报复。

大脑皮质与杏仁体之间广泛的交互连结，显示与主要的情绪表现及有目的的行为相关。

在几个形式的痴呆，杏仁体涉及情感可能是一个重要的关键。在阿尔茨海默病，除某种递质含量外，杏仁体的神经元严重的减少且神经原纤维缠结与老年斑的形成，亦有一个显著的杏仁体体积减少。在疾病的较早过程出现这些变化是严重的。老年性痴呆除了一个显著的记忆减弱外，典型的特征是情感行为的改变，如增加消极状态、焦虑不安与自我为中心的行为。在精神分裂症(schizophrenia)中见到的情绪改变亦涉及杏仁体。患精神分裂症病人常显示不正当的心境或情绪，他们亦难判断他人的情绪状况。患这种病人的杏仁体体积(与海马结构一起)显著地缩小。进一步事实显示杏仁体与其联系的海马、内嗅皮质、海马旁回、扣带回与额叶都有病理改变。杏仁体与额叶的联系特别有关，因为精神分裂症与额叶的功能障碍密切有关。各种神经化学提示可能涉及杏仁体，因为大多数精神分裂症患者用精神抑制药物如多巴 D_2 受体拮抗剂。杏仁体与中脑多巴胺能神经元有反馈联系，称**边缘中脑多巴胺通路**。这个通路还支配腹侧纹体与额叶皮质。在精神分裂症中杏仁体与情绪改变的关系，值得进一步研究。

（二）自主神经功能

刺激杏仁体可引起内脏的一系列自主神经反应，包含呼吸、心血管活动和胃肠道活动的改变；有自发性排尿、排便和子宫收缩，勃起、射精等活动；也有唾液分泌、胃液酸度增加和瞳孔变化、竖毛和体温变化等交感与副交感反应。

（三）对内分泌的调节

杏仁体参与下丘脑对垂体分泌的控制与调节。刺激杏仁核群产生唤醒与感情反应，亦增加促肾上腺皮质激素(ACTH)的分泌。双侧损伤内侧杏仁核，产生一个血清水平的 ACTH 升高，可假设内侧杏仁核释放一个抑制性的影响于 ACTH 的分泌。刺激皮质内侧核群诱发排卵，但切断终纹，这个反应就消失。在雌性，皮质内侧核群显示有雌激素集中的神经元。杏仁体亦与黄体生成激素和卵泡刺激素的分泌有关。

（四）对摄食活动的影响

双侧切除杏仁体，产生惊人的摄食过量或过少。损伤基底外侧核群则摄食过量，当刺激此区则停止摄食行为，推测基底外侧核群抑制下丘脑外侧区，外侧区是下丘脑的摄食中枢。皮质内侧核群是一个摄食的促进区，刺激此区可增加摄食，刺激终纹也产生同样效果，损毁此区则出现厌食。由此可见，杏仁体有调节下丘脑对进食活动的影响，但损伤杏仁体比损伤下丘脑引起的影响小。在猴杏仁体接受从味觉中枢的投射，由此提供一个味觉信息以管理摄食行为。

（五）对躯体运动的影响

刺激动物杏仁体可引起头与眼球转向对侧，同侧面部阵挛性收缩，以及有关舔、咀嚼与吞咽的复杂节律运动。

（六）对痛的调制作用

杏仁体在吗啡镇痛与电针镇痛中起调制作用。当刺激杏仁体可以提高动物的痛阈，而产生镇痛作用。杏仁体中阿片受体密度很高，细胞中又含脑啡肽与强啡肽以及 5－HT 递质。它们的功能活动在吗啡镇痛与电针镇痛中起重要作用。

第四节　海 马 结 构

海马结构(hippocampal formation)包括**海马**(又称安蒙角 cornu Ammonis，CA)、**下托**、**齿状回**和围绕胼胝体形成一圈的**海马残件**。齿状回至胼胝体压部，消失齿状外形，改称**束状回**，束状回向前上与覆盖胼胝体上面的深层灰质称**灰被**(又称胼胝体上回)相连续。灰被中埋有一对纵纹，分别为**内侧纵纹**与**外侧纵纹**。灰被与纵纹就是海马及其白质的残件。它们向前经胼胝体膝与终板旁回连续(图 10－1)。

一、外形与位置

海马(hippocampus)形如中药海马故名。位于侧脑室下角底兼内侧壁,全长 5 cm。海马前端较膨大称**海马足**,它被 2~3 个浅沟分开,沟间隆起称**海马趾**。海马是一条镰状隆嵴,自胼胝体压部向前到侧脑室的颞端。海马至胼胝体压部时,从齿状回和海马旁回间翻出称 Retzius 回(图 10 – 4,11)。

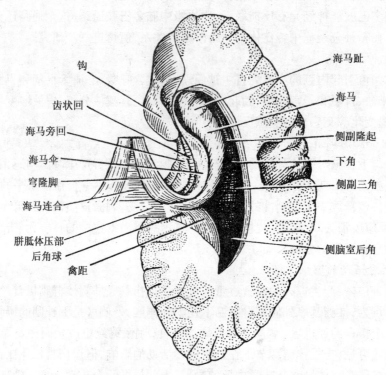

图 10 – 11　海马结构的位置

海马表面被室管膜上皮覆盖。室管膜上皮下面有一层有髓纤维称为**海马槽** (又称室床 alveus)。室床纤维沿海马背内侧缘集中,形成白色扁带称**海马伞**(fimbria of hippocampus),它自海马趾伸向压部,续于**穹隆脚**(crus of fornix)。海马伞的游离缘直接延续于其上方的脉络丛,两者间隔以脉络裂(图 10 – 11,12)。

齿状回(dentate gyrus)是一狭条皮质,由于血管进入被压成许多横沟呈齿状,故名。它位于海马的内侧,介于海马沟与海马伞之间。齿状回向前伸展至钩的切迹,在此急转弯,成光滑小束横过钩的下面,这横行段称齿状回尾。齿状回尾将钩分成前部的前钩回,后部的边叶内回。齿状回向后与束状回(fasciolar gyrus)相连(图 10 – 3,4,11,12)。

在海马结构发育较好的颞中平面,作一个大脑半球的冠状切面,海马结构呈双重"C"形环抱的外形,大 C 锁住小 C。大 C 代表海马,它开口向腹内侧。小 C 代表齿状回,位于海马沟的背内侧,开口朝向背侧。海马沟的腹侧为**下托**(subiculum)(图 10 – 13)。

二、海马结构的发育

海马结构的位置与安排,从发育过程来理解比较清楚。

在胚胎 3 个月,两个半球内侧壁上各显出一条纵行加厚部分称海马嵴 (hippocampal ridge),这是海马结构的原基。此嵴的上方为**海马沟**。此嵴以下,内侧壁很薄弱,而有血管分支伸

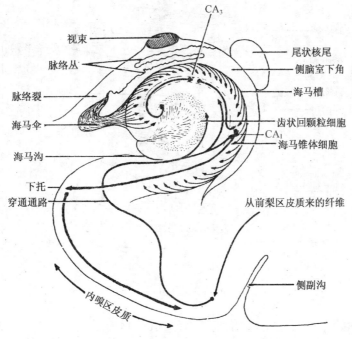

图 10 - 12　海马结构及其内部纤维联系

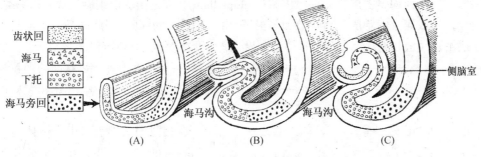

图 10 - 13　海马结构在下角的发育

入形成一纵褶称**脉络襞**，它突入侧脑室，形成侧脑室脉络丛，突入处称**脉络裂**（choroid fissure）。伴随着大脑皮质的扩展，因胼胝体纤维的急剧发展，以致海马结构的各部发展不均匀。背侧部分很少分化，在成人它形成一个残余的薄层灰质称**灰被**（indusium griseum）覆盖在胼胝体上方。海马结构的腹侧部分（颞叶部分）未受胼胝体发展的影响，而较好发育，形成海马和齿状回。海马嵴和原来皮质的分界沟－**海马沟**（裂），将海马结构与相邻皮质分开，在颞叶它插入海马旁回与海马结构之间；在胼胝体上方，它插入扣带回与灰被之间改称**胼胝体沟**（callosal sulcus）。**脉络裂**在大脑半球内侧面形成弯曲，前起自室间孔，沿穹窿上外侧与胼胝体下方弯曲向下，至颞叶行于海马的上内侧（图 2 - 23，24）。

又由于颞叶皮质的高度扩展，将其内侧由海马嵴衍化的皮质带推向侧脑室下角的底与内侧壁（图 10 - 13（A））。随着海马沟的加深，内陷部分的皮质突出于侧脑室下角的底，形成海马（图 10 - 13（B））。海马向背内侧弯曲，到达半球内面，其内侧端又受脉络襞的制约，内侧份再向里弯，形成一个半月形的齿状回（图 10 - 13（C））。如此海马沟的上唇为齿状回，下唇为下托。下托与海马结构间的过渡区称副下托。皮质区从内嗅区经旁下托、前下托、下托、副下托至海马与

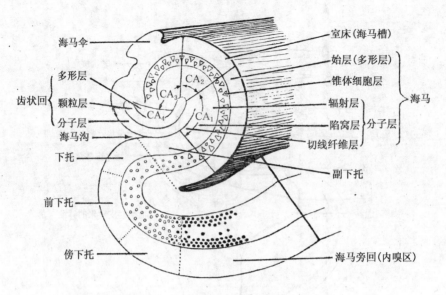

图 10 - 14　海马的皮质分层与分区(示意图)

齿状回,逐渐由原始型 6 层变到 3 层细胞结构(图 10 - 14)。

三、海马结构的构筑

海马与齿状回均属**古皮质**又称原皮质(archipallium),都是由 3 层细胞组成:**分子层、锥体细胞层**(海马)或**颗粒细胞层**(齿状回)和**多形层**。由于海马沟的深陷,因此海马分子层与齿状回的分子层由连续成相对,两者间以海马沟为界,海马锥体细胞的轴突,经多形层,进入海马槽(室床),续于海马伞。**齿状回**的颗粒细胞轴突穿过多形层,终于海马(图 10 - 14)。

(一) 海马

在三层的基础上,由于锥体细胞的树突与轴突的安排形式,又可分成几个亚层(图 10 - 15)。

1. 分子层(molecular layer)　又可分为:① 切线纤维层。② 陷窝层,稍深一层,上述两层常合称**分子陷窝层**(stratum lacunosum-moleculare),由锥体细胞顶树突的很多终末分支,海马传入纤维的轴突终末,锥体细胞返回侧支的轴突终末以及分散在其间的中间神经元的胞体、轴突与树突的终末组成。③ 辐射层(stratum radiatum)由锥体细胞的顶树突有规则的伸展以及与其连结的轴突相互交织而成,形如从锥体细胞的边缘放射出来,故名。以上 3 层相当于新皮质的分子层。

2. 锥体细胞层(pyramidal layer)　由

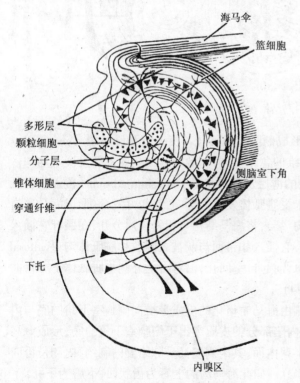

图 10 - 15　海马结构的构筑(示意图)

大、小型锥体细胞排列紧密而成。其顶树突伸向分子层,底树突大部分伸入多形层。从锥体细胞的基底或底树突发出的轴突进入室床,续于海马伞。

3. 多形层(pexiform layer)(又称始层 stratum oriens)　主要含有锥体细胞的底树突与较小且多种形状的中间神经元。其中有些称为篮细胞,它的轴突经辐射层绕返,形成致密的筐篮包围锥体细胞。这些小细胞显示为抑制性中间神经元,它们接受传入至海马的纤维,以及由海马发出的轴突侧支的终末,形成轴树突触与轴体突触,所以多形层由出入海马的轴突及其侧支,邻近的大锥体细胞底树突和小型多种中间神经元的胞体和树突,相互交织而成。

锥体细胞的树突在各层接受不同的轴突终末:来自对侧海马的连合纤维,终于底树突;来自内嗅区的轴突终止于分子层的顶树突终末支;来自 CA₃ 区锥体细胞的返回侧支 (schaffer 侧支) 与来自蓝斑和隔区的纤维终止于陷窝层的顶树突分支;来自齿状回的苔状纤维终止于 CA₃ 区在辐射层包绕顶树突分支(图 10 – 16)。

若从脑室面向腹内侧的海马作冠状切面观察,则包括室管膜上皮、海马槽(室床)、多形细胞层(始层)、锥体细胞层、辐射层、陷窝层和切线纤维层,后三者合为分子层。

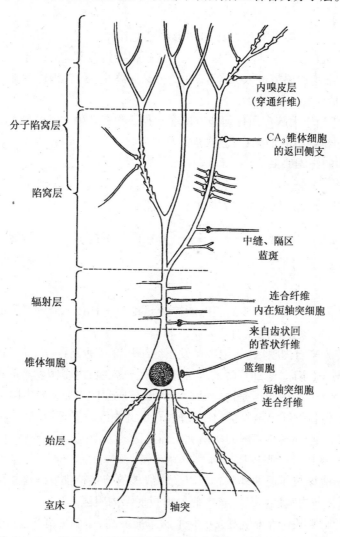

图 10 – 16　海马 CA₁ 区锥体细胞在不同分层接受特定的传入示意图

海马的构筑虽然全长分层一致,但依据细胞形态,不同皮质区发育的差异以及各种纤维通路的不同,Lorente de No(1934)把海马又分成 CA₁、CA₂、CA₃、CA₄ 四个扇形区,CA₄ 位于齿状回门内,CA₃ 区一端接齿状回门的边界,另一端与 CA₂ 相接。Blackstad (1956)与 Amaral 和 Insausti (1990)认为 CA₃ 与 CA₄ 在细胞构筑或纤维联系上,两者不能分辨。因此取消 CA₄ 区,将海马分为 CA₁、CA₂、CA₃ 区。CA₃ 区锥体细胞最大,它接受颗粒细胞苔状纤维的终末于其近端树突,CA₂ 区含最密集的锥体细胞,由大锥体细胞与小锥体细胞组成,无苔状纤维的投射。CA₁ 区含小锥体细胞,这区内 10% 的神经元为中间神经元。根据本研究组韩丽英对大鼠 CA₁ 区与 CA₃ 区不同年龄锥体细胞的 Golgi 染色发现, CA₃ 区顶树突大多离胞体不远处就分成两个主干,然后再发各级分支。树突上除存在一般树突棘外,还有成簇状的多刺树突棘。CA₁ 区顶树突仅一个主干,由此发出有序的分支,树突上仅有一般树突棘。CA₃ 区顶树突的生长发育与来自齿状回的传入纤维密切有关。

　　(二) 齿状回

　　1. 分子层　包含从内嗅区来的传入纤维,从邻近神经元发来的轴突,以及颗粒细胞的树突。

　　2. 颗粒层　由紧密排列的球形或卵圆形小细胞组成。它们的轴突称苔状纤维 (mossy fibers),穿过多形层进入海马,终于 CA₃ 区辐射层顶树突近侧部附近,与树突棘形成一系列粗大轴树突触。颗粒细胞的树突进入分子层,在此分叉而终止。颗粒细胞的轴突穿过此层时发出侧支,又终止于其他颗粒细胞。

　　3. 多形层　相当于大脑皮质任何地方的多形层,含有多种类型的细胞,包括变形的锥体细胞与篮细胞。颗粒细胞的轴突穿此层,至海马 CA₃ 区。

　　四、海马结构的纤维联系

　　(一) 内部联系

　　显示一个封闭的环路,使信息单方向的传递(图 10 - 12)。

内嗅区→齿状回→CA₃ 区 $\xrightarrow{\text{Schaffer 侧支}}$ CA₁ 区→下托皮质→内嗅区。

　　(二) 外部联系

　　1. 传入

　　(1) 来自内侧隔核与斜角带核的胆碱能神经元和少量 GABA 能神经元的轴突经穹隆、海马伞终止于海马各部,最显著地投射至齿状回和 CA₃ 区。

　　(2) 丰富的传入来自内嗅区,从内嗅区发出纤维称穿通通路(perforant pathway)横过下托,与下托发出经海马槽(室床)参加穹隆的纤维相交叉。这些自内嗅区发来的纤维分布到全部海马区以及相邻的齿状回。内嗅区是海马结构与大脑皮质间的中介区(图 10 - 15)。

　　(3) 自外侧杏仁核发纤维至吻侧内嗅皮质,再由此中继投射至海马结构。

　　(4) 起源于乳头体背侧与外侧的所谓乳头体上区的大细胞 (下丘脑后核的后份),发纤维主要到 CA₂ 与 CA₃ 区以及内嗅皮质。

　　(5) 起自丘脑前核与邻近的外侧背核以及中线核的连接核都发纤维投射,主要至 CA₁ 区分子层,部分至下托与内嗅区。从枕核内侧份发投射至内嗅区。

　　(6) 来自各种脑干核:蓝斑核发去甲肾上腺素能纤维,中脑中缝核主要是中央上核发 5 - HT 能纤维,以上两者投射至海马结构的大部分。亦有实验显示存在多巴胺能的投射至海马,大

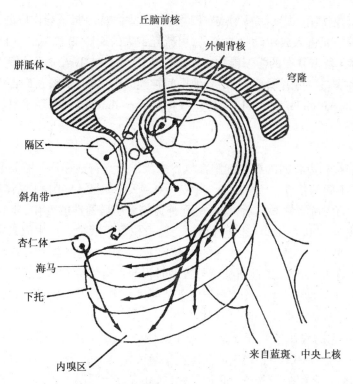

图 10 - 17 海马的传入纤维(示意图)

约来自中脑被盖腹侧区(图 10 - 17)。

2. 传出 穹隆(fornix)是海马的主要传出系统,在人约含 1 200 000 根纤维,它由下托皮质细胞与海马锥体细胞的轴突,沿脑室表面行走成为**海马槽**(alveus)。此纤维在海马内侧缘集中形成**海马伞**(fimbria)。海马伞向后行逐渐增加它的厚度,至海马后端在胼胝体压部下面,它们弓曲向前形成**穹隆脚** (crus of fornix),两侧穹隆脚逐渐靠拢,在两者之间有许多纤维跨至对侧,形成三角形的薄片称**海马连合**(hippocampal commissure),海马连合在人不发达。此后两侧穹隆脚平行相接称为**穹隆体**(body of fornix),它在胼胝体下面,前行至丘脑前缘,穹隆体又分离为**穹隆柱** (column of fornix),发自下托的穹隆柱纤维在室间孔前方与前连合后方弓曲向腹侧,称连合后穹隆,没入下丘脑区,终止于乳头体特别是内侧核,在其行程中发纤维至丘脑前核与外侧背核。有些连合后穹隆纤维向尾侧进入中脑被盖。发自海马的穹隆柱纤维在前连合的前方称连合前穹隆,不成密集的束,分布至隔核、外侧视前区、下丘脑前份与斜角带核,部分纤维向后直至中脑中央灰质吻部(图 9 - 24,10 - 11)。

穹隆纤维与起自隔核的纤维,经下丘脑,换元或不换元向后延伸至中脑被盖与中央灰质,它是组成前脑内侧束的最大根束。

另据最新报道,发自海马 CA$_1$ 区与下托的纤维,终止于内侧眶额皮质,伏隔核亦接受从下托与 CA$_1$ 区以及内侧眶额皮质的投射,相互间形成神经环路,这涉及认识与记忆过程的几个方面的功能。

五、化学神经解剖学

(一) 乙酰胆碱

乙酰胆碱能纤维主要来自内侧隔核与斜角带核,分布到全部海马结构。已知乙酰胆碱对海马结构发挥多种调控作用,损伤海马伞或穹隆系统,产生海马内胆碱能供应的消失,若植入隔区胚胎的胆碱能神经元进入成年动物的海马,可减轻丧失的胆碱能输入。一个损伤穹隆的猴,作上述脑植入手术,可恢复猴的学习能力。胆碱能传入与5-HT从中缝核传入汇集于海马中间神经元特定的种类。这些中间神经元与其他中间神经元的区别,依据它们含钙结合蛋白的类型,它们含有丰富的calbindin D-28k,另外一些含有parvalbumin。在突触水平乙酰胆碱的作用由毒蕈碱型M受体中介。

(二) 氨基酸

海马的锥体细胞和齿状回的颗粒细胞都以谷氨酸作为兴奋性递质。谷氨酸起兴奋作用于海马,可启动两个不同的传导:一个由N-甲基-D-天冬氨酸(NMDA)受体中介,另一个是由非NMDA受体中介,两者被激活后,均可引起神经膜离子通透性的变化。非NMDA受体激活后,引起单价阳离子(Na^+、K^+)通透性增加,膜电位显著减少,产生的兴奋性突触后电位(EPSP)作用快消失也快,导致神经元快速的兴奋效应。NMDA受体激活后,除引起Na^+、K^+离子通透性增加外,还使Ca^{2+}通透性增加,导致慢时程的兴奋性突触后电位,电位上升慢而持久。这种NMDA受体的性质,对海马学习与信息储存过程中,神经元的依赖性活动,至关重要。

γ-氨基丁酸是抑制性中间神经元释放的主要递质,它与锥体细胞与颗粒细胞的细胞体及树突形成突触。它的作用依赖于不同GABA受体。$GABA_A$在海马神经元的胞体上找到,$GABA_B$在树突上找到。$GABA_A$与$GABA_B$受体均参与突触后抑制,通过不同作用部位共同调控突触后功能。GABA不但存在于海马中间神经元内,亦存在于海马的传入纤维中特别来自隔区的纤维。此外,抑制性递质GABA与兴奋性递质谷氨酸(glutamate)共存于苔状纤维内。

(三) 单胺类

来自蓝斑的去甲肾上腺素能终末,主要在齿状回门与CA_3区陷窝层,在此处支配十分稠密。去甲肾上腺素作用于CA_1区至少产生两个不同效应:① 降低锥体细胞的抑制作用,可能经过一个抑制性中间神经元,通过α_1受体中介;② 直接作用于锥体细胞,经β_1受体中介,可能增强兴奋性的应答与减弱适应性。所以去甲肾上腺素能输入,在海马水平起重要的调控作用。来自中脑被盖腹侧区的多巴胺能传入纤维终于海马。

来自中脑中央上核发出5-HT能纤维投射至海马结构的大部,在齿状回特别致密。

(四) 神经肽

众多的神经肽存在于海马结构内(如生长抑素、P物质、神经肽Y、脑啡肽、组胺、强啡肽、胆囊收缩素、血管紧张素、血管活性肠肽、促肾上腺皮质激素释放激素等)。它们的确切功能意义不清楚。但在阿尔茨海默症中生长抑素减少具有特征性的改变,其受体亦平行下降。在鼠,CCK、强啡肽在齿状回门发出的某些轴突中,作为苔状纤维终止于海马锥体细胞的近侧顶树突。强啡肽又与谷氨酸共存于苔状纤维内。同时从内嗅区发出的穿通通路至海马的轴突内也含有脑啡肽。

此外,海马的中间神经元含NOS,齿状回的篮细胞和其他中间神经元也是NOS免疫反应阳性,NOS神经元可抵抗多种损伤,在齿状回中这些细胞可能与一过性局部缺血的选择性损伤有关。

六、功能与临床

解剖与生理事实指出海马结构与嗅觉功能无关。海马结构在学习与记忆中起重要作用,还具有控制感情行为与神经内分泌功能。

关于海马结构的功能,大多是对实验动物的研究和对海马损伤病人的临床观察。双侧海马损伤,可由于头部颅中窝前壁蝶骨大翼的受击,亦可由于大脑缺氧的结果,海马 CA$_1$ 区的神经元对缺氧十分敏感。许多病人在心脏停止跳动多于几分钟的时间内复苏,就留下记忆缺陷,病人患阿尔茨海默症,CA$_1$ 区细胞退行性变化,包括神经原纤维缠结,具有淀粉样沉积的神经斑块出现。其早期症状就有不能形成新的记忆。

海马显示与近期记忆有关。双侧海马的损伤,较重损害近期记忆与较轻损害行为变化,远期记忆常不受影响,且智力功能可能保留在一个较高的水平。但这些病人显示无能力去学习新事物及新技能,这些结果是在切除双侧颞叶内侧的癫痫病人中获得的,依据 Scoviller 与 Milner 报道,颞叶前端的损伤不丧失记忆,只在损伤向后伸展涉及海马结构与部分海马旁回时才出现记忆丧失。一般认为丧失记忆仅在损伤双侧海马结构与海马旁回时出现,但有些病人切除优势半球部分颞叶,显示轻度字音不正常或记忆紊乱。

实验研究指出,在猴移去双侧杏仁体,部分海马结构和海马旁回皮质时,依赖于视觉、听觉与辨别触觉的记忆与学习受到损害。当猕猴在成对视刺激共存的情况下,前颞下皮质损伤伸展深达海马时,动物显示对触觉的学习有外加的受损。最近临床与实验资料提出,人与猴的穹隆系统涉及记忆功能。海马与内嗅皮质更是涉及一种以上的学习功能。

海马内环路的三个突触连结系统,即在穿通通路至齿状回的颗粒细胞;苔状纤维至 CA$_3$ 区的锥体细胞;Schaffer 侧支至 CA$_1$ 区锥体细胞,都能显示单突触诱发反应的长时程增强 (LTP) 现象。海马结构的可塑性主要表现在其突触再生上,新形成的突触也有 LTP 现象。LTP 现象与学习和信息的储存有关。

在清醒实验动物刺激海马可引起一系列的内脏反应,如动物鸣叫、呼吸减慢或停止、心率和血压变化,同时尚可出现流涎、恶心、瞳孔扩大和竖毛等反应,但这些自主神经功能变化一般是轻而短暂的。电刺激猴的海马,诱发的骨骼肌运动反应呈一定型式的体位分布,呈侧卧猴像,头面部在颞极的海马首端部分。刺激海马还可引起礼貌行为,舐生殖器和勃起反应。对自我刺激试验呈酬答反应。双侧切除海马,除表现近期记忆能力的丧失外,还表现行为的改变,如嗜睡、安静、淡漠、无表情以及自发运动的消失。海马为脑内非常易发癫痫活动的神经结构。癫痫发放从海马至边缘叶的其他部分或始终局限于海马。原发性癫痫患者最常见的病理变化为海马和颞叶内侧部分等结构的硬化,所谓的安蒙角硬化。

穹隆系统与激素的昼夜节律释放有关,切除穹隆的动物皮质类固醇分泌的昼夜节律降低。海马内存有特异的类固醇受体,对促肾上腺皮质激素的分泌具有反馈控制的作用。当动物在应激情况下刺激海马,可降低皮质类固醇水平;反之促进分泌。海马对促性腺激素(黄体生成激素或卵泡刺激素)的分泌具有抑制作用。

第五节　边缘系统的结构与功能

一、边缘系统的结构和纤维联系

(一) 皮质

边缘系统皮质属古(原)皮质、旧皮质与中间皮质。前两者称异型皮质(allocortex)。

古皮质:3 层,只见于海马和齿状回。

旧皮质：包括前梨区与内嗅区，皮质基本上也分为3层，而内嗅区又出现亚层。

中间皮质：是异型皮质和同型皮质的过渡型。如扣带回、海马旁回后部、前脑岛区和额叶眶回后部。皮质分为6层，但颗粒细胞比同型皮质少得多。

(二) 皮质下核

包括隔核、杏仁体、视前区、下丘脑诸核、丘脑前核群、丘脑内侧背核的一部分、上丘脑缰核，以及中脑旁正中被盖区包括被盖后核、被盖前核、导水管周围灰质以及脚间核等。

(三) 纤维联系

1. 皮质间联系　扣带连接边缘叶的扣带回与海马旁回以及邻近新皮质，钩束连接额叶眶回和颞叶前部的皮质；前连合连接两侧颞叶前部皮质；海马连合连接两侧海马。

2. 皮质下联系　以隔－下丘脑－边缘中脑为轴心，通过穹隆、前脑内侧束，终纹将海马与杏仁体、丘脑和下丘脑核群相联系。下丘脑在其中起关键接合点的作用。

3. 环路　皮质与皮质下的联系。

(1) 内环路：以穹隆系统为中心（图10－18）。

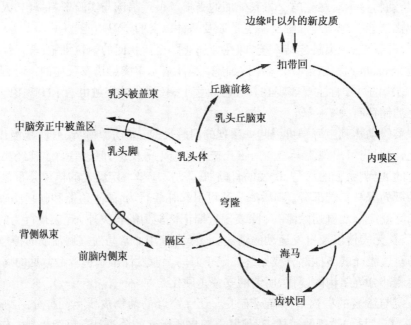

图10－18　边缘系统纤维联系——内环路

(2) 外环路：以边缘皮质（扣带回、颞极、岛叶、梨状叶）与相邻的额、枕、颞新皮质和杏仁体的各种联系为中心（图10－19）。

边缘系统至少通过3条途径与边缘中脑发生联系：1）缰核脚间束（后屈束）；2）乳头被盖束；3）前脑内侧束。而后经背侧纵束或脑干网状结构连接脑干和脊髓的躯体和内脏运动核。前脑内侧束往返于中脑和基底前脑与隔区之间，经下丘脑时相互发纤维紧密联系（图10－18）。前脑内侧束内含乙酰胆碱能、去甲肾上腺素能、5－羟色胺能与多巴胺能纤维，这些纤维抵达前脑发挥各自的作用。

二、边缘系统的功能

边缘系统的功能是多方面的，它对内脏、躯体和内分泌都有调节作用，而且参与情绪活动

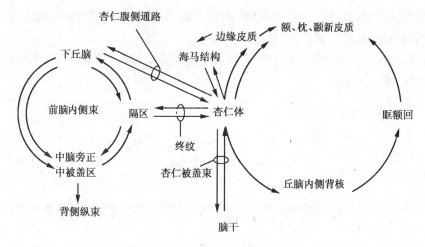

图 10 – 19　边缘系统纤维联系——外环路

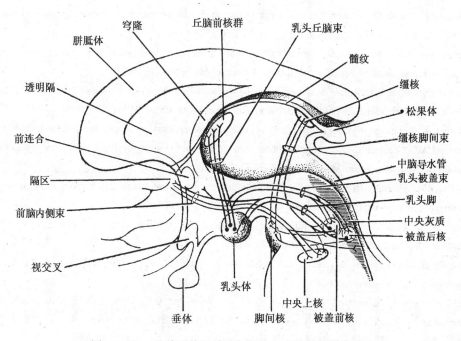

图 10 – 20　边缘系统示端脑与间脑和中脑间的纤维联系

与记忆功能,现在比较明确的是杏仁体与情绪活动的关系密切,而海马与记忆功能有关。

　　杏仁体、扣带回前部与眶额皮质、岛叶、颞叶都与内脏活动有关。包括血压、呼吸和胃肠活动,刺激边缘系统的不同部分,所引起的内脏活动是复杂多样的,如刺激扣带回前部可出现呼吸抑制或加强、血压上升或下降、胃运动的抑制和瞳孔扩大或缩小,由此说明边缘系统通过抑制或促进低级自主神经中枢的活动,以适应内外环境的变化,调节复杂的生理功能。

　　刺激上述区域亦影响躯体活动,包括咀嚼、吞咽、舔等吃食反应,以及抑制或易化皮质诱发的活动和反射活动。刺激杏仁体产生一系列情绪反应,如逃避、恐惧、愤怒、攻击等。情绪活动除与躯体运动有关外,亦与内分泌及内脏活动密切相关。

　　刺激未麻醉动物的扣带回,动物出现警觉状态。刺激扣带回后部引起性欲表现和愉快反应。在未麻醉动物(猫、鼠、猴)的边缘系统某些部分如隔区、杏仁体或前脑内侧束内植入电极，动物不断的自我刺激以获得对食物与性的愉快感。

由此可见，边缘系统在个体生存和种族延续上有着重要的生物学意义，经大脑皮质的修饰可引起较为复杂的行为表现。

(蒋文华)

参 考 文 献

〔1〕 Aggleton JP. A description of the amygdalo-hippocampal interconnection in the macaque monkey. Exp Brain Res, 1986, 64: 515

〔2〕 Aggleton JP. The contribution of amygdala to normal and abnormal emotional states. Trends Neurosci, 1993, 16: 328

〔3〕 Chandy J, Pierce JP, Milner TA. Rat hippocampal mossy fibers contain cholecystokinin-like immunoreactivity. Anat Rec, 1995, 293: 523.

〔4〕 Conner-karr TA, Simmons DR, Peterson GM, et al. Evidence for the corelease of dynorphin and glutamate from rat hippocampal mossy fiber terminals. J Neurochem, 1993, 61: 627

〔5〕 Gaffan D, Gaffan EA. Amnesia in man following transection of the fornix a review. Brain, 1991, 114: 2611

〔6〕 Levitt P. A monoclonal antibody to limbic system neurons. Science, 1984, 223: 299

〔7〕 Olivier A. Temporal resections in the surgical treatment of epilepsy. Epilepsy Res (Suppl), 1992, 5: 175

〔8〕 Packard MG, Teather LA. Amygdala modulation of multiple memory systems: hippocampus and caudate-putamen. Neurobiol Learn Mem, 1998, 69: 163

〔9〕 Ridley RM, Thornley HD, Baker HF, et al. Cholinergic neural transplants into hippocampus restore learning ability in monkeys with fornix transection. Exp Brain Res, 1991, 83: 533

〔10〕 Sadikot A, parent A. The monoaminergic innervation of the amygdala in the squirrel monkey: an immuno-histochemical study. Neuroscience, 1990, 36: 431

〔11〕 Sandler R, Smith AD. Coexistance of GABA and glutamate in mossy fiber terminals of the primate hippocampus: an ultrastructural study. J Comp Neurol, 1991, 303: 177

〔12〕 Scheel-Kruger J. Dopamine-GABA interaction: evidence that GABA transmits modulates and mediates dopaminergic function in the basal ganglia and the limbic system. Acta Neurol Scand, 1986, 73(Suppl 107): 1

〔13〕 Suzuki WA, Zola Morgans, Squire LR, et al. Lesions of the perirhinal and parahippocampal cortices in the monkey produce longlasting memory impairment in the visual and tactual modalities. J Neurosci, 1993, 13: 2340

〔14〕 Thierry AM, Gioanni Y, Degenetais E, et al. Hippocampo-prefrontal cortex pathway: anatomical and electrophysiological characteristics [In process Citation]. Hippocampus, 2000, 10: 411

〔15〕 Wainer BH, Levey AL, Rye DB, et al. Cholinergic and non-cholinergic septo-hippocampal pathways. Neurosci Lett, 1985, 54: 45

〔16〕 Yangu Zhao, Hul Z. Sheng, Reshad Amini, et al. Control of hippocampal morphogenesis and neuronal differentiation by the LIM Homeobox Gene Lhx 5. Science, 1999, 284: 1155

〔17〕 Zatorre RJ, Jones-Gotman M, Evans AC, et al. Functional localization and lateralization of human olfactory cortex. Nature, 1992, 360: 329

第十一章 传导路

第一节 感觉传导路

神经系统在形态和功能上都是完整不可分割的整体,来自体内、外环境的各种能量刺激作用于遍布在机体各处的感受器,这些能量在感受器转换成信息,并以神经冲动的形式通过周围神经的脑神经和脊神经的传入纤维传导到中枢神经系统内的神经核, 进行神经性的加工和整合,一部分输入信息进入脊髓后形成反射弧,另一部分信息通过一系列神经元的链锁把各加工中枢(神经核)的冲动向上传递,最后经丘脑到达大脑皮质的高级中枢,这些上行到高级中枢的神经冲动被加工整合后成为高级中枢有意识的活动(如痛觉、触觉等)和无意识的活动(如由小脑和丘脑下部产生的活动),但是,不是所有通过脊髓的上行冲动都直接到丘脑和大脑皮质,而这些传导束的纤维在不同水平上都有侧支到网状结构的核团, 经过多次的中继后才到达大脑皮质。这些通过脑干网状结构的活动强有力地、间接地影响大脑皮质的活动,如维持机体的醒觉活动,这活动在清醒时是连续的,睡眠时则是部分地被抑制。

一、感受器

感受器(receptors)(神经末梢)似是"粗糙的感觉器官"。对它的作用有两种看法:Von Frey 在 1895 年提出了特异的感受器学说,指出人的表皮有 4 种基本的感觉型式,各由一种特异的感受器来接受,即触、温、冷、痛分别是由 Meissner 触觉小体、Ruffini 小体、Krause 终球和游离神经末梢来感受的, 因此有痛觉感受器、触觉感受器、冷温觉感受器等;1952 ~ 1955 年牛津派 Weddel 等人提出了非特异性感受器的空间—时间构型学说, 即型式学说,他们认为既不存在特异的末梢也不存在特异的纤维。皮肤刺激的结果,产生一组组在空间和时间序列上构型复杂的脉冲,这种脉冲型式到达脑内,才产生各类感觉,按照感觉的型式学说,假定适宜地刺激一组末梢将产生一种特定的反应,用不同的刺激,刺激一点内的神经末梢将引起感觉上的各种细微的差异。

感受器有各种分类:Sherrington 1906 年把所有感受器分为 3 组:**外感受器**(external receptor), 靠近身体表面,一般接受外环境能量的刺激,能感受触、轻压、痛、温、声、光等感觉。**本体感受器** (proprioceptors)位于体壁和四肢的深处。意识性本体感受器传递位置觉和运动觉,而非意识性本体感受器(高尔基腱器和神经肌梭),传导协调肌肉的信息。**内感受器**(interoceptors)接受来自内脏感受痛、痉挛、膨胀及生命反射(如颈动脉窦反射)所利用的信息(详见第三章第四节感受器)。

二、痛温觉和粗略触觉传导路(浅部感觉传导路)

传导和加工引起意识性痛觉与温觉信息的神经,在整个神经系统中十分靠近,因此它们的通路总称为痛、温觉通路,它传导皮肤、黏膜的痛觉和粗略触觉冲动。对皮肤的痛觉可用一根尖利的大头针刺皮肤来检查,温度觉即常用一个装有冰水 (4 ℃) 的试管和另一个盛有温水 (44 ℃)的试管置于身体的表面作比较检查,正常人能测试出 6 ~ 12 ℃的温度差。

浅部感觉传导路传导皮肤,黏膜的痛、温觉和粗略触觉冲动,它由三级神经元组成。

（一）躯干和四肢的浅部感觉

第一级神经元的胞体位于**脊神经节**,属中、小型假单极神经元,其纤维较细,具有薄鞘或无鞘。其周围突构成脊神经的感觉纤维,分布到躯干和四肢部皮肤浅部感受器(游离神经末梢和感觉终球等),中枢突组成脊神经的后根,进入脊髓背外侧束(Lissauer 束),在背外侧束内分成短的升、降支,上行 1~2 个脊髓节段,然后再分支终止于**后角灰质**(Rexed Ⅰ,Ⅳ~Ⅵ层)。由上述各层起始为第二级神经元, 它们的轴突经白质前连合交叉至对侧腹外侧索组成**脊髓丘脑侧束**,在脊髓小脑前束的内侧上行,至延髓位于下橄榄核的背外侧,至脑桥和中脑行于内侧丘系的外侧,向上终止于**丘脑腹后外侧核、丘脑后区核和板内核**。在猴的脊髓丘脑侧束有少量不交叉的纤维,人的此束也可能如此。较高位脊髓节段来的纤维在更高一些的脊髓平面加入脊髓丘脑束的内侧面,因此形成了具有层次的躯体局部定位排列的纤维束,每个体节在束内有它的一定位置,从骶部来的痛温觉纤维位于后外侧,颈部来的位于前内侧,温度觉纤维可能位于痛觉纤维的后外侧,脊髓丘脑侧束也称为**新脊丘束**(neospinothalamic tract)或称外侧痛系(lateral pain system),位于脊髓和脑干的外侧部,在种系发生上较新。它传导的是尖锐并具有辨别性能和定位较为明确的痛觉信息,经丘脑的整合后第三级神经元的轴突经过内囊后肢和辐射冠终止于大脑半球的**次级躯体感觉区**,一些纤维可止于**初级躯体感觉区中央后回中、上部和中央旁小叶后部**(3、1、2 区)(图 11-1)。新脊丘束可能是与“精细觉”(epicritic sensation)有关。痛觉也可能通过脊髓灰质Ⅰ、Ⅳ~Ⅷ层神经元中继换元后交叉至对侧参加脊髓网状丘脑通路系统(spinoreticulothamic pathway system)传导,脊髓网状纤维在颈、腰膨大处多在中线交叉,但在颈部大部分不交叉,脊髓网状束和脊髓丘脑侧束的痛觉纤维在脊髓位于脊髓的腹外侧索,腹外侧索的深层纤维终止在延髓和脑桥的网状结构, 位于浅层纤维终止在**导水管周围灰质和上丘深层**,有少量纤维可达丘脑的板内核群。这些痛觉纤维在脑干网状结构内形成突触而终止,使这些分散的多突触和多神经元的通路得到整合,最后终止于**丘脑板内核群**(束旁核,中央外侧核,中央内侧核及中央旁核),这一通路系统称内侧痛系(medial pain system)也称**旧脊丘系**(paleospinothalamic system),它在种系发生是古老的,它和“原始觉”有关,Malzack 等把脊髓腹外侧索中的脊网纤维,脊中脑纤维和旧脊丘纤维合称旁中央上行系统,并提出此系统和痛觉的情绪活动有关。脊髓—网状—丘脑—皮质通路是一条痛觉的主要通路,和其他上行通路一样,此通路的细胞也受到下行抑制通路的控制和影响。

（二）头面部的浅部感觉(痛、温、触压觉)

传导头面部的痛、温、触觉是由三叉神经(眼神经、上颌神经和下颌神经)和第Ⅶ、Ⅸ、Ⅹ对脑神经经一般躯体传入纤维传导,它们第一级神经元的胞体分别位于**三叉神经节**(Ⅴ),**膝神经节**(ganiculate ganglion)(Ⅶ)和**上神经节**(superior ganglion)(Ⅸ)、**颈静脉神经节**(jugular ganglion)(Ⅹ)内,其周围突分布至头面部皮肤包括眼球以及眶、鼻腔、鼻旁窦和口腔黏膜浅部的感受器。三叉神经中枢突进入脑桥后即分成短的升支和长的降支,升支传导触压觉止于**三叉神经脑桥核**,降支和Ⅶ、Ⅸ、Ⅹ的中枢突组成三叉神经脊束,主要传导痛温觉,止于**三叉神经脊束核**。由三叉神经三个支来的降支组成三叉神经脊束,各支的纤维在束内具有一定的定位关系(见脑干脑桥内构)。三叉神经三分支都有纤维终止于脊束核的尾核份,故在闩以下切断三叉神经脊束,可引起颜面部痛觉消失。三叉神经脑桥核和脊束核发出的二级纤维,有终支和侧支至三叉神经**运动核和面神经**等各运动核以及脑干网状结构, 执行反射作用, 它们大多是不越边

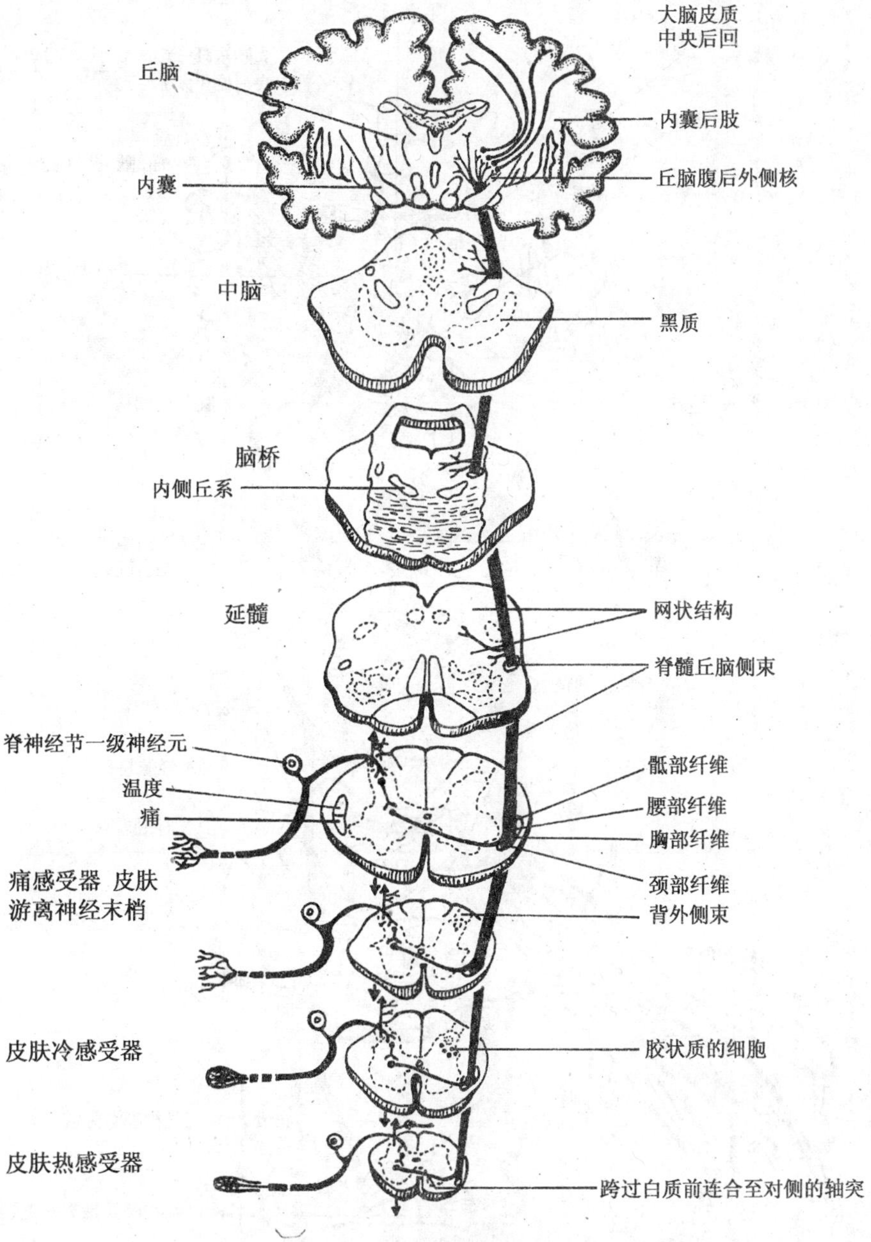
大脑皮质
中央后回
丘脑
内囊后肢
内囊
丘脑腹后外侧核
中脑
黑质
脑桥
内侧丘系
延髓
网状结构
脊髓丘脑侧束
脊神经节一级神经元
温度
痛
骶部纤维
腰部纤维
胸部纤维
颈部纤维
痛感受器 皮肤
游离神经末梢
背外侧束
皮肤冷感受器
胶状质的细胞
皮肤热感受器
跨过白质前连合至对侧的轴突

图 11－1　脊髓丘脑侧束

的，刺激面皮、口腔、鼻腔和眼眶黏膜而引起的反射，其中重要的有以下各项：① **角膜反射**(corneal reflex)，至面神经运动核，发自角膜的冲动，通过越边和不越边的三叉二级纤维到达两侧的面神经核，因此刺激一眼的角膜引起两眼闭目(同感反射 consensual reflex)。三叉神经(眼神经)损伤时，若刺激伤侧的角膜，就无两侧反射性的闭眼，面神经损伤时，只是没有同侧的反射，因为对侧的同感反射弧仍然存在；② **流泪反射**(lacrimal reflex)，至第Ⅶ对脑神经的"泪腺核"(在上泌涎核附近)；③ **喷嚏反射**(sneezing reflex)，至第Ⅶ对脑神经核，疑核以及和呼吸有关的前角细胞(支配膈肌、肋间肌等)；④ **呕吐反射**(vomiting reflex)，至迷走神经背核，疑核和三叉神经运动核等；⑤ **眼球心脏反射**(压迫眼球引起心跳减慢)，至第Ⅹ对脑神经迷走神经背核(图 11－2,3)。

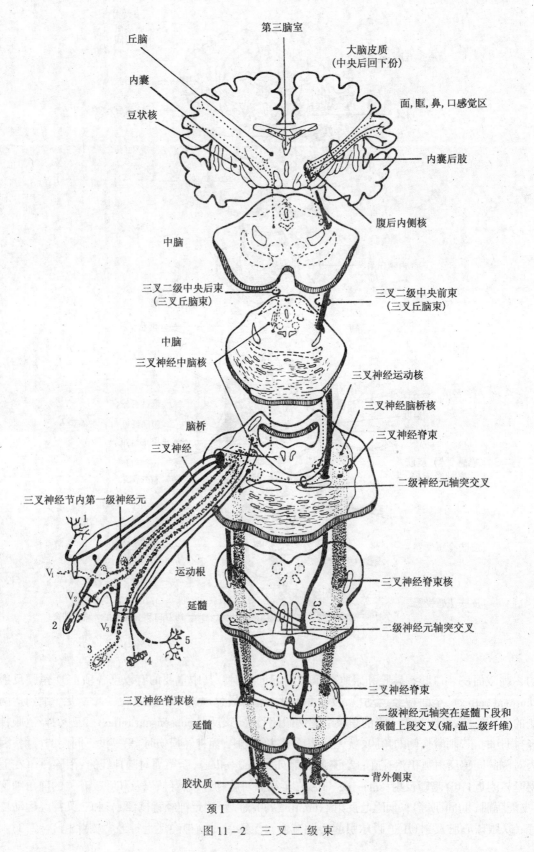

图 11 - 2　三叉二级束

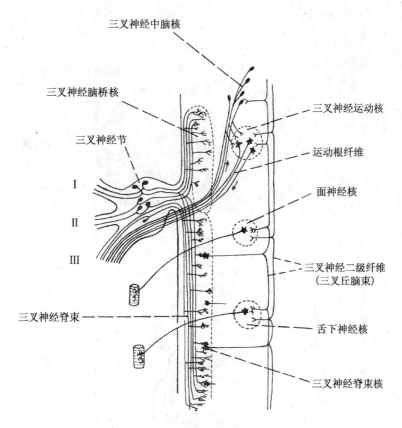

图 11 - 3 三叉神经和三叉反射弧

　　三叉神经脑桥核和脊束核的二级纤维越过对侧,组成**三叉丘脑束**,发自三叉脊束核的纤维主要传导痛觉和温度觉,越过对侧,在延髓靠近内侧丘系的背内侧上行,称**三叉二级中央前束**。在脑桥位置逐渐外移,而靠近脊髓丘脑束,因此在这区域,来自面部和躯干的痛、温觉纤维紧靠在一起。来自三叉神经脑桥核的一部分纤维,传导触觉和压觉,越过对侧与内侧丘系一起上行,此系纤维在第 V 对脑神经入脑阶段特多,在此又称脑桥丘系 (pontine lemniscus),发自三叉神经脑桥核背内侧份的一束不交叉纤维称**三叉二级中央后束**,在脑桥被盖背侧部上行,至中脑靠近中央灰质至中脑上端弯向腹侧至丘脑。全部三叉丘脑纤维合成**三叉丘系**(trigeminal lemniscus),止于**丘脑腹后内侧核**。前束中有些纤维可终止于**中央中核**。自腹后内侧核发出的三级纤维,经内囊后肢投射至中央后回下 1/3。此外,有些三叉脊束核的二级纤维终于网状结构的**小细胞网状核**和**巨细胞网状核**。还有相当数量纤维经**傍绳状体**投射至小脑。

　　三、粗、浅触压觉的传导路

　　触觉压觉第一级神经元的胞体也在**脊神经节**内,为大、小型细胞,其周围突组成脊神经的感觉纤维,分布于皮肤触觉感受器(触觉小体、环层小体等)。中枢突经后根内侧部的粗纤维进入脊髓后索,上升 1~2 节段后终于**后角** Rexed I,Ⅳ ~ Ⅷ层,由此区发出二级纤维,一部分组成同侧**脊髓丘脑前束**,大部分则经白质前连合参与对侧的脊髓丘脑前束,此束传导粗浅触压觉,上升到延髓中部,与脊髓丘脑侧束合并,统称**脊髓丘脑束**,终于**丘脑腹后外侧核**和**丘脑后区**,由此发出三级纤维终止于**中央后回上 2/3 和次级躯体感觉区**(图 11 - 4)。

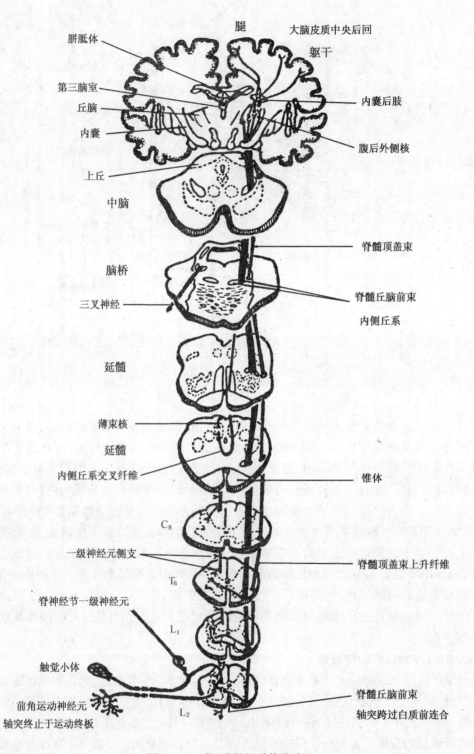

腿

胼胝体

大脑皮质中央后回

躯干

第三脑室

内囊后肢

丘脑

内囊

腹后外侧核

上丘

中脑

脊髓顶盖束

脑桥

脊髓丘脑前束

三叉神经

内侧丘系

延髓

薄束核

延髓

内侧丘系交叉纤维

锥体

C_8

一级神经元侧支

脊髓顶盖束上升纤维

T_6

脊神经节一级神经元

L_1

触觉小体

前角运动神经元
轴突终止于运动终板

L_2

脊髓丘脑前束
轴突跨过白质前连合

图 11－4　粗、浅触压觉传导路

近年来通过动物实验，发现脊髓背外侧索内有一个**脊颈束**，它的功能包括传导痛温觉、两点触觉、位置觉和由轻触觉刺激产生的条件反射，此束的神经元胞体也位于**脊髓后角 Rexed Ⅲ～Ⅴ层**，该层接受同侧肌、皮神经的传入，也有接受初级传入（后索）的侧支，其轴突沿外侧索的背内侧上行，投射到脊髓颈 1～2 节段的**外侧颈核**内，此核在人很小，无明显界限，其腹侧至后角并与其混合在一起，此核对毛发活动、痛、温、高阈值肌肉的传入，和伤害性刺激起反应。感觉传入经此核换元后发出纤维经对侧内侧丘系投射至**丘脑腹后外侧核**及**内膝体大细胞区**的内侧部，再由此换元投射至大脑皮质感觉区（主要在次级躯体感觉区），现已知道，猫、狗有此通路，在人、猴、大鼠也有类似的外侧颈核的存在。此通路已被证明与伤害性感受信息的传递有关，在肉食类动物它是触觉和痛觉的主要通路，而在人类了解较少。

四、本体感觉传导路（深部感觉传导路）

本体感觉又称深部感觉，包括位置觉、运动觉和震颤觉，深部感觉传导路除传导深部感觉外，还传导精细触觉（辨别两点距离和感受物体的实体感，如物体的性状及纹理粗细等）。

（一）意识性深部感觉

1. 躯干和四肢的深部感觉　第一级神经元胞体位于**脊神经节**内（假单极神经元），为大、中型细胞，其纤维较粗，周围突组成脊神经的感觉纤维，分布于躯干、四肢的肌、腱、骨膜和关节等深部感受器（游离神经末梢、肌梭、腱梭等）和精细触觉感受器（触觉小体），中枢突经后根的内侧部进入脊髓**后索**，分为长的升支和短的降支，沿上升支和下降支全长均发侧支，在分支处发出的侧支较多，侧支直接或通过中间神经元间接和前角运动细胞形成突触，构成腱梭牵张反射弧，有的侧支经白质后连合终于对侧的胸核。脊髓各节段的上升支组成纤维束位于后索。在胸中部 T_5 以上后索分为内侧的**薄束**和外侧的**楔束**。来自尾、骶、腰节和下部胸节的纤维组成**薄束**。来自上部胸节和颈节的纤维组成**楔束**。此两束上升终于延髓的**薄束核**和**楔束核**。来自骶部的纤维终于薄束核的内侧部，来自颈节的纤维终于楔束核的外侧部。始自薄束核和楔束核的二级纤维，向腹内侧形成内弓状纤维，向前绕过中央灰质的腹侧，左右交叉，形成**内侧丘系交叉**，折而向上行，即为**内侧丘系**，内侧丘系位于锥体束的背侧，呈矢状位的扁板状。来自薄束核的纤维位于腹侧，来自楔束核的纤维位于背侧。至脑桥，来自楔束核的纤维移向腹内侧，来自薄束核的纤维移向被盖的腹外侧。内侧丘系在脑桥被盖部的腹侧，纵行于斜方体纤维间。至中脑，由于红核的出现，被推向被盖的腹外侧。内侧丘系在中脑阶段发出的侧支终止于红核、黑质、上丘等。向上终于丘脑**腹后外侧核**，由丘脑腹后外侧核发出三级纤维组成**丘脑中央辐射**，经内囊的后肢，最后投射到**中央后回**的上 2/3，**中央旁小叶后部**（3，1，2 区）和邻近的**中央前回额叶皮质**（图 11－5）。这种由三级神经元构成的传导路，传导精细触压觉和运动感觉冲动又可到顶叶联合皮质，通过顶叶皮质的整合，成为两点辨别觉和实体感觉，这一途径受损后，出现两点辨别觉、实体感觉消失，运动觉也消失，肌张力减退，形成感觉性运动失调。

2. 头面部的深部感觉　主要是由三叉神经传导，三叉神经根内含有粗的本体感觉纤维，它传递来自咀嚼肌（翼外肌除外）中的肌梭以及牙齿和齿龈周围的压力感受器的本体感觉信息，这些纤维是三叉神经中脑核一级传入神经元的树突。其树突的分支起着轴突的作用，止于同侧的三叉神经运动核，而完成牵张咀嚼肌闭颌的单突触的反射弧。其他与腱器官和关节感受器的本体感觉纤维起自三叉神经节内的神经元，这些神经元的轴突入脑以后主要止于三叉神经脑桥核。三叉神经中脑核至丘脑和大脑皮质的途径目前仍不明确，有人认为中脑核的纤维经上髓帆和小脑上脚与小脑联系，脑桥核大多数的神经元的中央轴突投射到对侧丘脑腹后内侧

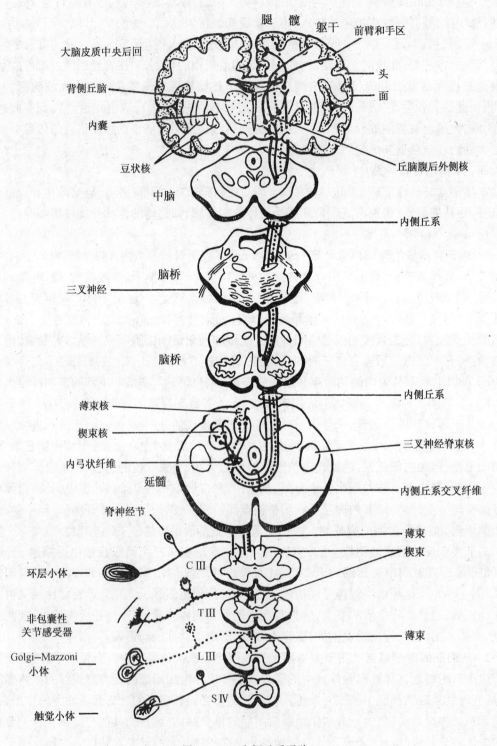

图 11 - 5 内侧丘系通路

核,腹后内侧核发出轴突经内囊后肢投射到大脑皮质初级与次级躯体感觉区。

李继硕等研究证明由三叉神经传导的深部感觉在中枢内的通路与躯干四肢的深部感觉相似,它在中枢内有三级或四级神经元存在。

(二) 非意识性深部感觉(反射性深部感觉)

为深部感觉至小脑的传入途径,第一级神经元胞体位于**脊神经节**内,其周围突分布于肌、腱、关节等处的深部感受器(高尔基腱器),其中枢突经后根进入脊髓的后索分成上行支和下行支,其终支或侧支主要终于同侧胸核的大细胞($C_8 \sim L_3$)。自**胸核**发出的二级纤维经同侧侧索,组成**脊髓小脑后束**,上行经小脑下脚入小脑,终止于小脑的上蚓和下蚓。胸核细胞仅见于上腰与胸部,所以脊髓下腰部和骶部的后根纤维,沿后索上升至上腰部才终于胸核。胸核接受来自身体各部除头与颈以外的后根传入,但功能上主要与下肢和胸以下的反射性本体感觉传导有关。上肢和颈部的本体感觉经楔束终于楔外核,由此核发出的后外侧弓状纤维上行组成楔小脑束经小脑下脚终于小脑蚓部 (图 11 - 6)。**脊髓小脑前束**的纤维主要 (大部分) 来自对侧 Rexed Ⅴ ~ Ⅵ、Ⅶ层的外侧部,小部分来自同侧的 Ⅴ、Ⅵ、Ⅶ层,上行到菱脑峡绕小脑上脚,经上髓帆终于上、下蚓和前叶(旧小脑)。一般认为脊髓小脑前束传递全身的反射性本体感觉,主要是对侧的,而脊髓小脑后束与楔小脑束则传递同侧的反射性本体感觉。有人认为来自脊髓的感觉冲动主要由脊髓小脑后束传导,来自腱器的感觉冲动由脊髓小脑前、后束传导,而且脊髓小脑前束通常传导协同感觉运动的肌腱的冲动,因此,前束传导的冲动可能与整个身体或整个肢体的运动和姿态调节有关,而后束则与个别肌肉的精细运动与姿态的协调有关。两侧脊髓小脑束损伤,可引起肌张力减退和运动失调,但本体感觉并未丧失。

五、视觉传导路

当眼球固定不动向前平视时,所能看到的空间范围叫**视野**,黄斑部所感受的空间范围叫中心视野,黄斑以外视网膜所感受的空间范围叫周边视野。一般所说的视野是指周边视野。视野的光线投射至视网膜,由于晶状体的屈光作用,使视野投射到视网膜的物象在视网膜上产生上下倒置和左右反置现象,即鼻侧半的视野光线投射至颞侧半视网膜感觉细胞,颞侧半视野光线投射到鼻侧半视网膜感觉细胞,上半视野光线投射至下半视网膜感觉细胞,下半视野光线投射至上半视网膜感觉细胞。所以每眼的视野又可分为四等分,每四分之一视野叫象限视野,视网膜也相应分为四个象限。对一件物体产生意识性视觉要牵涉一连串的神经元,这些神经元依次位于**视网膜**,**外侧膝状体**和枕叶距状沟上、下的**大脑皮质**内。在视交叉内视神经纤维部分交叉,因此,从每侧视网膜鼻侧半来(即来自颞侧半视野)的冲动,越至对侧的外侧膝状体和枕叶。据比较解剖学的知识,认为这种部分交叉是具有额位眼动物的双眼视觉发展而来的 (图 11 - 7)。视觉的传导最后通过大脑皮质和脑干的调节机制,两眼就可能具有适应各种刺激而作用于同一方向上的同时运动,即同向偏斜。

1. 视网膜 (retina) 视网膜是由中枢神经系统发育而来,它由眼泡内陷形成双层的眼杯结构,外层演化为色素层,内层形成神经层,两层共同构成视网膜(图 11 - 8)。视网膜的神经细胞和神经纤维的组成层次与大脑皮质的构筑基本相似,神经细胞体排列成三个核层,而大多数突触即局限于外网状层和内网状层,这五个视网膜层位于由胶质细胞组成的外界膜和内界膜之间,视网膜的神经细胞是由三级神经元组成,第一级为**视杆细胞** (rod cell) 和**视锥细胞** (cone cell)。第二级为**双极细胞** (bipolar cell),是中间神经元,有多种类型,分别和视杆细胞和视锥细胞建立突触,双极细胞另一端与神经节细胞建立突触。第三级为**神经节细胞** (ganglionic cell)。

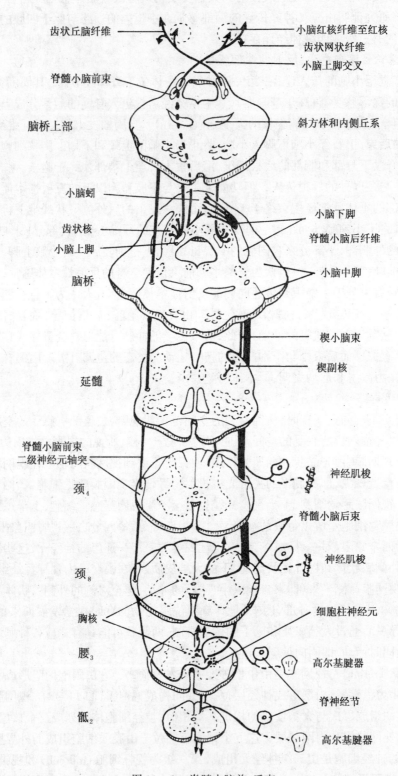

齿状丘脑纤维

小脑红核纤维至红核
齿状网状纤维
小脑上脚交叉

脊髓小脑前束

脑桥上部

斜方体和内侧丘系

小脑蚓

小脑下脚
脊髓小脑后纤维

齿状核
小脑上脚

脑桥

小脑中脚

楔小脑束

楔副核

延髓

脊髓小脑前束
二级神经元轴突

神经肌梭

颈₄

脊髓小脑后束

颈₈

神经肌梭

胸核

细胞柱神经元

腰₃

高尔基腱器

脊神经节

骶₂

高尔基腱器

图 11-6　脊髓小脑前、后束

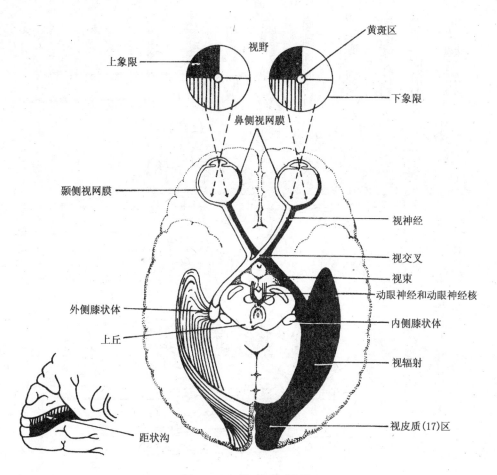

视野
黄斑区
上象限
下象限
鼻侧视网膜
颞侧视网膜
视神经
视交叉
视束
动眼神经和动眼神经核
外侧膝状体
内侧膝状体
上丘
视辐射
距状沟
视皮质(17)区

图 11－7　视觉传导路

此外还有水平细胞,它参与双极细胞与感受器细胞之间的突触。视杆细胞和视锥细胞位于视网膜的最深层,也就是距光源最远的一层,此层为视网膜的感光部分,然而,不是全部视网膜都能感光。视神经所通过的视神经盘,以及眼球的前分即锯状缘前方,虹膜后方的部分,都不能感光。在眼球视轴范围的视网膜视部的中央,有一小的淡黄色区叫**黄斑**(macula),黄斑中央有一小凹陷,称**中央凹**(fovea centralis)。

视网膜的感受器含有 1 亿个以上的视杆细胞和 700 万个以上的视锥细胞。视杆细胞感弱光和暗光,视锥细胞感强光及颜色。光的换能及感受器发放的电位,是在每一个视杆细胞及视锥细胞的外段进行,这样光的作用在此部即告全部完成,视杆细胞和视锥细胞的结构似乎能使微小变化都能被兴奋,双极细胞和其他中间神经元(水平细胞,无长突细胞等)形成突触终末,在视网膜内构成局部环路,对视觉起调节作用。视觉传导的联系规律是几个感受细胞与一个双极细胞联系,几个双极细胞与一个神经节细胞联系,这样许多感受细胞只能引起一个神经节细胞的兴奋,故其视敏度较差。在视网膜中央凹部分只有视锥细胞,视锥细胞只与一个双极细胞联系,而这个双极细胞又只与一个神经节细胞联系,所以中央凹的视敏度最高,色觉也最清晰。

2. 视神经(optic nerve)　视网膜的神经节细胞的轴突组成视神经。轴突从视网膜的四个

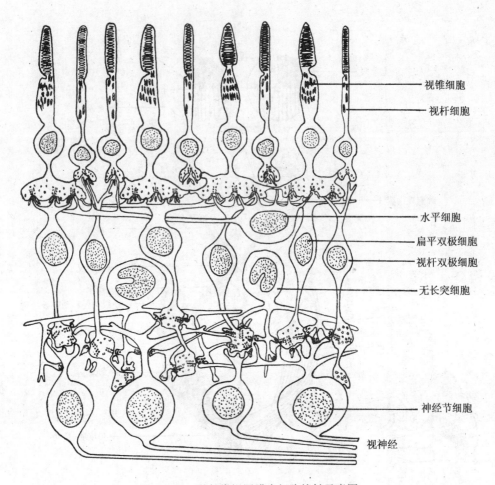

图 11-8　灵长类视网膜中细胞接触示意图

象限走向一个中央的集合点,即**视神经盘**(optic disc),位于眼球后极的内侧,它的中心有一凹陷,视神经盘内除神经纤维外无视网膜的层次,因此称**盲点**(blind spot)。视神经贯穿巩膜处呈筛样板,即**筛板**(cribriform plate)。纤维集合,穿过筛板离开视网膜时,就披上髓鞘。在视神经内部,视神经纤维平均有百万根,集合成几百束,借结缔组织隔分开。视神经纤维没有神经膜,但其中散在着神经胶质细胞,故视神经损伤后不易再生。

由于视神经由脑膜覆盖,各层脑膜之间,与一般的脑膜间隙相当。硬膜鞘与巩膜相延续并相融合,而软膜和蛛网膜则以盲端告终。

由于颅内蛛网膜下隙续于视神经周围的蛛网膜下隙,因此肿瘤,硬膜下血肿等可导致颅内压增高,通过脑脊液可传递至视神经蛛网膜下隙,引起蛛网膜下隙的扩张和视网膜中央静脉受压,眼静脉淤血,而导致视神经盘水肿。

视神经纤维的排列方式,反映了它们在视网膜中的起始部位。来自视网膜上半部的纤维,位于视神经的背侧部;来自视网膜下半部的纤维位于腹侧部,鼻侧纤维占内侧份,颞侧纤维归入外侧份;起自黄斑和中央凹区的纤维,开始居视神经的外侧缘,以后逐渐移至视神经的中心,于靠近视交叉时则居视神经的内侧缘(图 11-9)。

3. 视交叉(optic chiasma)　在视交叉处,视神经纤维进行部分交叉。在人类,大约40%或

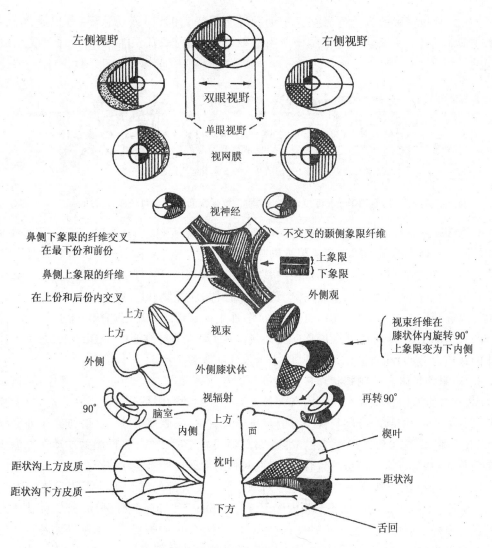

图 11-9　视觉传导路各部定位示意图

更多的纤维并不交叉。一般来自视网膜颞侧半的纤维不交叉,直接进入同侧视束,来自视网膜鼻侧半的纤维交叉到对侧视束。其中来自鼻侧下象限的纤维,向腹侧经视交叉前缘至对侧,进入对侧视神经,向前可达 3 mm,然后作袢状弯曲(Wilbrand 前袢),沿视交叉外缘后行,进入对侧视束。来自鼻侧上象限的纤维经视交叉向后,至同侧视束的吻端,在同侧视束内作袢状弯曲(Wilbrand 后袢),然后沿视交叉后缘的上方交叉到对侧,进入对侧视束。来自颞侧上象限的纤维,经视交叉的背内侧份,进入同侧视束;来自颞侧下象限的纤维,经视交叉的腹外侧,向后进入同侧视束。

视交叉的上方有若干视上连合,交叉纤维细小,分成后视上连合和前视上连合,这些连合纤维可能是正在交叉的底丘脑核苍白球纤维,有些可能是网状丘脑纤维,或是联系上丘、丘脑和顶盖前区的纤维。

由于人的视神经的长度存在个体差异,因此视交叉与蝶鞍和垂体的关系有所不同(图 11-10)。视交叉一般位于鞍结节的后方,但也可能在结节的前方,或在其后方更远处。视神经、视交叉和视束的起始部分被大脑动脉环所围绕，并且由该动脉环（各组成血管）的分支来供应，因此，有人认为垂体肿瘤所引起双颞侧视野偏盲，可能是由于血管受压缺血所引起的。

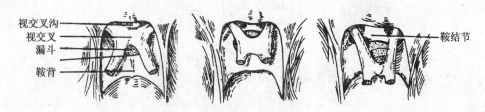

视交叉沟　视交叉　漏斗　鞍背　鞍结节

图 11 - 10　　视神经长度不同而导致视交叉与漏斗间的位置关系

4. 视束（optic tract）　由于视神经在视交叉中的重新安排，因此在每一侧的视束内含有来自同侧眼球颞侧和对侧眼球鼻侧象限视网膜的纤维，虽然交叉和不交叉的纤维在外侧膝状体的终止不同，但这两部分的纤维在视束内紧密混合。视束的纤维排列：两视网膜上半部纤维初位于背内侧，下半部的纤维位于腹内侧。黄斑纤维开始居外侧，以后随视束的长轴向内侧旋转，黄斑纤维逐渐向上方，下分黄斑纤维排在外侧，而上分黄斑纤维即居内侧。上半视网膜纤维直接移向腹内侧位，下半部的纤维即移向腹外侧位。视束内的纤维 80% 是粗纤维，终止于外侧膝状体的背核，其余的纤维主要为细纤维，止于顶盖前区和上丘。

5. 外侧膝状体　外侧膝状体核分背核与腹核，背核的结构特点是成交替的细胞和纤维层，此核在具有双眼视觉并在视束内有大量交叉纤维的动物中是分层的。在人类，外侧膝状体一般可分为 6 层。细胞的分层与视纤维的终止形式有关。一侧视束的交叉纤维终于外侧膝状体1,4,6 层细胞；不交叉纤维终于 2,3,5 层。黄斑纤维止于后 2/3。视网膜的冲动在外侧膝状体不是简单的中继，可能是初步的整合，两侧视网膜的冲动在外侧膝状体至少发生交互作用。

视束的纤维在外侧膝状体终止的排列顺序为：黄斑部纤维止于外侧膝状体的中间背侧部，两侧视网膜上半部的纤维止于腹内侧部，下半部的纤维止于腹外侧部，外侧膝状体内的主要细胞是一种投射性的细胞，约 10% 的神经元是较小的中间神经元，人脑外侧膝状体的细胞与一侧视束内的纤维之比约为 1:1，具有轴突的外侧膝状体细胞投射至皮质 17 区。

6. 视辐射（膝距束）（optic radiation）（geniculocalcarine tract）　从外侧膝状体的投射细胞轴突，以扇形而呈有顺序的排列形式，经过内囊后肢的豆状核后部，形成视辐射，沿侧脑室的外侧面继续后行，最后终止于初级视皮质（17 区）的第Ⅲ、Ⅳ层（图 11 - 11）。

视辐射的上半纤维传导上半视网膜的冲动，而视辐射下半的纤维传导下半视网膜来的冲动，接受下份外周视网膜而来的纤维，在向后行走以前，先弓行越过侧脑室下角前份，组成视辐射的腹层，并越过侧脑室下角的外侧，但不覆盖下角的顶端，而形成颞叶 Meyer 袢。

7. 视区（17 区）（visual area）　视区的定位排列是来自两眼同一侧上半视网膜的投射纤维终止于楔叶的 17 区内，而来自下半视网膜的投射纤维终止于舌回的 17 区。如黄斑、黄斑周围区和单眼外周网膜区的皮质代表区，分别位于 17 区的后、中和前部。其中特别是代表黄斑视力的较大的后部皮质与受黄斑监视的视力敏度有关，网膜黄斑周围区是一个记录最小视敏度的区域，由一个小的皮质区所代表。从 17 区（视区）来的冲动可以转投到视觉联络皮质 18 区和19 区，而 18 区和 19 区有纤维通过胼胝体的纤维和对侧半球的相应部分相互联系，另外还有纤维和丘脑枕相联系。

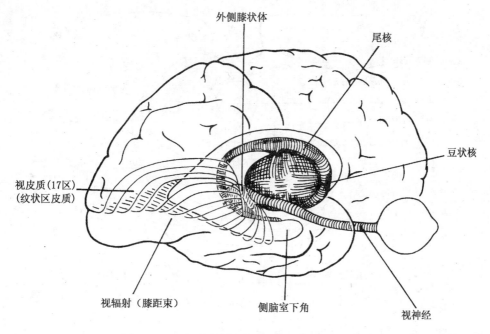

图中标注：
外侧膝状体　尾核　豆状核　视皮质(17区)(纹状区皮质)　视辐射（膝距束）　侧脑室下角　视神经

图 11－11　视辐射侧面观示膝距束的组成和行径

直到现在对于上丘的分层结构，丘脑枕和丘脑后部在接受视觉过程中的整合作用还不够了解。

8. 对光反射通路　当光线直接射入一侧非固定的眼球时，两眼瞳孔即随着虹膜瞳孔括约肌的收缩而缩小。直接受光刺激的眼睛称为直接对光反射，没有直接受光刺激的眼睛称为间接对光反射。

对光反射是一种躯体—内脏反应，感受器为视网膜的视杆细胞和视锥细胞，此反射弧的神经元和途径如下：① 每一只眼球的神经节细胞的传出纤维，经视神经、视交叉、视束、上丘臂到达中脑的顶盖前区（这些纤维经过视交叉时一部分纤维交叉，另一部分纤维则不交叉）；② 两侧顶盖前区有纤维经过后连合相互联系；③ 顶盖前区神经元的轴突投射到同侧和对侧的动眼神经副核（缩瞳核）；④ 缩瞳核发出的节前纤维随着动眼神经至睫状神经节，从此节发出的节后纤维组成睫状短神经，进入眼球支配虹膜瞳孔括约肌，使瞳孔缩小。间接对光反射是通过视交叉的纤维和中脑后连合的纤维，来调节未受刺激的眼球，这一反射是无意识的，没有任何皮质的参与（图 11－12）。

9. 调节反射（accommodation reflex）　由于睫状体的调节作用，晶状体恰好使物象置于视网膜的焦点上，而获得清晰的影像，这种作用称调节反射，与对光反射不同，调节反射还包括视皮质在内，在个别情况下，还起到选择物象进入焦点的调节作用。从眼球来的视觉冲动，经过视觉传导路到达视皮质 17、18、19 区，而视皮质的神经元亦发出轴突经过视辐射下行到达中脑上丘，再由上丘的中间神经元中继至顶盖前区，由顶盖前区的核群发出轴突至动眼神经副核。该核的节前纤维经动眼神经至睫状神经节，其节后纤维则支配睫状体的平滑肌和瞳孔括约肌，调节晶状体的紧张度和瞳孔的大小，使物象成为清晰的影像。

当眼球凝视远物，而移向凝视近物时，立即产生许多复杂的反射活动。为了使物象落于焦点上，晶状体通过调节反射而变厚，还通过上述一系列的途径到达动眼神经核，动眼神经核发

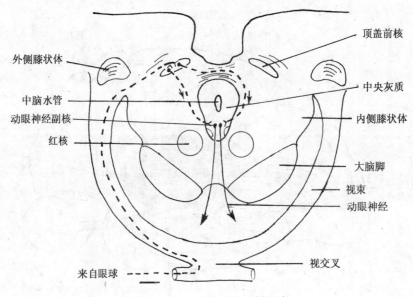

图 11 – 12　瞳孔对光反射通路

图中标注：
- 顶盖前核
- 外侧膝状体
- 中脑水管
- 动眼神经副核
- 红核
- 中央灰质
- 内侧膝状体
- 大脑脚
- 视束
- 动眼神经
- 视交叉
- 来自眼球

出纤维,经动眼神经至内直肌,使两眼会聚,产生辐辏反应。

10. 瞳孔扩大反射（pupillary dilator reflex）　任何躯体感受区的疼痛刺激,均可使瞳孔扩大,临床上常用抓或夹捏下颌、颊或颈部的皮肤,可引起瞳孔的扩大,这亦称瞳孔皮肤反射（或躯体—内脏反射）,刺激下颌或颊部的皮肤感受器,经三叉神经的感觉纤维入脑,至三叉神经脊束核,此核发出纤维下行,可与网状结构的细胞形成突触,经网状脊髓束进入脊髓,终于脊髓颈8～胸2节段的灰质中间外侧核群的交感神经节前神经元,由节前神经元发出节前纤维,经过交感干上升,并与节后神经元组成突触,节后纤维再经颈内动脉神经丛沿颈内动脉分支眼动脉走行,支配虹膜瞳孔开大肌。

11. 视觉通路的临床损伤　视觉通路的损伤引起的功能障碍,与创伤的位置和范围有关。损伤视网膜一小区,该眼则创伤一个暗（盲）点（scotoma）,而视盘是一个生理性盲点,因该点缺乏视杆和视锥细胞之故。黄斑损伤产生中心盲点。涉及黄斑和视盘区的损伤,可导致哑铃形暗点。如损及一侧整个视网膜的血液供应,或者损伤整个视神经,则产生同侧眼的全盲,而且瞳孔直接对光反射消失,但间接对光反射存在,因正常眼的冲动可传导盲眼的反射弧。损伤视神经起始段的外侧部,由于伤及在此处位于外侧的乳头黄斑束,可产生中心盲点。损伤视神经近视交叉部,可引起同侧眼全盲和对侧颞上象限偏盲,因为起自鼻侧视网膜的视神经纤维在进行交叉以前,已预先与颞侧的纤维分开。缺损可以是外周性的,中央性的或是两者均有,在一侧视神经最远侧份内的病灶不仅可伤及该侧视神经的全部纤维,且可能损伤对侧视神经向前进入患侧视神经内的鼻侧交叉纤维,这就是为什么恰好在交叉前的损伤,将产生同侧眼的全盲以及对侧眼不同程度的颞侧视野偏盲之故。

视交叉的病损较常见,如视交叉受垂体瘤或丘脑瘤压迫时,可产生双颞侧偏盲（bitemporal hemianopsia）。

视束,外侧膝状体,视辐射及皮质的任何一部完全损伤时,都可引起对侧视野全部消失,称同侧偏盲（homonymous hemianopsia）。视束的病灶不仅产生偏盲,而且还伴有偏盲侧视野内对光反射消失。事实上视束的病损常是不完全性的,并且由于交叉和不交叉的相应纤维在视束内并非集合在一起,因而两眼的视野缺损往往是非对称性的。虽然损坏一侧整个外侧膝状体或整个一侧的视辐射,同样会产生一种对侧同向性偏盲,但一侧外侧膝状体的孤立损坏并不多见,而且这种损坏在临床上也较难诊断。位于大部分颞叶和颞叶下的视辐射更易受压迫。应当注意的是,视辐射受压时,早期产生同侧象限视野缺损,而这种缺损后来可发展为偏盲。如颞叶前份中央的肿瘤,可破坏视辐射的下份纤维,这些纤维传递视网膜下象限的冲动,因此,由于这些下份纤维被损,则产生对侧上象限缺损,此类视野缺损对于一个疑为右侧颞叶肿瘤的定位是很重要的。

由于传导黄斑冲动的纤维占视辐射中间带,故视辐射下部受损时,可以不波及黄斑视力,称此为"黄斑回避"现象。一侧视皮质的损伤,也可以产生对侧的同向性偏盲性的视野缺损,而这种缺损也是对称性的。有时也出现黄斑回避现象,这可能是由于黄斑区扩展越过枕极,而未遭到损害的缘故。

六、听觉传导路

声波振动可使人感受为声音,人们能听到的声音,其频率为 50 ~ 16 000 Hz,但多数人感到最好的辨别声音,其频率为 2 000 ~ 5 000 Hz。声波的传递,通过外耳道使鼓膜振动,鼓膜通过中耳鼓室内的听小骨,把声波振动经卵圆窗至内耳的耳蜗外淋巴,外淋巴的振动压力波影响到蜗管的内淋巴流动,最后传到考蒂(Corti)器或螺旋器(spiral organ)和盖膜。考蒂器上约有 30 000 个毛细胞,由于考蒂器和盖膜的振动,使毛细胞感受到刺激而发生兴奋。关于这些细胞的刺激机制还不清楚,但是一般说,耳蜗顶圈对低音反应,而耳蜗基底圈起高音反应,中间音是由一种有次序的型式介于最高与最低之间,即所谓音频定位排列,而声音的强度和考蒂器的振幅有关(图 11 – 13,14)。

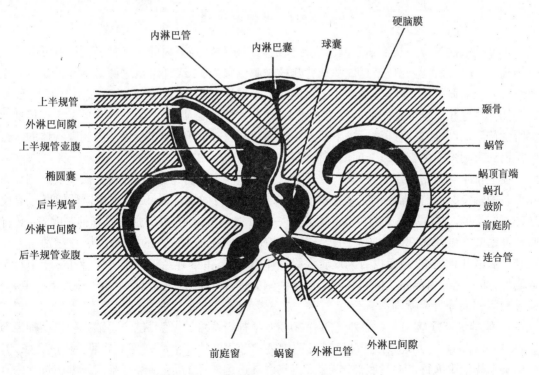

图 11 – 13　右侧骨迷路、膜迷路示意图

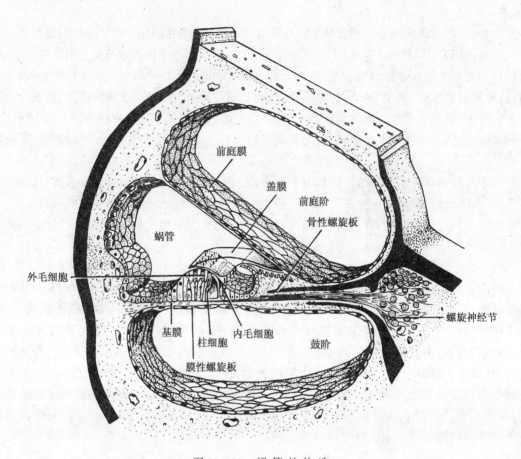

图 11 - 14 蜗管的构造

声波刺激的效应，从毛细胞的基底传到**蜗神经螺旋神经节内**的双极神经元即听觉的第一级神经元。第二级神经元位于延髓的**蜗背侧核与腹侧核内**，二级纤维从这两对神经核通过三条听纹上升至对侧下丘，一部分纤维止于对侧的**上橄榄核、斜方体核、外侧丘系核**中继至**下丘**。止于同侧的这些核团也可经中继后到达同侧下丘，但数量较少。因此两侧的外侧丘系含有传递双侧听觉传导的纤维，这些纤维通过下丘的中继，终止于丘脑的**内侧膝状体**。内侧膝状体的纤维则投射到听觉皮质中枢—颞上回的**颞横回**(41 区)(图 11 - 15)。

在上行听觉通路的每一段有下行纤维伴行，而这些下行纤维系统，起自上橄榄核外侧丘系和上丘的轴突，止于考蒂器的某些毛细胞周围，此种下行橄榄耳蜗纤维(称橄榄耳蜗束)，有交叉和不交叉的。它与耳蜗来的传入纤维组成一种反馈调节机制，可加强信号和抑制噪音。传导听觉冲动的纤维并非都以上述通路传导的，而有不少的纤维入脑干的网状结构，中继后上升至丘脑的后区和板内核，最后投射到皮质次级躯体感觉区。由于神经核的二级纤维在脑干上行是双侧性，即每侧的内侧膝状体和颞叶都接受两侧的传入纤维，因此，这些结构单侧性的病变，只能导致双侧部分听觉障碍。

1. **蜗神经及蜗核** 人类蜗神经约有 30 000 根神经纤维，神经元位于蜗轴内的**螺旋神经节**(spinal ganglion) 中，神经元为双极型，其周围突和考蒂器的几个或许多个毛细胞构成突触，其中枢突在蜗轴中纵行走向基底部，蜗轴底组成内耳道远侧端的底，神经纤维离开轴底进入内耳道而汇成耳蜗神经(图 11 - 15，16)。

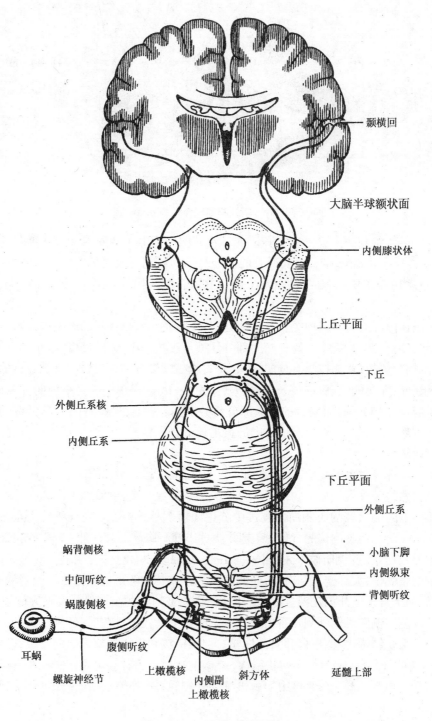

颞横回

大脑半球额状面

内侧膝状体

上丘平面

下丘

外侧丘系核

内侧丘系

下丘平面

外侧丘系

蜗背侧核

小脑下脚

中间听纹

内侧纵束

蜗腹侧核

背侧听纹

耳蜗

腹侧听纹

螺旋神经节

上橄榄核

斜方体

延髓上部

内侧副
上橄榄核

图 11 - 15 听 觉 传 导 路

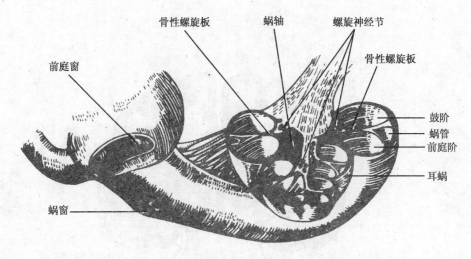

图 11 – 16　蜗管和螺旋神经节分布示意图

　　螺旋神经节细胞的中枢突在内耳道内，在蛛网膜下隙中从周围神经纤维转变为中枢型，称为 Obsersteiner-Redlish 带，该处所有的神经纤维的髓鞘形成最后的郎飞（Ranvier）结而中断，其神经鞘膜被胶质细胞成分所替代，所以在此带的近侧，纤维不再拥有神经膜，而是包有髓鞘。

　　蜗神经在内耳道与前庭神经合并为前庭蜗(位听)神经，蜗神经的纤维进入脑时，即与前庭神经的纤维分离各至其终核。蜗神经大部分纤维至腹核，小部分纤维绕过小脑下脚至其背外侧，终止于蜗背侧核，背侧核具有分层结构，而腹侧核则没有。在对猫的蜗神经核的研究，可将其分为 3 部分，即背侧核、腹前核及腹后核 3 个亚核。Rose 提出蜗神经核内的神经元是依其最佳频率反应按序排列的，而蜗核的 3 大部分都分别拥有各自的频率序列，从低音到高音，是呈腹 – 背排列循序。但是，关于人蜗核内的投射模式尚不清楚，可能也是从低音到高音的腹 – 背排列循序。

　　人类二级纤维联系不太明确，这方面的资料多是从低等动物推论而来。根据猕猴的材料，从蜗神经背侧核和腹侧核分成的二级纤维组成三条听纹。**背侧听纹**（dorsal acoustic stria）发自蜗背侧核，于内侧纵束的腹侧向内越过中缝进入对侧外侧丘系；**中间听纹**（intermediate iate acoustic stria）起自蜗腹侧核的背份，穿越并绕过小脑下脚转向腹内侧，取中间位而越过中缝，并入对侧外侧丘系；**腹侧听纹**（ventral acoustic stria）起自蜗腹侧核，沿被盖腹侧缘向内侧行于网状结构的腹侧份，大部交叉到对侧，穿经内侧丘系或其腹侧形成**斜方体**。至对侧上橄榄核的背外侧，转而上升形成**外侧丘系**。其余纤维止于同侧或对侧的上橄榄核及斜方体核。由从两核发出的纤维随同侧和对侧外侧丘系上升。三条听纹交叉经过被盖时，纤维逐渐减少，由于有一些纤维止于网状结构、上橄榄核和斜方体核。上橄榄核和斜方体核发出的三级纤维，髓同外侧丘系上升，有一部分纤维不止于网状结构、上橄榄核和斜方体核，而至对侧的外侧丘系，在脑桥上部止于外侧丘系核。在此核中继后再参加外侧丘系。外侧丘系的纤维止于同侧和对侧中脑下丘。

　　2. 上橄榄核　此核是听觉的主要中继站，是接受三条二级纤维组成的听纹，主要是腹侧听纹来的侧支或终支，其发出的纤维参加两侧外侧丘系。从上橄榄核背侧发出的纤维束，称上**橄榄脚**（peduncle of superior olive），它向背内侧至展神经核，并有纤维通过网状结构和内侧纵束与动眼神经核、滑车神经核及脊髓颈段前角细胞相联系。通过此通路对强音可引起反射性头眼转动。此外，发轴突至网状结构，然后中继抵达三叉神经运动核和面神经运动核。通过这些纤维反射性引起镫骨肌和鼓膜张肌的收缩。

3. 下丘 下丘接受来自对侧蜗神经核和同侧上橄榄核上升来的两侧外侧丘系的轴突。下丘核神经元通过下丘臂把听觉冲动传递到同侧的内侧膝状体小细胞部分，也可通过下丘连合至对侧下丘。而这些交叉纤维中有些可以不间断地经下丘臂进入对侧内侧膝状体核。

4. 内侧膝状体核 它接受来自下丘和下丘臂的纤维，传导同侧和对侧的三级和四级听纤维，内侧膝状体的投射纤维，经**听辐射**(auditory radiation)终于颞上回的**颞横回**(Heschl回)41区，有些投射纤维终于丘脑外侧核群、枕核、中线核和导水管周围灰质。也有下行纤维终于下丘、外侧丘系核、斜方体核和上橄榄核。可能参加听觉反馈作用。

5. 丘系外听觉传导路 除了至听皮质的外侧丘系传导路外，还有一条通过网状结构的通路(称丘系外通路)。即二级听纤维和其侧支止于延髓网状结构上部，从网状听觉通路行于中脑的中央部分；在此水平切断猫双侧的外侧丘系后，仍可用声音引起猫的惊醒，这一通路可能与网状结构的突触传导有关。一方面在丘脑后区换元，另一方面可在丘脑板内核中继。如果切断猫的下丘臂后，在一部分听皮质区内仍能获得对耳蜗刺激起反应的诱发活动，这些都支持丘系外听觉传导路的存在。

6. 听(皮质)区 人脑颞上回上面近后端处，有两条横行的脑回，称颞横回(Heschl回)，通常认为前方的一个脑回，是听觉的初级感受皮质区(41区)，后方的脑回以及邻近的颞上回，是听觉的联络区(42区,22区)以补充听区的功能。听觉的皮质投射纤维，投射到颞横回上具有局部的定位关系。即高音冲动终于(41区)后内侧部，低音冲动终于前外侧部。

7. 听觉传导路的临床障碍 耳蜗或蜗神经的完全损伤，同侧耳全聋。单侧耳全聋通常意味着神经的损害，如神经性耳聋。一侧上行听觉通路的损害，可伴有双侧听力的减退，但以对侧明显，这和上行通路主要是交叉纤维有关。中枢性听觉通路的损害，除非是双侧性的病变，否则一般不会引起耳聋。

考蒂器或蜗神经的刺激性病灶，可导致耳鸣，这种情况可发生于听神经瘤（可起自Schwann细胞膜），如刺激性病灶继续发展，致使蜗神经完全中断时，在耳鸣之后可继发神经性耳聋(进行性听力丧失)。前庭神经的纤维对链霉素和阿司匹林等药物是敏感的，它们的毒性作用之一是引起耳鸣、耳聋。

鼓膜和中耳听小骨的损伤，可导致部分性耳聋，这种中耳性耳聋(耳硬化的传导性耳聋)伴有对低音感觉部分丧失和听力范围轻度缩小。如镫骨肌(面神经支配)和鼓膜张肌(三叉神经支配)瘫痪，可导致听觉过敏和低音过敏。

有人认为内侧膝状体在识别音调和声音的强度上具有重要的作用。破坏双侧听区皮质后，这些功能仍存在。由于每侧半球听皮质接受双侧耳蜗来的纤维，因此破坏一侧听皮质，只能产生轻微的双侧听力障碍。

七、平衡感觉传导路

平衡感觉传导路的终末感受器，包括三个壶腹嵴(crista ampullaris)（分别位于三个半规管的壶腹内)，**椭圆囊斑**和**球囊斑**(位于前庭内)。三个半规管的方向相互成垂直面，代表这三维空间，每个嵴和囊斑的感觉细胞(毛细胞)，都具有75~100根的静纤毛和一根动纤毛。壶腹嵴毛细胞都插入一种胶状质块（终帽)内，终帽起减幅扭摆作用，每个毛细胞都有极性，即动纤毛在

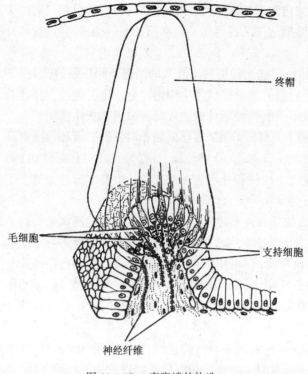

终帽

毛细胞

支持细胞

神经纤维

图 11 - 17 壶腹嵴的构造

一侧，而所有静纤毛在另一侧，当纤毛弯向动纤毛的一侧时，毛细胞的反应为易化(神经活动的增强)，弯向相反方向时则是抑制。同一个嵴的所有毛细胞，其极性的方向都相同。壶腹嵴对头部的角度运动，即非直线运动起反应，当头部作环转和旋转时，内淋巴便在半规管中流动，引起胶质块和纤毛弯向一侧，结果出现易化或抑制反应 (图 11 - 17)。球囊斑的长轴基本上是垂直位，而椭圆囊斑的长轴基本上是水平位。囊斑内毛细胞的纤毛除比壶腹嵴内的纤毛短些外，其余方面都相似。每个毛细胞的静纤毛和动纤毛，均伸入含耳石的胶状质(耳石膜 otolithic membrane)中。毛细胞也都具有极性，球囊斑对垂直方向加速或减速的位移和重力起反应，而椭圆囊斑则对水平方向的位移和重力起反应，有人认为球囊斑也是一个接受振动刺激的感受器，所以目前对球囊斑的机能尚有争论(图 11 - 18)。

前庭感受器的作用是管理头和躯体的空间定位，这些作用通过眼球的反射及调节头部位置和躯体运动的肌肉和关节来实现。因此前庭神经及其中枢的联系是本体感觉系的基本部

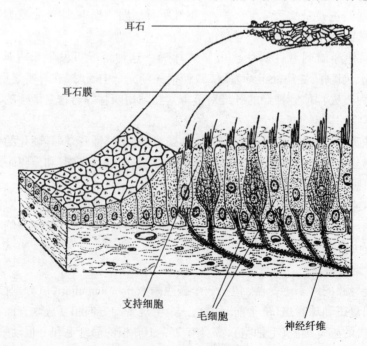

耳石

耳石膜

支持细胞

毛细胞

神经纤维

图 11 - 18 位觉斑的构造

分。第一级神经元位于**前庭神经节内**的双极神经元,其周围突终止于椭圆囊斑、球囊斑以及半规管壶腹嵴内的毛细胞周围。第二级神经元位于延髓与脑桥的**前庭核**和**小脑皮质**(主要是绒球小结叶)。二级纤维在**内侧纵束**沿脑干上升、下降。其上升纤维支配眼外肌运动核,下降纤维可发侧支至网状结构,经网状结构中继可达脑神经内脏运动核特别是舌咽神经和迷走神经核团。而前庭外侧核发出**前庭脊髓束**下降进入脊髓。通过内侧纵束,前庭的冲动参与眼球的协调运动。通过前庭脊髓束和网状脊髓束,易化或抑制脊髓运动神经元的活动,而使头、颈和躯干的动作得以协调。刺激人的皮质特别是颞叶能引起主观眩晕感觉,因此被认为前庭皮质中枢在颞叶,有人认为位于颞上回(22 区)在听区附近。

前庭神经及前庭神经核

前庭神经位于内耳道的远侧部,其远端由一个上支和一个下支组成。上、下两支起自前庭神经节(Scarpa 节)上部和下部的双极神经元。下部神经元的周围突止于球囊斑和后半规管的壶腹嵴内的毛细胞,而上部神经元的周围突则止于上、外半规管和椭圆囊斑的毛细胞(图 11 - 19)。两部分的中枢突在内耳道合并为前庭神经,位于前庭蜗神经的内侧份进入延髓,在接近延髓时前庭神经纤维的神经膜逐渐消失,而代之以神经胶质,这一交界处称 Obersteiner-Redlich 带,在此处神经胶质形成一隔,解剖上这种变化可能与第Ⅷ脑神经对毒素和某些药物以及感染的易感性有关。前庭神经进入延髓的大部分纤维,终止于**前庭神经核**,小部分纤维直接经**傍绳状体**进入同侧小脑皮质的绒球小结叶和蚓垂。一侧神经纤维可以不经换元而终于对侧的前庭神经核和网状结构。

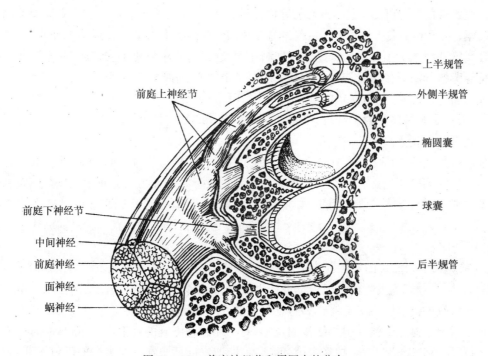

图 11 - 19 前庭神经节和周围支的分布

前庭神经核有前庭内侧核 (Schwalbe 核),前庭上核 (Bechterew 核),前庭外侧核 (Deiters 核)和前庭下核。

1. 一级前庭纤维联系 前庭神经进入延髓后,绝大多数分为上升和下降两支,终于各个前庭神经核,但其分布有所不同,上升支终于上核,内侧核吻部和外侧核。下降支大部分终于下核。下降支的侧支终于内侧核的尾部。从半规管壶腹嵴和囊斑来的传入纤维到前庭核有一定的投射定位关系。

2. 二级前庭纤维联系 二级前庭纤维起自 4 个前庭神经核,主要投射到小脑和脑脊神经的运动神经核。

上行纤维:主要起自部分**内侧核**与**上核**,行于脑干内,组成双侧内侧纵束,终于**展神经核**、**滑车神经核**与**动眼神经核**,司眼肌的运动。

在猕猴的二级前庭投射除了到两侧的眼肌运动核外,还到 Cajal 间位核、Darkschewitsch 核、后连合核。在解剖学和生理研究中也曾提及**前庭丘脑纤维**的存在,它联系丘脑的内侧膝状体、腹后核、腹后下核、中央中核以及丘脑网状核。有人认为前庭丘脑纤维与内侧丘系相伴行,也有人认为与内侧纵束或听觉通路伴行,经下丘到丘脑。现已证实猫有前庭下丘脑纤维。

二级前庭小脑纤维主要起自**下核**与**内侧核尾份**,纤维经**傍绳状体**止于同侧蚓小结、绒球、蚓垂和旁绒球。

下行纤维:前庭外侧核发出不越边的同侧**前庭脊髓束**,其纤维的起始具有一定的局部定位,始于外侧核背尾侧的纤维终于脊髓腰骶段,始于外侧核腹侧的纤维终于脊髓颈段,而核的中间部发出的纤维,则到脊髓胸段。前庭外侧核还接受来自小脑的大量纤维,在外侧核中继后至脊髓,能易化支配伸肌的 α 和 γ 脊髓运动神经元的活动,故对肌张力和脊髓反射有重要的易化影响。

内侧纵束的下行纤维,主要来自**前庭内侧核**,少量起自**下核**,下降至锥体交叉腹外侧进入脊髓前索,可远达脊髓上胸段,大多终于脊髓颈段,有些纤维直接与 α 运动神经元发生突触,实验证明这些纤维对颈髓运动神经元有抑制作用。在此行程中发出侧支,终于**脑干网状结构**和**迷走神经背核和泌涎核**(salivatory nucleus),故在迷路受到强刺激会出现自主神经反射(如恶心、呕吐、面苍白、心悸和出汗)。内侧纵束的下行纤维,还有来自中脑间位核、上丘、脑桥网状结构,其中大量是脑桥网状脊髓纤维。来自间位核和上丘的纤维较少,起自脑桥网状结构的纤维,下行抵达脊髓的腰骶段。

前庭核与大脑皮质之间存在联系,皮质的前庭代表区确切位置不明。据认为在猴前庭代表区在**中央后回后份**邻近 2 区与 5 区交界处。在人刺激听区前方的颞上回 22 区时,病人有眩晕等平衡失常的感觉,故前庭代表区与颞叶皮质有关。另有报道丘脑腹后下核接受前庭核与丘系纤维的传入,发纤维投射到次级躯体感觉区,认为在皮质不存在单独的前庭代表区(图 11 - 20)。

3. 前庭系的功能 前庭神经末梢受刺激的机制,多数人认为是流体动力学的理论,随着头部的运动,半规管内发生内淋巴流动或压力改变,而终帽则随着这类流动而摆动。由于旋转速度变化所致的内淋巴流引起终帽和感觉细胞的纤毛发生偏扭,使得毛细胞在不同方向上受到推拉。由于内淋巴的流动引起终帽的位移,对一侧感觉细胞的纤毛产生压迫,而对另一侧则造成牵拉,压迫和牵拉刺激了神经末梢,而诱发冲动,激起两眼在一定方向的反射运动。如果头部绕着一个标准位置的垂直轴运动,那么,转动期间眼球向转动相反方向偏斜,称慢相。在偏斜一定时间以后,眼球又很快被拉向转动方向,称**快相**,眼球连续地反复出现这两种运动,即形成**眼球震颤**(nystagmus)(图 11 - 21)。临床上所说的眼球震颤方向是指快相而言。与水平半规管壶腹嵴有关的内淋巴运动,是水平性眼球震颤的基础。眼震颤仅在旋转开始阶段出现,如旋转

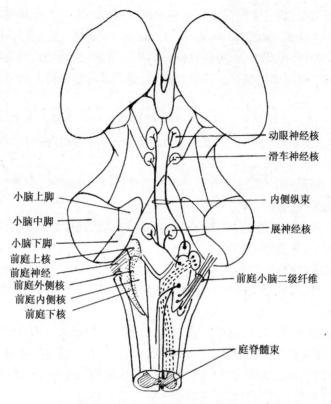

图 11 - 20　平衡感觉传导路

标注文字：
动眼神经核
滑车神经核
内侧纵束
展神经核
前庭小脑二级纤维
庭脊髓束
小脑上脚
小脑中脚
小脑下脚
前庭上核
前庭神经
前庭外侧核
前庭内侧核
前庭下核

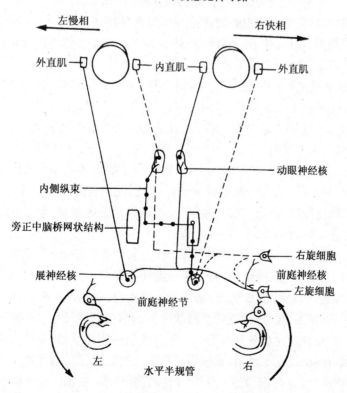

图 11 - 21　迷路眼球震颤的神经机制简图

标注文字：
左慢相
右快相
外直肌
内直肌
外直肌
动眼神经核
内侧纵束
旁正中脑桥网状结构
右旋细胞
前庭神经核
左旋细胞
展神经核
前庭神经节
左
水平半规管
右

持续进行眼震颤即消失，旋转突然停止后出现的眼球震颤的快相方向和旋转的方向相反，而有一种相反方向旋转的感觉，称**眩晕**(vertigo)。在 Barany 试验中，当人坐在 Barany 椅上，头部保持在适当的平面上旋转，用此方法，可使任何一套半规管感受到刺激。当旋转停止后，检查有无眼球震颤、过指(伸手臂指物的错误)、倾倒和眩晕，根据眼球震颤的方向，可以确定各半规管的机能状况。

4. 半规管的功能　也可以用热量来检查，即将热水或冷水灌入外耳道，由于冷热而使温度改变，引起内淋巴的对流，在正常情况下，引起震颤的方向，朝向灌入温水的一侧，朝向灌入冷水的对侧。

头晕的感觉，皮肤苍白、恶心、呕吐，这些与晕动病有关的症状，主要是由于囊斑和壶腹嵴长期或过度受到刺激所引起的自主神经反应。

直线加速运动或角加速运动，刺激囊斑或壶腹嵴的毛细胞，都能反射性地改变颈部与四肢的肌紧张，从而维持身体姿势的平衡。

八、内脏感觉传导路

内脏感觉传导路，可区分为**一般内脏传入和特殊内脏传入**通路，后者包括嗅觉传导路和味觉传导路。

一般内脏感觉传导路是传导内脏器官，心血管和腺体的感觉冲动。这些内脏器官具有丰富的感受器，它们感受来自各内脏器官的内部刺激，机械性，化学性等各种刺激，并将它们转变为神经冲动，经内脏传入纤维转到中枢，中枢根据来自内脏的感觉冲动，直接地通过内脏运动神经或间接通过体液来调节各内脏器官和系统的活动。

在一般情况下，内脏的有些传入冲动人们感觉不到，如心脏的跳动，血管的舒缩以及胃肠的蠕动等。如在手术时只要避免内脏的牵拉和刺激胸、腹膜的壁层，内脏器官可以用手抓拿挤压，甚至切割或烧灼时，病人并不感到疼痛，这是由于内脏器官的神经分布比较稀少，痛阈较高，而不产生主观感觉之故。不管是意识到与否，内脏的传入冲动总是不断地传到皮质下中枢和大脑皮质。但在脏器进行比较强烈的活动时，即可产生内脏感觉，如胃的饥饿收缩感觉，直肠、膀胱的充盈而引起膨胀感觉等。此外在病理状况下或强烈刺激下则产生痛觉，例如内脏器官过度膨胀受到牵张，或平滑肌发生痉挛，或由于缺血而代谢产物积聚，因而对神经末梢发生化学性刺激等均可产生内脏痛。

另一方面内脏感觉的传入途径比较分散，即一个脏器的感觉纤维可经几个节段的脊髓进入中枢，而一条脊神经又可含几个脏器的感觉纤维，因此内脏的痛往往是弥散的，而且定位不准确，如心脏来的感觉纤维，通过交感神经第 1～5 胸神经进入脊髓，大部分纤维行于心中及心下神经内，少数可直接进入第 2～5 胸神经中。

内脏感觉神经元胞体亦位于脑、脊神经节内，为假单极神经元，其周围突是粗细不等的有髓鞘的纤维，随**面、舌咽、迷走神经、交感神经**及**盆神经**分布于内脏器官。其中枢突，一部分随面、舌咽、迷走神经进入延髓，组成**孤束**，陆续终于**孤束核**，另一部分随交感神经及盆神经进入脊髓，终于脊髓后角，在中枢内，内脏感觉纤维一方面借中间神经元与内脏和躯体运动神经元形成突触，通过脑干和脊髓完成各种内脏—内脏和内脏—躯体反射，如呕吐反射、心眼反射、急腹症时引起腹肌强直收缩、立毛反射、皮肤血管反射、排便、排尿反射和性反射等。

在内脏器官的感受器，它们的传入纤维，粗的有髓纤维，主要来自环层小体(Pacinian)，细的有髓和无髓纤维，来自分散的内脏感受器。感觉纤维来自胸、腹和盆部的脏器，通过交感神经和胸、腰神经到达交感干,它们不间断地通过交感干和白交通支到后根神经节细胞。副交感神经同样包含有许多内脏传入纤维。迷走神经的内脏传入纤维,其细胞体在结状神经节,周围突分布到心脏的周围、肺和其他脏器。来自膀胱、直肠和生殖器官的内脏传入纤维,藉盆神经骶2～4脊神经后根到脊髓,它们胞体位于相应脊神经节内。来自膀胱的内脏传入神经也经下胸段和腰段脊神经进入脊髓。骶部的内脏感觉纤维,传导来自膀胱壁的扩张感受器的冲动,主要作用是司反射活动和传导内脏痛。这些传入纤维与骶副交感神经的传出纤维相伴行,它接受膀胱的扩张信号,可因盆神经的阻滞麻醉和切除该神经,或切断骶2～4脊神经的后根而去除膀胱的扩张感觉。来自膀胱和其邻近器官的内脏传入,它们上行到腰和下胸段后根神经节,它对于膀胱的调节所起的作用是较小的,在人切除骶前神经和腹下神经丛,对膀胱的功能影响很小或者是不受影响。

内脏传入纤维,主要是参与各种内脏和内脏躯体反射,这些作用多数停留在无意识水平。但是传入冲动亦会引起内脏的疼痛。晕船、饥饿和其他不明确的内脏感觉,它经常不断地传入内脏冲动,这种冲动包括内脏内部良好或不适的感觉。

来自大部腹、盆部器官的内脏痛主要由交感神经传导。迷走神经的感觉纤维,同特殊内脏运动、血管运动和分泌活动的反射有关。这些大多是无意识的。来自疾患或炎性器官的内脏疼痛的传入,可能"牵涉"到由同节段躯体传入纤维支配的皮肤的区域疼痛,称牵涉痛。

味觉是由迷走、舌咽和面神经的传入纤维传递的。引起饥饿感觉的冲动,也可能是由迷走神经来传导的。

内脏感觉经交感神经及盆部副交感神经传入的二级神经元,位于脊髓后角(有人认为在Rexed V 层)或后连合核,除了构成反射通路外,二级神经元的轴突可在同侧或对侧脊髓前外侧索上升,伴行于脊髓丘脑束上行达丘脑腹后内侧核,然后投射到大脑皮质。李继硕等研究认为盆腔内脏传入投射到中间带外侧核和后连合核,后连合核相当于脑干内孤束核的内脏传入二级核团,由此向上投射至臂旁外侧核与 Barrington 核。

内脏感觉经面、舌咽、迷走传入的二级神经元,位于脑干**孤束核**,由孤束核发出交叉的孤束脊髓束,随网状脊髓束或固有束,终于脊髓灰质。除构成内脏—内脏、内脏—躯体反射外,孤束核又发出上行纤维,可能在网状结构交换神经元后,经中脑被盖上行,终止于丘脑腹后内侧核、中线核、板内核和下丘脑。由丘脑发出纤维至额、顶叶皮质。由下丘脑发出的纤维投射到边缘系统皮质结构。

内脏痛觉传入纤维进脊髓后可由固有束上行,经多次中继,再经灰质后连合交叉到对侧脑干网状结构,在网状结构中继后上行到丘脑板内核与中线核。有人认为内脏痛觉纤维有部分通过后索上行。由丘脑发出的痛冲动,主要到达大脑边缘叶。盆部脏器的传入冲动到达中央旁小叶。

近年来有许多研究资料证明,内脏感觉传入有两条途径: ① 脊髓丘脑束,它接受交感神经感觉传入信息,参与急性内脏痛和牵涉痛; ② 起于脑干内的孤束核,它接受包括味觉和弥散的内脏感觉传入,由该核发出的纤维向上按序传入臂旁核,中继后再传入至丘脑腹后内侧核、腹后外侧核和大脑皮质(岛叶皮质)。在鼠由臂旁核可直接到达岛叶皮质,但也有人认为可能有更复杂的联系。

九、味觉传导路

人类味觉传导的第一级神经元胞体位于第Ⅶ、Ⅸ、Ⅹ对脑神经节,都是假单极神经元,其周围突起分布于舌、会厌部等处味蕾内的特殊味觉细胞(化学感受器),其中枢突进入延髓。第二级神经元位于延髓的孤束核,特别是该核的吻端。第三级神经元在丘脑腹后内侧核的内侧份,三级神经元的轴突参加丘脑中央辐射,经内囊投射到中央后回的下份(43区)和岛阈皮质。

面神经味觉纤维分布于舌前2/3,此类纤维可沿舌神经、鼓索、鼓索与耳神经节的交通支、耳神经节、岩大神经到膝神经节或经鼓索和面神经直接到达膝神经节。

舌咽神经的味觉纤维分布于舌后1/3,而迷走神经的味觉纤维分布于会厌区和舌根部。

传导味觉的第一级神经元分别位于面神经的膝神经节,舌咽神经的下(岩)神经节和迷走神经的下(结节)神经节,这些神经节细胞的中枢突起随各自脑神经进入延髓加入孤束,而与孤束核的神经元(二级神经元)形成突触,味觉冲动在该核的吻端中继。孤束核发出的二级味觉纤维(孤束丘脑纤维),大部分左右交叉,以后与内侧丘系伴行上行,止于丘脑腹后内侧核(弓状核)的内侧尖部(副弓状核),最后投射到大脑皮质中央后回的下端(43区)和岛阈皮质。

(黄登凯)

第二节 运动传导路

大脑皮质对躯体运动的调节通过锥体系和锥体外系下传的神经冲动来实现,两者在功能上互相协调、互相配合,共同完成人体各项复杂的随意运动。在种系发生上,锥体外系是较古老的部分,在鱼类已存在并管理着躯体运动,到了哺乳类由于大脑皮质的高度发展和锥体系的出现,锥体外系则处于受大脑皮质控制之下的辅助地位。传统的观念认为锥体系的功能是管理骨骼肌的随意运动,特别是四肢远端肌,如手肌的精细运动,而锥体外系主要是调节肌张力、协调各肌群的运动、维持和调整体态姿势、保持身体平衡和进行惯性动作,也可执行粗大的随意运动。

一、锥体系

锥体系主要包括上、下两个运动神经元。上运动神经元的胞体主要位于中央前回和中央旁小叶前部的巨型锥体细胞(Betz细胞)和其他类型的锥体细胞,还有一些上运动神经元位于额、顶等叶一些区域的皮质内。这些细胞的轴突组成下行纤维束,因大部分纤维通过延髓锥体,故名**锥体束**。其中下行至脊髓的纤维称为**皮质脊髓束**,而中途陆续止于脑干内脑神经运动核者称为**皮质核束**。下运动神经元的胞体位于脑神经运动核和脊髓前角内,其轴突分别组成脑神经和脊神经的运动纤维,管理头面部和躯干、四肢的随意运动。

过去曾认为锥体束的纤维都发自中央前回4区皮质第5层内的巨型锥体细胞,后来发现人类每个大脑半球4区皮质的Betz细胞只有约34 000个,而每侧锥体束中却含有直径大小不等的纤维总数达100万条左右,其中90%为1~4 μm的纤维(近半数为无髓纤维),6%~7%为5~10 μm的中型纤维,仅3%~4%的粗大纤维发自Betz细胞。可见锥体束纤维大部分来自较小的神经元。用电刺激延髓锥体产生逆行性神经冲动并记录皮质诱发电位的方法,证明锥体束不仅来自4区,还发自额叶的6、8区、顶叶的3、1、2区、5、7区、颞叶的22区和枕叶的19区等。

目前还发现80%~90%的锥体束纤维与下运动神经元(脑神经运动核和脊髓前角内的运动神经元)之间有1个以上的中间神经元接替,只有10%~20%的纤维与下运动神经元发生直接的单突触联系。这种上、下运动神经元之间的直接联系,与动物在进化过程中技巧活动能力的发展有关。猫和狗没有这种直接的单突触联系,大多数灵长类的锥体束有单突触联系,而以人的数量最大。人手的技巧性活动能力已发展到极高的程度,支配运动手指和腕部肌肉的 α 运动神经元与锥体束下行纤维之间具有最多的单突触直接联系。由此可见,运动愈精细的肌肉,其有关的下运动神经元与大脑皮质上运动神经元之间存在愈多的单突触联系。

锥体束下行纤维也与 γ 运动神经元联系,并可激活 γ 运动神经元,但没有证据可以说明锥体束下传冲动发动肌肉运动是通过 γ 运动神经元环路的。锥体束可分别控制 α 和 γ 运动神经元的活动,前者发动肌肉的运动,后者则调节肌梭的敏感性以配合运动。

(一) 皮质脊髓束

主要起自中央前回上 2/3、中央旁小叶前部及中央后回、顶上小叶等皮质的锥体细胞。纤维在辐射冠中集聚下行,经内囊后肢的前部,大脑脚底中 3/5 的外侧部,达脑桥基底部,被横行的脑桥小脑纤维分割成若干小束,下降至延髓腹侧部,纤维又集聚成延髓锥体。在锥体下端,大部分纤维进行交叉,行向背外侧成为**皮质脊髓侧束**走在脊髓侧索内,小部分不交叉纤维进入脊髓前索中,为**皮质脊髓前束**(图 11 – 22)。

皮质脊髓束纤维约有 55% 止于颈髓、20% 到达胸髓、25% 终于腰骶髓。

近年来的研究发现人皮质脊髓束中,有 75% 纤维交叉进入对侧脊髓侧索形成皮质脊髓侧束,另有约 10% 纤维不交叉而下降加入同侧皮质脊髓侧束。皮质脊髓前束约占 10% ~ 15%,陆续终于对侧颈髓和胸髓前角,也有些纤维止于同侧的灰质。此外,尚有一些细纤维下降于同侧脊髓侧索腹侧部,走在脊髓橄榄束内或附近,称 Barne 前外侧束,终于同侧前角。不交叉的纤维只到达支配躯干肌的下运动神经元,所以躯干肌不同于上、下肢肌,它们是受两侧大脑皮质支配,故一侧皮质脊髓束受损时,只有对侧上、下肢肌瘫痪,躯干肌的运动没有受到明显影响。

皮质脊髓束中来自中央前回的粗大纤维,主要控制肢体远端的精细运动,这种粗大的、传导速度快的纤维直接终于前

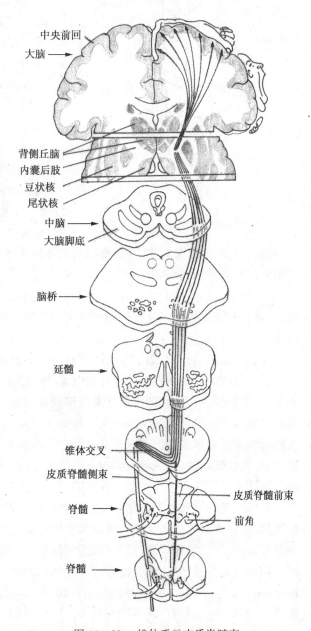

中央前回
大脑
背侧丘脑
内囊后肢
豆状核
尾状核
中脑
大脑脚底
脑桥
延髓
锥体交叉
皮质脊髓侧束
脊髓
皮质脊髓前束
前角
脊髓

图 11 – 22　锥体系示皮质脊髓束

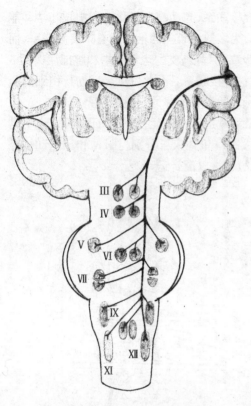

图 11－23　锥体系示皮质核束

角运动神经元。

（二）皮质核束

主要起自中央前回下 1/3，也来自 44 区、8 区和中央后回等皮质的锥体细胞。纤维束经辐射冠、内囊膝部（至舌肌和面肌运动核的纤维扩展到内囊后肢的前端），下行至大脑脚底时位于皮质脊髓束的内侧。部分纤维向后进入中脑被盖，直接或经中继后止于动眼神经核和滑车神经核。大部分纤维在脑桥基底部下降，沿途分散直接或经中继后止于三叉神经运动核、展神经核、面神经核、疑核、舌下神经核和副神经核。这些脑神经运动核中的多数核团均接受双侧皮质核束支配，只有支配下部面肌的面神经核下部和舌下神经核仅接受对侧皮质核束纤维(11-23)。

如果一侧皮质核束受损（如内囊、大脑脚底处病变），病人可出现对侧眼裂以下的面肌和对侧舌肌瘫痪症状，如对侧鼻唇沟消失、口角低垂、脸歪向病灶侧，进食时食物停留于颊与牙龈之间、流口水、不能作鼓颊、露齿等动作，伸舌时舌尖偏向病灶对侧，此种瘫痪，因病损发生在脑神经核以上的

上运动神经元，所以又叫**核上瘫**。瘫痪的肌不发生萎缩，其余的面肌、咀嚼肌和咽喉肌因又能接受健侧的神经冲动，故不发生瘫痪。

下运动神经元（脑神经运动核及其轴突组成的脑神经运动纤维）损伤引起的瘫痪称**核下瘫**。面神经核下瘫的特点是损伤同侧所有面肌皆瘫痪，病人表现为同侧额横纹消失、眼不能闭、口角下垂、鼻唇沟消失等(图 11-24)。舌下神经核下瘫的特点是病灶侧全部舌肌瘫痪，表现为伸舌时舌尖偏向病灶侧(图 11-25)。核下瘫时间长久时，则出现肌萎缩。

脑干腹侧部的局限性病灶往往同时累及锥体束及其临近的脑神经根，出现对侧偏瘫和同侧受损的脑神经核下瘫，即所谓**交叉性偏瘫**。如中脑大脑脚底病变可出现动眼神经交叉性偏瘫，脑桥基底部病变可引起面神经交叉性偏瘫或展神经交叉性偏瘫或三叉神经交叉性偏瘫，延髓下橄榄核前内侧部病变可产生舌下神经交叉性偏瘫。由于两侧锥体束在脑干上端相距较远，所以中脑的大脑脚底病变一般只影响一侧锥体束。但延髓的两侧锥体紧靠，延髓的病变就常波及两侧锥体束。

锥体系的任何部位损伤都可引起其支配区的随意运动障碍，即出现瘫痪。临床上上运动神经元损伤，如大脑皮质 4 区和 6 区受损或锥体束受损，常表现为随意运动丧失、肌张力增高，呈痉挛性瘫痪、深反射亢进。浅反射(如腹壁反射、提睾反射等)虽然具有节段性反射弧，但要依赖锥体束的完整性，故锥体束受损后，浅反射的阈值升高以致很难引出。同时还出现病理反射，如 Babinski 征，它是一种原始的屈肌反射的释放。四足动物在奔走时，当足底受到刺激时，发生踇趾背屈，其余四趾散开以利平跑和爬高，人类直立行走，足底受到刺激时，发生不同的反应，五个足趾都跖屈，以促使足底抬起，利于迈步，所以人的正常足底反射是行走反射，原始的屈肌

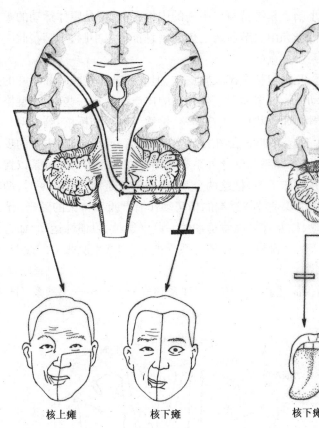

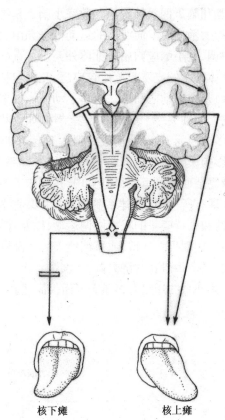

核上瘫　　　　　核下瘫　　　　　　　　　　核下瘫　　　　　核上瘫

图 11 - 24　　面肌瘫痪图解　　　　　　图 11 - 25　　舌肌瘫痪图解

反射被锥体束抑制了。2 岁以下的婴儿，由于锥体束尚未发育好，可以出现 Babinski 征。成人在深睡、全身麻醉、深度昏迷时，锥体束的功能暂时受到抑制，也能见到这种病理反射。

当下运动神经元受损时，由于肌肉失去了神经支配，肌张力降低，所以瘫痪是弛缓性的。在正常情况下，前角运动神经元发出营养冲动，保持肌肉的正常代谢，即神经末梢释放一种物质能影响肌肉糖元的合成和蛋白质的分解与合成，故当下运动神经元损伤一段时期后，肌肉因营养障碍而逐渐萎缩。因为所有反射弧都中断，不仅浅、深反射消失，也无病理反射。

（三）锥体束对感觉传导通路中继核的影响

皮质核束和皮质脊髓束都有部分纤维终于感觉传导通路的中继核。终于薄束核和楔束核的纤维主要起自中央前回和后回。终于三叉神经感觉核和孤束核的主要始自额叶和顶叶皮质。这两部分纤维是经内侧丘系下降的，大部分纤维终于对侧。止于后角固有核和胶状质的纤维主要发自中央后回。锥体束的这部分纤维，对感觉中继核有兴奋和抑制作用。

（四）锥体束对锥体外系的一些重要结构和网状结构的影响

锥体束在下行过程中发出侧支经内囊到纹状体，至脑干发支终于红核、脑桥核、下橄榄核和网状结构。这些纤维联系对锥体外系和网状结构的活动起着调节作用。

二、锥体外系

锥体系以外与躯体运动有关的传导通路统称为**锥体外系**。锥体外系较锥体系复杂，涉及脑内许多结构，包括大脑皮质、纹状体、背侧丘脑、底丘脑核、中脑顶盖、红核、黑质、脑桥核、前庭核、小脑和脑干网状结构等。前庭小脑系是维持身体平衡的中枢,但它更是躯体运动的重要调节中枢,大脑皮质发向肌肉的运动信号和由关节肌肉上传的信息都传入小脑,小脑藉此参与运动的协调,故小脑应归属于锥体外系。

锥体外系的皮质起源比较广泛,几乎包括全部大脑皮质,但主要来源是额叶和顶叶的感觉运动区、补充运动区和第二躯体运动区。一般属于锥体外系的皮质细胞是一些中、小型锥体细胞。它们的轴突终于皮质下众多结构,如纹状体、底丘脑核、黑质、红核、脑桥核、脑干网状结构等,经多次换元,神经冲动最终到达下运动神经元。在传导通路中,尚有返回大脑皮质的反馈回路,以影响大脑皮质运动区域的活动。锥体系和锥体外系相互间存在如此密切的关系以保证人体各种复杂而精确运动得以实现。在临床上,仍把这两个系统分开,这是因为在病变时,两者的症状表现有所不同,锥体系受损时,主要是肢体远端的精巧动作有严重和持久的障碍,至于行走、表情和维持姿势的粗大协调运动,以及伴同随意运动的一些平衡性、习惯性运动,如行走时两臂前后摆动仍然保留,或短期瘫痪后逐渐恢复。锥体外系受损时,则产生肌张力的改变、不随意运动、平衡障碍和共济失调等症状。

锥体外系的通路有多条,下面仅简述新纹状体苍白球系和皮质—脑桥—小脑系 (图 11 - 26,27)。

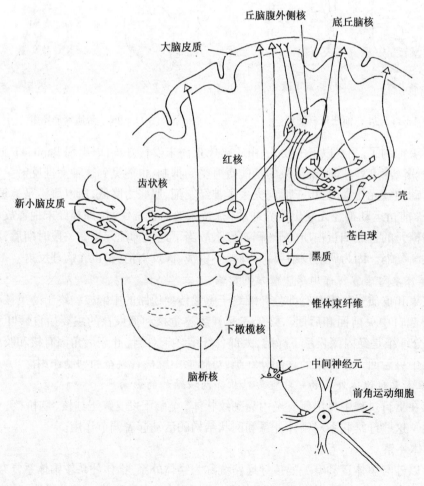

图 11 - 26　纹状体、小脑与有关核团的纤维联系

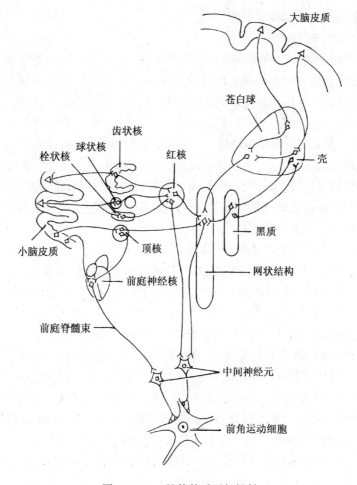

图 11 – 27　锥体外系下行投射

（一）新纹状体—苍白球系

纹状体是控制运动的一个重要调节中枢,有着复杂的纤维联系,形成大、小多条环路,其中主要的环路有:

1. 皮质—纹状体—背侧丘脑—皮质环路　自大脑皮质发出至尾状核和壳的纤维,起源广泛,主要来自额叶和顶叶,有些就是锥体束的侧支。这些纤维经内囊进入新纹状体,后者发出的纤维主要止于苍白球。苍白球发出的纤维绕过大脑脚底或穿过内囊进入底丘脑,其中有许多纤维上行,止于背侧丘脑的腹外侧核和腹前核。自此两核发出的纤维投射到额叶皮质躯体运动区。这是一条影响发出锥体束的皮质躯体运动区活动的重要反馈环路。

2. 纹体—黑质环路　自尾状核和壳发出的纤维穿过苍白球和内囊止于黑质,再由黑质发出纤维,经同一途径返回尾状核和壳。黑质通过这条环路参与运动的调节。黑质细胞的变性使得纹状体内多巴胺水平下降,这是造成震颤麻痹(Parkinson 病)的主要原因。

3. 苍白球—底丘脑环路　自苍白球发出纤维经内囊终于底丘脑核,后者发出的纤维经同一途径返回苍白球。一侧底丘脑核受损后,病人的对侧身体可出现大幅度的颤搐运动,称半身舞蹈症。其病变机制较为复杂尚待阐明。

除了上述环路以外,苍白球尚发出少量纤维至中脑的网状结构,通过网状结构内神经元下传到脊髓灰质,影响前角运动神经元的活动。

（二）皮质—脑桥—小脑系

小脑也是调节运动的一个重要中枢,它接受大脑皮质广泛区域包括躯体运动区传来的信息,也接受来自全身的触觉和本体感觉以及前庭器官传来的冲动。小脑皮质对这些信息进行整合后,通过小脑核和大量的传出纤维影响大脑皮质、脑干和脊髓的运动功能。

在大脑皮质与小脑之间存在两条重要环路,一条是闭式环路,另一条是开式环路。

1. 闭式环路 大脑皮质躯体运动区→脑桥核、下橄榄核、外侧网状核→新小脑→背侧丘脑→大脑皮质躯体运动区。大脑皮质躯体运动区发出锥体束,在脑干下行过程中发侧支至脑桥核、下橄榄核、外侧网状核等,由这些核所发出的苔藓纤维和攀缘纤维到达新小脑皮质,传入的信息经过整合后,小脑皮质通过齿状核和背侧丘脑的腹外侧核与腹后外侧核吻部反馈给大脑皮质躯体运动区对运动偏差的纠正信息。

2. 开式环路 大脑皮质的广大地区→脑桥核→新小脑→背侧丘脑→大脑皮质躯体运动区。

自大脑额叶、顶叶、颞叶和枕叶皮质起始的纤维分别组成额桥束和顶、枕、颞桥束,经内囊下行,通过中脑脚底内侧 1/5 和外侧 1/5,至脑桥止于同侧脑桥核。由脑桥核发出的纤维越过中线,经对侧小脑中脚入小脑,主要止于新小脑皮质。小脑皮质由此接受到大脑皮质正要发生或正在进行着的随意运动信息,对这些信息整合后,小脑皮质将冲动传至齿状核,由齿状核发出纤维经小脑上脚,左右侧纤维交叉后,上升达背侧丘脑的腹外侧核和腹后外侧核吻部,由这两个核发出纤维投射到大脑额叶皮质躯体运动区。这个联系大、小脑皮质间的通路在人类最为发达。在计划、发动、执行和终止运动等方面,大脑皮质的广泛区域可分别作用于纹状体和小脑,而纹状体和小脑也能反馈地通过背侧丘脑的腹外侧核影响发出运动冲动的躯体运动皮质,使随意运动协调、精细而准确。

小脑还有下行通路影响下运动神经元的活动。旧小脑皮质的冲动传至球状核和栓状核,这两个核发出的纤维经小脑上脚交叉后,止于红核和网状结构,通过红核脊髓束和网状脊髓束下降至脊髓,再经中间神经元影响前角运动神经元的活动以调节肌张力和维持体态姿势。古小脑和旧小脑皮质发出的纤维的大部分经过顶核中继,主要通过小脑下脚的内侧部止于前庭神经核和脑桥、延髓的网状结构,由此发出前庭脊髓束和网状脊髓束下行至脊髓,神经冲动通过中间神经元传至前角运动神经元,维持身体的平衡。

综上所述可以看出,锥体系和锥体外系均起源于大脑皮质,两者在皮质的起点上有着重叠。它们最后均终止于脑干和脊髓的下运动神经元。锥体系比较直接地影响下运动神经元,但锥体束也发出许多侧支终于锥体外系的皮质下结构,可调节这些结构的活动。反之,锥体外系也通过反馈回路影响和调节锥体系的活动。所以不宜过分强调锥体系和锥体外系的区分,实际上大脑皮质的躯体运动功能是通过锥体系和锥体外系的协同活动来完成的。临床上,内囊或锥体束损伤时所出现的痉挛状态,大多数是由于锥体外系的一些结构同时受损的结果。

（钱佩德）

参 考 文 献

〔1〕 Brown LT. Projections and terminations of the corticospinal tract in rodents. Exp Brain Res, 1971, 13: 432

〔2〕 Cachetto DF, Saper CB. Evidence for a viscerotopic sensory representation the cortex and thalamus in the rat. J Comp Neural,1987, 262: 27

〔3〕 Hanaway J , et al. The origin of cortical projections to the nuclei cuneatus et gracilis in the cat. Anat Rec, 1978,190: 413

〔4〕 Herbert H, Saper CB. Connection of parabrachial nucleus with the nucleus of the solitary tract and medullary reticular formation in the rat. J Comp Neurol, 1990,292: 540

〔5〕 Jones EG , et al. Cells of origin and terminal distribution of corticostriatal fibers arising in the sensorimotor cortex of monkeys . J Comp Neurol,1997,173: 53

〔6〕 Parent A. Carpenter's human neuroanatomy. 9 th ed. Baltimore: Williams & Wilkins,1996

〔7〕 Peel TL . The Neuroanatomic Basis for clinical Neurology 3rd ed. Mc Graw—Hill Book Company 1977

〔8〕 Philips CG, Porter R. Corticospinal Neurons. Academic Press, London, 1977

〔9〕 Tullch IF, et al. Topographical organization of the striatonigral pathway revealed by anterograde and retrograde neuroanatomical tracing techniques. J Anat,1978,127: 425

〔10〕 Williams PL. Gray's Anatomy. 38 th ed. Great Britain : Churchill Livingstong, 1995

第十二章　中枢递质通路

在第一章概述的第二节中已介绍了神经递质和神经调质的一般概念，本章主要对经典递质及神经肽的神经元的分布及神经通路进行讨论。经典神经递质有乙酰胆碱(ACh)，去甲肾上腺素(NE)、肾上腺素(E)、多巴胺(DA)、5-羟色胺(5-HT)、γ-氨基丁酸(GABA)、谷氨酸(Glu)、天冬氨酸(Asp)。神经肽类：脑啡肽(Enk)、促甲状腺素释放激素(TRH)、生长抑素(SST)、神经降压素(NT)、胆囊收缩素(CCK-8)、血管活性肠肽(VIP)及P物质(SP)等。

第一节　中枢胆碱能神经元的分布及纤维联系

乙酰胆碱(ACh)是最早被确定的一种神经递质。过去，因为ACh很不稳定，释放后极易被胆碱酯酶水解，给ACh的测定带来困难。目前应用ACh合成酶–胆碱乙酰转移酶(choline-o-acetyltransferase，ChAT)的活力测定，间接代表ACh的含量，因为胆碱乙酰转移酶在中枢神经内的分布与ACh的分布颇为一致，而且两者都存在于突触内。也有人用胆碱酯酶活力间接地表示ACh的含量，可是，胆碱酯酶主要分布在突触后膜，因此它并不能准确地代表ACh的分布状况。1983年Houser等用胆碱乙酰转移酶(ChAT)的单克隆抗体免疫组化法表明，在中枢神经系统内，ACh和ChAT阳性神经元的定位和分布在某些部位是一致的(如脊髓、基底前脑和海马等)，而在另外一些部位则不一致(如大脑皮质和丘脑上部)。因此，ChAT免疫组化反应阳性并非包括了全部的ACh阳性神经元。目前已有不少方法用来直接测定ACh的含量，如生物鉴定法、气相色谱法、放射免疫法和高效液相法等，虽然尚存在一些缺点，但为中枢神经系统中ACh的分布提供了可靠的资料。

一、胆碱能神经元在中枢神经系统中的分布

1. 脊髓　在大鼠脊髓后角Rexed Ⅰ、Ⅲ层内有少量分散的小至中等大胆碱能神经元，脊髓前角Rexed Ⅷ、Ⅸ层运动神经元(α和γ细胞)，脊髓侧角的交感节前神经元和副交感节后神经元也都是胆碱能的。

2. 脑干　ChAT阳性神经元位于第Ⅲ、Ⅳ、Ⅵ、Ⅹ、Ⅻ躯体运动核和Ⅴ、Ⅶ、Ⅸ、Ⅹ、Ⅺ特殊内脏运动核。还见于动眼神经副核、泌涎核及迷走神经背核，这些核内的副交感节前神经元是胆碱能神经元。此外，还有一些胆碱能神经元散在分布于网状结构内，如延髓网状结构、蓝斑、脑桥上部外侧丘系的内侧、橄榄周核、被盖背核和内、外侧臂旁核、脚桥被盖网状核、中脑水管周围灰质，及楔状核、脚间核等处。1987年Rao用ChAT单克隆抗体的免疫组化ABC法研究，在大鼠进一步发现下丘脑有小型梭形或卵圆形胆碱能神经元分布于视前内、外侧区、下丘脑外侧区、下丘脑前核、下丘脑腹内侧核、背内侧核、穹隆周围区、弓状核、下丘脑后核和乳头体上核等。

3. 大脑皮质　早期学者用免疫细胞化学研究认为：大脑皮质只有胆碱能神经元末梢和胆碱能受体神经元，不存在ACh的胞体。近年有人报道在大鼠的新皮质也有散在的ChAT阳性

胞体,分布于第Ⅱ~Ⅴ层,为非锥体细胞,胞体直径 14~18 μm,卵圆形,自胞体的两极发出树突,垂直于皮质表面走行,偶见多极的 ChAT 阳性神经元胞体。

基底前脑内有大量胆碱能神经元,1984 年 Mesulam 和 Perry 等将其分为 8 群,命名为 Ch1~8。

Ch1   相当于隔内侧核,其中约 10% 为胆碱能神经元;

Ch2   相当于斜角带垂直部,该部至少有 70% 为胆碱能神经元;

Ch3   相当于斜角带的水平部,仅含 1% 胆碱能神经元;

Ch4   相当于基底核(Meynert 基底核),该核界限不清楚,位于苍白球的腹侧,此外,无名质、苍白球、外髓板的胆碱能神经元也参与 Ch4 的组成;

Ch5   相当于臂旁内、外侧核和脚桥被盖网状核;

Ch6   与 Ch5 相邻近,相当于中央灰质部,Ch5、Ch6 这两部分被认为是上行网状激动系统的基本组成部分;

Ch7   相当于内侧缰核;

Ch8   相当于旁二叠体核。

二、胆碱能神经元的纤维投射

中枢神经系统中胆碱能通路非常广泛,既有长投射通路,又有核团或脑内局部神经元回路。

(一) 运动系统

1. 由脊髓前角和侧角发出的躯体运动和一般内脏运动通路。

2. 由脑干躯体运动核及特殊内脏运动核和一般内脏运动核发出的脑干躯体运动和内脏运动通路。包括第Ⅲ、Ⅳ、Ⅵ、Ⅶ、Ⅸ、Ⅹ、Ⅺ、Ⅻ对脑神经核中胆碱能神经元发出的纤维,分布至眼外肌、咀嚼肌、表情肌、咽喉肌及舌肌。由泌涎核和迷走神经背核的胆碱能神经元发出的纤维,为副交感节前纤维,经节后纤维分布至泪腺、腮腺、下颌下腺、心肌和呼吸、消化系的平滑肌和腺体(图 12-1)。

(二) 脑干网状结构上行激动系统

脑干网状结构上行胆碱能通路可分背、腹两束。

1. 背侧被盖束   由中脑楔状核、脑桥、延髓网状结构的背侧部的胆碱能神经元发出纤维至上丘、下丘、顶盖前核、膝状体核及丘脑的中线核和板内核、丘脑前核和丘脑外侧核群。

2. 腹侧被盖束   由中脑被盖腹侧的网状结构和黑质致密部发出纤维至底丘脑核、丘脑腹侧核、丘脑前核及下丘脑(包括视前核、视上核、乳头体核)和苍白球;从苍白球可进一步到尾壳核;经视前核的纤维又达嗅结节和嗅球;苍白球、视前区又有胆碱能纤维向大脑皮质投射。

上述投射系统属生理上的"网状上行激动系统",这一系统内多数神经元之间的联系是胆碱能的,但是丘脑板内核上行的纤维不属于胆碱能。脑干胆碱能神经系统控制躯体和内脏运动,起兴奋作用,脑干上行系统对大脑皮质有兴奋作用。

(三) 边缘系统和大脑皮质的胆碱能纤维联系

1. 隔内侧核、斜角带(Ch1,Ch2)—海马通路   从 Ch1、Ch2 发出的胆碱能纤维,经穹隆到海马,而海马发出的胆碱能纤维投射到大脑皮质。

2. 隔区、视前区—脚间核、被盖腹侧区通路   从 Ch1-Ch3 群发出的胆碱能纤维,经髓纹和缰核脚间束分别投射至缰内侧核、中脑脚间核和被盖腹侧区。

3. 斜角带—杏仁体的通路   从斜角带核发出的胆碱能纤维,经杏仁腹侧通路投射至杏仁体。

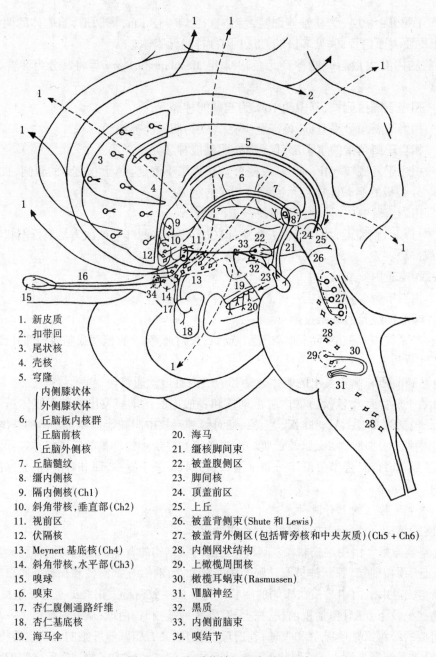

1. 新皮质
2. 扣带回
3. 尾状核
4. 壳核
5. 穹隆
6. 内侧膝状体
　　外侧膝状体
　　丘脑板内核群
　　丘脑前核
　　丘脑外侧核
7. 丘脑髓纹
8. 缰内侧核
9. 隔内侧核(Ch1)
10. 斜角带核,垂直部(Ch2)
11. 视前区
12. 伏隔核
13. Meynert 基底核(Ch4)
14. 斜角带核,水平部(Ch3)
15. 嗅球
16. 嗅束
17. 杏仁腹侧通路纤维
18. 杏仁基底核
19. 海马伞

20. 海马
21. 缰核脚间束
22. 被盖腹侧区
23. 脚间核
24. 顶盖前区
25. 上丘
26. 被盖背侧束(Shute 和 Lewis)
27. 被盖背外侧区(包括臂旁核和中央灰质)(Ch5 + Ch6)
28. 内侧网状结构
29. 上橄榄周围核
30. 橄榄耳蜗束(Rasmussen)
31. Ⅷ脑神经
32. 黑质
33. 内侧前脑束
34. 嗅结节

图 12 - 1　胆碱能神经细胞群和通路

4. 基底核—大脑皮质的通路　自 Meynert 基底核发出的胆碱能纤维,投射至大脑皮质的各层。

(四) 脑干和小脑的胆碱能纤维联系

中脑被盖核,脑桥网状核和延髓的某些核团发出的胆碱能纤维投射到小脑。

(五) 局部胆碱能神经回路

1. 大脑皮质内局部神经元回路　大脑皮质的Ⅱ~Ⅴ层内散在的 ChAT 阳性细胞体,自胞体的两极发出树突,伸向皮质表面,形成大脑皮质内局部神经回路。

2. 纹状体内局部神经元回路　纹状体内存在大、中型无棘突的多极胆碱能神经元，在纹状体内形成局部回路。它与黑质—纹状体多巴胺系统关系极为密切。

3. 海马内局部神经元回路　海马内有小的 ChAT 阳性细胞构成局部回路或投射到对侧海马。

4. 脊髓后角局部神经元回路　脊髓后角的胆碱能中间神经元有轴突投射到脊髓 Rexed Ⅱ – Ⅲ层。

5. 小脑内局部神经元回路　小脑内第Ⅱ层颗粒细胞与第Ⅴ层细胞形成回路。

6. 其他的短投射　Ch2 群的纤维投射到外侧下丘脑；Ch3 群的纤维投射到嗅球的外层细胞；Ch4 群的纤维投射到额、顶、枕、颞叶皮质；橄榄周核的胆碱能纤维，经橄榄耳蜗束投射至双侧考蒂器。

第二节　单胺能神经元的分布及纤维联系

单胺类递质包括儿茶酚胺和吲哚胺两类。儿茶酚胺主要是指肾上腺素、去甲肾上腺素、多巴胺以及它们的代谢产物。近年来采用荧光组织化学方法、免疫细胞和组织化学方法，显示出儿茶酚胺神经元在中枢神经系统中的分布。在神经末梢中儿茶酚胺的浓度高于胞体内的浓度。而神经胶质细胞内却没有儿茶酚胺的存在。

1964 ~ 1965 年 Dahlström 和 Fuxe 曾将大鼠脑内儿茶酚胺神经元划分为 A1 ~ 14 的 14 个神经细胞群。近年来，在猫、狗和猴也证明儿茶酚胺神经元在中枢神经系统的定位与大鼠基本相似，并增加 A15 ~ 17 细胞群。在 17 个神经细胞群中，A1 ~ 7 是去甲肾上腺素能神经元细胞群；A8 ~ 10 是中脑多巴胺能神经元；A12 ~ 17 是间脑多巴胺能神经元；A11 是去甲肾上腺素能和多巴胺能神经元混合的细胞群(图 12 – 2)。

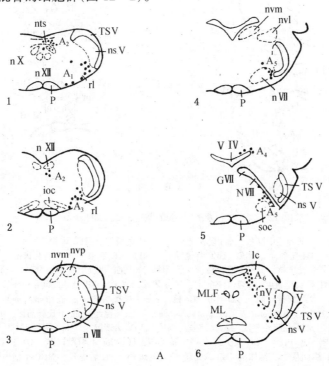

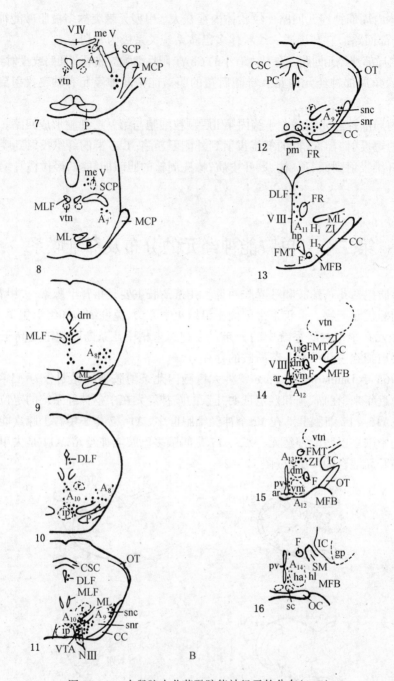

图 12 - 2　大鼠脑内儿茶酚胺能神经元的分布(A,B)

ar 弓状核　　meV 三叉神经中脑核　　pm 乳头体后核　　CC 大脑脚　　MFB 内侧前脑束　　pv 下丘脑室周核
CSC 上丘连合　　ML 内侧丘系　　r 红核　　DLF 背侧纵束　　MLF 内侧纵束　　rl 外侧网状核　　dm 下丘脑背内侧核
NⅢ 动眼神经　　sc 交叉上核　　drn 中缝背核　　NⅦ 面神经　　SCP 小脑上脚　　F 穹隆　　nV 三叉神经脑桥核
SM 髓纹　　FMT 乳头丘脑束　　nⅦ 面神经核　　snc 黑质致密部　　FR 缰核脚间束　　nX 迷走神经背核
snr 黑质网状部　　GⅦ 面神经膝　　nⅫ 舌下神经核　　soc 上橄榄核群　　gp 苍白球　　nsV 三叉神经脊束核
TSV 三叉神经脊束　　H₁H₂Forel 被盖区　　nts 孤束核　　V 三叉神经　　ha 下丘脑前区　　nvl 前庭外侧核
VⅢ 第三脑室　　hl 下丘脑外侧区　　nvm 前庭内侧核　　VIV 第四脑室　　hp 下丘脑后区　　nvi 前庭下核
vm 下丘脑腹内侧核　　IC 内囊　　OC 视交叉　　VTA 被盖腹侧区　　ioc 下橄榄核群　　OT 视束　　vtn 被盖腹侧核
ip 脚间核　　P 锥体束　　Zl 未定带　　ic 蓝斑核　　PC 后连合　　MCP 小脑中脚

肾上腺素能神经元分为 C1 ~ 3 细胞群。

吲哚胺主要有 5 - 羟色胺, 5 - 羟色胺能神经元在哺乳类和人类基本相同, Brodal 和 Taber (1960) 将猫的 5 - 羟色胺能细胞分成 8 群, Dahlström 和 Fuxe(1964) 将大鼠脑干的 5 - 羟色胺能神经元分成 9 群, 以"B"字母表示, 即 B1 ~ B9。

一、去甲肾上腺素能神经元的分布和纤维投射

(一) 去甲肾上腺素能神经元的分布

神经元的胞体主要集中于延髓和脑桥, 细胞群根据所在部位分三区: 蓝斑和蓝斑下核复合体、脑桥延髓外侧被盖区和延髓背侧区。A1 ~ A7 胞体定位是:

A1　位于延髓最后区水平, 延髓腹侧锥体的外侧网状核及其周围, 其尾侧伸向并混入 C1 细胞群中。

A2　位于延髓背侧孤束核和迷走神经背核。

A3　位于下橄榄核群的背外侧, 很难与 A1 区分。

A4　位于第Ⅳ脑室顶的外侧, 小脑上脚的内侧, 可能是 A6 尾侧的延续。

A5　位于脑桥的腹外侧, 上橄榄核的外侧, 三叉神经根和面神经运动核的内侧, 细胞群向尾侧延伸几乎和 C1 群的吻端细胞相重叠。

A6　主要位于蓝斑内, 即脑桥被盖背侧, Ⅳ脑室外侧和小脑上脚的内侧, 为多极形和圆形的大细胞, 吻端向上延伸, 续于 A4, 称该群为 A6r, 向腹侧继续延伸形成一个较大的三角形细胞群为蓝斑下核, 又称为 A6v。免疫技术研究证明蓝斑核神经元除含有去甲肾上腺素外, 尚含有乙酰胆碱、GABA, 还有各种神经肽如脑啡肽和神经肽 Y。

A7　位于脑桥腹外侧网状结构, 紧邻外侧丘系, 自面神经核吻部水平至三叉神经运动核水平。与蓝斑下核位置相当称 A6v。

(二) 去甲肾上腺素能神经元的纤维投射

蓝斑核内的去甲肾上腺素能神经元, 细胞的数量虽不多, 但它的轴突有很多侧支纤维可投射至整个中枢神经系统。1994 年 Mason 和 Fibiger 提出: 蓝斑的背侧部投射至海马和隔区; 腹侧部投射至脊髓; 吻部投射至下丘脑; 尾部投射至丘脑; 核内的细胞弥散投射至小脑、新皮质和杏仁 - 梨状皮质等。蓝斑发出的纤维不仅投射至同侧脑区, 而且可投射至对侧。此外, 蓝斑接受肾上腺素能神经元 C1 和 C2 的传入投射, 以及邻近肽能神经元的传入(图 12 - 3,4)。

1. 去甲肾上腺素能纤维上行投射(包括上行背侧束和腹侧束两条通路)

(1) 背侧束　本束的细胞体主要位于蓝斑核(A6), 其轴突及其侧支上行广泛投射至全脑, 其中粗大的上行束称被盖背束(dorsal tegmental bundle), 纤维向上行: ① 主要分布于中脑水管周围灰质(periaqueductal gray)、中缝背核、上丘、下丘、脚间核、脑桥核、三叉神经感觉主核和三叉神经脊束核, 少量纤维投射到孤束核和脑干网状结构以及中央灰质; ② 发纤维广泛分布于丘脑板内核、前核、外侧核、腹侧核和外侧膝状体核, 部分纤维进入缰核脚间束(habenulo-interpedunclar tract), 终止于外侧缰核; ③ 部分纤维加入乳头体 (mammillary peduncle) 和内侧前脑束 (medial forebrain bundle), 发出分支经下丘脑外侧区投射至下丘脑室周区、室旁区、视上核和背内侧核; ④ 其余的纤维束进入扣带回, 向后绕胼胝体压部, 终止于海马和海马结构、杏仁中央核和杏仁基底外侧核, 而在扣带的部分纤维束在胼胝体的表面广泛投射到新皮质; ⑤ 蓝斑有纤维密集地投射到内侧隔核和终纹核, 在外侧隔核的投射纤维较稀疏; ⑥ 纤维投射至梨状皮质和嗅皮质或经外囊投射至额叶背外侧皮质; ⑦ 蓝斑发出的部分纤维

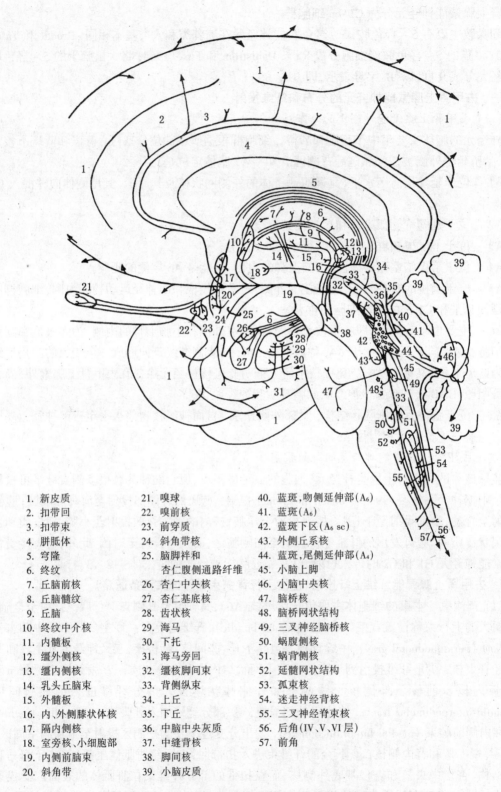

1. 新皮质
2. 扣带回
3. 扣带束
4. 胼胝体
5. 穹隆
6. 终纹
7. 丘脑前核
8. 丘脑髓纹
9. 丘脑
10. 终纹中介核
11. 内髓板
12. 缰外侧核
13. 缰内侧核
14. 乳头丘脑束
15. 外髓板
16. 内、外侧膝状体核
17. 隔内侧核
18. 室旁核,小细胞部
19. 内侧前脑束
20. 斜角带

21. 嗅球
22. 嗅前核
23. 前穿质
24. 斜角带核
25. 脑脚祥和
    杏仁腹侧通路纤维
26. 杏仁中央核
27. 杏仁基底核
28. 齿状核
29. 海马
30. 下托
31. 海马旁回
32. 缰核脚间束
33. 背侧纵束
34. 上丘
35. 下丘
36. 中脑中央灰质
37. 中缝背核
38. 脚间核
39. 小脑皮质

40. 蓝斑,吻侧延伸部(A$_6$)
41. 蓝斑(A$_6$)
42. 蓝斑下区(A$_6$ sc)
43. 外侧丘系核
44. 蓝斑,尾侧延伸部(A$_4$)
45. 小脑上脚
46. 小脑中央核
47. 脑桥核
48. 脑桥网状结构
49. 三叉神经脑桥核
50. 蜗腹侧核
51. 蜗背侧核
52. 延髓网状结构
53. 孤束核
54. 迷走神经背核
55. 三叉神经脊束核
56. 后角(IV、V、VI层)
57. 前角

图 12 – 3　去甲肾上腺素能神经元的胞体和纤维(A)

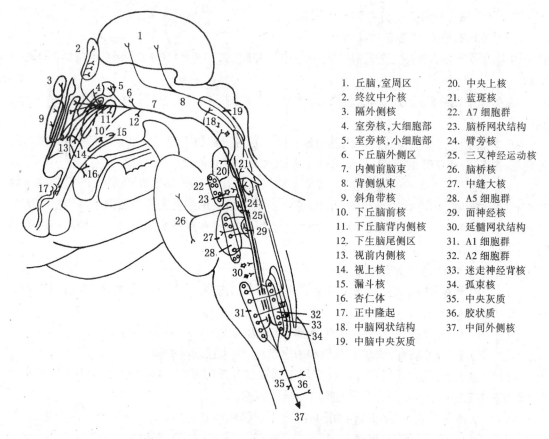

1. 丘脑,室周区	20. 中央上核
2. 终纹中介核	21. 蓝斑核
3. 隔外侧核	22. A7 细胞群
4. 室旁核,大细胞部	23. 脑桥网状结构
5. 室旁核,小细胞部	24. 臂旁核
6. 下丘脑外侧区	25. 三叉神经运动核
7. 内侧前脑束	26. 脑桥核
8. 背侧纵束	27. 中缝大核
9. 斜角带核	28. A5 细胞群
10. 下丘脑前核	29. 面神经核
11. 下丘脑背内侧核	30. 延髓网状结构
12. 下生脑尾侧区	31. A1 细胞群
13. 视前内侧核	32. A2 细胞群
14. 视上核	33. 迷走神经背核
15. 漏斗核	34. 孤束核
16. 杏仁体	35. 中央灰质
17. 正中隆起	36. 胶状质
18. 中脑网状结构	37. 中间外侧核
19. 中脑中央灰质	

图 12－4　去甲肾上腺素能神经元的胞体和纤维(B)

通过小脑上脚进入小脑,分别终止于小脑皮质和中央核群。

(2) 腹侧束　由延髓、脑桥的 A1、A2、A4、A5 和 A7 神经元发出的纤维,主要走行在中央被盖束(central tegmenta tract)中,此束纤维分布范围有: 第三脑室背侧周围,中脑网状结构,下丘脑。在下丘脑的末梢极丰富,可分为很多分支:腹侧支到正中隆起的内层,弓状核;内侧支分布到下丘脑背内侧核和室旁核;腹内侧支分布于视交叉上部,然后交叉到对侧;背侧支终止于终纹核,一部分通过前连合分布于隔区。此外,腹侧束还有部分纤维进入小脑。

2. 去甲肾上腺素能纤维下行投射　又称脊髓系或称脑干去甲肾上腺素能下行抑制系统,该系统主要起自 A1 ~ A2,A5 ~ A7,有两个主要纤维束:

(1) 背侧束　起自 A6 及部分 A7 的纤维下行分布于延髓的孤束核、迷走神经背核、三叉神经脊束核和下橄榄复合体,后汇成大的下行束,在脊髓前索或前部侧索内下行,终止于各节段的脊髓前角、中间灰质和后角的深层,双侧支配。交叉纤维约占 50%,在脊髓的各个节段进行交叉。

(2) 腹侧束　起自 A1、A2 细胞群的下行支,纤维在脊髓前索下行终止于前角;部分纤维在侧索后部内下行到中间带外侧核、中央灰质、后角浅层。

去甲肾上腺素能神经元的复杂的分支投射至中枢神经系统的广泛区域以调节躯体和内脏感觉信息的传导,控制躯体和内脏运动,还影响下丘脑神经元的神经内分泌活动和边缘系统(隔区、杏仁体、海马等)的功能。蓝斑上行至大脑皮质,维持大脑皮质的兴奋性和觉醒状态。

二、多巴胺能神经元的分布和纤维联系

（一）多巴胺能神经元的分布

中枢的多巴胺能神经元的胞体主要位于中脑和间脑，A8～A10 细胞群的定位如图 12-5 所示。

A8　位于在红核后方的网状结构内，内侧丘系外侧部的背侧，称丘系上（或红核后区）细胞群。

A9　位于中脑大脑脚的背内侧黑质致密部，它可分成数个亚区：A9I 位于黑质致密部的外侧部；A9Id 位于 A9I 的背侧；A9V 群位于黑质致密部的腹侧部。

A10　是一个巨大的细胞复合体，主要在脚间核的背侧和被盖腹侧区（VTA）。最吻端至内侧缰核、髓纹和缰连合内，为小而圆形的细胞。由第三脑室尾侧乳头体平面向中脑中缝核的延伸称为 A10dc 亚群；又向腹侧延伸到乳头体上部为 A10Vr；在黑质的内侧有向背侧沿中缝逐渐增多的细胞群，称为 A10C 群。

在间脑有 A11～A15 细胞群：

A11　为大型多极细胞，位于下丘脑乳头丘脑束的内侧，沿第三脑室的外方，后屈束的内侧背部向尾侧入中脑。

A12　位于下丘脑弓状核外侧大细胞部，可分为 A12d 和 A12V 两个亚核。

A13　位于下丘脑背内侧核的背侧和未定带内，乳头丘脑束的腹内侧。

A14　位于下丘脑室周灰质内，在室周不同位置分成两亚核 A14d、A14I。A14d 位于室旁核和背内侧核之间；A14I 位于下丘脑腹内侧核的内侧。

A15　A15 细胞群起始和 A14 相同，它向下丘脑后部延伸形成细胞柱，分成两个亚核群：A15d 其吻端位于终纹床核的腹侧部，尾端位于前连合下方；A15V 前端始于视交叉前部，尾端伸至下丘脑的 A12 的外侧。

A16　是最吻端的细胞群，过去称为 A15 群，它主要位于嗅球的突触小球层，在外丛状层内也有散在的细胞。

A17　视网膜内近内核层的无长突细胞或网状间细胞，有少量多巴胺能细胞分布（图 12-5）。

（二）多巴胺能神经元的纤维投射

多巴胺能神经元广泛投射到端脑、间脑、脑干和脊髓。

1. 中脑多巴胺能神经元上行投射系统

（1）中脑—纹状体系　来自黑质（A9）、部分来自 A8 和 A10 的纤维，主要投射到尾壳核和伏隔核，在苍白球多巴胺能纤维则较少。伏隔核的纤维主要来自 A10，其次来自 A9 和 A8。

（2）中脑—皮质体系　发自 A10 和黑质内侧部的细胞，其纤维向前投射到颞叶前部、额叶的前内侧区、前扣带皮质、梨状皮质和内嗅皮质。

（3）中脑—边缘系　发自 A10C 群的细胞，沿纹状体的内侧上行，投射到外侧隔核、终纹床核、中央杏仁体、基底外侧杏仁体、嗅结节、嗅球和海马等。

（4）中脑—间脑投射　发自 A10 被盖腹侧区的细胞群，黑质的纤维可以经后屈束、髓纹投射至外侧缰核、底丘脑核。

2. 中脑多巴胺能神经元下行投射系统

（1）中脑—脑干投射　自 A9、A10 细胞群，发出投射纤维分别至中缝背核、臂旁外侧核和

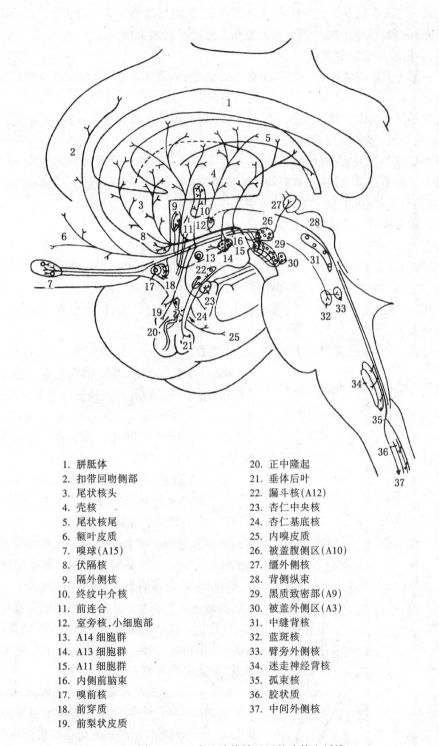

1. 胼胝体	20. 正中隆起
2. 扣带回吻侧部	21. 垂体后叶
3. 尾状核头	22. 漏斗核(A12)
4. 壳核	23. 杏仁中央核
5. 尾状核尾	24. 杏仁基底核
6. 额叶皮质	25. 内嗅皮质
7. 嗅球(A15)	26. 被盖腹侧区(A10)
8. 伏隔核	27. 缰外侧核
9. 隔外侧核	28. 背侧纵束
10. 终纹中介核	29. 黑质致密部(A9)
11. 前连合	30. 被盖外侧区(A3)
12. 室旁核,小细胞部	31. 中缝背核
13. A14细胞群	32. 蓝斑核
14. A13细胞群	33. 臂旁外侧核
15. A11细胞群	34. 迷走神经背核
16. 内侧前脑束	35. 孤束核
17. 嗅前核	36. 胶状质
18. 前穿质	37. 中间外侧核
19. 前梨状皮质	

图 12 - 5　多巴胺能神经元的胞体和纤维

蓝斑。

（2）下丘脑—脊髓投射　发自 A11 和 A13 的细胞群，其纤维行于中央灰质内，下行至同侧脊髓后角，分布于后角浅层，中间外侧核及胸髓和上腰髓中间内侧核。

3. 间脑内多巴胺能短投射系统

（1）结节—漏斗多巴胺能投射　主要起自 A12 细胞群，纤维经漏斗腹侧，正中隆起，垂体柄至垂体后叶。

（2）未定带—下丘脑多巴胺能投射　起自 A11、A13 和 A14 的细胞群，纤维投射至下丘脑背侧和吻部，如视上核、室旁核和下丘脑背内侧核。

脑干内的多巴胺能神经元的投射，与端脑、间脑和脑干的功能活动有关，参与锥体外系，影响和控制随意和非随意运动，维持正常姿势和完成精细动作。此外，还通过下丘脑神经内分泌核团，调节垂体的激素释放，中脑—皮质的投射影响精神活动。

三、肾上腺素能神经元的分布和纤维投射

化学神经解剖学早在 1946 年 Von Euler 已提出哺乳类动物脑内存在肾上腺素，由于其含量极微，只是去甲肾上腺素的 1/50～1/100，一般荧光组化技术难以区别。20 世纪 70 年代免疫荧光组织化学技术的发展，才肯定脑内有肾上腺素能神经元及其通路。

1. 肾上腺素能神经元的分布　肾上腺素能神经元的分布比较局限，主要在延髓和低位脑桥存在着 3 群神经元：

C1　位于延髓的下橄榄核群的外侧，是 A1 尾侧的延续。

C2　位于延髓的背侧，第四脑室底的迷走神经背核，舌下神经核和孤束核处，与 A2 神经元相连续。

C3　位于 C2 的吻端，舌下神经起始部的内侧，内侧纵束的外侧。

2. 肾上腺素能神经元的纤维投射　肾上腺素能神经元的纤维投射主要为 C1 发出，上行汇集 C1、C2、C3 的纤维经延髓、脑桥、中脑、下丘脑、下丘脑外侧区与去甲肾上腺素能的腹侧束混合，经内侧前脑束向上行，其纤维沿途支配迷走神经背核、孤束核、蓝斑的腹侧部、中脑中央灰质、丘脑和下丘脑诸核：如视前核、室旁核、下丘脑背内侧核、弓状核、正中隆起等，部分纤维可至杏仁体、隔区和伏隔核。另外，下行纤维行于脊髓侧索背侧部，支配中间外侧核（图 12－6）。

四、5－羟色胺能神经元的分布和纤维投射

脑内 5－羟色胺能神经元胞体主要集中于中脑下部、脑桥上部和延髓的中缝核群内。Dahlström 和 Fuxe 于 1964 年用甲醛诱发荧光法将脑干内 5－羟色胺（5-HT）能神经元胞体分为 9 群，1981 年又为 Steinbush 用免疫荧光法所证实（图 12－7）。

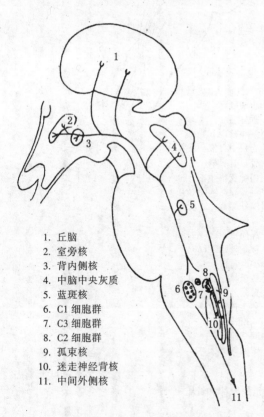

1. 丘脑
2. 室旁核
3. 背内侧核
4. 中脑中央灰质
5. 蓝斑核
6. C1 细胞群
7. C3 细胞群
8. C2 细胞群
9. 孤束核
10. 迷走神经背核
11. 中间外侧核

图 12－6　肾上腺素能神经元的胞体和纤维

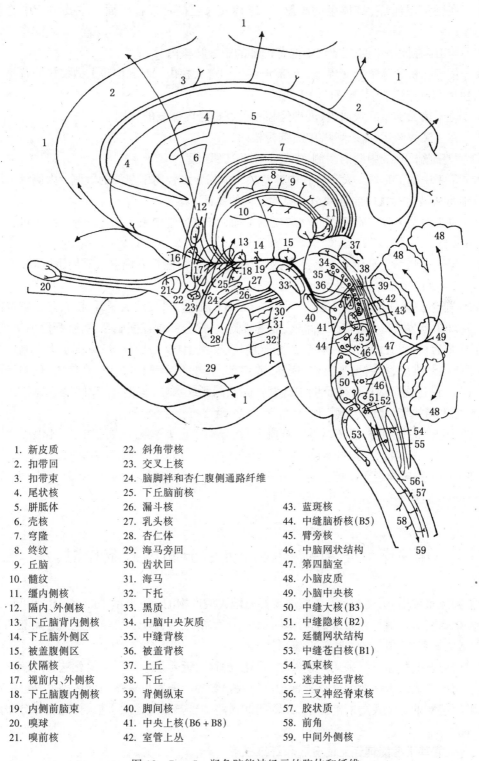

1. 新皮质	22. 斜角带核	
2. 扣带回	23. 交叉上核	
3. 扣带束	24. 脑脚袢和杏仁腹侧通路纤维	
4. 尾状核	25. 下丘脑前核	
5. 胼胝体	26. 漏斗核	43. 蓝斑核
6. 壳核	27. 乳头核	44. 中缝脑桥核(B5)
7. 穹隆	28. 杏仁体	45. 臂旁核
8. 终纹	29. 海马旁回	46. 中脑网状结构
9. 丘脑	30. 齿状回	47. 第四脑室
10. 髓纹	31. 海马	48. 小脑皮质
11. 缰内侧核	32. 下托	49. 小脑中央核
12. 隔内、外侧核	33. 黑质	50. 中缝大核(B3)
13. 下丘脑背内侧核	34. 中脑中央灰质	51. 中缝隐核(B2)
14. 下丘脑外侧区	35. 中缝背核	52. 延髓网状结构
15. 被盖腹侧区	36. 被盖背核	53. 中缝苍白核(B1)
16. 伏隔核	37. 上丘	54. 孤束核
17. 视前内、外侧核	38. 下丘	55. 迷走神经背核
18. 下丘脑腹内侧核	39. 背侧纵束	56. 三叉神经脊束核
19. 内侧前脑束	40. 脚间核	57. 胶状质
20. 嗅球	41. 中央上核(B6+B8)	58. 前角
21. 嗅前核	42. 室管上丛	59. 中间外侧核

图 12－7　5－羟色胺能神经元的胞体和纤维

(一) 5 - 羟色胺能神经元的分布

B1　在延髓尾侧部,锥体束的腹侧,自锥体交叉至面神经核平面。主要位于中缝苍白核内。

B2　与 B1 在同一平面,位于 B1 的背侧部的中缝隐核内。

B3　位于脑桥和延髓的交界处,大部分位于中缝大核内,部分位于上橄榄核的背侧和斜方体内,由大型细胞组成,其尾侧与 B1 延续。

B4　位于第四脑室底灰质内,展神经核和前庭神经内侧核的背侧。

B5　在三叉神经运动核水平,中缝脑桥核内。

B6　位于脑桥吻端中缝的两侧,中央上核及其邻近区。

B7　位于中脑下丘段,大部分在中缝背核,中脑导水管周围灰质的腹侧,内侧纵束的内侧,部分细胞从被盖背核向前延伸至动眼神经核的尾部。

B8　位于中脑下丘尾端至脚间核的尾侧平面,细胞位于中央上核内,有些细胞可在结合臂交叉的吻端。

B9　位于中脑下丘平面的被盖部内,脚间核的背侧,内侧丘系内侧及其周围区域。

(二) 5 - 羟色胺能神经元的纤维投射

1. 5 - 羟色胺能神经元上行投射　由 B7 和 B6 的细胞群,发出大量纤维束,经被盖部的腹侧上行,途经中脑发支终于黑质、脚间核、被盖腹侧区;部分纤维经间脑至缰核、丘脑内侧核、束旁核、下丘脑后核、下丘脑内、外侧核,下丘脑前核、交叉上核、弓状核等;纤维于下丘脑前端分成大小不等的纤维束,投射至视前核、隔核、嗅结节、斜角带、前梨区皮质、杏仁体、内嗅皮质前部和尾壳核,最近逆行双标记法证明中缝背核除到同侧纹状体,同时也有纤维至对侧黑质,另有明显纤维束随扣带束分布于额、顶、枕叶新皮质,最终可止于海马。

由 B7 和 B3 的细胞群,发出纤维于背侧上行,分别终止于中脑中央灰质和下丘脑后区。

由 B6 和 B5 细胞群,发出纤维经小脑中脚进入小脑,终止于小脑皮质和中央核群。

2. 5 - 羟色胺能神经元下行投射　由 B3 中缝大核的纤维直接投射至脊髓后角,由 B1 和 B2 的下行纤维投射至脊髓前角和中间外侧核。

第三节　氨基酸能神经元的分布及纤维投射

中枢神经系统中,谷氨酸、天冬氨酸及谷氨酸脱羧产物的 γ - 氨基丁酸 (GABA) 可作为神经递质。根据其对中枢神经系统的作用不同,可分为两类:兴奋性氨基酸,包括谷氨酸和天冬氨酸;抑制性氨基酸,包括 γ - 氨基丁酸和甘氨酸。

目前研究氨基酸递质除采用免疫测定、生化分析外,近年还应用免疫组化法、原位杂交法、微电泳、放射自显影术和放射性核素标记法以及损毁神经通路后观察该脑区内氨基酸的高亲和力摄取氨基酸的变化及功能的影响,以证明此通路中含氨基酸递质性质、神经胞体分布和纤维联系等。

一、γ - 氨基丁酸能神经元的分布和纤维投射

(一) GABA 能神经元的分布

GABA 能神经元和去甲肾上腺素能神经元分布相似,它主要分布于:皮质的各层、海马、纹状体、内侧隔核、伏隔核、斜角带、中脑网状结构、黑质网状部、顶盖前区、下丘脑的乳头区、弓状核、脑干中缝核、前庭内侧核、孤束核、脊髓后角的Ⅰ~Ⅲ层、中央管周围灰质和前角的背内侧部,以及小脑皮质(包括浦肯野细胞、高尔基细胞、星状和篮状细胞)(图12-8)。

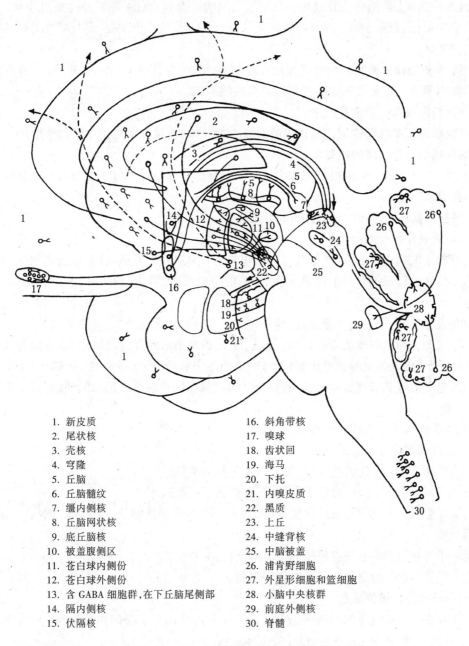

1. 新皮质	16. 斜角带核
2. 尾状核	17. 嗅球
3. 壳核	18. 齿状回
4. 穹隆	19. 海马
5. 丘脑	20. 下托
6. 丘脑髓纹	21. 内嗅皮质
7. 缰内侧核	22. 黑质
8. 丘脑网状核	23. 上丘
9. 底丘脑核	24. 中缝背核
10. 被盖腹侧区	25. 中脑被盖
11. 苍白球内侧份	26. 浦肯野细胞
12. 苍白球外侧份	27. 外星形细胞和篮细胞
13. 含GABA细胞群,在下丘脑尾侧部	28. 小脑中央核群
14. 隔内侧核	29. 前庭外侧核
15. 伏隔核	30. 脊髓

图12-8　γ-氨基丁酸能神经元的胞体和纤维

(二) GABA能神经元的纤维投射

采用 ^{3}H-GABA放射自显影术和GAD免疫组织化学法等观察脑内的GABA能神经元投射。

1. 纹体—黑质投射　尾核和壳核内的GABA能神经元,其轴突通过苍白球而终止于黑质网状部。它直接和间接地作用在黑质—纹状体通路的多巴胺能起源细胞。

2. 纹体—苍白球投射　纹体的 GABA 能纤维分别投射至苍白球的内侧份和外侧份。

3. 小脑—前庭外侧核投射　小脑浦肯野细胞,发出轴突至前庭外侧核和小脑中央核。

4. 黑质—丘脑、黑质—上丘投射　位于黑质网状部内的 GABA 能神经元发出纤维,分别投射到丘脑腹前核、腹外侧核、部分内侧背核以及上丘的中间层和深层,部分纤维可到达中脑和脑桥的被盖区。

5. 隔、斜角带核—海马和内嗅区投射　内侧隔核和斜角带的 GABA 能神经元,其纤维投射至海马和内嗅区。斜角带核也有纤维投射至内侧缰核。

6. 下丘脑乳头体—新皮质投射。

7. 弓状核—正中隆起投射　弓状核的 GABA 能纤维,直接投射至正中隆起外带层。

8. 底丘脑部—苍白球的投射。

此外,在大脑皮质,小脑皮质,纹状体,丘脑和脊髓等部位的 GABA 能神经元及其纤维可自成局部环路。

二、兴奋性氨基酸能神经元的分布和纤维投射

(一)谷氨酸能神经元的分布

广泛分布于大脑皮质的额叶、颞叶、枕叶、嗅皮质、小脑皮质、丘脑前核、丘脑腹侧核、缰核、下丘脑的视前区、下丘脑腹内侧核、乳头体、中脑的中央灰质、黑质、脚间核、上丘、隔、斜角带、海马与齿状回。

其中在大脑皮质、小脑的含量最高,脑干次之。在脊髓以后角为主,脊髓前角较低。

天冬氨酸的分布和谷氨酸近似,但以丘脑、下丘脑及小脑的含量较高,大脑皮质和纹状体的含量次之,脊髓内天冬氨酸也低于脑内,脊髓前角多于后角。根据高亲和性摄取同位素,神经通路毁损及电刺激氨基酸释放等研究,现提出兴奋性氨基酸作为神经递质的通路,其中多数是暂定的。

(二)谷氨酸能神经元的纤维投射

1. 大脑皮质的传出性联系

皮质－纹体投射:新皮质的纤维,投射终止于对侧纹体。

皮质－伏隔核投射:额皮质的少量纤维,可终止于伏隔核。

皮质－丘脑投射:皮质发出的神经纤维,投射于对侧丘脑内侧核、腹后核、网状核和同侧的外侧膝状体。

皮质－中脑被盖投射:视皮质投射至中脑上丘。

皮质－黑质投射:额皮质的纤维终止于黑质。

2. 与海马有关的神经联系

(1)传入联系　嗅皮质的纤维通过下托,终止于齿状回分子层的颗粒细胞;来自内侧隔核、斜角带核的纤维,传至 CA_1、CA_2、CA_3 的锥体细胞。

(2)传出联系　海马自 CA_3、CA_1 和下托的传出投射,经海马伞和穹隆投射至腹侧纹体、外侧隔核、斜角带核、终纹床核和下丘脑乳头体。

(3)局部投射　齿状回颗粒细胞发出的轴突,穿多形细胞层进入海马皮质,与 CA_1、CA_2、CA_3 区的锥体细胞形成突触。此外,还有一部分纤维至同侧和对侧海马、下托等,形成海马回路。

3. 其他　海马连合通路(hippocampal commisural path)是谷氨酸能、天冬氨酸能的纤维。小脑颗粒细胞发出的纤维也是谷氨酸能、天冬氨酸能的,但必须指出,现在鉴定和区分两者的通路手段还存在问题。

第四节　神经肽能神经元胞体的分布及纤维投射

脑的各部分布着多种神经肽能神经元,现简要介绍几种神经肽类。

一、脑啡肽能神经元的分布和纤维投射

(一) 脑啡肽能神经元的分布

脑啡肽(enkephalins, Enk)能神经元是四类阿片肽中在脑内分布最广的,分布在纹体、杏仁体、下丘脑的弓状核、乳头体前核、腹内侧核、背内侧核、室旁核、穹隆周区、视上核、交叉上核;中脑的中央灰质、脚间核、黑质致密部、动眼神经核、上丘、下丘、三叉神经中脑核和运动核;脑桥的中缝背核、臂旁核、中缝脑桥核;延髓的三叉神经脊束核、中缝大核、孤束核、疑核、前庭神经核以及脊髓的后角。

(二) 脑啡肽能神经元的纤维投射

1. 中缝大核的 Enk 纤维投射到脊髓的后角、前角。

2. 杏仁体的 Enk 纤维通过较长的投射,至终纹床核。

3. 下丘脑室旁核、室周区投射到正中隆起。下丘脑内有本身的纤维投射于下丘脑内核群。

二、促甲状腺素释放激素能神经元的分布和纤维投射

(一) TRH 能神经元的定位

促甲状腺素释放激素(thyrotropin-releasing hormone, TRH)能神经元位于丘脑,下丘脑的交叉上核、隔区、室周区、背内侧核、腹内侧核及下丘脑外侧区、乳头体;在延髓分布于中缝大核、中缝隐核及中缝苍白核。

(二) TRH 能神经元的纤维投射

1. 下丘脑室旁核、室周区投射到正中隆起与垂体门静脉。

2. 室旁核、室周区投射到垂体后叶。

3. 内侧视前区投射到外侧隔核。

4. 延髓的中缝核群的 TRH 纤维投射到脊髓前角和中间外侧核。

三、生长激素抑制激素能神经元的分布和纤维投射

(一) 生长抑素能神经元的定位

生长抑素(somatostatin, SST)能神经元的分布非常广泛,分布在大脑皮层、纹体、海马、伏隔核、丘脑腹后内侧核;下丘脑的视前区、室周区、弓状核、室旁核、视上核、交叉上核、中脑黑质、红核;脑桥的蓝斑、臂旁核;延髓的孤束核、薄束核;脊髓的前角、后角及中间外侧核等。在大脑皮质、丘脑和底丘脑、下丘脑、脑桥、延髓、脊髓和小脑的许多部位都有 SST 的阳性纤维。

(二) SST 能神经元的纤维投射

1. 下丘脑 SST 的纤维投射　①下丘脑周区投射到边缘系统的嗅结节、外侧隔核、缰核、海马和杏仁体;②下丘脑有纤维投射到正中隆起、垂体前叶、中间叶和后叶;③下丘脑有纤维投射到尾核;④下丘脑至脑干的内脏运动核和脊髓。

2. 杏仁体 SST 的纤维投射　杏仁体的纤维至正中隆起、交叉上核、迷走神经背核、延髓网状结构；两侧杏仁体之间也有纤维直接联系。

3. 脊神经节和脑神经节发出的 SST 纤维,中枢支投射至脊髓后角 Rexed Ⅱ,及孤束核和三叉神经脊束核。

四、神经降压素能神经元的分布和纤维投射

(一) 神经降压素能神经元的定位

神经降压素(neurotensin,NT)能神经元的胞体分布较为广泛。在下丘脑视前内侧区、室周区、室旁核、弓状核、下丘脑外侧区；外侧隔区、斜角带核、终纹床核、尾壳核、杏仁体；中脑的中央灰质、黑质、臂旁外侧核、蓝斑、中缝背核、中缝脑桥核；中缝大核、孤束核、疑核、前庭内侧核、最后区；脊髓后角Ⅰ~Ⅱ层、中央管周围灰质。蓝斑内一些 NE 能神经元内含有 NT。

(二) NT 神经元的纤维投射

对 NT 的神经纤维投射了解较少,现知杏仁体的 NT 纤维投射至终纹床核、斜角带核和丘脑背内侧核,视前区有纤维投射至穹隆下器官和正中隆起外带。

五、胆囊收缩素能神经元的分布和纤维投射

(一) 胆囊收缩素能神经元的定位

胆囊收缩素(cholecystokinin-8,CCK-8)能神经元的分布在大脑皮质内 CCK-8 免疫阳性神经元占 1%。为非锥体细胞,主要在第Ⅱ、Ⅲ层；海马位于齿状回门附近；下丘脑的室旁核、室周核；臂旁核、动眼神经副核、延髓的旁巨细胞网状核、中缝核群。脊髓的后角和中央灰质。此外,有报道在杏仁体、中脑中央灰质、腹侧被盖区和黑质内均发现有 CCK 阳性细胞分布。

(二) CCK-8 神经元的纤维投射

1. 大脑皮质的 CCK 神经元的轴突及其侧支在大脑皮质内形成细网, 在皮质Ⅱ、Ⅲ层特别致密,树突发出后在胞体附近形成丛。

2. 中脑腹侧被盖区(A10)的纤维投射至杏仁体和尾壳核。

3. 中脑有纤维投射到脊髓腰段以上后角。

4. 脑桥臂旁核的纤维投射到下丘脑腹内侧核。

5. 延髓中缝核群纤维投射到脊髓颈段。

六、血管活性肠肽能神经元的分布和纤维投射

(一) 血管活性肠肽能神经元的定位

血管活性肠肽(vasoactive intestinal peptide,VIP)能神经元分布在大脑皮质、海马、杏仁体、尾状核,中脑水管周围灰质,下丘脑的交叉上核、终纹床核、乳头体、弓状核,延髓的三叉神经脊束核、孤束核、中缝大核等。但在脑桥、脊髓及小脑未见有 VIP 神经元。

(二) VIP 能神经元的纤维投射

1. 杏仁体 VIP 的纤维投射至下丘脑视前区。

2. 交叉上核发出纤维到室旁核、背内侧核和乳头体前核。

3. 中脑中央灰质腹侧部的 VIP 纤维投射至中央杏仁核和终纹床核。

七、P 物质(SP)能神经元的分布和纤维投射

(一) SP 能神经元定位

P 物质能神经元分布在纹体、黑质、脚间核,下丘脑的乳头体前核、背内侧核、腹内侧核、弓状核、室周区和弓状隆起,缰核、中缝核群、孤束核、脊髓后角 Rexed Ⅰ~Ⅱ层等。

（二）SP 能神经元的纤维投射

1. 延髓网状结构的中缝隐核和中缝苍白球的 SP 纤维到脊髓前角、后角。

2. 脑干的中缝核群和其他网状结构的 SP 纤维，投射至新皮质。

3. 纹体内 SP 阳性神经元的轴突，经苍白球到黑质。

4. 杏仁体内 SP 阳性神经元的纤维，经终纹到达终纹床核、下丘脑内侧视前区。另外，下丘脑几乎全部核团都接受 SP 纤维，如正中隆起和垂体后叶有 SP 纤维的分布。

5. 脑神经Ⅶ、Ⅸ、Ⅹ感觉神经节内的 SP 阳性神经元发出的纤维到孤束核；三叉神经节的 SP 纤维支配到三叉神经脊束核尾侧部，即躯体和内脏的一级传入。

（李宽娅）

参 考 文 献

〔1〕 韩济生. 神经科学原理. 第二版. 北京：北京医科大学中国协和医科大学联合出版社,1999

〔2〕 韩济生,关新民. 医用神经生物学. 武汉：武汉出版社,1996

〔3〕 张镜如. 生理学. 北京：人民卫生出版社,1994

〔4〕 朱长庚. 化学神经解剖学. 上海：上海科学技术出版社,1992

〔5〕 Bjorklund A, HokFelt T. Handbook of chemical neuroanatomy Vol. 2. New York：Elsevier Science Publishing Co. lnc,1984

〔6〕 Iversen LL, Iveren DS,et al. Chemical Pathway in the Brain Handbook of Psychopharmacology. Vol. 9. New York：Plenum Press,1978

〔7〕 Nieuwenhyysed R. Chemoarchitecture of the Brain. Berlin Spinger-Verlag,1985

〔8〕 Parent A. Carpenter's Human Neuroanatomy. 9th ed. Baltimore：Williams & Wilkins,1996

第十三章 脑膜、脑室、脑脊液和脑屏障

第一节 脑 膜

脑的表面有 3 层被膜。由外向内依次为**硬脑膜、蛛网膜和软脑膜**。

一、硬脑膜

硬脑膜(cerebral dura mater)是包被脑坚固并有光泽的纤维膜,它与硬脊膜不同,由两层合成,兼具脑膜和颅骨内骨膜的作用。膜内夹有丰富的血管、神经,如在两侧有脑膜中动脉及其分支行于膜的两层之间。硬脑膜与颅盖诸骨连接疏松,易于从颅盖上分离,当颅顶部骨质损伤时,可形成硬膜外血肿。硬脑膜与颅底处则与颅骨结合紧密,故颅底骨折时,容易将硬脑膜与蛛网膜一起撕裂,使脑脊液外漏,如颅前窝中部骨折或颅中窝蝶窦发生骨折时,脑脊液就能流入鼻腔而形成鼻漏。

脑神经穿经颅底孔、管、裂时也将硬脑膜带出,与神经外膜接续,甚至还将蛛网膜、软脑膜也带出颅外,如视神经的外膜由硬脑膜延续而成,至眼球则接续巩膜,视神经的中膜为蛛网膜延伸的部分,内膜由软脑膜延伸,紧贴视神经。中、内膜之间的腔隙连通蛛网膜下隙,含脑脊液,当颅内压增高时,此隙内压力也随之增高,视神经盘受压,出现水肿。

硬脑膜一方面承受和分散对颅骨所施加的压力,另一方面对脑又起到支持的作用。与此相适应的结构就是在一定部位褶叠形成隔幕(图 13 - 1),并突入脑的裂隙中。其中主要隔幕有:

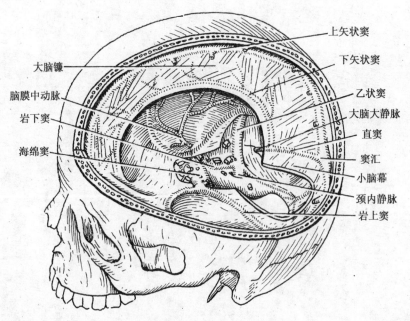

图 13 - 1　硬脑膜及硬脑膜窦

大脑镰(falx cerebri)呈镰刀形,沿正中线楔入大脑半球间裂,下缘游离直到胼胝体上方,前端附着于鸡冠,后端连于小脑幕的上面。**小脑幕**(tentorium cerebelli) 呈半月形,伸入大脑半球枕叶基底面与小脑之间,后缘附着于枕骨横窦沟及颞骨岩部上缘,前方附着于蝶骨的后床突,前缘游离呈弧形缺口,称小脑幕切迹(小脑幕裂孔),围绕中脑。由于大脑镰与小脑幕等的存在,在颅腔内构成一个支架系统,分别将大脑两半球以及大脑半球和小脑半球呈不完全地分隔开来,这样可使脑各部受到更好的支持,处于更加稳定的地位。此外,在小脑两半球之间的沟内尚有**小脑镰**,它沿枕骨内面的枕内嵴行走。在蝶鞍上方有**鞍隔**,附着在前床突、鞍结节至鞍背和后床突之间,覆盖垂体窝内的垂体,中间只有一个呈圆形或卵圆形的小孔供垂体柄通过。

(一) 硬脑膜窦

硬脑膜在某些部位两层分开形成腔隙,内面衬有内皮细胞,无瓣膜,为颅内静脉血的血流管道,特称为**硬脑膜窦**(dural sinus)。脑的静脉、眼静脉、迷路静脉、硬膜本身的静脉和板障静脉等均注入窦内。窦壁无平滑肌,亦无外膜,故无收缩性,因此在硬脑膜窦损伤时出血较多,易形成颅内血肿。

硬脑膜窦分为甲组和乙组。甲组包括上矢状窦、下矢状窦、直窦、横窦、乙状窦等。乙组有海绵窦、岩上窦、岩下窦、基底静脉丛等。甲组将大部分脑的静脉血和脑膜静脉血收集到窦汇,然后经横窦、乙状窦流到颈内静脉。乙组除收集小部分脑的静脉血外,还收集来自眶部的静脉,最后也引流入颈内静脉。

(1) **上矢状窦**(superior sagittal sinus) 不成对,在大脑镰上缘,位于上矢状窦沟内,前方起自盲孔,向后进入窦汇,然后再分流入左、右横窦。上矢状窦横断面呈三角形,它接受来自大脑上静脉以及一些硬脑膜静脉和颅骨静脉血液,并通过顶骨和枕骨的静脉而与颅外静脉相交通。

(2) **下矢状窦**(inferior sagittal sinus) 不成对,位于大脑镰下缘。走向与上矢状窦相似,一般小而短,起自大脑镰下缘中部,向后开口于直窦。

(3) **直窦**(straight sinus) 不成对,位于大脑镰与小脑幕连接处,由大脑大静脉(详见脑的静脉)与下矢状窦汇合而成,向后经窦汇通横窦。

(4) **横窦**(transverse sinus) 成对,是最粗的硬脑膜窦。位于小脑幕后外缘内,沿枕骨横沟向前外行走,至小脑幕附着于颞骨岩部处即弯向下方的乙状沟,续行为乙状窦。横窦收纳来自上矢状窦、直窦、大脑大静脉、大脑下静脉和若干小脑静脉血液。

(5) **乙状窦**(sigmoid sinus) 成对,位于乙状沟内,是横窦的延续,向下通颈内静脉。乙状窦与乳突小房仅隔薄层的骨板,故在乳突炎症时可以波及乙状窦而引起血栓的形成。

(6) **窦汇**(confluence of sinuses) 由上矢状窦与直窦在枕内隆凸处汇合而成。左右横窦再由窦汇分出。由于静脉窦汇合方式不同和血流方向各异,因此窦汇便出现各种不同类型。

(7) **海绵窦**(cavernous sinus) 位于颅中窝蝶鞍两侧,由许多小梁样结缔组织支架组成,形似海绵,故称海绵窦。在硬脑膜窦中,海绵窦与周围结构的联系和交通最为广泛。它前方接受眼静脉,两侧收受大脑中静脉,向后经岩上、下窦分别通入横窦、乙状窦和颈内静脉。左右两侧海绵窦以环状海绵间窦相连。海绵窦还借卵圆孔、破裂处的导静脉与面深部的翼静脉丛相交通。海绵窦外侧壁与颞叶相邻,外侧壁内自上而下有动眼神经、滑车神经、眼神经和上颌神经通过。海绵窦内有颈内动脉和展神经经过,颈内动脉壁外有结缔组织小梁网络包绕,网络外有一层内皮细胞,故颈内动脉并不与海绵窦内静脉血液接触。海绵窦外下壁与三叉神经节和下颌神经相邻。

面部静脉和眼静脉互相交通,所以面部感染可蔓延至海绵窦,引起海绵窦炎症和血栓的形成,以致压迫上述神经。此外,垂体肿瘤和颈内动脉瘤向侧方发展也可压迫这些神经,产生瞳孔散大和眼球运动障碍等症状。颅底中部骨折伤及颈内动脉时,动脉血直接流入窦内,影响眼静脉的血液回流,眼静脉扩张使眼球突向前方,眼球可随动脉的搏动而搏动,临床上称为搏动性突眼。由于眼静脉的回流受阻,还可出现眼睑和结膜水肿、视网膜中央静脉扩张或出血、视神经盘水肿甚至视力障碍。

(8) **岩上窦** 位于小脑幕附着于颞骨岩部上缘处,将海绵窦血液引流至横窦、乙状窦和颈内静脉。

(9) **岩下窦** 始自海绵窦后部,沿岩下沟行向后下方,将海绵窦静脉血经颈静脉孔引流至颈内静脉。岩上窦可接受大脑中静脉和小脑上面的静脉。岩下窦接受从小脑下面、延髓、脑桥和内耳来的静脉。

下表显示硬脑膜窦内静脉血液的流向:

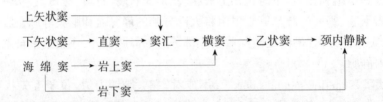

(10) **基底静脉丛**位于覆盖枕骨底部斜坡上的硬脑膜内,它和岩下窦交通,也和椎内静脉丛交通。脑桥和延髓的静脉注入基底静脉丛。

(二) 硬脑膜的血管和神经

1. 硬脑膜的血管 硬脑膜的血液供应可有多处来源,但它与脑的血液供应却彼此分开,很少交通。硬脑膜动脉一般均有两条静脉伴行。

(1) **脑膜中动脉**(middle meningeal artery) 是最主要的硬脑膜动脉,它是上颌动脉的一个分支,经棘孔进入颅内,它的分支广泛分布于覆盖大脑额叶和顶叶的脑膜内。由于脑膜中动脉紧贴颅骨内面行走,有时动脉本身甚至为骨质所包绕,因此当颅盖部外伤发生该动脉撕裂时,易形成硬膜外血肿。

(2) **脑膜前动脉** 为眼动脉的筛前动脉分支,供给硬脑膜前部的血液。

(3) **脑膜后动脉** 为发自枕动脉和椎动脉的分支,有时还发自咽升动脉,分布于小脑幕和幕下的硬脑膜。

上颌动脉还发出小支分布于颅中窝底部的硬脑膜。

2. 硬脑膜的神经 主要来自三叉神经、迷走神经及上三对颈神经。这些神经纤维在硬脑膜内形成许多神经末梢,对颅内压的变化反应灵敏,头痛的产生与这些末梢的感受有关,颅底部硬脑膜、大脑镰和小脑幕对痛觉更为敏感。硬脑膜内还有自主神经的纤维分布。这些神经一般都伴随着动脉行走。眼神经的分支(筛前、后神经)支配颅前窝的硬脑膜。上颌神经在颅腔的分支分布于颅中窝的硬脑膜、小脑幕和大脑镰。下颌神经在卵圆孔下方发出一脑膜支经棘孔返回颅腔,伴随脑膜中动脉行走,分布于脑膜中动脉的分布区。

迷走神经的脑膜支由颈静脉神经节发出，经颈静脉孔回到颅后窝，分布于颅后窝的硬脑膜。

上三对颈神经的脑膜支分布于枕、颞部的硬脑膜。

交感神经纤维一部分来自星状神经节，随椎动脉入颅后窝，另一部分来自颈上节，随颈内动脉入颅内，分布于硬脑膜的血管，使血管收缩。副交感神经纤维，可能来自面神经和迷走神经，使血管舒张。

二、蛛网膜

蛛网膜（arachnoid） 位于硬脑膜深方，是一层薄而透明的纤维膜，缺乏血管和神经。蛛网膜与硬脑膜之间有一潜在性腔隙，称为硬膜下隙含少量浆液。蛛网膜与软脑膜之间有蛛网膜下隙，容纳脑脊液。蛛网膜通过结缔组织小梁与硬脑膜、软脑膜相连结。除半球间裂和大脑横裂处以外，蛛网膜跨越脑的沟裂，因而在一些脑的沟裂处，蛛网膜下隙较大，称为**脑池**。主要的脑池有**小脑延髓池、脚间池、视交叉池、大脑外侧窝池和桥池**等。蛛网膜在硬脑膜窦处形成许多绒毛状突起，突入硬脑膜窦内，称为**蛛网膜粒**，在上矢状窦的两侧特别多，脑脊液最后通过蛛网膜粒渗透入静脉窦内。

三、软脑膜

软脑膜（cerebral pia mater） 是紧贴脑表面的一层结缔组织薄膜，具有丰富的血管，并深入脑表面的沟裂，与脑的实质不易分离。软脑膜在大脑表面围绕小血管形成血管鞘，并与血管伴行进入脑实质内一段距离。在脑室壁的某些部位，软脑膜上的血管与室管膜上皮共同突向脑室，形成脉络丛。脉络丛的室管膜上皮具有分泌脑脊液的功能，是产生脑脊液的主要结构（详见脑脊液循环）。

第二节 脑 室

脑室是位于大脑、间脑和脑干内的腔隙，包括侧脑室、第三脑室和第四脑室。室壁四周衬以室管膜，室内充满脑脊液。每个脑室均有脉络丛，侧脑室的脉络丛位于中央部和下角内，此丛向前经室间孔与第三脑室脉络丛相连。

各脑室的形态位置已详述于脑的有关部分。现在此作简要回顾（图 13 - 2,3）。

一、侧脑室

侧脑室左右各一，为对称的窄裂，居大脑半球的白质内，伸入半球的各个叶内而分成 4 部，即顶叶内的**中央部**、额叶内的**前角**、枕叶内的**后角**和颞叶内的**下角**。左、右侧脑室各经**室间孔**与第三脑室相通。

二、第三脑室

第三脑室是位于两侧间脑之间的狭窄腔隙。此室的后部向下通入**中脑水管**。

三、第四脑室

第四脑室形似帐篷，位于延髓、脑桥和小脑之间，上通中脑水管，下接**脊髓中央管**。第四脑室借一个**正中孔**和两个**外侧孔**与蛛网膜下隙相通。

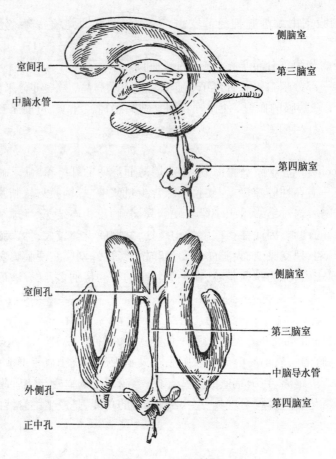

图 13 - 2　脑室（铸型）

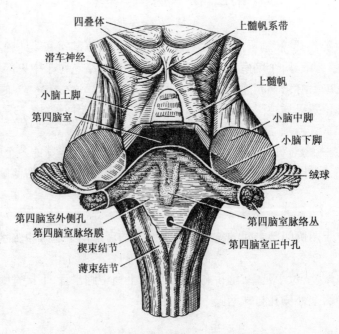

图 13 - 3　第四脑室顶的正中孔和外侧孔

第三节 脑 脊 液

正常人的脑脊液量为 140~180 ml,平均为 150 ml,充满脑室系统和蛛网膜下隙内(侧脑室 30~40 ml、第三和第四脑室 25~30 ml、脑蛛网膜下隙 55~65 ml、脊髓蛛网膜下隙 10~15 ml、终池 20~30 ml)。

由于脑脊液不断产生、循环和吸收,脑室和蛛网膜下隙内液体的压力都保持在一个恒定水平。卧位为 0.78~1.76 kPa,坐位为 3.4~4.4 kPa。当脑、脊髓本身或其被膜发生病变时或颅内、椎管内血容量变化时,脑脊液压力亦可有增高或降低的变化。这是因为脑、脊髓及其血管,还有脑脊液实际上位于不可压缩的颅腔和椎管内,所以这些成分中任何一个的容量发生变化,就会影响另一个或两个的容量变化。

一、脑脊液的产生

脑脊液极大部分由脑室脉络丛产生,少量由软膜、蛛网膜的毛细血管和从脑的细胞外液经过脑室的室管膜上皮渗出。有人估计人的脑脊液产生率,每天 600~700 ml,可见脑脊液每天的转换率有 4~5 次。

脉络丛产生的脑脊液可能占 80%~85%,其余由室管膜上皮和毛细血管产生。有实验证明,切除动物脑室脉络丛,可以防止脑积水的发生。脉络丛的结构有 3 种成分:以毛细血管网为中心,周围为结缔组织,外表为室管膜上皮即脉络丛上皮。脉络丛在胚胎时期开始形成。由左右侧脑室的内侧上方的软膜以及第三和第四脑室顶的软膜发育为有丰富血管的组织,突入脑室形成复杂的皱褶,即脉络丛的绒毛。绒毛上皮细胞为矮柱状和立方形,细胞的游离面有许多微绒毛。相邻两个上皮细胞顶部之间有紧密连接,堵塞细胞间隙。血管内注射辣根过氧化物酶后,可见标记物透过脉络丛毛细血管内皮而分散于结缔组织中,并由此扩散入上皮细胞间隙,但在紧密连接处被挡住。给动物注射活性染料,如台盼蓝(trypanblue 为一种半胶质的活性染料,亦称锥虫蓝)之后,可见染料积聚于结缔组织,并有许多巨噬细胞吞噬这些台盼蓝颗粒,但染料不能透过上皮层的紧密连接。因此,脉络丛上皮之间的紧密连接被认为是血—脑脊液屏障的形态学基础。脉络丛的毛细血管内皮是有窗孔的,孔上有一厚约 6 nm 的隔膜封闭,内皮细胞之间没有紧密连接,细胞间隙是开放的,所以台盼蓝很易透过毛细血管壁扩散到结缔组织的基质。

脉络丛上皮是特殊的室管膜上皮,其功能是分泌脑脊液。从脉络丛毛细血管渗透出来的血浆过滤液,先扩散入结缔组织基质,然后,可能是通过耗能的主动运输过程输送溶质,经上皮细胞的胞质而进入脑室。液体大概是从上皮细胞的侧面和底面进入细胞,也通过胞质内的小泡输送到上皮细胞的顶部,在此与微绒毛合作分泌入脑室。

近年来发现,在一些哺乳动物和低等脊椎动物常有神经细胞的轴突穿过上皮层,浸在脑室的脑脊液中,其末梢游离或与上皮细胞的顶部表面形成突触。这种神经末梢可能接收脑脊液化学成分的信息,并刺激脉络丛上皮的分泌或吸收活动。

二、脑脊液的循环

脑脊液不断由脉络丛等产生,沿着一定的途径流动,又不断被重吸收入血液中。左、右侧脑室脉络丛产生的脑脊液,经左、右室间孔流入第三脑室,与第三脑室脉络丛产生的脑脊液一起,经中脑水管流入第四脑室，再与第四脑室脉络丛产生的脑脊液一起经正中孔和两个外侧孔流出脑室到达蛛网膜下隙，所以整个脑、脊髓和神经根、马尾等均浸泡在脑脊液中。脑脊液沿蛛网膜下隙流向大脑背面，最后通过蛛网膜粒渗透入上矢状窦内。这是脑脊液回流的主要途径。有一部分脑脊液可被脑室的室管膜上皮、蛛网膜下隙内的毛细血管以及脑膜的淋巴管所吸收。另有少量脑脊液则直接进入脑、脊神经周围的淋巴管中，放射性同位素的应用，证明了这个途径（图 13 - 4）。

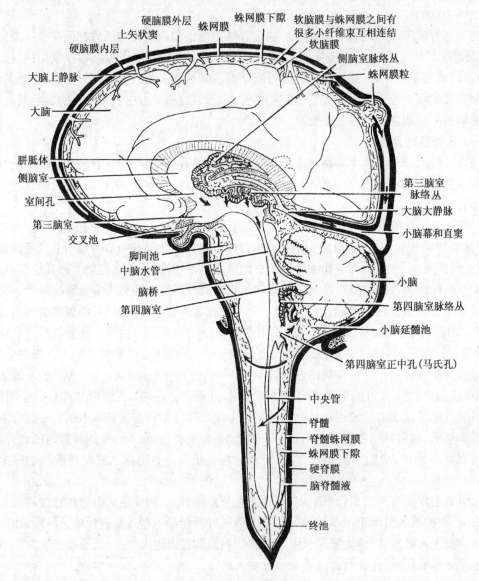

图 13 - 4　脑脊液循环

脑脊液的循环动力有本身的压力、比重和体位等。脑脊液在脑室内产生。以 1.47 kPa 的液体静力压推动它从脑室系统流入蛛网膜下隙，再通过蛛网膜粒回到静脉血。蛛网膜粒上的绒毛突入硬脑膜窦，起着单向瓣膜作用，只让脑脊液进入静脉血而阻止血液倒流。绒毛是海绵样组织，它的中心结构由胶原纤维组成，内含一系列互相连接的小管，直径约 6 μm（图 13 - 5）。当脑脊液在液体静力压推动下,从蛛网膜下隙向静脉流动时,小管开放。如果静脉压高过脑脊液压,则小管蹋陷闭合,阻止血液回流。蛛网膜绒毛的外表面被覆一层内皮,绒毛的顶部内皮细胞是重叠的。当脑脊液压与静脉血压相等时, 内皮细胞的胞膜褶皱, 细胞的表面出现许多微绒毛。当脑脊液压力大于静脉血压时,微绒毛消失,细胞不再重叠而是分开,脑脊液内的大分子物质和蛋白质分子就能流入静脉血,同时细胞胞质内出现许多吞饮小泡,这可能对转运蛋白质分子也起一定作用。

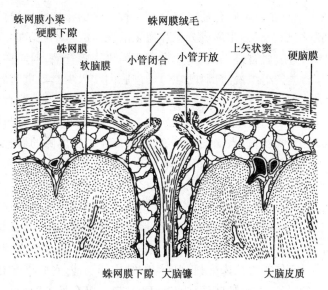

图 13 – 5　蛛网膜粒与上矢状窦的关系

三、脑脊液的化学成分和功能

脑脊液是一种透明的无色液体,含有少量细胞,比重为 1.004 ~ 1.007。其化学成分与脑的细胞外液成分很相似,但和血浆成分有所不同。这是由于存在血 – 脑脊液屏障。血液中高分子成分很难进入脑脊液,如脑脊液中蛋白质量极微,仅为 200 ~ 400 mg/L(白蛋白占 65%),葡萄糖的含量也仅为血糖的 60% ~ 70% 即 2.5 ~ 4.4 mmol/L(45 ~ 75 mg/100 ml)。各种离子的浓度也有高、有低,所以说,脑脊液不是血浆的简单过滤液。

脑脊液的作用是多方面的, 脑和脑脊液的比重大约相等,因此脑悬浮于脑脊液中,能有效地缓冲外力,减少震荡,避免损伤;还能保持脑血管在颅受外力而突然移位时,不致受过度张力影响而破裂。

脑和脊髓没有淋巴管,流动的脑脊液起着淋巴液的作用,可营养附近脑组织并运走部分代谢产物。注射蛋白质和其他大分子物质入蛛网膜下隙的实验,证明脑脊液和其所含的物质不断流动,并不受限制地离开蛛网膜下隙,因覆盖脑表面的软膜胶质膜屏障效能很低,这些物质容易扩散过软膜胶质膜而进入脑组织。脑脊液也是引流细胞外液的主要途径。神经元和胶质细胞的微环境是细胞外液,分布于极狭窄的细胞外隙中。神经元与其细胞外液之间不断进行物质交换,代谢产物均排入细胞外液,而细胞外液可渗透过室管膜扩散入脑室,或渗透过软膜胶质膜进入蛛网膜下隙,或先渗入脑血管周围间隙再流入蛛网膜下隙。

脑脊液对维持脑组织的渗透压和酸碱平衡有着重要作用。如果改变脑脊液的 Ca^{2+}、K^+ 和 Mg^{2+} 的浓度,就可影响血压、心率、呼吸、胃运动、肌张力和动物的情绪状态等。此外,脑脊液对颅内压力的调节亦有一定的作用。

第四节 脑 屏 障

中枢神经内的每一个神经元的正常生理活动,均需其周围的微环境保持一定的稳定性。微环境内各种成分的变化,如 pH、氧、有机物和无机离子浓度的变化,都能影响神经元的功能活动。血液和脑组织之间以及血液与脑脊液之间存在一种特殊的物质交换途径,以维持这个微环境的稳定。脑脊液和脑细胞外液的化学成分就和血浆的化学成分不同。许多药物和大分子物质很难或不能从血液渗透过脑血管进入脑组织,也不容易进入脑脊液,但同样的物质却很容易从身体其他部位的血管渗透到组织液。例如,在兔子静脉内注入少量锥虫蓝后,可见全身组织都染上蓝色,只有脑组织例外,不着色,脑室脉络丛也被染上。但将锥虫蓝直接注入蛛网膜下隙内,脑组织就被染上蓝色,动物发生惊厥,不久死亡。上述实验表明脑血管与脑组织之间存在着一种障碍,阻挡血循环中的染料进入脑细胞外液,这就产生了**脑屏障**的概念。但应该指出,所谓"屏障",并不是说在脑血管与脑组织之间存在着一个绝对的屏障,而是指血流与脑和脊髓组织之间存在一个有别于其他器官的、独特的调节物质交换的系统。此系统有它的形态学基础和理化性质,在功能上表现为复杂的生理学、生物化学现象。正是通过这一特殊的调节物质交换系统,才能使神经细胞周围的微环境保持稳定,从而保证神经细胞的正常生理活动。

近年来通过电镜观察和生理学、生物化学以及药理学的研究,并应用化学微量分析、荧光染料示踪及放射性核素定位等方法来探讨脑屏障的结构和功能,对脑屏障有了进一步认识,如认为脑屏障应包括 3 个部分,血—脑屏障(简称 BBB)、血—脑脊液屏障(简称 BLB)和脑脊液—脑屏障(简称 LBB)(图 13 - 6~8)。

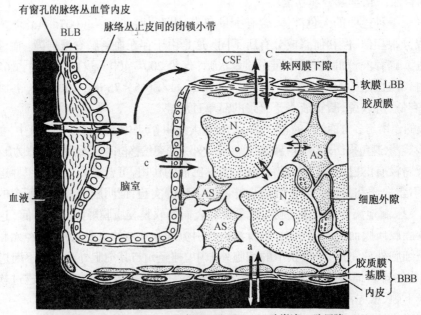

注 a: 血—脑屏障, BBB; b: 血—脑脊液屏障, BLB; c: 脑脊液—脑屏障, LBB;
AS: 星状胶质细胞; N: 神经元; GSF: 脑脊液

图 13 - 6 脑屏障的结构和位置关系

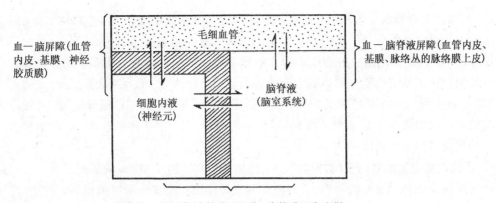

图 13-7　脑屏障的内在联系

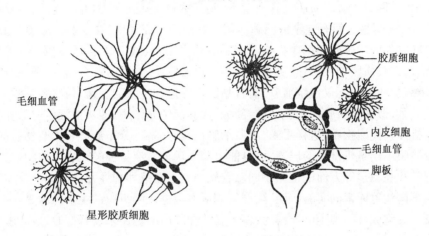

图 13-8　神经胶质细胞与毛细血管的关系

一、脑屏障的形态学基础

(一)血—脑屏障(BBB)

血—脑屏障的形态学基础包括血液与神经元之间的一系列解剖结构：脑内毛细血管的内皮及内皮细胞之间的紧密连接、基膜以及神经胶质细胞突起(胶质膜)。

1. 脑毛细血管内皮　电镜显示脑毛细血管内皮的结构有其特点，这些特点可能说明其限制血—脑之间物质交换的作用：① 内皮细胞没有**窗孔**，大分子物质不易透过。② 内皮细胞之间有紧密连接，形成一完整的闭锁带，阻挡溶质透过。血管注射辣根过氧化物酶后，就在内皮细胞的紧密连接处被挡住，不能进入脑组织。紧密连接不仅能阻止血液中溶质扩散到脑组织，也能防止通过内皮细胞的主动运输机制输送到脑细胞外液的物质又从这个内皮细胞间隙漏回血管。在脑中，不是全部毛细血管皆如上述，有些部位毛细血管的内皮细胞具有窗孔，内皮细胞间也无紧密连接，留有间隙，一般大分子物质均可以通过，例如第四脑室底下角处的最后区、下丘脑的正中隆起等。③ 脑毛细血管内皮细胞缺少收缩性蛋白，而其他组织，如皮肤和肌肉的毛细血管的内皮细胞却有类似平滑肌的肌动蛋白。发炎时，肥大细胞释放组织胺，引起收缩性蛋白发生反应，导致内皮细胞收缩，因而加宽了内皮细胞的间隙，使毛细血管的通透性增加。脑毛细血管内皮则没有这种收缩能力，故对组织胺、5-羟色胺或去甲肾上腺素等化学物质不发生明显反应,所以内皮对蛋白分子的通透性很低;④ 内皮细胞吞饮小泡很少,这显示内皮细胞也很少用细胞内运输方法使大分子透过内皮到脑组织。只有在高血压、缺氧等情况下,血—脑屏障的作用降低时,内皮细胞质中的吞饮小泡才明显增多;⑤ 内皮细胞含有多样的分解酶和合成酶。分解酶使许多特定物质在到达脑细胞外液前就已分解失效,如 γ - 氨基丁酸,在透过毛细血管壁时,就受到 GABA 转氨酶的作用,脱氨而变成羟基丁酸,又如单氨氧化酶,可使进入内皮细胞的多巴胺和去甲肾上腺素以及 5 - 羟色胺等降解,起了酶屏障的作用。合成酶使内皮细胞合成种类繁多的神经递质。

2. 基膜 脑毛细血管内皮的外周由一层连续的、厚为 20 ~ 60 nm 的基膜包裹。此膜是由电子密度均匀一致的无定形物质构成,对内皮起支持作用。在血—脑屏障成熟过程中,此膜糖链分布发生变化,形成阴性电荷,使得物质通过具有选择性。

3. 胶质膜 用银浸镀法可以显示许多星形胶质细胞突起末端扩大形成的"脚板"贴附于脑毛细血管壁上,形成一层胶质膜。在电镜下,此膜贴附在基膜上,但并不连续,它只围绕毛细血管外周的 85% ,脚板之间有狭窄的间隙。用示踪剂的研究发现,在实验性过敏性脑炎,只有当血管本身和它外周的胶质膜都受损伤时,锥虫蓝才能进入脑组织,如果只损害血管,示踪染料则不能进入,在胶质膜处被挡住,更有人观察到自血管注入的铁蛋白颗粒出现在胶质细胞的胞质中。胶质细胞的突起不仅包绕血管,而且贴附于邻近神经元的胞体、树突和轴索上。这种特殊的形态学关系,似乎表明胶质细胞对神经元的代谢起中介作用,即从血液传递营养物质给神经细胞以及排除其代谢物质。这样看来,胶质细胞还具有运输、分布液体和代谢物质的功能。更有人认为胶质膜不仅是机械性的屏障,而且能主动地调节血液与神经元之间的物质交换。但是化学、生理学和胚胎学等方面的证据不同意胶质细胞是血液和神经元之间调节物质交换中介的观点。血管内注射尿素的实验表明,限制尿素从血液进入脑组织的主要屏障是在毛细血管,而不是在胶质细胞或神经细胞的质膜。大鼠的胚胎在胶质细胞还未发育好时,血—脑屏障的效能已很明显。一般并不否认胶质膜有辅助血—脑屏障的作用,也不否认胶质细胞可能有主动转运某些物质,如葡萄糖、氨基酸和较大颗粒的功能,但不同意把胶质膜看成为血—脑屏障的主要形态学基础。

综上所述,血脑屏障的主要形态基础是脑毛细血管内皮。

(二) 血—脑脊液屏障 (BLB)

脉络丛上皮和上皮细胞之间的紧密连接被认为是血—脑脊液屏障的形态学基础。脉络丛的毛细血管内皮细胞与脑毛细血管内皮细胞大不相同,它是有窗孔的,其基膜是断续的,所以活性染料容易扩散过内皮。但是脉络丛上皮细胞间隙的顶部有紧密连接能挡住染料不让它扩散入脑脊液。脉络丛上皮细胞的功能在脑脊液一节中已经叙述过,脑脊液就是由这一层特殊的室管膜上皮所分泌。分泌的过程是耗能的主动运输机制。脉络丛上皮还有吸收功能。这一屏障就起了血—脑脊液之间物质交换的调节作用。

(三) 脑脊液—脑屏障 (LBB)

脑室的室管膜上皮和复盖脑表面的软膜和胶质膜组成了脑脊液—脑屏障,是脑脊液和脑组织之间有选择地阻止某些物质进入脑组织的屏障。室管膜上皮没有紧密连接,因此不能有效地限制溶质通过。软膜上皮和它下面的胶质膜的屏障效能也很低。将活性染料,荧光染料或同位素等注入脑脊液内,很容易扩散过软膜、胶质膜进入组织,说明脑脊液与脑组织之间物质交换更为广泛,因而神经元周围的微环境很容易受脑脊液的影响。

二、脑屏障的理化性质和生理功能

血浆和脑组织之间的物质交换都必须通过脑毛细血管内皮细胞的两层细胞膜及其间的细胞质，所以血—脑屏障被看作具有类脂膜性质的扩散屏障，其渗透性受理化定律的制约。渗透性梯度、流体静压、脂溶性、电离程度以及胞膜的"小孔"半径等因素对血脑屏障的渗透性都有影响。

被动性扩散过程是物质透过血管内皮细胞膜的一个途径，扩散的程度决定于分子的大小和胞膜"小孔"的半径、流体静压、脂溶性和电离程度。身体其他组织的毛细血管内皮常有宽的细胞间隙称裂缝小孔，此外，内皮细胞的胞膜也有小孔，小孔的半径为 $3.5 \sim 4.5$ nm，比水分子大 25 倍，所以水和许多溶质小分子容易穿过。在脑的毛细血管却看不到这两种小孔，内皮细胞之间有紧密连接，能阻挡大、小分子透过。但水和小分子物质如尿素能在血液和脑组织之间很快进行交换，这就很难排除被动性扩散过程的存在。据报道，脑血管内皮是有一些很小的孔，这种小孔的半径为 $0.7 \sim 0.9$ nm，水分子的直径是 0.3 nm，尿素是 0.36 nm，所以这些小分子应当能扩散过内皮的胞膜。

大于这些小孔的分子也有一部分能扩散过内皮的胞膜。这些大分子物质由于有高度脂溶性，故能扩散过毛细血管内皮细胞膜的类脂层。实验证明血—脑屏障对脂溶性药物有较大的通透性，例如麻醉剂普鲁卡因和利多卡因能很快地从血液进入脑组织，就是与其高度脂溶性有关，可见血—脑屏障具有类脂膜性质。

除了胞膜的小孔和物质的脂溶度因素影响类脂膜渗透性之外，还有电离程度的因素。碱性染料或带有阳电荷者容易透过血—脑屏障，带阴电荷的物质则相反。血管内注射台盼蓝不能进入脑组织的原因，可能是因为这种染料带有 4 个阴电荷。带有阴电荷的某些磺胺药也很难透过血—脑屏障。但这种电离学说不能应用于其他物质，例如两种理化性质相反的氨基酸（酸性谷氨酸和碱性赖氨酸）都能很快地从血液进入脑组织，可见一种化合物能否进入脑组织，不一定决定于电离程度，还有其他因素影响物质渗透入脑。

理化学说不能解释所有的血—脑屏障现象。大分子、非脂溶性物质和非电解质如葡萄糖、氨基酸等也一样容易透过血—脑屏障。一些非脂溶性物质仍能透过胞膜的类脂层是通过载体运输机制。各种糖类，其中最重要的是葡萄糖，均通过此途径透过血—脑屏障。**载体**是一种蛋白分子，能与葡萄糖分子结合成为一种能溶解于类脂质的复合物，因此能从胞膜的一边扩散到另一边。这种载体运输不是主动性运输，因它不是逆浓度梯度进行的，故无须消耗能量，而是依赖于血浆内糖的浓度。载体在脑内的分布不一致，脑的不同地区的载体浓度和利用性并不相同。载体运输是血—脑屏障运输机制的一部分，与被动性扩散和主动性运输同时存在。

主动性运输是逆浓度梯度进行运输并需要消耗能量，运输时也需要载体。许多外源性和内源性物质从血液透过血—脑屏障进入脑组织是通过主动运输的。此运输过程有单向的，也可以是双向的，并与上述载体运输同时进行。主动运输保证维持中枢神经系统代谢所需的物质浓度，并排出不需要的尤其是有害的物质，以维持中枢神经系统内环境的恒定。例如在脑细胞外液，某些离子，如 K^+ 的浓度总是低的，而 Mg^{2+} 则维持较高浓度，这两种离子对神经元的兴奋性有重要影响。又如当血浆中溶质浓度和 pH 发生相当大变化时，主动运输的调节机制可保持中枢神经系统内细胞外液的溶质浓度和 pH 不变。所以主动运输是血—脑屏障机制的重要部分，对调节脑的代谢特别有关。

各种物质透过血—脑屏障的机制可能与细胞质内各种酶有关。大脑毛细血管内皮含有调节运输的特定酶(包括各种氧化酶和水解酶)。它们组成酶屏障,限制某些物质进入脑。如多巴脱羧酶和单胺氧化酶能促降解从而阻挡 L – 多巴和 5 – 羟色胺进入脑组织。脑血管内皮细胞也有 γ – 氨基丁酸转氨酶,它能阻挡 γ – 氨基丁酸和其他氨基酸进入中枢神经系统。

血—脑屏障的功能可因病理状态而受到损害,使脑组织的局部毛细血管的通透性增加,如颅内感染时,血—脑屏障的破坏导致细菌、病毒进入脑组织。

三、胎儿和新生儿的血—脑屏障

多数人认为在出生前和新生儿时期,血—脑屏障尚未完全发育,它的渗透性高,物质易透过。如出生后不久胆红素能从血液进入脑组织,而患黄疸的成年人却没有发现脑内有胆红素。锥虫蓝经血管注射后,进入未成熟小鼠的脑组织比进入成年小鼠更容易。

应用放射性核素研究表明,幼年时期血—脑屏障的发育不如成年的完善。一些药理方面的研究,如用吗啡和组织胺做实验,这些物质易进入新生大鼠的脑组织,但不易透过成年鼠的血—脑屏障。

从血—脑屏障的出现,到它发育完善所需的时间,各种动物不同。动物和人在胎儿时期血—脑屏障功能较低,这也许与新生儿出生前后易发生脑部疾病有关。

(钱佩德)

参 考 文 献

〔1〕 Bradbury MWB. The structure and function of the blood-brain barrier. Fed Proc, 1984, 43: 186

〔2〕 Davson H, et al. The mechanism of drainage of the cerebrospinal fluid. Brain Res, 1973, 96: 329

〔3〕 Goldstein GW, Betz AL. The blood-brain barrier. Sci Am, 1986, 225: 74

〔4〕 Gomez DG, Chambers AA, DiBenedetto AT, Potts DG. The spinal cerebrospinal fluid absorptive pathways. Neuroradiology, 1974 a, 8: 61

第十四章　脑和脊髓的血管

第一节　脑　的　动　脉

脑的动脉分属两个动脉系统：即**颈内动脉系**（internal carotid arterial system）和**椎－基底动脉系**（vertebral-basilar arterial system）。概言之，以顶枕沟为界，大脑半球前2/3和部分间脑由颈内动脉系供应，大脑半球后1/3以及部分间脑、脑干和小脑由椎－基底动脉系供应。颈内动脉与基底动脉的分支在脑底形成吻合，称**大脑动脉环**（cerebral aterial circle）。大脑动脉环的存在，对脑血液供应的调节与代偿起重要的作用。无论颈内动脉或椎－基底动脉都位于脑的腹侧面，因此脑的动脉分支都由腹侧面发出，然后绕行到脑的背侧面，沿途发出分支供应脑的各个结构（图 14 - 1）。

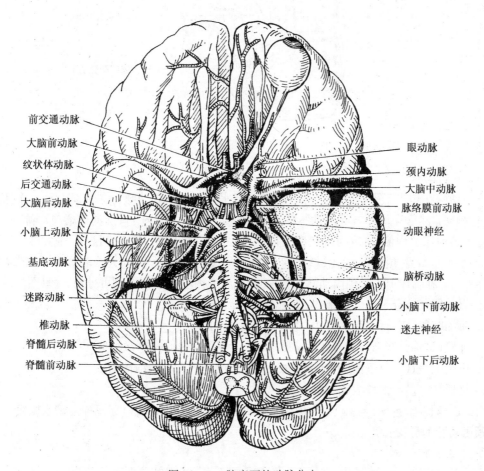

前交通动脉
大脑前动脉
纹状体动脉
后交通动脉
大脑后动脉
小脑上动脉
基底动脉
迷路动脉
椎动脉
脊髓后动脉
脊髓前动脉

眼动脉
颈内动脉
大脑中动脉
脉络膜前动脉
动眼神经
脑桥动脉
小脑下前动脉
迷走神经
小脑下后动脉

图 14 - 1　脑底面的动脉分支

供应大脑半球的动脉可分**皮质支**(cortical branch)与**中央支**(central branch)(图 14 – 2)。皮质支进入软膜后先吻合成网,然后从吻合网上发出细小分支,以垂直方向进入皮质,在脑实质内的行程长短不一,短支分布于皮质,长支可经皮质一直延伸到皮质下髓质。中央支起自动脉主干的近侧端,它们几乎垂直穿入脑实质供应脑内灰质核团如基底核、丘脑等,也分布至脑的白质如内囊、外囊等。过去一般认为皮质支与中央支穿入脑实质后是不吻合的终动脉。而现在许多实验证明,中枢神经系统中存在毛细血管前的吻合,否认终动脉的说法。但是当一个主要血管阻塞时,这种吻合不能维持足够量的血液循环,因而产生该动脉分布区的一个缺血软化灶。

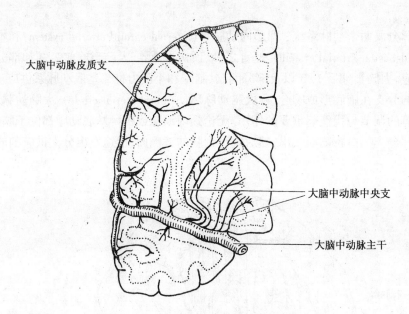

大脑中动脉皮质支

大脑中动脉中央支

大脑中动脉主干

图 14 – 2 大脑中动脉的皮质支与中央支

一、颈内动脉系

颈内动脉在相当于甲状软骨上缘或第四颈椎水平发自颈总动脉。在颈部上升,无任何分支,直达颅底。然后穿颞骨岩部颈动脉管,在破裂孔上份进入颅内。弯曲向前通过海绵窦,前进至蝶骨小翼前床突内侧处,穿海绵窦壁的硬脑膜,然后穿蛛网膜,进入蛛网膜下隙,再向后上方弯曲,在脑底面前穿质附近,发出脉络膜前动脉和后交通动脉后,分为**大脑前动脉**与**大脑中动脉**两大终末支。在临床上正常颈内动脉造影,颈内动脉颅内段按 X 线解剖可分为 5 段(图 14 –3)。

1. 岩骨段(C_5)行于颞骨岩部内,走行方向由后外至前内。

2. 海绵窦段(C_4)行于海绵窦内,走行方向由后向前。

3. 膝段(又称虹吸弯段 C_3)由海绵窦段移行为床突上段的转折处,呈"C"形走向。

4. 床突上段(C_2)位于前、后床突连线的稍上方,走行方向由前向后。

5. 终段(C_1)参与组成大脑动脉环。

由虹吸弯段 C_3 或 C_3 与 C_2 交界处发出**眼动脉**(ophthalmic artery)穿视神经管入眼眶。

颈内动脉的分支:

(一) 大脑前动脉

大脑前动脉(anterior cerebral artery) 在视交叉外侧,正对嗅三角处,由颈内动脉发出,最初

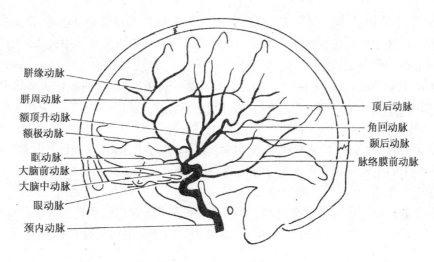

图 14 - 3　脑动脉造影图

该动脉近水平位自后外向前内越过视神经上方至视交叉上方,在此,以前交通动脉与对侧同名动脉相连,随后本干进入半球间裂上升,贴附于半球内侧面,再绕胼胝体膝,沿胼胝体上面,走行于胼胝体沟内,由前向后直达胼胝体压部前方,本干斜向后上成为楔前动脉而终止。大脑前动脉在脑底起始段发出中央支(后述),在大脑半球内侧面沿途发出主要**皮质支**(图 14 - 4):

1. 眶动脉(orbital artery)　发自动脉的上升段,分支供应额叶眶回内侧份与直回。

2. 额极动脉 (frontopolar artery)　约在胼胝体膝部附近发出,行向前上,分支供应额叶前部和额极,并越过大脑半球前内缘供应额极外侧面。

3. 胼周动脉 (pericallosal artery)　可视为大脑前动脉的本干,行于胼胝体沟内,沿途向下

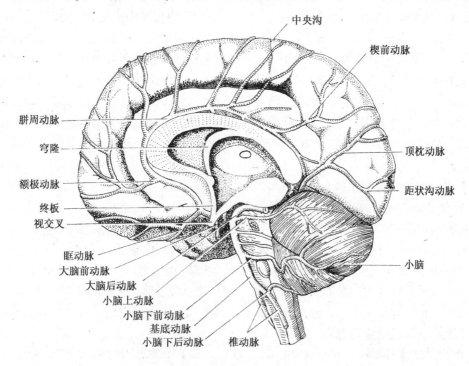

图 14 - 4　大脑半球内侧面、脑干和小脑动脉分支与分布

发出若干细支,供应胼胝体,向上依此发出额叶前、中、后内侧支及旁中央动脉,供应扣带回、额上回内面和中央旁小叶,并翻越半球背外侧面的上缘,供应中央前回和中央后回的上 1/4 处以及额上回和额中回的上缘。

4. 楔前动脉(precuneate artery)   多为胼周动脉的直接延续,在胼胝体压部的稍前方,几乎直角弯曲向上至楔前叶,并越过半球上缘至顶上小叶,没入顶内沟。主要供应扣带回后份,楔前叶前 2/3,顶上小叶和顶下小叶上缘。

一般放射诊断学、脑血管造影所提到的胼缘动脉,实际上是指额叶前、中、后内侧支的共干,它们行于扣带沟内,末端向后上终于扣带支。此动脉亦为大脑前动脉双干型的上干,而胼周动脉为双干型的下干。

总之,大脑前动脉皮质支供应直回、眶回内侧份,半球内侧面顶枕沟以前的皮质和胼胝体,在背外侧面达中央前、后回的上 1/4 处,以及额上回和额中回上缘,顶上小叶和顶下小叶上缘。

若大脑前动脉的皮质支闭塞,可产生相应的临床症状和体征:① 对侧肢体中枢性偏瘫,特别表现在小腿与足部。② 对侧下肢感觉障碍,精细复杂的各种感觉障碍比较严重,而痛温觉损害轻微,触觉障碍亦不明显。深感觉如关节、肌肉运动觉和位置觉,实体感觉等发生的障碍特别明显。③ 额叶性精神症状,因大脑前动脉分支分布额前区(包括额极)。④ 皮质中枢性排尿障碍,因胼周动脉发支供应中央旁小叶(最高排尿中枢)。⑤ 左侧意想运动性失用症,由于胼胝体主要由大脑前动脉供应,当胼胝体受损时,因左侧缘上回经胼胝体至右侧中央前回间的纤维受损害,而发生左侧失用症。

(二) 大脑中动脉

大脑中动脉(middle cerebral artery)可作为颈内动脉的直接延续,不参与大脑动脉环的组成。该动脉自颈内动脉发出后,向外侧横过前穿质,在此发出很多中央支;然后经颞叶与脑底面的深裂隙,进入大脑外侧沟,主干贴附岛叶表面,在岛叶与颞叶之间斜向后上以角回动脉而终止。有时主干在岛叶附近分为上、下两干:上干分支到额叶和部分顶叶凸面;下干分支至颞叶、枕叶及部分顶叶凸面。据国人资料统计,以双干型为多见占 60%,单干型不及半数占 40%。本干在岛叶区呈扇形发出 5~8 个分支,上支沿岛叶表面上行,在接近岛叶上缘时,弯曲向外侧,沿岛盖内面返回至外侧沟,然后浅出分布于外侧沟上方的皮质区,下支亦越过外侧沟深面的颞叶皮质,再浅出分布于外侧沟下方的皮质区。如此迂曲行径在脑血管造影作诊断时有重要意义。

皮质支的主要分支 (图 14 - 5):

1. 眶额动脉(orbitofrontal artery)   从总干或上干发出,向前上方行,于外侧沟深面浅出,在外侧沟的前水平支与前升支附近分为前、后两支,前支沿前水平支向前,供应眶回外侧半,后支沿前升支上行,分支供应 Broca 区(三角区与岛盖部)及额中回前部。

2. 中央前沟动脉(artery of precentral sulcus)   从总干或上干发出后,经外侧沟深面浅出,然后斜向后上,分 2~3 支。前部分支供应岛盖后部、额中回后部。后部分支分布中央前回前部下 3/4 皮质(相当 4 区一部分、6 区)。此动脉分支最终入中央前沟,并恒定地随此沟上升,故此动脉可作为中央前沟的定位标志。

3. 中央沟动脉(artery of central sulcus)   从总干或上干发出,经外侧沟深面浅出,多跨过封锁中央沟下部的脑回,随后沿中央沟上行,分布于中央沟两岸中央前、后回的中下 3/4 皮质

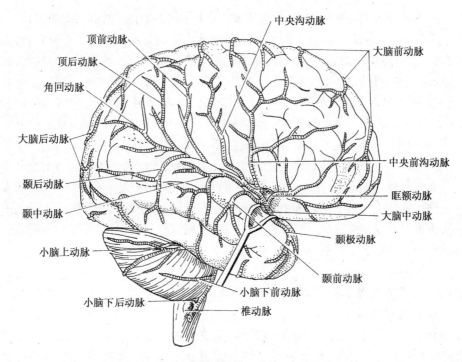

图 14 - 5　大脑半球外侧面和小脑动脉分支与分布

（相当于 4 区一部分和 3 区、部分 1、2 区，43 区、40 区下部）。此动脉与中央沟有显著的恒定关系，可借此作为确定中央前、后回的标志。

4. 中央后沟动脉或**顶前动脉**（artery of postcentral sulcus or anterior parietal artery）　从总干或上干发出，经外侧沟深面浅出，沿中央后沟上升至上部，弯曲向后深入顶内沟，分支供应中央后回下 3/4 和顶内沟前部上、下缘的皮质（相当于 1、2 区、40 区及 7 区）。此动脉全程与中央后沟及顶内沟关系密切，可借此作为确定此两沟以及中央后回及顶上、下小叶。

以上 4 条动脉除眶额动脉外，其余 3 条从大脑外侧沟深方翻至大脑半球背外侧面后，都走行向上，故在脑血管造影上 3 条动脉总称为额顶升动脉。有时它们为一共干起自大脑中动脉，再行分支。

5. 顶下动脉或**顶后动脉**（posterior parietal artery）　此动脉通常为双干型上干的终末支，也可以从下干发出，经外侧沟后支上升，并越过缘上回，深入至顶内沟。主要供应缘上回（40 区）及顶上小叶下缘皮质。

6. 颞极动脉（temporopolar artery）　多由大脑中动脉主干或下干在进入外侧沟以前发出，先向外上，绕至颞极凸面然后分支供应颞极内、外侧面。有时颞极动脉是颞叶前动脉的一个分支。

7. 颞叶前动脉（anterior temporal artery）　从总干或下干发出后斜向后外，越过颞上回前部再斜向后下，分布至颞上、中回前部和颞下回上缘（21、22 区的前部）。

8. 颞叶中动脉（middle temporal artery）　从总干或下干发出，经外侧沟深面浅出，在颞叶中部越过颞上回，进入颞上沟斜向后下，分布于颞叶上、中回中部和颞下回上缘（21、22 区的前部和 41、42 区前部）。

9. 颞叶后动脉（posterior temporal artery）　从总干或下干发出，经外侧沟深面，于外侧沟后端浅出，越过颞上回斜向后下，有时可向后伸展达枕外侧沟。主要供应颞上、中回后部和颞下回后部的上缘,也可分布到枕叶外侧面(相当于 41、42 区和 22、21 区的后部和 37 区)。

10. 角回动脉(angular artery) 作为大脑中动脉的终末支或双干型下干的终支,是大脑中动脉皮质支中最恒定的一支,先在外侧沟深面行走一段,然后浅出,沿颞上沟后端行,越过角回至顶内沟后部。供应角回(39 区)和顶上小叶后部下缘皮质,有时可伸展至顶枕沟外侧端。

总之,大脑中动脉广泛分布于大脑半球背外侧面,包括额中回以下、中央前回、后回的下 3/4、顶上、下小叶、颞上、中回、颞下回上缘、颞极内、外侧面、岛叶皮质以及枕叶枕外侧沟以前的皮质区。其中涉及运动区、运动前区、体感区、听区以及联络区。

若大脑中动脉邻近外侧沟阻塞,可产生对侧上肢、面肌和舌肌瘫痪,对侧上肢和头面部感觉障碍,包括实体感觉丧失和不能分辨不同程度的刺激,损伤若发生在优势半球,病人可产生运动性失语症,这是由于额下回后部语言运动区受累所致。损伤在缘上回则产生运动不能或失用症。损伤在角回可发生失读症。损伤颞上回后部(听感觉性语言中枢)可以发生听感觉性失语症。损伤额中回后部(书写中枢)可发生失写症。

(三) 颈内动脉

颈内动脉还发出**脉络膜前动脉**与**后交通动脉**。

二、椎 – 基底动脉系

椎动脉(vertebral artery) 自锁骨下动脉第一段发出后,穿行颈部第 6 至第 1 颈椎横突孔,再绕寰椎侧块,经枕骨大孔入颅,入颅后左、右椎动脉逐渐向中线靠近,多在脑桥下缘会合成**基底动脉**(basilar artery),基底动脉的前下方为颅底斜坡。基底动脉行经脑桥腹侧基底沟内,至脑桥上缘,在鞍背或其稍上方分叉,分成**左、右大脑后动脉**两大终末支。当蝶鞍、斜坡或脑干占位性病变时,常使基底动脉移位(图 14 – 1,4,5)。

(一) **椎动脉**的分支

1. 脊支(spinal branches) 经椎间孔,随脊神经至脊髓及其被膜。

2. 脊髓后动脉(posterior spinal artery) 自椎动脉入颅后的起始段发出,绕过延髓外侧面,沿后外侧沟垂直下行,经枕骨大孔入椎管。左、右脊髓后动脉沿脊髓后面平行下降,供应脊髓后 1/3 部(后索和后角)和延髓背侧部。

3. 脊髓前动脉(anterior spinal artery) 约在橄榄中部水平从左、右椎动脉发出,发出后两侧动脉斜向中线很快合成一干,然后经枕骨大孔入椎管,沿脊髓前面的前正中裂下降,在起始段发细小延髓支,供应延髓腹侧中缝两旁的结构。

4. 小脑下后动脉(posterior inferior cerebellar artery) 是椎动脉的最大分支,左右各一。其发出点比脊髓前动脉发出点为低,通常平橄榄下端附近发出,向后外侧行于延髓与小脑扁桃体之间,行程弯曲。供应延髓背外侧面、小脑后下面、小脑扁桃体以及深部的齿状核。还发脉络膜支组成第四脑室脉络丛。

(二) **基底动脉**的分支(自尾侧向吻侧)

1. 小脑下前动脉(anterior inferior cerebellar artery) 起自基底动脉尾侧 1/3 处,它行经展神经、面神经和前庭蜗神经的腹侧面达小脑下面,供应小脑下面的前部和前缘。又发支供应脑桥尾侧被盖部。

2. 迷路动脉(内耳道支)(labyrinthine artery) 为细长分支,自基底动脉发出后,在展神经根前方越过,行向外侧,与面神经、前庭蜗神经伴行进入内耳道。分布于内耳前庭和三个半规管及耳蜗,几乎有 80% 以上的迷路动脉发自小脑下前动脉。

3. 脑桥动脉（pontine artery）　有 10 条以上细小且长短不一的分支,供应脑桥。有的分支横行向外,远至三叉神经根处才入脑桥。

4. 小脑上动脉（superior cerebellar artery）　起于基底动脉吻侧,沿小脑幕腹侧向外,分布于小脑的上面、小脑髓质深部和齿状核等中央核团。还供应脑桥吻侧被盖部(包括内侧丘系、外侧丘系、脊髓丘系和三叉丘系)以及三叉神经脑内根丝及核团、脑桥中脚、中脑尾侧被盖外侧部、松果体和第三脑室脉络组织。

5. 大脑后动脉（posterior cerebral artery）　**大脑后动脉**是基底动脉的终末支,在脚间池内行向外侧,环绕大脑脚转向背侧面,越过海马旁回钩,沿海马沟向后,直到胼胝体压部的后方进入距状沟始段,分为两终末支:**顶枕动脉**和**距状沟动脉**。大脑后动脉起始段与小脑上动脉平行向外,两者间夹有动眼神经根丝。

大脑后动脉环绕大脑脚转向背面,跨过小脑幕切迹,行于小脑幕上面的半球内侧面,因此当颅内压增高时,颞叶海马旁回钩移向小脑幕切迹下部,大脑后动脉亦相应向下移位,压迫并牵拉其后下方的动眼神经,造成动眼神经麻痹,主要压迫缩瞳肌的纤维,引起瞳孔放大。

大脑后动脉的分支也可分为皮质支和中央支两类。**皮质支**的主要分支（图 14 - 6）：

（1）**颞下前动脉**（anterior inferior temporal artery）　自海马旁回钩处发出后行向前外,越过海马旁回前部,分支供应钩、海马旁回前部和枕颞内侧回前部,并绕至半球背外侧面分布颞下回。在根部还发出一些小支深入海马沟。

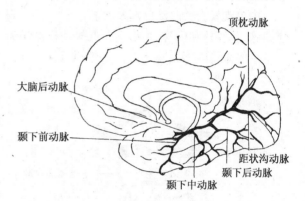

图 14 - 6　大脑后动脉的分支与分布

（2）**颞下中动脉**（middle inferior temporal artery）　可与颞下后动脉共干,经海马旁回中部入侧副沟,分为 2～3 支向腹外侧分布于枕颞内侧回和枕颞外侧回的中部。

（3）**颞下后动脉**（posterior inferior temporal artery）　大多数与颞下中动脉合干,少数发自海马沟后部的大脑后动脉干,越过海马旁回后部和侧副沟后部,斜向后外,分支供应舌回、枕颞内侧回,并绕至枕叶的背外侧面。

（4）**距状沟动脉**（calcarine artery）　在距状沟与顶枕沟汇合处发自大脑后动脉,为大脑后动脉终末支之一,并沿距状沟向后行,绕至枕极外侧面,主要供应距状沟附近的枕叶皮质。

（5）**顶枕动脉**（parietooccipital artery）　为大脑后动脉的另一终末支,沿顶枕沟底部斜向后上。供应楔叶、楔前叶后部,并绕至半球背外侧面,分布于顶上小叶后部。

总之,大脑后动脉皮质支供应范围,以颞叶底面和枕叶内侧面为主,包括海马旁回及海马旁回钩,枕颞内侧回、舌回、扣带回峡、楔叶、楔前叶后 1/3 和顶上小叶后部。

大脑后动脉皮质支闭塞时,出现两眼对侧视野同向性偏盲而黄斑视力保存(黄斑回避现象),这一现象的出现解释不一,有人认为黄斑部的代表区在枕极,而枕极受大脑中动脉与大脑后动脉双重分布故不致受累。胼胝体压部受累,可阻断左侧大脑半球语言区到右侧大脑半球枕叶的纤维联系,产生失读症。

三、大脑动脉环

大脑动脉环（Willis 环）实为颈内动脉系与椎动脉系在脑底的吻合。Willis 于 1664 年首先作了描述，故又名 Willis 环（图 14-1）。环的前部由 3 条动脉组成：即左、右大脑前动脉和相连的前交通动脉，环的后部为以后交通动脉相连接的颈内动脉终末段与大脑后动脉。这些血管形成一个封闭的 7 边形血管环，位于脚间池内，环绕视交叉、漏斗、灰结节、乳头体和后穿质。根据国人 350 例脑部资料统计：大脑动脉环发育不良或异常约有 48%，其中较多见是一侧后交通动脉管径小于 1 mm 约占 27%；大脑后动脉起源于颈内动脉约占 14%；前交通动脉口径小于 1 mm 或缺如；两侧大脑前动脉起源于一侧颈内动脉等（图 14-7）。大脑动脉环两侧的血液在正常情况下是不相混合的，它作为一种潜在的代偿装置。但若环上有一处发育不良，当组成动脉环血管发生阻塞时，就很难迅速起到代偿作用。不正常的动脉环易产生动脉瘤；前交通动脉和大脑前动脉的连结点常是动脉瘤的好发部位。

四、中央支及其分布

中央支发自大脑动脉环及大脑前、中、后动脉的近侧段，为细短支，成直角穿入脑实质，供应间脑、基底核和内囊。中央支在低等动物被认为是终动脉，在人可能有前毛细血管间吻合，但一旦主要血管阻塞或脑缺血，很难维持其正常血液循环。

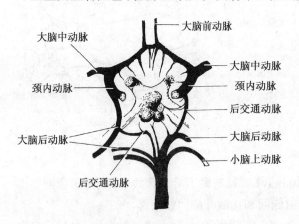

图 14-7　大脑动脉环左侧发育不良（左侧大脑后动脉发自颈内动脉代替部分后交通动脉）

中央支以大脑动脉环为中心，分为**前内侧群、后内侧群、前外侧群和后外侧群**（图 14-8~10）。

（一）前内侧群

发自大脑前动脉环部与前交通动脉。

1. 从大脑前动脉环部的起始端发出 3~4 支中央动脉，位于视交叉的外侧，经前穿质内侧部进入脑实质，供应尾状核头部。

2. 从大脑前动脉环部的远侧端及前交通动脉发出 2~3 小支，位于视交叉的前方，经前穿质进入脑实质，供应下丘脑视前区、视上区和穹隆柱等。

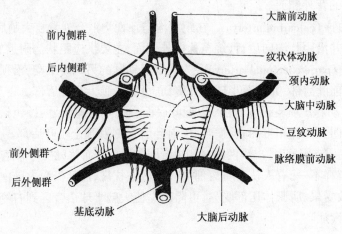

图 14-8　大脑动脉环中央支的分群

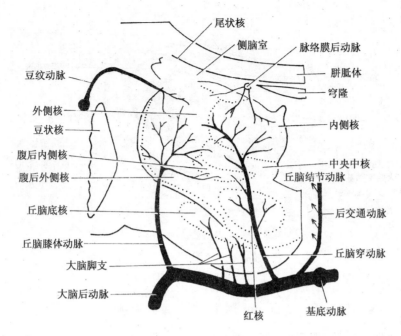

图 14 - 9 丘脑和底丘脑的动脉供应

3. 纹状体动脉（striate artery） 又称 Heubner 返动脉：大多在前交通动脉水平，从大脑前动脉的外侧壁发出，先为一单干，返回向后，在颈内动脉分叉处（分成大脑前、中动脉）的上方至前穿质，在此发出 1～5 细支，垂直穿入前穿质。供应尾状核头的吻腹侧部和邻近的壳核前部以及内囊前肢前端的下份。

（二）后内侧群

起自大脑后动脉环部与后交通动脉，有些小支直接起自颈内动脉终末段，经后穿质进入脑实质。后内侧群又分前组与后组，前组主要起自后交通动脉，又称**丘脑结节动脉**，供应垂体、漏斗与下丘脑灰结节区，并可供应丘脑内侧核与中线核的下半前份以及前核的最腹侧部。后组主要起自大脑后动脉环部，分许多细支供应下丘脑乳头体区和丘脑底部。其中有较大的**丘脑穿动脉**，供应丘脑内侧核与中线核的下半后份，以及中央中核和腹后内侧核。还有分支供应中脑被盖中缝区、红核和大脑脚的内侧份。

（三）前外侧群又称**豆纹动脉**（lenticulostriate artery）

大脑中动脉在前穿质附近，以直角发出许多细支，在蛛网膜下隙走行一短距离后，穿前穿质，分布到尾状核头的一部分和尾状核体、壳核中部、苍白球外侧份以及内囊前肢后上份、内囊膝部的背外侧和内囊后肢背侧份，还供应外囊和屏状核。豆纹动脉在国人脑内明显地分为内侧群和外侧群。内侧群从大脑中动脉起始部 1cm 以内部位发出，以 1～3 支为最多，分布至苍白球外侧段与壳核浅层，且穿过内囊至尾状核。外侧群从大脑中动脉起点 1cm 以外部位发出，以 1～4 支为最多，此组彼此平行的小动脉，因发出位置较靠外侧，所以要稍向内侧行才能到达前穿质，进入前穿质后成扇形排列，经壳核浅层向上向外，与外囊平行，再弧形向内穿内囊达尾状核体部。因此，它们的整个行程呈"S"形弯曲。从血流动力学分析，这些动脉容易破裂出血的原因可能是在高血压动脉硬化基础上发生。其中任何一支出血，都会导致对侧偏瘫和对侧感觉缺失（图 14 - 2，10）。

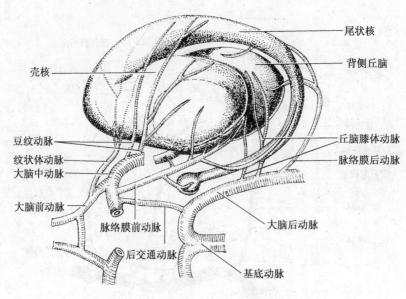

图 14 - 10　基底核和丘脑的动脉供应

（四）后外侧群又称**丘脑膝体动脉**(thalamogeniculate artery)

一般有 1～6 支,以 3～4 支占多数。主要起自动脉环外侧端的大脑后动脉。有的分支穿入内、外侧膝状体和丘脑枕。有的较长分支穿过内、外侧膝状体之间,沿丘脑后外侧上行,分布至丘脑外侧核群。丘脑膝体动脉受损可产生丘脑综合征(图 14 - 9,10)。

五、脉络膜动脉

脉络膜动脉(choroidal artery)的分支(图 14 - 11):

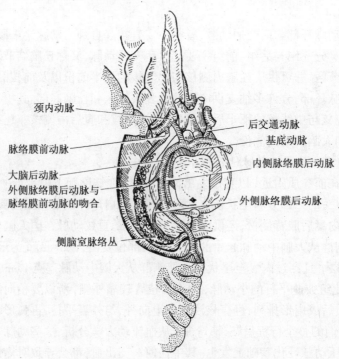

图 14 - 11　脉络膜前、后动脉的行径

（一）脉络膜前动脉

脉络膜前动脉（anterior choroidal artery）起于颈内动脉终末段，发出后沿视束腹侧向后，再经大脑脚与海马旁回钩之间，向后进入侧脑室下角的脉络裂，组成侧脑室脉络丛。沿途发支除供应视束、大脑脚、外侧膝状体和海马旁回及钩外，还供应海马结构、苍白球的大部、内囊后肢的腹侧份（相当于丘脑中央辐射和视辐射、听辐射的起始部分）。还发小支供应杏仁体、尾状核尾以及壳核的最后份和大脑脚部分脚底（图14-9，10）。

脉络膜前动脉在蛛网膜下隙行径长，口径细，极易栓塞。因此海马和苍白球是两个最易致病的结构。此动脉栓塞还可能产生对侧偏身感觉障碍、偏盲，有时发生对侧偏瘫，这是由于大脑脚底供血不足而造成。

（二）脉络膜后动脉

脉络膜后动脉（posterior choroidal artery）起自大脑后动脉，它包括1支内侧脉络膜后动脉和至少2支外侧脉络膜后动脉。内侧支起自大脑后动脉起始段，弯曲绕中脑到达松果体的外侧。沿途分支供应中脑顶盖、松果体与第三脑室脉络丛，并分布到丘脑内侧面和上面。外侧支发自大脑后动脉围绕中脑处，血管穿脉络裂与脉络膜前动脉的分支吻合，参与组成侧脑室脉络丛，并发出分支供应海马结构（图14-11）。

六、脑各部的血液供应

（一）皮质与皮质下髓质

1. 大脑半球背外侧面 广大的中央部分由大脑中动脉皮质支供应，周边由大脑前动脉与大脑后动脉供应（图14-5，12）。大脑中动脉与大脑后动脉供应区的交界带在颞下回上缘或上半和枕外侧沟附近的皮质，大脑中动脉与大脑前动脉供应区的交界带在额中回上缘或上半，中央前、后回的上3/4处以及顶内沟上、下缘皮质。大脑前动脉与大脑后动脉供应区的交界带在顶上小叶后部皮质。

2. 大脑半球内侧面 除颞极为大脑中动脉供应外，其余部分都由大脑前动脉与大脑后动脉供应，两者的分界带在楔前叶后部皮质（图14-4，13）。

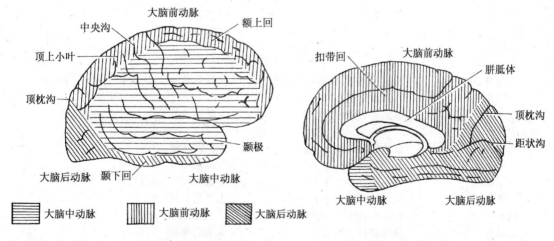

图14-12 大脑半球背外侧面的动脉分布区　　图14-13 大脑半球内侧面的动脉分布区

3. 大脑半球底面 额叶由大脑前动脉和大脑中动脉供应，眶回是两者的交界带。颞叶和枕叶是由大脑后动脉供应（图14-6）。

（二）其他脑部的血供及来源（见表14-1和图14-14，15）

表 14-1 其他脑部的血液供应

部 位	供 应	来 源
1. 内囊		
前肢		
前下份	纹状体动脉	大脑前动脉
后上份	豆纹动脉	大脑中动脉
膝	直接分支	颈内动脉
	豆纹动脉	大脑中动脉
后肢		
前上 3/5	豆纹动脉	大脑中动脉
后上 2/5	脉络膜前动脉	颈内动脉
2. 胼胝体		
膝部	胼周动脉	大脑前动脉
压部	直接分支	大脑后动脉
3. 基底核		
尾状核		
头	纹状体动脉	大脑前动脉
体	豆纹动脉	大脑中动脉
尾	脉络膜前动脉	颈内动脉
壳核		
前部	纹状体动脉	大脑前动脉
中部	豆纹动脉	大脑中动脉
后部	脉络膜前动脉	颈内动脉
苍白球		
外侧段	豆纹动脉	大脑中动脉
内侧段	脉络膜前动脉	颈内动脉
最内侧段	直接分支	后交通动脉
杏仁体	脉络膜前动脉	颈内动脉
屏状核	豆纹动脉	大脑中动脉
4. 海马结构	脉络膜前动脉	颈内动脉
	脉络膜后动脉	大脑后动脉
5. 间脑		
丘脑		
前内侧部	丘脑穿动脉、丘脑结节动脉	大脑后动脉、后内侧群中央支、后交通动脉
后外侧部	丘脑膝体动脉	大脑后动脉、后外侧群中央支
上内侧部	脉络膜后动脉	大脑后动脉
下丘脑		
视前区	前内侧群中央支	大脑前动脉
视上区	前内侧群中央支	大脑前动脉
结节区	后内侧群中央支	后交通动脉、颈内动脉
乳头体区	后内侧群中央支	大脑后动脉
底丘脑	丘脑穿动脉、大脑脚支	大脑后动脉
上丘脑	脉络膜后动脉	大脑后动脉
6. 脉络丛		
侧脑室脉络丛	脉络膜前动脉	颈内动脉
	脉络膜后动脉	大脑后动脉
第三脑室脉络丛	脉络膜后动脉	大脑后动脉
第四脑室脉络丛	小脑下后动脉	椎动脉

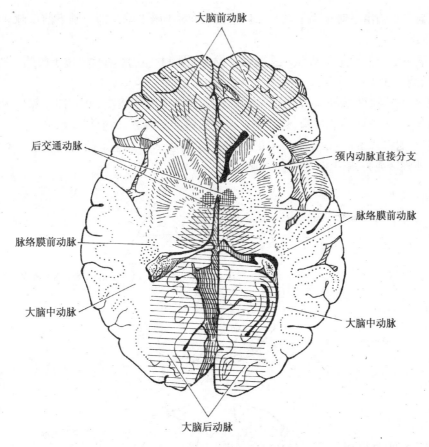

图 11 - 14 　大脑水平切面示动脉分布区

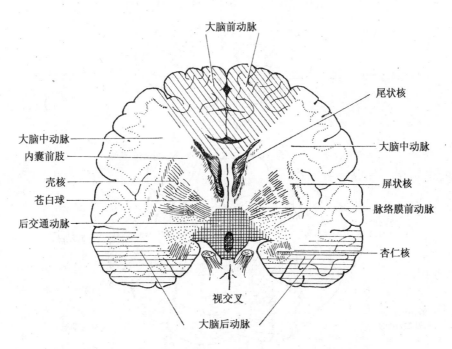

图 11 - 15 　大脑冠状切面经过前连合水平示动脉分布区

1. 小脑　小脑由一对小脑上动脉供应上面，两对小脑下动脉即小脑下前动脉和小脑下后动脉供应下面。

2. 脑干　脑干的动脉是从椎－基底动脉发出（图 14－16），动脉干位于腹侧，它们的分支一般可以归纳为 3 类：

（1）旁正中动脉组（paramedian arteries）　由腹侧粗大主干发支，并立即在邻近中线处穿入的动脉。分布于中线两旁的结构，直达中央灰质或第四脑室底，属前组动脉。

（2）短旋支组（short circumferential arteries）　由腹侧粗大主干的侧壁发支，动脉环绕脑干，进入腹外侧区或外侧区，属外侧组动脉。

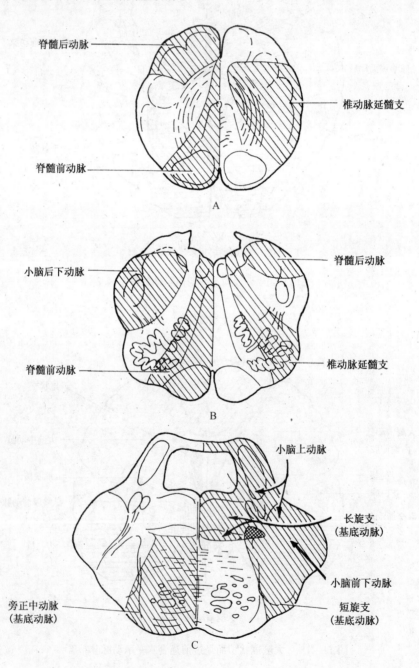

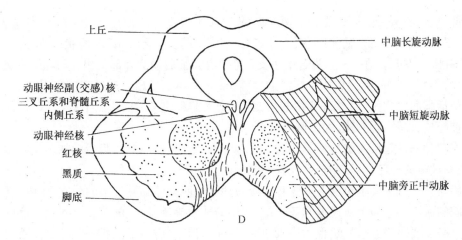

图 14-16　延髓(A、B),脑桥(C)和中脑(D)的动脉分布区

(3) 长旋支组(long circumferential arteries)　动脉环绕脑干,进入其背侧区,属背侧组动脉。长旋支在背侧与其他长旋支末梢相互吻合,同时发出许多穿支进入脑实质,因其长距离运血,所以仅供应较浅的脑组织,短旋支以及旁正中动脉的分支末梢无吻合,为功能上的终动脉。

3. 延髓闭合部　旁正中动脉—脊髓前动脉的延髓支,供应中线两旁的结构,包括锥体及其交叉、内侧丘系及其交叉、网状结构内侧份以及中央灰质(包括舌下神经核、迷走神经背核和孤束核的最尾侧份)。

短旋动脉—椎动脉的延髓支,供应锥体与楔束核之间的延髓外侧区包括三叉神经脊束及其核,以及脊髓丘脑束与脊髓小脑前、后束。

长旋动脉—脊髓后动脉的延髓支,供应薄束、楔束、薄束核及楔束核。

4. 延髓开敞部　可有 4 对动脉供应。

旁正中动脉—脊髓前动脉的延髓支,供应橄榄部中缝两旁的结构,由腹侧向背侧依次为锥体、内侧丘系、顶盖脊髓束、内侧纵束、舌下神经核及其根。

短旋动脉—椎动脉的延髓支,供应下橄榄核群的大部分(包括背侧副核)以及横越网状结构的橄榄小脑纤维,迷走神经背核、部分孤束及其核,尚可涉及迷走神经、舌咽神经根。

长旋动脉—小脑下后动脉的延髓支,供应延髓背外侧区,包括疑核、孤束及其核、迷走神经背核、前庭下核、三叉神经脊束及其核、脊髓丘脑束、脊髓小脑束、红核脊髓束、橄榄小脑束,以及网状结构外侧部和舌咽、迷走神经根丝。

脊髓后动脉也属长旋动脉,若存在的话,仅供应前庭核和小脑下脚。脊髓后动脉不存在,其分布区由小脑下后动脉代替。

上述各动脉分布区有很大变化,同时相邻区有重叠。脊髓前动脉愈到延髓上部分布区愈小,可被椎动脉延髓支代替。

5. 脑桥　基底动脉位于脑桥腹侧中线,它发出长、短桥支。

旁正中动脉——由基底动脉背面发出的许多短桥支,垂直穿入脑桥基底,供应脑桥基底部正中线两侧的结构,包括皮质脑桥束、皮质脊髓束、皮质核束、脑桥核和展神经根。

短旋动脉——自基底动脉两侧壁发出较长桥支,供应脑桥外侧部的一个楔形区,主要包括皮质脊髓束和外侧丘系的一部分纤维以及部分三叉神经根及其核与面神经根及其核。

长旋动脉——起自基底动脉长桥支,小脑下前动脉和小脑上动脉的分支。它们一起供应脑桥被盖部,包括三叉、展、面和前庭蜗神经核团,三叉神经脊束、内侧丘系、斜方体、外侧丘系、脊髓丘系、三叉丘系、脊髓小脑前束、红核脊髓束、小脑中脚、小脑上脚以及网状结构等。

6. 中脑 旁正中动脉——为若干小支,主要由大脑后动脉环部发出,又可从后交通动脉根部发出,共同在脚间窝形成一个广泛的动脉丛,再从丛上发出分支进入后穿质,供应中脑旁正中区包括脚底内侧份、红核和黑质的内侧份,交叉前和交叉后的小脑上脚,动眼神经根及核和滑车神经核,以及它们邻近的内侧纵束。

短旋动脉——起自大脑后动脉环部,小脑上动脉近侧段和脉络膜后动脉,供应脚底外侧份、黑质和被盖的外侧部、外侧丘系及其周围的网状结构。

长旋动脉——主要由小脑上动脉和大脑后动脉的四叠体动脉发出的分支,供应上、下丘。

中脑的血液供应如上所述也有旁正中动脉和长、短旋动脉,但配布上有变化。例如许多旁正中动脉必然要向侧方行一短程才进入中脑,从而类似于其他各处的短旋动脉。而数支长旋动脉绕大脑脚到达背面,途中发短的穿支,供给通常由短旋动脉供应的区域。

七、脑干病变综合征

(一) 延髓综合征

1. 延髓外侧综合征(Wallenberg 综合征) 结合延髓长旋动脉的供血范围,供应延髓背外侧区,可因小脑下后动脉延髓支血栓形成,在延髓开敞部后、外侧部产生一个三角形软化区。临床表现:① 交叉性半身感觉障碍,三叉神经脊束及其核和脊髓丘脑束损伤;② 同侧腭弓、咽喉肌不全麻痹(累及疑核);③ 前庭障碍(累及前庭下核及前庭下降束)眩晕并伴有眼球震颤;④ 同侧小脑性共济失调(累及部分小脑下脚);⑤ 同侧霍纳(Horner's)症,网状结构内的交感纤维受损。

2. 橄榄前综合征 此处由于血管病变或炎症可引起舌下神经交叉性偏瘫。如果病变是脊髓前动脉血栓形成所致,还要波及内侧丘系,产生对侧肢体深感觉缺失。

3. 橄榄后综合征 此处若由于小肿瘤或短旋动脉闭塞引起,则病灶侧有舌咽、迷走神经损伤,并由于脊髓丘脑束受损而引起对侧肢体的痛温觉缺失和感觉迟钝。

(二) 脑桥综合征

1. 脑桥基底内侧综合征 常见原因是血管病,旁正中动脉闭塞可引起病变侧展神经麻痹,对侧肢体瘫痪,又称**展神经交叉性偏瘫**。

2. 脑桥基底外侧综合征 此处血管疾病较少见,多因炎症、肿瘤等原因引起,可产生病灶侧面神经麻痹,对侧肢体瘫痪,又称**面神经交叉性偏瘫**。

以上两组症状合并出现又称脑桥腹侧综合征(Millard-Gublar 综合征)。

3. 脑桥被盖综合征 由于长旋动脉闭塞而引起对侧半身深浅感觉缺失。当小脑上动脉受累时,因它不仅供应内侧丘系、脊髓丘系,而且供应小脑上脚、小脑上面,故出现同侧小脑性共济失调。由于缺氧或出血而侵入脑桥被盖网状结构,则并发昏迷。如病变涉及某些神经核及其根,则可产生相应的神经麻痹和神经核受损的症状,如病变侵入三叉神经感觉根和三叉神经脑桥核,可出现同侧面部感觉障碍,因而表现出交叉性感觉障碍症状。如累及三叉神经运动核,可出现同侧核性咀嚼肌瘫痪。

(三) 中脑综合征

因供应中脑的动脉来源多,吻合丰富,故很少因动脉闭塞而产生症状。大多系肿瘤、局限性脑炎或外伤及小脑幕切迹疝引起。

1. 中脑脚底综合征(Weber 综合征) 病灶侧动眼神经麻痹,对侧偏瘫,又称**动眼神经交**

叉性偏瘫。提示病灶在大脑脚底内侧,动眼神经通过处。但此综合征常是某些复杂病变的一个短暂过程,并不一定是由于脚底处的局部病灶,很大程度上是因为外部压迫引起,如颞叶占位性病变时压迫此处出现的小脑幕切迹疝,同时出现瞳孔放大和对侧偏瘫。

2. 中脑被盖与红核综合征(Benedikt 综合征) 中脑被盖与红核损伤产生同侧动眼神经损伤与对侧运动损伤,出现不自主运动如震颤,共济失调或舞蹈样动作称 Benedikt 综合征。

以上综合征常随病灶大小及其发展变化而产生不同范围的变化,需要根据脑干本身的解剖知识,来分析临床症状,才能学以致用。

第二节 脑 的 静 脉

脑的静脉分深、浅两组。浅静脉组主要收集大脑半球皮质和皮质下髓质的静脉血,分别注入颅顶部上矢状窦和颅底部海绵窦、横窦、岩上窦和岩下窦等。深静脉组主要收集半球深部髓质、基底核、内囊、间脑和脑室脉络丛的静脉血,汇合成一条大脑大静脉,注入直窦。硬脑膜窦的静脉血,最后汇流入颈内静脉,再经头臂静脉和上腔静脉,返回右心房。

脑的静脉与一般体静脉比较,有以下特点:

1. 管壁缺乏肌肉和弹力纤维,因而管壁薄,无弹性。

2. 脑静脉大多不与动脉伴行,脑静脉深、浅两组之间均存在吻合。

3. 脑静脉干穿出软膜,跨过蛛网膜下隙,注入硬脑膜窦。

4. 脑静脉和硬脑膜窦内没有防止血液倒流的静脉瓣装置,仅在脑静脉开口于硬脑膜窦处有瓣膜,起改变血流方向的作用。

一、大脑浅静脉

大脑浅静脉(superficial cerebral veins)收集大脑半球背外侧面及部分内侧面和底面的静脉血。通常以大脑外侧沟为界,分为上、中、下三组,外侧沟以上的静脉,属**大脑上静脉**;在外侧沟部位的静脉称**大脑中浅静脉**;外侧沟以下的静脉属**大脑下静脉**(图 14 – 17,18)。

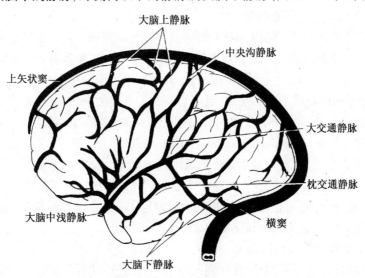

图 14 – 17 大脑半球背外侧面的静脉

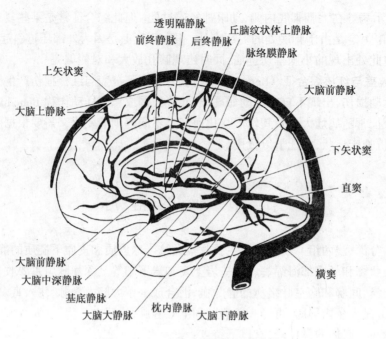

图中标注（从上方顺时针）：透明隔静脉、前终静脉、后终静脉、丘脑纹状体上静脉、脉络膜静脉、大脑前静脉、上矢状窦、大脑上静脉、下矢状窦、直窦、横窦、大脑前静脉、大脑中深静脉、基底静脉、大脑大静脉、枕内静脉、大脑下静脉

图 14-18 大脑半球内侧面的静脉

（一）大脑上静脉(superior cerebral veins)

收集半球背外侧面和内侧面上份(即扣带回以上区域皮质和皮质下髓质)的静脉血。大脑上静脉约有 10~15 支,其中以 7~9 支为多数。大脑上静脉注入上矢状窦之前,常有一些静脉合并成一干,再注入窦内。因此静脉在窦上的开口比实际的静脉数要少,一般以 6 或 7 个开口为多见,各静脉呈放射状散布于大脑半球凸面。额部数目最多,顶部次之,枕部静脉数量最少。它们汇入上矢状窦的方向,在额部成直角,向后其角度逐渐减小,到顶叶后部几乎与窦平行。因此,大脑上静脉逆静脉窦内自前向后的血流方向,斜行穿入窦内,这对提高静脉窦的血压,且防止血液倒流,都起着重要的影响。大脑上静脉在半球上的这种配布,可能是在个体发育时,半球向后发展,静脉亦跟着向后移的结果。

大脑上静脉行于蛛网膜下隙内,至上矢状窦附近穿蛛网膜,然后在硬膜下隙内行走一短段,再穿上矢状窦,这游离的一短段称桥静脉,一般长约 1 cm。桥静脉可保证脑在颅内有一定的位移。在半球间手术入路时,注意保留桥静脉。如切断中央沟静脉的桥静脉,病人可以出现偏瘫。大脑上静脉紧贴硬脑膜上矢状窦壁,且不易与它们分离的一段称贴段,自贴段外端至正中线,一般为 1~1.5 cm,在神经外科手术时极易损伤而出血,需加以注意。

（二）大脑中浅静脉(superficial middle cerebral veins)

以 1~3 条最为多见,收集大脑半球外侧面附近的额、顶、颞叶的血液。本干多见于外侧沟内, 沿此沟向前下方行达大脑底面, 在蝶骨小翼附近注入海绵窦, 它常借大交通静脉 Trolard vein 与大脑上静脉吻合, 通入上矢状窦。借枕交通静脉 Labbe vein 衔接横窦。脑外伤时蝶骨小翼骨片可切割此静脉,造成大脑中浅静脉出血。

（三）大脑下静脉(inferior cerebral veins)

主要收集颞叶外侧面以及颞叶、枕叶底面的大部分血液。枕叶内侧面的一部分血液也注入大脑下静脉。大脑下静脉一般自前上方向后下方斜行,最后汇入横窦。在半球底面还有分散的小静脉,分别注入邻近的岩上窦或海绵窦。

二、大脑深静脉

大脑深静脉(deep cerebral veins) 主要收集大脑半球深部髓质、基底核、内囊、间脑和脑室脉络丛的静脉血,汇合成一条**大脑大静脉**。

大脑大静脉(great cerebral veins or Galen's vein)(图 14 - 19) 是由两侧**大脑内静脉**在松果体后缘会合而成。它是一条粗短、薄壁的深静脉主干。走行方向由前向后,它接受**基底静脉**、枕内静脉、小脑上内静脉汇入的静脉血,在胼胝体压部的后方注入直窦。

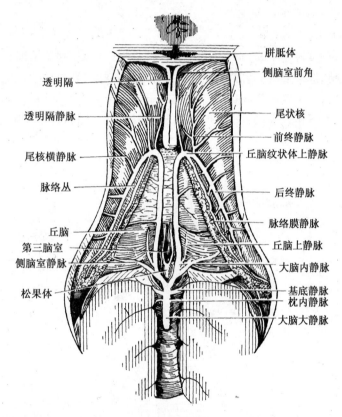

图 14 - 19　大脑大静脉及其属支

(一) 大脑内静脉(internal cerebral vein)

位于第三脑室顶中缝的两侧,它由透明隔静脉、脉络膜静脉和丘脑纹体上静脉在室间孔后上缘汇合而成。大脑内静脉沿第三脑室脉络组织的两边,蜿蜒向后,沿途接受侧脑室静脉,至松果体后方,与对侧大脑内静脉汇合成大脑大静脉。

大脑内静脉的属支:

1. 透明隔静脉(septal vein)　在透明隔的两侧,侧脑室前角的内侧壁,由前向后行走,接受透明隔、尾状核头和胼胝体吻部的血液。

2. 丘脑纹体上静脉(superior thalamostriate vein)　由前、后终静脉合成。该静脉长约 2 cm,自前、后终静脉汇合点起,绕过丘脑前端至室间孔附近移行于大脑内静脉。

(1) 前终静脉　位于侧脑室底面,尾状核头部室管膜的下方,自前走向后内。

(2) 后终静脉　位于尾状核体与丘脑间的室管膜下方,与终纹伴行。前、后终静脉接受多条尾核横静脉的血液。主要收集基底核和侧脑室周围白质的静脉血。

(3) 尾核横静脉　豆状核背侧份的血回流入纹状体上静脉归入尾核横静脉，多条静脉横越尾状核头与体部。

(4) 尾核纵静脉　位于尾状核的外侧，为前后纵向走行的静脉。尾核纵静脉多处与尾核横静脉连续。

3. 脉络膜静脉(choroidal vein)　起自侧脑室下角，沿侧脑室脉络丛的外侧缘迂曲，渐转至丘脑的背侧面，再向前内，汇入大脑内静脉或透明隔静脉与丘脑纹体上静脉汇合处。它收集侧脑室脉络丛和邻近海马等部的血液。

(二) 基底静脉(basal vein)

为深静脉中一条重要主干，它口径比较粗大，行径长而迂曲，起始于前穿质附近，由大脑前静脉与大脑中深静脉汇合形成。基底静脉似是大脑中深静脉的直接延续，自起始点起沿中脑脚底弯向大脑脚外侧缘，一般沿膝状体和丘脑枕的下面绕至背侧，沿松果体侧方注入大脑大静脉。沿途收集侧脑室下角、颞叶底面、下丘脑、丘脑腹侧份以及膝状体、大脑脚和四叠体等处的静脉血图(14－20)。

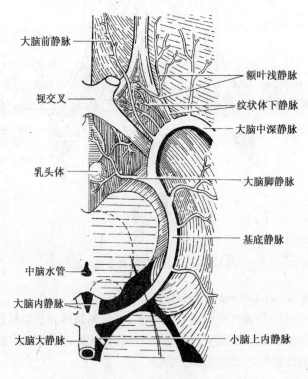

图 14－20　基底静脉的形成与属支

其属支为：

1. 大脑前静脉 (anterior cerebral vein)　与大脑前动脉伴行，主要引流大脑半球内侧面前部包括额上回下部及扣带回前部等处的静脉血。

2. 大脑中深静脉(deep middle cerebral vein)　大脑中深静脉位于外侧沟内，主要接受岛叶及其邻近岛盖部皮质的静脉血。它行至颞叶与脑底面之间，在前穿质附近还接受数条纹状体下静脉的汇入。纹状体下静脉接受豆状核腹侧份静脉血的回流。所以基底静脉是大脑半球、间脑及部分中脑静脉血回流的主要途径之一。

（三）大脑浅、深静脉间的吻合

大脑浅、深静脉间形成许多吻合。大脑上静脉借吻合静脉与尾核纵、横静脉和大脑内静脉相连接。大脑中浅静脉借助吻合静脉与纹体上静脉、尾核纵、横静脉和大脑内静脉连接。大脑中深静脉通过纹体下静脉、豆核下内、下外静脉、豆核上内、上外静脉、纹体上静脉，以及尾核纵、横静脉与大脑内静脉连接起来（图14-21）。

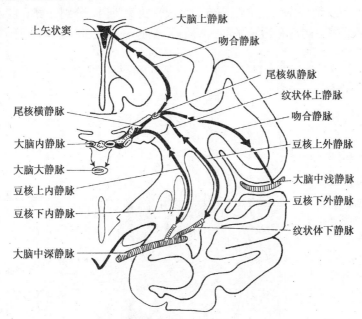

图14-21　大脑浅、深静脉间的吻合（冠状切面）

三、小脑的静脉

小脑的静脉包括上下内侧组和上、下外侧组。小脑上、下内侧静脉接受蚓部、半球内侧部和小脑中央核的静脉血，其中上内侧静脉汇入大脑大静脉，下内侧静脉汇入窦汇及横窦发源处。上、下外侧组后份静脉汇入横窦，前份静脉血经三叉神经外上方汇入岩上窦，小脑下面前份的静脉血可汇入岩下窦。

四、脑干的静脉

（一）中脑的静脉

在中脑前面沿大脑脚有纵行静脉与横行静脉直接或间接汇入基底静脉，在中脑背面的四叠体静脉、小脑上脚静脉大部分直接汇入大脑大静脉。

（二）脑桥的静脉

在脑桥前面有纵形的脑桥前正中静脉和两侧的脑桥外侧静脉。纵形静脉间的静脉血由脑桥横行静脉引流，向外侧通过小脑上外静脉前份汇入岩上窦。

（三）延髓的静脉

有纵形静脉如延髓前、后正中静脉、延髓外侧静脉、橄榄前、后静脉，其间以多支延髓横静脉相连，将静脉血导入延髓外侧静脉。延髓外侧静脉与脑桥外侧静脉相延续，将静脉血导入小脑上外静脉,汇入岩上窦,或可沿末 4 对脑神经的根汇入岩上窦或颈内静脉。

第三节 脊髓的动脉

脊髓的前面沿前正中裂,有发自椎动脉的**脊髓前动脉**(anterior spinal artery)下行,到第 5 颈椎下方由相应节段的根动脉发支补充和加强;脊髓前动脉沿途发出很多**沟连合动脉**(约 200 多支)穿过前正中裂,交替发出左支与右支,深入脊髓实质内,分别营养脊髓左半与右半的前 2/3 部,包括灰质前角、侧角和后角基部,灰质前、后连合以及部分白质连合、前索与侧索(图 14 – 22)。

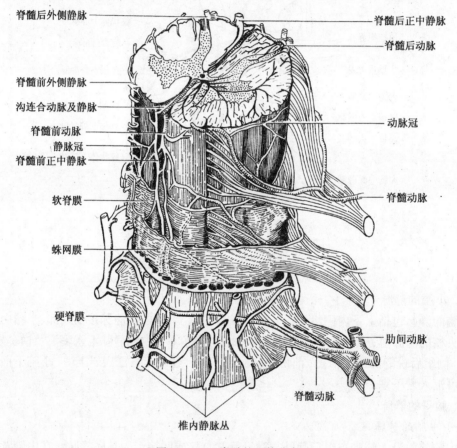

图 14 – 22 脊髓的血管分布

脊髓的后面有成对的**脊髓后动脉**(posterior spinal artery),大多位于后根的内侧下行,一般至第 5 颈节下方亦有相应节段的根动脉发支补充和加强。脊髓后动脉行程弯曲,特别在颈、腰段。它供应灰质后角的后部和后索。

环绕脊髓表面有联系脊髓前、后动脉的分支称**动脉冠**。从动脉冠发支伸入脊髓,主要供应灰质前索和侧索的周缘白质。在血管密度上灰质远超过白质。

脊髓前动脉发生缺血性病变时,由于缺血软化灶波及皮质脊髓侧束,因此,可以产生病灶以下上运动神经元的瘫痪症状,以及损伤节段的下运动神经元的瘫痪症状。由于病灶影响脊髓丘脑侧束,而产生病灶以下对侧痛、温觉缺失;由于病灶涉及双侧脊髓侧角以及上、下行内脏活动的传导束,所以内脏反射有变化,产生休克期的尿潴留和尿失禁等。

脊髓后动脉分支分布于后角和后索,当此动脉发生缺血性病变时,可引起同侧肢体病灶以下深感觉缺失、感觉性共济失调、深反射消失,病灶同侧肢体节段性感觉缺失(后角),束带感(后根)。由于脊髓后动脉分布区域小,侧支循环较好,所以很少见到这种症状,即使发生,症状也很轻。

节段性的根动脉顺序起于椎动脉、颈升动脉、肋间动脉、腰动脉和骶外侧动脉或髂腰动脉等,它们发节段性的动脉穿椎间孔入椎管,沿神经根分为前根动脉与后根动脉,有的根动脉仅至神经根,有的仅至神经根与软膜网,有的至脊髓分升、降支以增强和补充脊髓前、后动脉,脊髓前动脉下行过程中大约接受 8 ~ 10 支前根动脉。根据解剖研究和临床观察结果发现,较大的前根动脉多在颈 6、胸 9 和腰 2 节段,因而两条根动脉的吻合薄弱点多在胸 4 和腰 1 附近,这些节段常因供血不足而发生局部坏死,出现截瘫现象(图 14 - 23,24)。

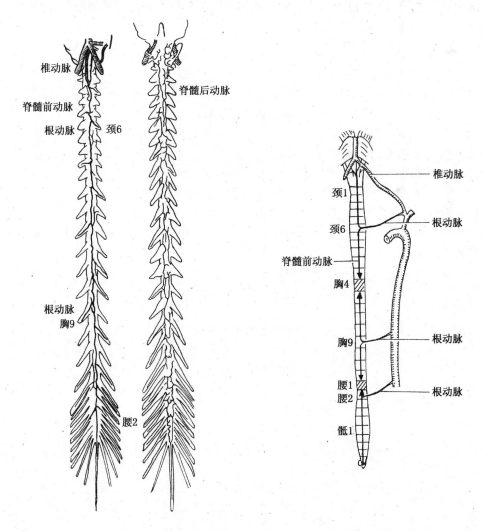

图 14 - 23 脊髓前、后动脉和根动脉　　图 14 - 24 脊髓前动脉缺血灶的常见部位

第四节　脊髓的静脉

脊髓的静脉较动脉数目多，口径也较大。脊髓前角外侧部、侧角以及前索、侧索外侧部的静脉血，由许多小静脉直接穿出脊髓表面，它们横向吻合，组成**静脉冠**。这些小静脉沿前外侧沟纵向吻合形成**脊髓前外侧静脉**（spinal anterolateral vein）。**沟连合静脉**所收集的前角和前索内侧部静脉血回流入纵行于前正中裂处的**脊髓前正中静脉**（spinal anteromedian vein）。

脊髓后部静脉极为丰富，形成广泛密集的静脉丛，尤以腰部表面，更为明显。由静脉丛汇集成 3 条纵干；**脊髓后正中静脉**（spinal posteromedian vein）沿后正中沟走行，**脊髓后外侧静脉**（spinal posterolateral vein）与脊髓后动脉伴行，它们收集后角（包括后角固有核）、后索以及近后角处侧索的静脉血。

脊髓前、后静脉在脊髓表面吻合成网，与椎间静脉连于椎管内的椎内静脉丛；两侧的椎间静脉经根静脉与椎管外的椎外静脉丛相连。依据存在的部位分别注入椎静脉、颈深静脉、肋间静脉、腰静脉与骶外侧静脉等。

（蒋文华　刘才栋）

参 考 文 献

〔1〕曾司鲁等. 脑血管解剖学. 北京：科学出版社，1983
〔2〕张致身等. 人脑血管解剖与临床. 北京：人民卫生出版社，1981
〔3〕史玉泉主编. 实用神经病学. 第 2 版. 上海：上海科学技术出版社，1994，607
〔4〕张朝佑主编. 人体解剖学. 第 2 版. 北京：人民卫生出版社，1998，1419
〔5〕杨　琳，高英茂主译，(英)威廉斯(Williams，P. L.)等著. 格氏解剖学. 第 38 版. 沈阳：辽宁教育出版社，1999，1523

图书在版编目（CIP）数据

神经解剖学/蒋文华主编. —上海：复旦大学出版社，2002.7（2021.1 重印）
ISBN 978-7-309-03119-5

Ⅰ. 神…　Ⅱ. 蒋…　Ⅲ. 神经系统-人体解剖学　Ⅳ. R322.8

中国版本图书馆 CIP 数据核字（2002）第 006915 号

神经解剖学
蒋文华　主编
责任编辑/肖　英

复旦大学出版社有限公司出版发行
上海市国权路 579 号　邮编：200433
网址：fupnet@ fudanpress.com　http://www.fudanpress.com
门市零售：86-21-65102580　团体订购：86-21-65104505
外埠邮购：86-21-65642846　出版部电话：86-21-65642845
浙江临安曙光印务有限公司

开本 787×1092　1/16　印张 30.25　插页 2　字数 755 千
2021 年 1 月第 1 版第 8 次印刷
印数 12 511—13 610

ISBN 978-7-309-03119-5/R·706
定价：65.00 元